南药古籍文献辑要

南药传承创新 系列丛书

主编·赵荣华 戴 翥

上海科学技术出版社

图书在版编目（CIP）数据

南药古籍文献辑要 / 赵荣华，戴翥主编. -- 上海 ：
上海科学技术出版社，2020.5
（南药传承创新系列丛书 / 赵荣华，张荣平总主编）

ISBN 978-7-5478-4940-8

Ⅰ．①南… Ⅱ．①赵… Ⅲ．①中草药－古籍－汇编
Ⅳ．①R282

中国版本图书馆CIP数据核字(2020)第093107号

南药古籍文献辑要

主编·赵荣华　戴　翥

上海世纪出版（集团）有限公司
上海 科 学 技 术 出 版 社 出版、发行
（上海钦州南路71号　邮政编码200235　www.sstp.cn）

上海雅昌艺术印刷有限公司印刷

开本 787×1092　1/16　印张 23.25　彩插 2
字数：560千字
2020年5月第1版　2020年5月第1次印刷
ISBN 978－7－5478－4940－8/R·2099
定价：148.00 元

内容提要

南药是中药资源的重要组成部分，是中外传统药物的应用精华，有悠久应用历史，历代医药家对南药应用做了大量的论述，大多散见于各本草著作和临床医案以及地方志中。本书辑取应用历史悠久、文献丰富且疗效明确的具有代表性和重要医用价值的南药药材75种，对其异名、释名、产地分布、性状、炮制方法、炮制作用、性味归经、功用主治、禁忌、选方等所涉及的古籍文献进行系统整理，以全面反映每种药物的应用历史，发掘南药精华，是南药传承创新发展、促进传统药物的研究与开发的一项基础性工作。

本书内容丰富、重点突出、检索方便，是一部简明扼要、突出实用的南药参考书，可供从事南药教学、科研的人员使用，对研究南药历史文化的人员也有一定的参考价值。

《南药古籍文献辑要》
编委会

主 编

赵荣华　戴　翥

副主编

张雪冰　李清林　熊洪艳　邱　斌　李　莉

编 委

（按姓氏笔画排序）

于　凡	王　茹	卢汝梅	付兴情	冯家泽	刘春菊	孙兆杰
李　莉	李建梅	李清林	吴　凯	邱　斌	冷　静	宋紫琳
张　平	张顺贞	张宬闻	张海青	张雪冰	陈文彬	陈丽芳
赵旻月	赵荣华	茶亚飞	闻　馨	秦雨冬	秦建军	黄　绿
曹　骋	普云峰	谢羽璐	谭　勇	熊洪艳	戴　翥	戴好富
			魏宁颐			

"南药传承创新系列丛书"

序 一

　　南药是指亚洲南部（南亚）和东南部（东南亚）、非洲、拉丁美洲热带、亚热带所产的药材及我国长江以南的热带、亚热带地区，大体以北纬 25°为界的广东、广西、福建南部、台湾、云南所产的道地药材。南药是亚非拉各国人民和我国各民族应用传统药物防病治病的经验结晶，是中外传统药物交流应用的精华，也是我国与各国人民团结合作的历史见证。

　　南药有着悠久的历史，汉代非洲象牙、红海乳香已引入国内。盛唐时朝，中外文化交流十分频繁，各国贾商、文化使者涌入中国，医药文化的交流是重要组成部分。李珣的《海药本草》，全书共六卷，现存佚文中载药 124 种，其中大多数药物是从海外传入或从海外移植到中国南方，而且香药记载较多，对介绍国外输入的药物知识和补遗中国本草方面作出了贡献，如龙脑出波律国、没药出波斯国、降香出大秦国、肉豆蔻出昆仑国等。唐代海上丝绸之路途经 90 余个国家和地区，全程约 1.4 万千米，大批阿拉伯人主要经营香药贸易，乳香、没药、血竭、木香等阿拉伯药材随之传入中国。宋元时期进口大量"蕃药"，《圣济总录》"诸风门"有乳香丸、没药散、安息香丸等，以"蕃药"为主的成药计 28 种。明代郑和七下西洋，为所到达的西洋各国居民防病治病，传授医学知识，以此作为和平外交的重要内容。通过朝贡贸易，从国外输入香药以及包括各种食用调料和药材，朝贡采购的药物有犀角、羚羊角、丁香、乳香、没药、木鳖子、燕窝等 29 种以上，船队也带出中国本土的麝香、大黄、茯苓、肉桂、姜等中药，作为与各国进行交换和赐赠的物品，既丰富了中药资源，又促进了中医药的发展，给传统医药国际合作与交流树立了典范。

　　当前，建设"一带一路"和构建人类命运共同体等倡议正不断深化，卫生与健康是人类共同体的重要组成部分，而南药作为海上丝绸之路沿线国家防病治病的手段又具有特殊的意义。云南中医药大学因势利导、精心组织出版的南药传承创新系列丛书，从历史古籍、文化传承、现代研究、中外交流等多方面进行系统研究，构建了南药完整的理论体系，通过传承精华、守正创新，将有利于加强中国与"一带一路"沿线亚非拉国家在传统医药中的合作，实现更大范围、更高水平、更深层次的大开放、大交流、大融合，实现以传统中医药来促进"一带一路"国家民心相通，"让中医药更好地走向世界、让世界更好地了解中医药"，共绘中医药增进人类健康福祉的美好愿景。

　　有鉴于此，乐为之序。

中国工程院院士

中国医学科学院药用植物研究所名誉所长、教授

2020 年 4 月

"南药传承创新系列丛书"
序　二

　　"南药"称谓有多种解释，有广义和狭义之分，有不同国度之分，也有南药与大南药之分。本书采用肖培根先生的定义，即泛指原产于亚洲、非洲、拉丁美洲热带、亚热带地区的药材，在我国主产区包括传统南药和广药生产区域。南药不仅蕴含我国南药产区数千年来中华民族应用植物药防治疾病的宝贵经验和智慧，而且汇集了热带、亚热带地区中、外南药原产地各国人民的传统医药知识和临床经验，是中外传统医药"一带一路"交流互鉴的重要历史见证。对南药进行传承创新研究，将为丰富我国中药资源，推动中医药的发展起到重要的作用。

　　南药的历史记载可以追溯到公元前 300 年左右的《南方草木状》，迄今已有 2 300 多年。随着环境变迁、人类进步、社会发展，南药被注入多样性的科学内涵。我国南药物种资源丰富、蕴藏量大，原产或主产于多民族聚集区域，不同民族或用同一种药物治疗不同的疾病或用不同的药物治疗同一种疾病，这种民族医药的多样性构成了南药应用的多样性。南药是中成药和临床配方的重要药材，除了槟榔、益智、砂仁、巴戟天四大著名南药外，许多道地药材如肉桂、血竭等，也是重要的传统南药，在我国有悠久的应用历史。很多南药来自海外，合理开发利用东南亚、南亚国家药用资源对我国医药工业可持续发展同样起到了促进作用。

　　云南地处我国西南边陲，西双版纳、德宏、普洱、瑞丽等地与缅甸、老挝、越南相连，边界线总长达 4 060 千米，有 15 个少数民族世居在边境一带，形成了水乳交融、特色突出的南药体系。边疆民族地区良好的生态环境为发展南药种植提供了良好的条件。近几年来，边境地区南药的发展在精准扶贫，实现边境稳定、民族团结中发挥了重要作用。

　　云南省政府近年来把生物医药"大健康"产业作为重大和支柱产业加以培育和发展，一直非常重视南药的发展。云南中医药大学在云南省政府的支持下，联合昆明医科大学、中国科学院昆明植物研究所、中国医学科学院药用植物研究所云南分所、广州中医药大学、云南白药集团等单位,于 2013 年成立了"南药研究协同创新中心",通过联结学校、科研机构、企业,组成协同创新联盟,搭建面向国内外的南药研究协同创新平台,系统开展了南药文化、南药古籍文献整理、重要南药品种等研究,取得一系列重要的研究成果,逐步成为国内外南药学术研究、行业产业共性技术研发和区域创新发展的重要基地,在国家药物创新体系建设中发挥了重要作用。

云南中医药大学以"南药研究协同创新中心"为平台,邀请一批国内专家学者,编写了"南药传承创新系列丛书",全面系统地总结了我国南药的历史和现状,为南药的进一步开发利用提供科学依据和研究思路。本书的初衷在于汇集、整理中国南药(South-drug in China)的历史记载、民间应用、科学研究之大成,试图赋予南药系统的、科学的表征。丛书的出版必将推动南药传承创新,扩大中药资源,丰富、发展中医药文化,促进我国与东南亚、南亚等国家在传统医药中的合作与交流,以及在实施国家"一带一路"倡议、构建南药民族经济发展带、推动云南"大健康"事业发展、实现边疆民族经济与社会的协调发展中发挥重要的作用。

中国科学院院士
中国科学院昆明植物研究所研究员
2020 年 4 月

前　言

　　"南药"一词最早见于清代屈大均《广东新语》"戒在任官吏私市南药"，1969 年，国务院商业部、外贸部、农垦部、林业部、卫生部、财政部等六部委联合发布了《关于发展南药生产问题的意见》。此后，"南药"一词逐渐频繁出现在中药材相关的文件以及报纸、杂志、网络等各种媒体中。

　　"南药"，传统意义上是指生长在南方的药材。自古至今的许多古籍中，所述的大多为中国国内南方的药材，特别是岭南草药，亦涉及海外的一些药材。因此，"南药"的概念是指长江以南的广东、广西、福建南部、台湾、云南热带及亚热带地区所产的道地药材，以及国外广袤的亚洲南部（南亚）和东南部（东南亚）、拉丁美洲和非洲热带地区所产的药材。"南药"是各国人民依托于得天独厚的天然药物资源与疾病作斗争的历史与相互医药文化交流的见证，是人类传统医药的宝库。在当前建设"健康中国"和落实"一带一路"倡议、构建人类命运共同体的伟大进程中，发掘整理南药古籍文献，具有十分重要的价值。

　　由于南药有悠久应用历史，历代医药家对南药的相关论述大多散见于各本草著作和临床医案以及地方志中，给本书的编撰整理带来了一定的困难。为了体现南药古籍文献系统性，项目组多次到北京、广东的科研机构、图书馆及中医药大学，多种途径寻访、采集、汇总、梳理与南药相关的古籍文献资料，同时利用网络数据库资源，检索重点南药相关古籍文献，下载和复制大量经专家学者整理的古籍文献，检索和提取重点南药相关古籍文献，使本书南药资料更加系统全面。由于南药种类众多，本书仅辑取其中历史悠久、文献丰富、现代应用广泛的药物以及历史上具有代表性和参考价值的名贵珍稀南药。全书收录、整理南药重点品种 75 种，旨在传承保护独特的重点南药，以呈现南药古籍文献中药物基本性状、功效主治和用药特色等，为南药传承创新发展、促进传统药物的研究与开发做好基础性工作。

　　本书以南药的正名为辞目，选用现行使用的规范名称，以药物首字笔画顺序排列。

每种药物包含异名、释名、产地分布、性状、炮制方法、炮制作用、性味归经、功用主治、禁忌、选方、各家论述、考释等项目。本书中所有引文资料，均经过编者去同存异，精心筛选。相同的引文，一般收录最早的文献；若后世文献论述精辟者，择用后世文献的资料。同时，为了真实、完整地保存这些文献资料和充分体现用药特色，本书也保留诸如犀角、穿山甲及其他目前已不应用或不常应用的药物，为广大读者在实践中寻找相应的代用品提供重要的信息，以符合当前相关规定和临床用药的需要。

在本书的编纂过程中，由于受各种条件的限制，近现代文献记载中，部分文献存在南药品种使用混乱，对同一药物品种使用的名称或用法不一；使用的药用部位、主治功效或用药经验不同，缺乏系统、规范和科学的整理研究。为此，编者在本书中均遵循和尊重历史文献的记载，原汁原味真实反映原文著述的情况，以期为现代南药研究提供重要依据及研究思路。

本书内容丰富、重点突出、检索方便，是一部简明扼要、突出实用的南药参考书，可供从事南药教学、科研的人员使用，对研究南药历史文化的人员也有一定的参考价值。

本书在编写过程中，得到了云南省教育厅、云南省中医药管理局及相关院士专家等的关心和指导，本书的出版得到南药协同创新中心的支持和资助，在此，对在整理和编撰本书过程中付出辛勤汗水的课题组成员一并致谢！由于我们水平有限，错误和疏漏之处在所难免，敬请各位专家和广大读者批评指正，以利于进一步修订完善。

编者

2020 年 4 月

目　录

《补遗雷公炮制便览》有关南药炮制内页

丁　香

（《药性论》）

【异名】

丁子香（《齐民要术》），支解香、雄丁香、雌丁香（《本草蒙筌》），公丁香（《本草原始》），鸡舌香（《抱朴子》），亭炅独生（《酉阳杂俎》），母丁香（《雷公炮炙论》）。

【释名】

1.《本草图经》：其子出枝，蕊上如钉子，长三四分，紫色。

2.《齐民要术》：鸡舌香俗人以其拟丁子，故呼为丁子香。"丁"即"钉"，金文写为"↑"，象形。

3.《说文通训定声》：丁……象形。今俗以钉为之。

【产地分布】

1.《本草图经》：丁香，出交广南番，今惟广州有之。

2.《本草乘雅半偈》：出东海，及昆仑国，交广南番亦有。

【性状】

1.《本草图经》：木类桂，高丈余，叶似栎，凌冬不凋；花圆细黄色；其子出枝，蕊上如钉子，长三四分，紫色，其中有粗大如山茱萸者，谓之母丁香。二月、八月采子及根。又云：盛冬生花子，至次年春采之。

2.《本草精义》：雄丁香如钉子长，雌丁香如枣核大。

【炮制方法】

1. 净制　《洪氏集验方》：拣新辣者。《校证集验背疽方》：拣去枝杖。《活幼心书》：去梗。《疮疡经验全书》：去蒂。《普济方》：去核。《仁术便览》：去顶上小泡及枝梗。《医宗必读》：去丁盖。《本经逢原》：去蒂及子。

2. 切制　《肘后备急方》：捣碎。《卫生家宝产科备要》：刘碎，怀干。《普济方》：研末。《奇效良方》：另研。《证治准绳》：切作细条。

3. 炮炙

（1）炒制　《小儿卫生总微论方》：炒。《嵩崖尊生丛书》：炒黄色。

（2）煨制　《三因极一病症方论》：用面裹同入慢灰火煨。

（3）泔制　《世医得效方》：米泔水炒。

（4）蒸制　《霍乱论》：蒸晒。

（5）乳制　《外科证治全生集》：乳蒸三四次。

【炮制作用】

1.《雷公炮炙论》：方中多使雌，力大；膏煎中用雄。若欲使雄，须去丁盖、乳子，发人背痈也。

2.《炮炙全书》：有雌雄二种：雄者颗小，为丁香；雌者大如山茱萸，为鸡舌香，即母丁香也，入药最胜。

【性味归经】

1.《证类本草》：味辛，温。无毒。

2.《本草纲目》：辛，热。

3.《汤液本草》：入手太阴、足阳明、少阴经。

4.《神农本草经疏》：丁香，气温，味辛，无毒。

5.《雷公炮制药性解》：味甘、辛，性温。无毒。入肺、脾、胃、肾四经。

6.《本草汇言》：味辛、甘、苦，气热。

7.《要药分剂》：入肺、脾、胃三经。为暖补之品。

8.《本草撮要》：味辛，温。入足阳明经。

9.《本草害利》：辛，温。入肺、胃、肾三经。

【功用主治】

1.《海药本草》：主风疳䘌，骨槽劳臭。治口气，乌髭发，杀虫，疗五痔，辟恶去邪。治奶头花，止五色毒痢，正气，止心腹痛。

2.《日华子本草》：治口气，反胃，疗肾气，奔豚气，阴痛，壮阳，暖腰膝，杀酒毒，消疬癣，除冷劳。

3.《蜀本草》：疗呕逆甚验。

4.《药性论》：治冷气腹痛。

5.《本草图经》：疗口臭最良，治气亦效。

6.《开宝本草》：温脾胃，止霍乱壅胀，风毒诸肿，止疳䘌，能发诸香。其根疗风热毒肿。

7.《医学启源》：温脾胃，止霍乱，消疬癣，气胀及胃肠内冷痛，壮阳，暖腰膝，杀酒毒。

8.《本草蒙筌》：止气忒、气逆。

9.《本草正》：温中快气。治上焦呃逆，除胃寒泻痢，七情五郁。

10.《本草纲目》：治虚哕，小儿吐泻，痘疮胃虚，灰白不发。

11.《本草汇》：疗胸痹、阴痛，暖阴户。

12.《医林纂要》：补肝、润命门，暖胃、去中寒，泻肺、散风湿。

13.《本草再新》：开九窍，舒郁气，去风，行水。

14.《本草衍义》：治胃寒及脾胃冷气不和。主阴冷病，中病便已。

15.《本草分经》：泄肺温胃，大能疗肾，壮阳事。治胃冷，呕逆症，非虚寒勿用。

【用法用量】

内服：煎汤，三分至一钱；或入丸、散。外用：研末调敷。

【禁忌】

1.《雷公炮炙论》：不可见火。畏郁金。

2.《神农本草经疏》：一切有火热证者忌之，非属虚寒，概勿施用。

3.《得配本草》：气血盛，火盛呕，口气盛，三者禁用。

【选方】

1. 丁香散（《必效方》）

[组成]丁香七枚，头发灰一枣许。

[主治]虫心痛，妇人卒心痛。

[用法用量]上为末，和酒服之。

2. 丁香丸一（《圣济总录》）

[组成]丁香、木香、当归（切，焙）、白豆蔻各半两，龙脑（研）一分。

[主治]心痛不能食。

[用法用量]上为末，再同研匀，米醋煮蒸饼和为丸，如绿豆大。每服七丸，炒生姜、盐汤送下；甚者每服十五丸，炒姜酒送下，不拘时候。

3. 丁香丸二（《神巧方全方》）

[组成]丁香、萝卜子（微炒）、槟榔各一两，木香、橘皮（去白）、白术各半两。

[主治]脏腑虚冷，气滞腹胀，肠鸣切痛，不思饮食，四肢少力。

[用法用量]上为末，炼蜜为丸，如梧桐子大。每服二十丸，生姜汤嚼下。

4. 丁香丸三（《博济方》）

[组成]半夏二两（以水浸七日，每日早晨换水足，取出令自干），白矾半两，丁香一分。

[主治]胃冷有痰。

[用法用量]上为末，用姜汁合和为丸，如小豆大。每服五丸至七丸，盐汤送下。

5. 丁香丸四（《鸡峰普济方》）

[组成]乌头、丁香四个，巴豆一个。

[主治]水泻及泻血不止，疼痛甚者。

[用法用量]上为细末，泡蒸饼为丸，朱砂为衣，如梧桐子大。每服十丸，空心米饮送下。

6. 丁香汤一（《近时十便良方》）

[组成]丁香半两，胡椒一钱，缩砂仁四两，干

生姜一两,甘草二两,盐二两。

[主治]消酒下痰,通中健胃。

[用法用量]上为细末。每服一钱,不拘时候,沸汤点下。

7. 丁香汤二(《圣济总录》)

[组成]丁香一分,桂(去粗皮)半两。

[主治]胃心痛不止。

[用法用量]上为粗末。每服二钱匕,酒一盏,煎至六分,去滓温服。

8. 丁香汤三(《圣济总录》)

[组成]丁香、花桑叶(如无,枇杷叶代)、人参、白茅根(锉)、藿香(用叶)各一分。

[主治]小儿吐逆不定。

[用法用量]上为粗末。每服一钱匕,水七分,加生姜一片,煎至四分,去滓服。

9. 丁香膏(《圣济总录》)

[组成]丁香三两(好者,以水三升,煎至半升)、黄蜡三两、麝香一两(别研)、松脂一两(炼)、黄芪(锉)一分、丹砂半两(研如粉)、硫黄一两(研如粉)、铅丹三两、沉香二两(水三升,煎至半升)、细辛三两(去苗叶,水三升,煎至半升)。

[主治]牙齿痛。

[用法用量]上药先以银器中煎丁香、沉香汁;次入细辛汁,煎一半以来;次入松脂又煎;次下诸药末,候药无水气,即入好麻油五两,以柳木篦子搅,不得住手,候膏成,即入银器中盛之。如牙齿疼痛,涂于绢上,可牙齿大小贴之。贴药后,或龈肿出脓血,并是病虫出也。

10. 丁香酒(《芷园素社疟疾论疏》)

[组成]丁香(勿令犯火,竹刀切片)一钱,槟榔(择稳正而坚,有锦纹者,以竹刀削去底,细切之,勿令经火)四钱,乌梅(取肥大者,汤润,去核,藏米中蒸熟)三枚,常山(临用去苗,锉片)三钱(甘草水润,蒸一次,取出;再用人参三钱拌匀,水润一宿,饭上蒸,饭熟为度,去人参,晒干)。

[主治]疟疾病久不愈而成虚劳者。

[用法用量]上药盛一绢囊内,用好酒两碗浸之,从巳至夜,露置星月下高洁地。临发日寅卯时,徐徐服;如无酒量入,作数次服完;如胃寒入,

仅可重烫微温,但不宜热服,恐作呕逆也。服毕,温覆极暖,静室中卧当一日,勿澡洗。过时不发,方进糜粥,避风七日。设不愈,再作服如前法。

11. 丁香梨(《仙拈集》)

[组成]大梨一个,丁香十五粒。

[主治]噎膈,反胃。

[用法用量]将丁香入梨内,湿纸包裹四五重,煨熟食之。

12. 丁桂散(《外科传薪集》)

[组成]丁香三钱,肉桂一两。

[主治]头痛,无形寒湿,附骨流注。

[用法用量]上为末,在伤膏内用之。

13. 丁夏汤(《医学入门》)

[组成]丁香、半夏各三钱。

[主治]脾中虚寒,停痰留饮,哕逆呕吐。

[用法用量]加生姜,水煎,温服。

【各家论述】

1.《海药本草》:丁香。按《山海经》云:生东海及昆仑国。三月、二月花开,紫白色。至七月方始成实,大者如巴豆,为之母丁香;小者实为之丁香……树皮亦能治齿痛。

2.《本草图经》:鸡舌香,文具沉香条下……又鸡舌香,出昆仑及交爱以南,枝叶及皮并似栗,花如梅花,子似枣核,此雌者也;雄者着花不实,采花酿之,以成香。按诸书传或云是沉香木花,或云草花,蔓生,实熟贯之。其说无定。今医家又一说云:按《三省故事》,尚书郎口含鸡舌香,以其奏事答对,欲使气芬芳也。而方家用鸡舌香,疗口臭者,亦缘此义耳。今人皆于乳香中时时得木实似枣核者,以为鸡舌香,坚顽枯燥,绝无气味,烧亦无香,不知缘何得香名,无复有芬芳也。又葛稚川《百一方》,有治暴气刺心切痛者,研鸡舌香酒服,当瘥。今治气药,借鸡舌香名,方者至多,亦以鸡舌香善疗气也。或取以疗气及口臭,则甚乖疏,又何谓也。其言有采花酿成香者,今不复见。果有此香,海商亦当见之,不应都绝,京下老医或有谓鸡舌香,与丁香同种,花实丛生。其中心最大者为鸡舌香,击破有解理如鸡舌,此乃是母丁香,疗口臭最良,治气亦效,盖出陈氏拾

遗,亦未知的否?《千金》疗疮痛,连翘五香汤方,用丁香,一方用鸡舌香,以此似近之。《抱朴子》云:以鸡舌、黄连、乳汁煎注之,诸有百疹之在目,愈而更加精明倍常。

3.《本草衍义补遗》:属火而有金,补泻能走。口居上,地气出焉。肺行清令,与脾气相和,惟有润而甘芳自适。焉有所谓口气病者?令口气而已自嫌之,以其脾有郁火溢入肺中,失其清和甘美之气而浊气上干,此口气病也。以丁香含之,扬汤止沸耳。惟香薷治之甚捷,故录之。如钉,长三四分,紫色。中有粗大如茱萸者,俗呼为母丁香,可入心腹之药尔。以旧本丁香根《注》中有"不可入心腹之用"六字,恐其根必是有毒,故云不入心腹也。

4.《珍珠囊补遗药性赋》:丁香下气温中,能益脾止吐。

5.《本草乘雅半偈》:其树并高丈余,凌冬不凋,似栗似桂,叶似栎。花似梅,实似山茱萸者,鸡舌也,一名母丁。其实出枝,实盖如丁,长三四分者丁香也,一名子丁。并紫色。既实称母子,当遵《别录》《开宝》为正,安可妄别雌雄?不知另有雄树,开花不实,花酿成粉,香馥之臭,经久不散,出昆仑交爱以南……又云:辛温即心火气味,主臭亦心所摄持。香即脾之臭也,有火土相袭之机,丁干就戊之道。曰:鸡,羽禽,征之音,丙干也。丁位丙次,舌者心苗,心亦火脏也。故丁香曰丁,鸡舌曰母。盖丙为辛之刚,丁为壬之柔,是知丙合辛而水润下,丁合壬而木曲直也。设木忘水源者,应病风水毒肿,为悖逆阴阳而霍乱作。自反而缩而心卒痛,皆恶热所酿,非朝夕之故,由之不早辨也。要知辛当归丙,壬当归丁,丙丁植而火炎上,火炎上而稼穑甘,阴凝至而至坚冰者,泮然释矣。《开宝》主温脾胃,正所谓虚则补其母而土体充,宣五谷味而土用足也。

6.《滇南本草》:丁香叶,即家中盆内栽者是。味苦、辛,性微温。芳香入肺,止肺寒咳嗽,或咳血,或痰上带血。单剂,蜜炙,煎服。

7.《神农本草经疏》:丁香,主温脾胃,止霍乱壅胀,风毒诸肿,齿疳䘌,能发诸香。疏:丁香,

禀纯阳之气以生,故其味辛,气温,性无毒,气厚,味薄,升也,阳也。入足太阴足阳明经。其主温脾胃,止霍乱。壅胀者,盖脾胃为仓廪之官,饮食生冷,伤于脾胃,留而不去则为壅塞胀满,上涌下泄则为挥霍撩乱。辛温暖脾胃而行滞气,则霍乱止而壅胀消矣。齿疳䘌者亦阳明湿热上攻也,散阳明之邪,则肝自除。疗风毒诸肿者,辛温散结,而香气又能走窍除秽浊也。

8.《本草蒙筌》:专入肾胃二经,又走太阴肺脏。诸香能发,凡气善驱。口舌气,奔豚气殊功,且止噫忒气逆;翻胃呕,霍乱呕立效,兼除心腹冷疼。暖腰膝壮阳,杀疳䘌坚齿。治奶头绽裂,消虫毒胀膨。细末研成,犹有两治。妇人阴户常冷,纱囊盛纳阴内,旋使转温;老人拔去白发,姜汁和涂孔中,重生即黑。丁皮止齿痛验,根捣敷风肿良。

9.《本草征要》:温脾胃而呕呃可瘳,理壅滞而胀满宜疗。除齿疳䘌,痘发白灰。脾为仓廪之官,伤于饮食生冷,留而不去,则为壅胀,或为呕呃,暖脾胃而行滞气,则胀呕俱瘳也。按:丁香辛热而燥,非属虚寒,概勿施用(鸡舌香是其别名,母丁香乃其大者)。

10.《本草纲目》:雄为丁香,雌为鸡舌,诸说甚明,独陈承所言甚为谬妄,不知乳香中拣者,乃番枣核也,即无漏子之核,见果部。前人不知丁香即鸡舌,误以此物充之尔。干姜焰硝,尚可点眼,草果阿魏,番人以作食料,则丁香之点眼噙口,又何害哉?……治虚哕,小儿吐泻,痘疮胃虚,灰白不发……宋末太医陈文中,治小儿痘疮不光泽,不起发,或胀或泻,或渴或气促,表里俱虚之证。并用木香散、异功散,倍加丁香、官桂。甚者丁香三五十枚,官桂一二钱。亦有服之而愈者。此丹溪朱氏所谓立方以时,必运气在寒水司天之际,又值严冬郁遏阳气,故用大辛热之剂发之者也。若不分气血虚实寒热经络,一概骤用,其杀人也必矣。葛洪《抱朴子》云:凡有病在目者,以鸡舌香、黄连、乳汁煎注之,皆愈。此得辛散苦降养阴之妙。陈承言不可点眼者,盖不知此理也。

11.《药鉴》：气温味辛，纯阳无毒。入手太阴、足阳明、少阴三经。温脾胃，止霍乱。消痃癖，气胀翻胃。腹内冷痛，壮阳暖腰。去胃寒，定呕酸，杀酒毒。与五味子同用，亦治奔豚之气。能泄肺，能补胃，大能疗肾，极能止泄。痘家内热禁忌。畏郁金。

12.《雷公炮制药性解》：丁香，辛温走肺部，甘温走脾胃；肾者，土所制而金所生也，宜咸入之。果犯寒疴，投之辄应，倘因火证，招祸匪轻。

13.《景岳全书》：味大辛，气温，纯阳。入肾、胃、肺脏。能发诸香，辟恶去邪，温中快气。治上焦呃逆反胃、霍乱呕吐，解酒毒，消痃癖奔豚阴寒，心腹胀满冷痛，暖下焦、腰膝寒疼，壮阳道，抑阴邪，除胃寒泻痢，杀鬼疰蛊毒，疳蚀诸虫，辟口气，坚齿牙，及妇人七情五郁，小儿吐泻，痘疮胃寒，灰白不发。

14.《本草通玄》：丁香，温中健胃，须于丸剂中同润药用乃佳。独用多用，易于僭上，损肺伤目。

15.《本草新编》：丁香，有雌、雄之分，其实治病无分彼此。味辛，气温，纯阳，无毒。入肾、胃二经，又走太阴肺脏。善祛口舌气、奔豚气殊功。止噫忒气逆、翻胃呕吐、霍乱，除心腹冷疼，暖腰膝，壮阳。杀疳蟹，坚齿。治奶头绽裂，消虫毒膨胀。亦有旋转天地之功，直中阴经之病，最宜用之，但不可用之于传经之伤寒也。世人重母丁香，而轻公丁香，不知何故？谓母丁香能兴阳道也。夫丁香而曰母，其属阴可知，阴不能助阳，亦明矣。丁香公者易得，而母者难求，此世所以重母丁香也。舍易而求难，世人类如是夫。

16.《本草经解》：气温，味辛，无毒。主温脾胃，止霍乱壅胀，风毒诸肿，齿疳蟹，能发诸香。丁香气温，禀天春和之木气，入足厥阴肝经。味辛无毒，得地西方之金味，入手太阴肺经。气味俱升，阳也。丁香味辛入肺，芳香而温。肺太阴也，脾亦太阴。肺暖则太阴暖，而脾亦温。肺与大肠为表里，大肠属胃，所以主温脾胃也。霍乱，太阴寒湿症也，气壅而胀，肝邪乘土也。丁香辛温，故能散太阴寒湿，平厥阴胀气，所以主之也。

风气通肝，风毒诸肿。风兼湿，湿胜而肿也。丁香气温，可以散肝风，味辛可以消湿肿也。齿疳蟹，阳明湿热生虫也。太阴与阳明为一合。丁香辛温太阴，则太阴为阳明行湿热；而齿疳蟹愈也。能发诸香者，丁香气味辛温，而有起发之力也。制方：丁香同白蔻、藿香、陈皮、浓朴、砂仁，治寒霍乱。同陈皮、姜汁糊丸，治小儿虚寒吐泻。同半夏、姜汁丸，治小儿寒湿吐泻不止。

17.《本草述钩元》：辛温纯阳，气浓味薄。入手太阴、足阳明、少阴经。畏郁金。主温脾胃，去胃寒，益元气。芽，治小儿伤生冷腹痛，小儿虚寒吐泻。异功散：治痘疮虚寒，又值冬月，寒气薄姜汁和丸，莲子大，噙咽之。鼻中息肉，丁香一两，麝香一分，为末，日揩。有患血风疮，石膏（上）、甘草（中）、升麻（上中）、葛根（上中）、射干。[论]丁香以辛味能发香之臭，即就香气转致辛之用，故于脾胃冷气诸证，治有殊功。夫阙血，极辛。[辨治]雄者煎膏中用之去丁盖、乳子，免发背痈。雌者颗大如枣核，力大，不可见火。

18.《本草问答》：寒水凌心，必用桂枝、远志、公丁香，以宣心阳。

19.《要药分剂》：寇氏曰：丁香治脾冷气不和甚良，母者尤佳。丹溪曰：人之阴气，依胃为养，土伤则木挟相火，直冲清道而上作咳逆。古人以为胃寒。既用丁香、柿蒂，不能清痰理气，惟助火而已。又口居上，地气出焉，脾有郁火，溢入肺中，失其清和之意。而浊气上行，发为口气。若以丁香治之，是扬汤止沸耳，惟香茹治之甚捷，鳌按：呃逆多由于火。容有因寒而致者，亦止呃逆症中一疑。故以丁香、柿蒂治之而败者，十有五六。但必以寒药治之。矫枉太过，又未的当。总在察其寒热虚实，因时制宜，斯可耳。

20.《本草备要》：呃逆有痰阻、气滞、食塞，不得升降者，有火郁下焦者，有伤寒汗吐下后，中气大虚者，有阳阴明内热失下者；有痢疾大下，胃虚而阴火上冲者。时珍曰：当视虚实阴阳，或泄热，或降气，或温或补，或吐或下可也。古方单用柿蒂，取其苦温降气。《济生》加丁香、生姜，取其开郁散痰，盖从治之法，亦尝有收效者矣。朱氏但执以寒治热,矫枉之过矣。疟癖奔豚,腹痛口臭,丹溪曰:脾有郁火,溢入肺中,浊气上行,发为口气,治以丁香,是扬汤止沸耳,惟香薷甚捷。脑疳齿䘌,痘疮胃虚,灰白不发。热证忌用。有雌雄二种,畏郁金、火。

21.《本经逢原》:丁香辛温入手太阴、足少阴、阳明经。温胃进食,止呕定泻,虚冷下痢白沫之要药。干霍乱不吐不下及呕逆不止,厥冷脉沉者,并宜服之。胃寒肝虚,呃逆呕哕,在所必用。但渴欲饮水,热哕呃逆,不可误投。小儿痘疹不光泽,不起发,气虚灰白,或胀或泻或渴或气促,表里俱虚之证并宜加用。凡胃逆呕吐者,健胃消痰药中加三五粒甚效。不宜多用,但其性易于僭上,过用则损肺伤目,非属虚寒者概不可施。

22.《得配本草》:辛,热。入足阳明经气分。泄肺邪,温胃气,杀酒毒,除冷泻。得五味子,治奔豚。配甘蔗、姜汁,治干呕。

23.《本草求真》:辛温纯阳,细嚼力直下达。故书载能泄肺、温胃、暖肾,非若缩砂密功专温肺和中,木香功专温脾行滞,沉香功专入肾补火,而于他脏则止兼而及之也。是以亡阳诸症,一切呕哕呃逆反胃,并霍乱呕哕,心腹冷疼,并痘疮灰白(诸症皆就胃寒论)。服此逐步开关,直入丹田(逐步开关四字形容殆尽)。而使寒去阳复,胃开气缩,不致上达而为病矣(泄肺温胃,暖肾止呃)。张璐曰:呃逆宜辨寒热,若寒热不辨,用药立毙。凡声之有力而连续者,虽有手足厥逆,大便必坚,定属大热,下之则愈,万举万全,若胃中无实火,何以激博其声逆上而冲乎?其声低怯而不能上达于咽喉,或时郑声,虽无厥逆,定属虚实,苟非丁、附,必无生理。若胃中稍有阳气,何至声音低怯不前也。盖胃中有火则有声,无火则声怯,误以柿蒂、芦根辈治之,仓、扁不能复生矣。此为暖胃补命要剂,故逆得温而逐,而呃自可以止。若

止用此逐滞,则木香较此更利。但此热症忌用。

24.《本草分经》:丁香辛、温,纯阳而燥,泄肺温胃,大能疗肾壮阳事。治胃冷呕逆症,非虚寒勿用。

25.《神农本草经百种录》:母丁香,辛温纯阳,入肺胃而温中散滞,为胃虚冷呃专药。小者,名公丁香,可供食料,不入汤剂。

【考释】

丁香始载于《药性论》,宋代《开宝本草》对其形态作了详细的描述:"按广州送丁香图,树高丈余,叶似栎树。花圆细,黄色,凌冬不凋。子如钉,长三四分,紫色。"《本草图经》进而补充云:"丁香出交、广、南番,今惟广州有之,木类桂,高丈余,叶似栎,凌冬不凋,花圆细,黄色,其子出枝,蕊上如钉子,长三四分,紫色。其中有粗大如山茱萸者,谓之母丁香。二月、八月采子及根。又云:盛冬生花,子至次年春采之。"按上述描述可知丁香是一种外来药,古今来源一致,即桃金娘科植物丁香 *Eugenia caryophyllata* Thunb.。

丁香作为我国早期外来香药之一,其原产印度尼西亚的马古鲁群岛和坦桑尼亚的桑哈巴尔岛,世界各地的热带地区已有引种栽培,目前主产于印度尼西亚、马来西亚、坦桑尼亚、马达加斯加等,我国广东、海南、云南等地有引种栽培。

值得一提的是,在使用中要高度重视丁香因同名异物引起的混乱,如明代兰茂在《滇南本草》中列举了数种不同科属的丁香植物。清代《本草纲目》也记载了几种丁香,即紫丁香、藏丁香(木犀科植物紫丁香 *Syringa oblata* Lindl.)、滇丁香(茜草科植物滇丁香 *Luculia pinceana* Hooker)、野丁香(木犀科植物花叶丁香 *Syringa periea* L.)。除此之外,以丁香取名的药材还有苦丁香(甜瓜蒂)、桂丁香(肉桂果实)、白丁香等。

八角茴香

《本草品汇精要》

【异名】

舶上茴香（《脚气治法总要》），大茴香（《卫生杂兴》），舶茴香、八角珠（《本草纲目》），八角香、八角大茴（《本草求真》），八角（《本草求原》）。

【释名】

1.《本草原始》：壳赤色，大如钱。有八角，子藏壳中，秋月收采，嚼甚香甜。

2.《本草省常》：大茴香，即八角茴香，一名舶茴香。煮臭肉，下少许即香，故名。古作蘹香。

3.《本草纲目》：实大如柏，实裂成八瓣，一瓣一核，大如豆，黄褐色，有仁味，更甜，俗呼舶茴香，又曰八角茴香。

【产地分布】

1.《大明一统志》：土产占城国，今四川、湖广永州府祁阳等县所贡，多由舶上者。

2.《医林纂要探源》：来自海外，今闽广亦有。

【性状】

《医林纂要探源》：大木所生，子分八瓣，如盘，每角中含圆子，色紫赤，圆而有尖，香尤烈。

【炮制方法】

1. 净制 《世医得效方》：荡去砂土。《普济方》：水淘去土；拣净。《仁术便览》：去梗。

2. 切制 《本草品汇精要》：细剉。《医家四要》：研细末。

3. 炮炙

（1）炒制 ①炒。《博济方》：炒。《苏沈良方》：略炒。《普济本事方》：炒令香透。《串雅内编》：入坩器内，淹一周时，慢火炒之。②炒黄。《普济方》：炒令黄，不可犯铜铁器。《串雅内编》：炒黄色，烟尽为度，置土上以碗覆之少时取出，研末。③隔纸炒。《普济方》：银石器内隔纸炒香。

（2）酒制 《太平惠民和局方》：凡使用舶上来者，淘洗令净，却以酒浸一宿，漉出曝干炒过用。如缓急，只炒过用亦得。

（3）焙制 《世医得效方》：焙干。

（4）盐制 《普济方》：用盐炒，去盐不用。盐炒熟为度。《奇效良方》：茴香一两，用盐半两，同炒焦黄，和盐称。《增补万病回春》：盐汤浸炒。

4. 药汁制 《本草蒙筌》：盐酒炒用。

【炮制作用】

1.《仁术便览》：青盐水炒拌，入肾经。

2.《本草辑要》：炒黄用，得酒良，得盐则入肾发肾邪，故治阴疝。

3.《本草害利》：八角茴香入下焦药，盐水炒用。

【性味归经】

1.《本草品汇精要》：味辛、甘，性温散，气之厚者阳也。臭香。

2.《本草蒙筌》：味辛，气平。无毒。入心、肾、小肠、膀胱。

3.《本草求真》：专入肝。

4.《本草再新》：入脾、肾二经。

【功用主治】

1.《本草品汇精要》：主一切冷气及诸疝疔痛。

2.《本草蒙筌》：主肾劳疝气，小肠吊气挛疼，理干、湿脚气，膀胱冷气肿痛。开胃止呕下食，补命门不足。

3.《医学入门》：专主腰疼。

4.《本草正要》：能温胃止吐，调中止痛，除齿牙口疾，下气，解毒。

5.《医林纂要》：润肾补肾，舒肝木，达阴郁，舒经，下除脚气。

6.《药论》：开胃口寒痰之噎膈，散膀胱疝气之冲心。

【用法用量】

内服：煎汤，一至二钱；或入散丸。外用：研末调敷。

【禁忌】

1.《本草纲目》：大茴香性热，多食损目发疮，食料不宜过多。

2.《冯氏锦囊秘录》：肺胃有热及热毒盛者禁用。

【选方】

1. 茴香丸一（《脚气治法总要》）

［组成］舶上茴香（炒）、地龙（去土，炒）、赤小豆（炒）、川苦楝（去皮，炒）、川乌头（炮，去皮尖）、乌药（锉）、牵牛（炒，取末）各一两。

［主治］风毒湿气，攻疰成疮，皮肉锨热，紫破脓坏，行步无力。

［用法用量］上为细末，酒煮面糊为丸，如梧桐子大，每服十五丸，空心盐汤送下，一日二次。

2. 茴香丸二（《黄帝素问宣明论方》）

［组成］茴香（炒）、良姜、官桂各半两，苍术一两（汁浸）。

［主治］男子、妇人脐腹疼痛刺胸膈不止者，男子、妇人脐腹疼痛，下元久冷。

［用法用量］上为末，酒煮面糊为丸，如梧桐子大。每服十丸，空心、食后生姜汤送下；止痛，温酒送下。

3. 大茴香丸一（《奇效良方》）

［组成］大茴香、酸枣仁（炒）、破故纸（炒）、白术、白茯苓、牡蛎（用左顾者，砂锅内慢火煅爆为度）、益智仁、人参各等分。

［主治］小便白浊，出髓条。

［用法用量］上为细末，用青盐、酒糊为丸，如梧桐子大。每服二十丸，食前用温酒或米饮送下。

4. 大茴香丸二（《杏苑生春》）

［组成］山楂（炒）四两，橘核（炒）、茴香（炒）、山栀仁各二两，柴胡、牡丹皮、桃仁（炒）各一两，八角茴香（炒）一两，吴茱萸（炒）半两。

［主治］癫气结核偏坠，头肿胀；或一核缩入小腹，痛不可忍，用手拣按，方得还旧。

［用法用量］上为细末，酒糊为丸，如梧桐子大。每服五十丸，空心盐汤送下。

5. 茴香雀酒（《仁斋直指方论》，《普济方》引作"茴香小雀酒"）

［组成］舶上茴香三钱，胡椒一钱，砂仁、辣桂各二钱。

［主治］肾冷疝气，偏坠急痛。

［用法用量］上为末，以生雀燎毛去肠拭净，用三个入药，于其腹中麻绳系定，湿纸数重裹，煨香熟，空心嚼食，温酒送下。

6. 茴消散（《仙拈集》）

［组成］朴硝五钱，茴香（炒）二钱。

［主治］膀胱热而不通者。

［用法用量］上为末。每服二钱，热酒下。

7. 茴香饮（《朱氏集验方》）

［组成］八角茴香、白牵牛（炒）各等分。

［主治］膀胱偏坠，疝气。

［用法用量］上为细末。空心酒调下。

8. 茴香橘皮酒（《古今医统大全》）

［组成］八角茴香一两，红橘皮二两，白豆蔻半两。

［主治］血气凝寒，小腹痛；妇人室女小腹痛不可忍，内外着寒；兼治心腹痛。

［用法用量］上为粗末。每服三钱，酒一盏，煎数十沸，滤去滓服。

9. 大茴香汤（《幼科金针》）

［组成］白术、枳实、延胡索、青木香、肉桂、橘核、香附、吴茱萸、大茴香、生姜。

［主治］积气。小儿骤然腹痛，面色㿠白，脉来沉细。

［用法用量］水煎服。

10. 五仙助肾丹（《扶寿精方》）

［组成］八角茴香、破故纸、杜仲（青盐末炒去丝）、青盐各八分，肉苁蓉（酒洗，去浮甲）。

［主治］腰痛。

［用法用量］上为细末，大猪腰子一枚，去筋膜，分四片，下相续夹末片中，包以荷叶，外加湿纸，慢火上炙熟。空心酒送下。

11. 白沙丹（《奇方类编》）

［组成］八角茴香二两（炒黄），川乌二两（火炮炒），南苍术二两（米泔水浸），熟地三两（蒸，不用酒），白茯苓二两，千山药二两（炒）。

［主治］五劳七伤，左瘫右痪。

［用法用量］上为细末，酒糊为丸，如梧桐子大。每服三十九丸，空心酒送下。

12. 八味茴香丸（《医学入门》）

［组成］茯苓一两，白术一两，山楂子一两（炒），枳实八钱，八角茴香一两（炒），茱萸一两（炒），橘核三两（炒），荔枝核一两。

［主治］疝气。

［用法用量］上为极细末，炼蜜为丸，每丸重一钱五分。每服一丸，空心细嚼，生姜汤送下。

13. 五龙软金丹（《普济方》）

［组成］沉香二钱，檀香一钱，八角茴香一钱半，乳香一钱，安息香一钱半，麝香、莲子心、犀角、丁香、朱砂、川山甲、淫羊藿（酥炙）各一钱，益智仁一钱半。

［主治］男女诸虚百损，五劳七伤，下元久冷，腰腿膝疼痛，妇人赤白带下。

［用法用量］上为末，炼蜜为丸，如梧桐子大。每服十丸，空心温酒送下，干物压之。

14. 定痛丸一（《扁鹊心书》）

［组成］木香、马兰草（醋炒）、茴香、川楝子（炒）各一两。

［主治］奔豚上攻，心腹腰背皆痛，或疝气连睾丸痛。

［用法用量］上为末。每服四钱，滚酒送下，连进二服，其痛即止。

注：本方方名，据剂型，当作"定痛散"。

15. 定痛丸二（《理伤续断方》）

［组成］威灵仙半两（去土），金铃子一两（炒，去核），川乌一两（炮），八角茴香一两。

［主治］伤损膜痛不可忍，不问男子、妇人、室女、老幼，并皆治之。

［用法用量］上为末，酒煮面糊为丸，如梧桐子大。每服五十丸，盐汤酒随上下服之。

【各家论述】

1.《本经逢原》：舶上茴香，性热味厚，入肝经，散一切寒结，故黑锡丹用之。若阴虚肝火从左上冲头面者，用之最捷。盖茴香与肉桂、吴茱萸，皆厥阴之药，萸则走肠胃，桂则走肝脏，茴则走经络也。得盐引入肾经，发出邪气，故治疝气有效。

2.《桂海虞衡志》：八角茴香，北人得之以荐酒，少许咀嚼，甚芳香。出左右江州洞中。

3.《岭外代答》：八角茴香出左、右蛮峒中，质类翘，尖角八出，不类茴香，而气味酷似，但辛烈，只可合汤，不宜入药。中州士夫以为荐酒，咀嚼少许，甚是芳香。

4.《本草品汇精要》：八角茴香，谨按《大明一统志》所载，土产占城国，今四川、湖广、永州府祁阳等县所产，多由舶上来者。苗叶传闻未谙其的。据其形，大如钱，有八角，如车辐而锐，赤黑色，每角中有子一枚，如皂荚子，小扁而光明可爱。今药中多用之。

5.《本草蒙筌》：乡落多生，秋月方采。壳有八角，子赤藏中，嚼甚香甜。

6.《本草原始》：大茴香出闽广……治膀胱、肾间冷气，大有回阳散冷之功，故名大茴香。

7.《本草求真》：余按茴香形类不一。据书所载，有言大如麦粒、轻而有细棱者，名大茴，出宁夏。市中鲜有。他处小者名小茴，自番舶来，实八瓣者，名八角香。今市所用大茴皆属八角，而宁夏之茴未见。余细嚼，审八角茴味，其香虽有,其味甚甘,其性温而不裂,较之吴茱萸,艾叶等味更属不同。若似八角大茴香甘多之味,甘多则滞。而谓能除沉寒痼冷,似于理属有碍。似应用宁夏茴为胜。管见如斯,未知有合后之同志否? 盐水炒用,得酒良。

8.《本草省常》:补命门,暖丹田,开胃下食,温中止呕。治小肠冷气,寒疝阴肿,干湿脚气,寒湿腹疼。多食昏目发疮。

【考释】

本品最初为舶来品,故又名舶上茴香,《宋史》提到,广州贡舶上茴香,宋代医方多用之。《本草品汇精要》云:"其形大如钱,有八角如车辐而锐,赤黑色,每角中有子一枚,如皂荚子小匾而光明可爱,今药中多用之。"《本草蒙筌》谓:"壳有八角,子赤藏中,嚼香甜。"《本草纲目》载:"自番舶来者,实大如柏实,裂成八瓣,一瓣一核,大如豆,黄褐色,有仁,味更甜。"又云:"广西左右江峒中亦有之,形色与中国茴香(指小茴香)迥别,但气味同尔。"据上述文献记载,与现今所用八角茴香一致,即木兰科植物八角茴香 *Illicium verum* Hook. F. 的干燥成熟果实。

八角茴香虽以进口为主,国内广西、云南亦有分布。现多有种植,广西是主要产地,分布在桂西南、桂南、桂东南、桂中部分县,桂西北、桂北也有一些县出产,此外,云南广南县、文山州、红河州及广东、台湾、福建、贵州、海南等地亦产。

八角茴香是药食两用植物,果皮、种子、叶都含芳香油是制造化妆品、甜香酒、啤酒和食品工业的重要原料。但在使用时应注意同属其他种野生八角的果,多具有剧毒,常见的有莽草,过去曾认为我国莽草是 *Illicium anisatum* L.(*I. religiosum* Sieb. et Zucc.),但此种植物仅分布在日本本州岛(Honshu)和隐岐群岛(Old Islands),向南到屋久岛(Yakushima)和朝鲜南部沿海岛屿。我国目前还没有发现这种植物。我国古代本草著作中所称的莽草是红茴香 *Illicium henryi* Diels 和红毒茴 *Illicium lanceolatum* A. C. Smith 的通称。有毒的莽草主治风症,种子有毒、浸出液可杀虫,作土农药,果实也有毒,不可作八角茴香使用。

儿　茶

（《本草述》）

【异名】

孩儿茶（《岛夷志略》），乌爹泥、乌垒泥、孩儿茶、乌丁泥（《本草纲目》），乌迭（《通雅》）。

【释名】

1. 《本草纲目》：乌叠泥（《纲目》），孩儿茶。时珍曰：乌爹或作乌丁，皆番语，无正字。

2. 《五杂俎》：药中有孩儿茶，医者尽用之，而不知其所自出。历考本草诸书，亦无载之者。一云：出南番中，系细茶末，入竹筒中，紧塞两头，投污泥沟中，日久取出，捣汁熬制而成。一云：即是井底泥，炼之以欺人耳。番人呼为乌爹泥，又呼为乌叠泥。俗因治小儿诸疮，故名孩儿茶也。

【产地分布】

1. 《滇略》：《产略》：其他如水精、绿玉、墨玉、碧瑱、古喇锦、西洋布、孩儿茶之属，皆流商自猛密迤西数千里而至者，非滇产也。

2. 《本草纲目》：出南番爪哇、暹罗、老挝诸国，今云南等地造之。

3. 《本草述钩元》：出南番、爪哇、暹罗诸国，今云南、老挝、暮云场地方造之。

4. 《医门秘旨》：出乌定国，乃乌定海之细泥也。

【性状】

《本草纲目》：云是细茶末入竹筒中，坚塞两头，埋污泥沟中，日久取出，捣汁熬制而成。其块小而润泽者，为上；块大而焦枯者，次之。

【炮制方法】

1. 切制　《仁术便览》：研细。《本草述》：为末。

2. 炮炙

(1) 熬制　《本草品汇精要》：云是细茶末入竹筒中，坚塞两头，埋污泥沟中，日久取出，捣汁，熬制而成。

(2) 焙制　《仁术便览》：研细，隔纸略焙。《良朋汇集》：焙去油。

(3) 煨制　《先醒斋医学广笔记》：湿纸包煨。

【性味归经】

1. 《新编六书》：味苦，微涩，性凉。入心、肺。

2. 《得配本草》：苦、涩，平。

3. 《医门秘旨》：味苦、甘，气温，平，性凉。无毒。

【功用主治】

1. 《饮膳正要》：去痰热，止渴，利小便，消食下气，清神少睡。

2. 《医学入门》：消血，治一切疮毒。

3. 《本草正》：降火生津，清痰涎咳嗽，治口疮喉痹，烦热，止消渴，吐血、衄血、便血、尿血、湿热痢血，及妇人崩淋，经血不止，小儿疳热、口疳、热疮、湿烂诸疮，敛肌长肉，亦杀诸虫。

4. 《新编六书》：清上膈热，化痰。治口疮喉痹，时行瘟瘴，烦躁口渴，并吐血衄血，尿血便血，血痢，及妇人崩淋不止，阴疳痔肿诸症，服之有效。

5.《得配本草》：清上膈热，化痰生津。涂一切疮，生肌定痛，止血收湿。得轻粉、冰片，搽下疳阴疮。配雄黄、贝母，搽牙疳口疮。

6.《本草求原》：茶所制，故清上膈热，化痰生津。得泥中阴气，故定痛生肌，涂金疮及诸疮、痔肿，同麝、唾津个涂。疳疮，同胡连，或珠、冰、轻粉掺搽。牙疳，同硼砂。苦，能燥湿，能敛。故止血、收湿，治气热脱肛，同熊胆、冰片搽，亦治痔。同薄荷、细茶、蜜丸含化，消痰。

7.《罗氏会约医镜》：清膈上烦热，化痰生津。治金疮流血，及一切诸疮，生肌、定痛。茶苦本凉，又得土中之阴气，能凉血清热。又主渗湿收敛。苦能燥，涩能敛。

8.《本草正义》：能降火，生津液，消痰止嗽，疗口疮喉痹，小儿疳热，口疳湿烂诸疮，敛肌长肉，止痛杀虫。

9.《本草备要》：涂阴疳痔肿。

10.《本草求真》：治时行瘟瘴。

【用法用量】

内服：煎汤，三分至一钱；或入丸、散。外用：研末撒或调敷。

【选方】

1. 儿茶散一（《痘科类编》）

[组成]硼砂二钱，孩儿茶五钱。

[主治]麻疹声哑无音者。

[用法用量]上为细末。每服一匙，凉水一钟调下。

2. 儿茶散二（《疡医大全》）

[组成]铜绿（煅红，放地上冷定；又煅，又冷定）、乳细、儿茶各等分。

[主治]下疳痒秆。

[用法用量]和匀。将下疳洗净，掺之。

3. 儿茶散三（《杂病源流犀烛》）

[组成]儿茶适量，冰片少许。

[主治]牙根肿，极痛，微赤有白泡，舌尖粉碎者。

[用法用量]儿茶为细末，加冰片少许。吹患处。

4. 三三丸（《古今医鉴》）

[组成]孩儿茶一分，砒八厘（壮者用一分），轻粉五分。

[主治]杨梅疮等。

[用法用量]上为末，面糊为丸，如绿豆大。分作九服，一日三服，清茶送下。三日后无形迹。

5. 洗香丸（《鲁府禁方》）

[组成]孩儿茶一两一钱三分，上好细茶一两，砂仁一两三钱，白豆蔻三钱三分，沉香七分，片脑二分，麝香五分。

[主治]口臭口干，口舌生疮。

[用法用量]上为细末，甘草膏为丸，如豌豆大。每用一丸，嚼化。

6. 孩儿散（《医学入门》）

[组成]熊胆五分，孩儿茶二分，片脑一分。

[主治]肛脱热肿。

[用法用量]涂肛上，热汁自出而肛收。制备方法：上为末，人乳调。

7. 消痔千金散（《活人心统》）

[组成]孩儿茶五分，冰片半分，熊胆二分，甘草三分，赤石脂三分，黄连三分，寒水石五分，硼砂一分。

[主治]大便诸痔，肿疼不已。

[用法用量]上为细末。猪胆汁调搽。或入胆内，以竹管入胆内，以线缚口，紧插入肛门内捽之，自然痔病愈。

8. 消痰方（《本草述》）

[组成]儿茶、薄荷叶、细茶。

[主治]消痰。

[用法用量]为末蜜丸，饭后含化三五粒。

9. 治牙疳口疮方（《本草纲目》）

[组成]孩儿茶、硼砂等分。

[主治]牙疳口疮。

[用法用量]为末搽。

10. 治走马牙疳方（《积德堂经验方》）

[组成]孩儿茶、雄黄、贝母等分。

[主治]走马牙疳。

[用法用量]为末，米泔漱净搽之。

11. 治鼻渊流水方（《本草权度》）

[组成]孩儿茶。

[主治]鼻渊流水。

[用法用量]孩儿茶末吹之。

12. 治下疳阴疮方（《纂要奇方》）

[组成]孩儿茶一钱，真珠一分，片脑半分。

[主治]下疳阴疮。

[用法用量]为末敷。

13. 治痔疮肿痛方（《孙天仁集效方》）

[组成]孩儿茶、麝香为末。

[主治]痔疮肿痛。

[用法用量]唾津调敷。

14. 腐尽生肌散（《医宗金鉴》）

[组成]儿茶、乳香、没药各三钱，冰片一钱，麝香二分，血竭三钱，旱三七三钱。

[主治]一切痈疽，诸疮破烂不敛者。

[用法用量]上为末撒之。

15. 治龟头烂方（《本草撮要》）

[组成]孩儿茶、冰片。

[主治]龟头烂。

[用法用量]涂之。

【各家论述】

1.《医门秘旨》：解酒热，止烦渴，凉肌表，散客热，行污浊之血，散疮结之热。生肌敛口散火之药。

2.《神农本草经疏》：主清上心膈热，化痰生津，涂金疮，一切诸疮，生肌定痛，止血收湿……[疏]乌爹泥本是茶末，又得土中之阴气，其味苦涩，气应作寒，性无毒。其主清上膈热，化痰生津者，茶之用也。得地中之阴气，能凉血清热，故主金疮止血及一切诸疮，生肌定痛也。苦能燥，涩能敛，故又主收湿气。

3.《本草汇言》：孩儿茶：解山岚瘴热，敛疮生肌之药也。张相如曰：服食方鲜有用者，惟入外科收敛疮口掺药中用此。能定痛止血，收湿生肌。又儿科牙疳方中，配川黄连，共为细末，掺牙根处，亦能敛溃收湿，定痛生肌。出李氏《纲目》。今吴门市中售香茶，以孩儿茶为主，食之果香甜凉爽。移时药味已过。转增，燥渴，次早更觉口干苦涩，较前倍常，则前人所云解渴生津，未可深信。

4.《药镜》：孩儿茶。化痰生津，而上膈之热清。长肌定痛，而金疮之血敛。与硼砂等分，牙疳疮口堪搽。佐片脑、珍珠，阴（疮）下疳宜敷。

5.《景岳全书》：《本草正》：孩儿茶。味苦、微涩，性凉。能降火生津，清痰涎咳嗽，治口疮喉痹烦热，止消渴吐血衄血，便血尿血，湿热痢血，及妇人崩淋，经血不止，小儿疳热，口疳，热疮，湿烂诸疮，敛肌长肉，亦杀诸虫。凉血清热，故主金疮止血及一切诸疮，生肌定痛也。且苦能燥，涩能敛，故又主渗湿收敛也。

6.《本草从新》：孩儿茶（泻热，生津；涩，收湿），苦，涩，微寒。清上膈热，化痰生津，止血收湿，定痛生肌。涂金疮口疮，硼砂等分。阴疳痔肿。出南番。以细茶末纳竹筒，埋土中，日久取出，捣汁熬成，块小润泽者上，大而焦枯者次之。

7.《医林纂要探源》：孩儿茶，治口疮，解渴。云是捣茶汁所成，然味过于苦涩，寒凉。

8.《药性切用》：孩儿茶，一名乌爹泥。苦涩微寒，清膈化痰，收敛止血，为咽喉口齿专药。

9.《本草求真》：孩儿茶专入心肺。味苦微涩，性凉无毒。功专清上膈热，化痰生津，收湿凉血生肌。凡一切口疮喉痹、时行瘟瘴、烦燥口渴，并一切吐血、衄血、便血、尿血、血痢，及妇人崩淋经血不止，阴疳痔肿者，服之立能见效。出南番。是细茶末入竹筒，理土中，日久取出，捣汁熬成。块小润泽者上，大而枯者次之。真伪莫辨。气质莫考。用宜慎之。

10.《本草述钩元》：同薄荷叶、细茶为末蜜丸，饭后含化三五粒，能消痰。牙疳口疮，孩儿茶、硼砂等分为末，搽之。下疳阴疮，孩儿茶一钱，真珠一分，片脑半分，为末敷之。诸肿毒，孩儿茶、蝉蜕各等分，为细末，雄猪胆汁调敷，效。脱肛气热，孩儿茶二分，熊胆五分，片脑一分，为末，人乳调搽肛上，热汁自下而肛收也，亦治痔疮。

【考释】

宋代《圣济总录纂要》《仁斋真指方论》处方

中已经提到"孩儿茶",元代《饮膳正要》称其出"广南",即广南西路,其地在今与广西交界的云南省广南县一带。《本草纲目》以乌爹泥为正名收入土部,云:"乌爹泥出南番、爪哇、暹罗诸国,今云南、老挝、暮云场地方造之。云是细茶末入竹筒中,坚塞两头,埋污泥沟中,日久取出,捣汁熬制而成。其块小而润泽者为上,块大而焦枯者次之。"李时珍所言孩儿茶的产地与现今药用的儿茶相符,即为豆科合欢属植物儿茶树 *Acacia catechu* (L. f.) Willd. 的去皮枝、干的干燥煎膏,有清热、生津、化痰、止血、敛疮、生肌、定痛等功能,产于云南、广西、广东、浙江南部及台湾,其中除云南(西双版纳、临沧地区)有野生外,余均为引种。印度、缅甸和非洲东部亦有分布。

三　七

（《本草纲目》）

【异名】

山漆、金不换（《本草纲目》），血参（《医林纂要》），参三七（《本草便读》），田三七、田漆（《伪药条辨》）。

【释名】

1.《医门秘旨》：七叶三枝，故此为名。

2.《本草纲目》：彼人言其叶左三右四，故名三七，盖恐不然。或云本名山漆，谓其能合金疮，如漆粘物也，此说近之。金不换，贵重之称也。

【产地分布】

1.《医门秘旨》：其本出广西。

2.《本草纲目》：生广西、南丹诸州番峒深山中。

3.《轩岐救正论》：近代出自粤西南丹诸处。

4.《植物名实图考》：《广西通志》：三七，恭城出。

【性状】

1.《本草纲目》：采根曝干，黄黑色。团结者，状略似白及；长者，如老干地黄，有节。味微甘而苦，颇似人参之味。或云：试法，以末糁猪血中，血化为水者乃真。近传一种草，春生苗，夏高三四尺。叶似菊艾而劲厚，有歧尖。茎有赤棱。夏秋开黄花，蕊如金丝，盘纽可爱，而气不香。花干则絮如苦荬絮。根叶味甘，治金疮折伤出血，及上下血病甚效。云是三七，而根大如牛蒡根，与南中来者不类，恐是刘寄奴之属，甚易繁衍。

2.《药笼小品》：广产者，细皮坚实。

3.《植物名实图考》：根形似白及，有节。

【炮制方法】

1. 切制　《万氏女科》：末。《本草求真》：研用良。

2. 炮炙　《外科大成》：焙。

【性味归经】

1.《医门秘旨》：甘，气辛温，性微凉。

2.《本草纲目》：甘，微苦，温。无毒。

3.《本草汇言》：苦、微甘，性平。无毒。入阳明、厥阴经。

4.《景岳全书》：甘，气温。乃阳明、厥阴血分之药。

5.《本草新编》：甘、辛，气微寒。入五脏之经。

6.《顾氏医镜》：甘、微苦寒。入胃、肝二经。

7.《生草药性备要》：三七叶，味辣，性辛。

8.《得宜本草》：甘、苦。入足阳明、厥阴经。

9.《医林纂要探源》：甘、苦，微寒。

10.《本草求真》：入肝、胃，兼入心、大肠。

11.《本草纂要稿》：气味甘苦而温。

12.《新编六书》：甘苦，性微寒而温。入肝胃，兼入心、大肠血分。

【功用主治】

1.《滇南本草》：刀刃剑伤，跌打损伤，吐血，肠风下血，杖疮，刀伤瘀血，产后血不止，眼沉肿，赤白痢，蛇伤虎咬，畏人下蛊，无名肿毒及痈疽等证。

2.《本草纲目》：根，止血散血定痛，金刃箭伤跌扑杖疮血出不止者，嚼烂涂，或为末掺之，其血即止。亦主吐血，衄血，下血，血痢，崩中，经水不止，产后恶血不下，血运血痛，赤目痈肿，虎咬蛇伤诸病。叶，折伤跌扑出血，傅之即止，青肿经夜即散，余功同根。

3.《本草汇言》：活血散血，行血止血。治上下诸失血之药也。

4.《药镜》：跌扑杖伤，捣敷即愈。痢崩吐衄，末服旋廖。临杖预吞，血不冲上。产后恶茹，下自走瘀。

5.《轩岐救正论》：唯治军中金疮及妇人血崩不止，与男子暴吐失血，而真元未亏者，用之极有神效，奏攻顷刻。

6.《顾氏医镜》：治吐衄肠红赤痢，疗产后血晕瘀痛。

7.《生草药性备要》：跌打消瘀散血，敷毒疮，治痰火，又能止血。

8.《得宜本草》：主治上下血证，得生地、阿胶治吐血捷效。

9.《玉揪药解》：和营止血，通脉行瘀，行瘀血而敛新血。凡产后、经期、跌打、痛肿，一切瘀血皆破。凡吐衄崩漏，刀伤箭射，一切新血皆止。

10.《医林纂要探源》：治一切血瘀血热，疗金疮杖伤。

11.《药笼小品》：能生津补气。

12.《药性蒙求》：散瘀止血。

13.《本草衍句》：止血散血，化瘀血于淋漓。金伤杖伤，消扑伤之青肿。

【用法用量】

内服：煎汤，一钱五分至三钱；研末，五分至一钱。外用：磨汁涂、研末撒或调敷。

【禁忌】

1.《轩岐救正论》：若虚劳失血，阴阳损竭，便当寻源治本，嘘血归经，误用此药，燥劫止塞，反滋祸害也。特奉一二言之，丙子秋，余蜀归，见犹子妇乃陈曲江公女也，虚损吐血，医用此药，未及月而殁。又余案内所开舍友郑去华季郎，与痒生陈子贞，皆以心肾亏损吐血，亦用此药，致经旬肠结而死。可不戒欤！

2.《顾氏医镜》：阴虚火炎失血，非其所长，或与地、冬滋阴之药同用亦可。

3.《本草从新》：能损新血，无瘀者勿用。

4.《得配本草》：血虚吐衄，血热妄行者禁用。

5.《药性切用》：能损新血，吐衄无瘀者，勿服。

6.《药性蒙求》：吐衄损伤，无瘀勿入。

【选方】

1. 刀伤散（《揣摩有得集》）

[组成]参三七、琥珀、去油乳香、去油没药、生龙骨、血竭、土炒象皮、儿茶、海螵蛸各等分。

[主治]一切刀伤，血流不止。

[用法用量]上为细末、贮瓶。

2. 三七汤一（《外科集腋》）

[组成]生地、当归、川芎、玄参、黄芩、三七根、荆芥炭、甘草。

[主治]鼻衄。

[用法用量]上为末，面糊为丸，如绿豆大。分作九服，一日三服，清茶送下。三日后无形迹。

3. 三七汤二（《医方简义》）

[组成]参三七（研，冲）一钱，姜半夏一钱五分，厚朴一钱，茯苓三钱，琥珀末八分，醋炒柴胡八分，左牡蛎四钱，焦山栀三钱，苏梗一钱。

[主治]热伤络血，或郁怒伤肝，吐血紫黑有块。

[用法用量]加藕一斤，煎汤代水；如无藕时，以荷叶一枚代之。

4. 七宝散（《本草纲目拾遗》）

[组成]好龙骨、象皮、血竭、人参、三七、乳香、没药、降香末各等分。

[主治]刀伤收口。

[用法用量]为末，温酒下。或掺上。

5. 军门止血方（《回生集》）

[组成]人参、三七、白蜡、乳香、降香、血竭、五倍、牡蛎各等分。

[主治]刀伤、箭射出血。

［用法用量］不经火，为末。敷之。

6. 化血丹（《医学衷中参西录》）

［组成］花蕊石三钱（煅存性），三七二钱，血余一钱（煅存性）。

［主治］咳血，兼治吐衄，理瘀血及二便下血。

［用法用量］共研细末，分两次，开水送服。

7. 补络补管汤（《医学衷中参西录》）

［组成］生龙骨一两（捣细），生牡蛎一两（捣细），萸肉一两（去净核），三七二钱（研细药汁送服）。

［主治］咳血吐血，久不愈者。

［用法用量］三七研细，用余三药煎汤送服。服之血犹不止者，可加赭石细末五六钱。

8. 化瘀理膈丹（《医学衷中参西录》）

［组成］三七二钱（捣细），鸭蛋子四十粒（去皮）。

［主治］力小任重，努力太过，以致血瘀膈上，常觉短气。若吐血未愈者，多服补药或凉药，或多用诸药炭，强止其血，亦可有此病，皆宜服此药化之。

［用法用量］上药二味，开水送服，日两次。凡服鸭蛋子，不可嚼破，若嚼破即味苦不能下咽，强下咽亦多呕出。

9. 七厘散（《青囊全集》）

［组成］田三七一钱，豆沙五分，梅片五分，乳没各一钱，儿茶一钱，红花一钱五分，猴结一钱五分。

［主治］跌打损伤。

［用法用量］研末，口服，每用七厘；或搽涂。

10. 七真膏（《外科大成》）

［组成］乳香（去油）三钱，没药（去油）三钱，三七（焙）三钱，轻粉三钱，儿茶三钱，麝香四分，冰片三分。

［主治］杖伤。

［用法用量］上为末，罐收听用。遇杖者，勿经汤水，用白蜜调敷。

【各家论述】

1.《医门秘旨》：阳中之阴，散血凉血，治金疮刀斧伤，立效，又治吐衄崩漏之疾。边上将官实之为珍，如有伤处，口嚼吞水，渣敷患处即安，血症之奇药也。

2.《本草纲目》：三七，近时始出，南人军中用为金疮要药，云有奇功。又云凡杖扑伤损，瘀血淋漓者，随即嚼烂罨之即止，青肿者即消散。若受杖时，先服一二钱，则血不冲心，杖后尤宜服之，产后服亦良。大抵此药气味温甘微苦，乃阳明、厥阴血分之药，故能治一切血病，与麒麟竭、紫铆相同。

3.《本草汇笺》：近时始出，军中用以疗金疮，亦止血散血定痛之要药也。方家用之以治一切血病。

4.《本草汇》：止血散血有神功，痈疽肿毒为妙药。箭刃杖扑，嚼涂即定。血崩血痢，泔服可痊。眼赤毒重者，磨汁围涂甚妙。蛇伤虎咬者，末敷仍饮更良。

5.《本草新编》：最止诸血，外血可遏，内血可禁，崩漏可除。世人不知其功，余用之治吐血、衄血、咯血，与脐上出血、毛孔渗血，无不神效。然皆用之于补血药之中，而收功独捷。大约每用必须三钱，研为细末，将汤剂煎成，调三七根末于其中饮之。若减至二钱，与切片煎药，皆不能取效。三七根，止血神药也，无论上、中、下之血，凡有外越者，一味独用亦效，加入于补血补气之中则更神。盖止药得补，而无沸腾之患。补药得止，而有安静之休也。三七根，各处皆产，皆可用。惟西粤者尤妙，以其味初上口时，绝似人参，少顷味则异于人参耳，故止血而又兼补。他处味不能如此，然以之治止血，正无不宜也。

6.《得配本草》：止血散血，定痛，治一切血病。得生地、阿胶，治吐衄。得当归、川芎，治恶血。

7.《本草求真》：世人仅知功能止血住痛，殊不知痛因血瘀则痛作。血因敷散则血止，三七气味苦温，能于血分化其血瘀，试以诸血之中入以三七，则血旋化为水矣。此非红花、紫草类也。故凡金刃刀剪所作，及跌仆杖疮血出不止，嚼烂涂之，或为末渗其血，即止。

8.《本草纲目拾遗》:《金沙江志》:昭参,即人参三七,产昭通府,肉厚而明润,颇胜粤产。形如人参,中油熟一种。王子元官于滇,曾以此遗外舅稼村先生,予亲见之,状较参红润,大小亦不等,味微苦甜,皮上间有带竹节纹者。刘仲旭少府云:昭通出一种名苏家三七,俨如人参,明润红熟,壮少者服之作胀,惟六十以外人服,则不腹胀。其功大补血,亦不行血,彼土人患虚弱者,以之蒸鸡服,取大母鸡用苏三七煎汤,将鸡煮少时,又将三七渣捣烂入鸡腹,用线缝好,隔汤蒸至鸡烂,去三七食鸡,可以医劳弱诸虚百损之病。据所言,即昭参也。《宦游笔记》:三七生广西南丹诸州番峒中,每茎上生七叶,下生三根,故名三七。土人入山采根曝干,色微黄,形似白及,长而有节者,其味微甘而苦,颇类人参。人参补气第一,三七补血第一。味同而功亦等,故人并称曰人参三七。为药品中之最珍贵者。此常中丞《笔记》所言:人参三七以形圆而味甘如人参者为真,其长形者,乃昭参水三七之属,尚欠分晰也。《识药辨微》云:人参三七,外皮青黄,内肉青黑色,名铜皮铁骨。此种坚重,味甘中带苦,出右江土司,最为上品。大如拳者治打伤,有起死回生之功。价与黄金等。沈学士云:竹节三七即昭参,解醒第一,有中酒者,嚼少许,立时即解。又近时人参三七中,有名佛手山漆者,形长,俨如佛手,上有指。出广西,药客贩至,其价在圆山漆之上(此名荸荠山膝,即所称铜皮铁骨参三七是也)。壬戌,有客自打箭炉来,带有藏三七,名佛手参。俨如干麦冬而坚实,形小不大,作三叉指形,玲珑如手,故名。王圣俞曾尝其味,淡而微辛凉,云能治肺血劳损,此亦白及三七之属也。浙产台温山中,出一种竹节三七,色白如僵蚕,每条上有凹痕如白,云此种血症良药。庚申,予于晋齐处见琼州山漆,圆如芋,皮光,色黄白,肉黄如金,云琼人珍之,名野山漆。胜右江所出者。又一种出田州土司,如佛手形,名佛手三七,云此种系野生,入药更胜。《百草镜》云:人参三七味微甘,颇似人参,入口生津,切开内沥青色,外皮细而绿,一种广西山峒来者,形似白及,长者如老干姜,黄有节,味甘如人参,亦名人参三七。又名竹节三七。此外又有旱三七,名萝卜三七,色白味苦。有小三七,色黑,出湖南宝庆府,亦名红三七。有羊肠三七,即水三七之类,形如羊肠细曲。又一种出云南昭通者,能乱人参,色味无异,且油熟明透,但少芦耳,然回味太甜。金御乘云:近时市品三七之外,有水三七,有白芷三七,有竹节三七,其形状功效,皆未见其有考核者。味甘苦,同人参,去瘀损,止吐衄,补而不峻。以末掺诸血中,血化为水者佳,大能消瘀,疗跌扑损伤,积血不行,以酒煎服之如神。按:人参三七,出右江土司边境,形如荸荠,尖圆不等,色青黄,有皮,味甘苦,绝类人参,故名。彼土人市入中国,辄以颗之大小定价,每颗重一两者最贵,云百年之物,价与辽参等。余则每颗以分计钱,计者价不过一二换而已。昭参无皮,形如手指,绝无圆小者,间有短扁形者,亦颇类白及样。《金沙江志》所载:以为即人参三七,恐未确,故附存刘说以备考。

9.《药笼小品》:虚寒吐血,配入温滋剂中,宜炒用。

10.《本草求原》:温达肝血,甘升,苦降,以行血,入心、肝、胃血分。止血、散血、定痛,为金刃、箭疮要药。

11.《增订伪药条辨》:假田三七,即我术造假混充,勿入匪浅。按田漆即山漆,一名三七,以叶左三右七,故有是名,产广西南丹诸州番峒深山中。采根曝干,黄黑色,团结者状略似白及,长者如老干地黄。亦有如人形者,有节。味微甘而苦,能止血散血定痛,匪特为金疮圣药。或云试法:以三七掺猪血中,血化为水者真。用者不可以不明辨也。炳章按:三七,原产广西镇安府,在明季镇隶田阳。所产之三七,均贡田州,故名田三七。销行甚广,亦广西出品之大宗也。有野生种植之分。其野生形状类人形者,称人七,非经百年,不能成人形,为最难得最地道。前广西百色商会吴宝森君,购得人七一枚,送沪陈列。其他普通野生者,皮黄黑色,肉色黄白兼红润皆佳。种植者,如绿豆色亦佳,黄色次之。产湖广者,名水三七,黄黑色,皮绉有节,略次。产广东者,名竹节三七,形似良姜,有节而长,色淡红,别有用处专能。如无节苗者,名萝卜三七,皆次。顷广东出有一种,有芦肉色白,名新三七,更次。伪者以白芷做成,实害人匪浅,不可不辨也。

【考释】

三七的应用由来已久,明代李时珍在《本草纲目》中进行了详细的表述,云:"生广西南丹诸州番峒深山中,采根曝干,黄黑色。团结者,状略似白及;长者,如老干地黄有节。"又记其性味功效:"味微甘而苦,颇似人参之味,止血散血定痛,金刃箭伤、跌扑杖疮出血不止者,嚼烂涂,或为末掺之,其血即止。"还提到三七的别名有"三漆""金不换"等。从上述产地和功效来看,《本草纲目》所描述者确为五加科植物三七,但李时珍又说:"近传一种草,春生苗,夏高三四尺。叶似菊艾而劲厚,有歧尖。茎有赤棱。夏秋开黄花,蕊如金丝盘纽,可爱而气不香,花干则吐絮,如苦荬絮,根叶味甘,治金疮折伤出血及上下血病甚效,云是三七,而根大如牛蒡根,与南中来者不类,恐是刘寄奴之属,甚易繁衍。"此种当为菊科植物菊叶三七 *Gynura segetum*,至今仍为三七的混淆品。《本草纲目拾遗》引《识药辨微》云:"人参三七,外表青黄,内肉青黑色,名铜皮铁骨,味甘中带苦,出右江土司,最为上品。"又载:"人参补气第一,三七补血第一,三七,为中药之最珍贵者。"按以上三七形态及生长环境的记述,其原植物与现用五加科三七 *Panax notoginseng*(Burk.)F. H. Chen 一致。并可见三七从发现之日起,便被作为一味化瘀止血的名贵中药材,与今之用法相同。

关于三七的产地和品质,《药物出产辨》载:"三七,产广西田州为正道地。近日云南多种,亦可用。以蓝皮蓝肉者为佳,黄皮黄肉者略差。暑天收成者佳,冬天收成者次之。"《本草纲目》记载三七"生广西南丹诸州番峒深山中",即今南丹县一带(明代时隶属庆远府)。与其西南相邻的是"田州",广西的一些三七产区如百色、田阳、田东的治所都在其内。这比 1757 年《开化府志》记载云南最早栽培三七的时间要早,上述记载说明历史上三七最早栽培产地为广西。但随后因自然、社会、科技等因素的综合影响,20 世纪 70 年代,三七主产地从广西一带转为云南文山。2001 年,云南整个三七产业发展迅猛,产量达全国三七总产量的 90% 以上,取代靖西三七成为闻名于世的"三七之乡"。如今,云南文山产的叫三七,广西产的称作田七。此外,四川、湖北、江西等地也有栽培。

大风子

（《本草衍义补遗》）

【异名】

大枫子（《本草品汇精要》）。

【释名】

1.《本草原始》：大枫子，枫树高大，故曰大根。或云能治大风疾，故名大枫子。

2.《本草纲目》：大风子《补遗》，时珍曰，能治大风疾，故名。

【产地分布】

1.《岛夷志略》：自新门台入港，外山崎堪，内岭深邃，土瘠不宜耕种，谷米岁仰罗斛。气候不正，尚侵掠，每他国转输，驾百十艘，以沙湖满载，舍生而往，务在必取。

2.《续通志》：大风子出海南诸国。

3.《清一统志》：暹罗在占城西南。东建大泥，西接兰场，北界大海国，周千里。其贡道由广东以达于京师。

【性状】

1.《真腊风土记》：大风子，乃大树之子，状如椰子而圆。其中有核数十枚，大如雷丸，子中有仁，白色。

2.《南方草木状》：枫香树，子大如鸭卵，三月花发乃连着实，八九月熟，曝干可烧，惟九真郡有之。

【炮制方法】

1. 净制　《普济方》：去壳。《保婴撮要》：去壳及黄油者。《本草原始》：去壳取仁。《外科启玄》：大风子油，净。

2. 切制　《证治准绳》：切细。《医宗金鉴》：大风子肉，另研。

3. 炮炙

（1）制油　《本草纲目》：用子三斤去壳及黄油者研极烂，瓷器盛之，封口入滚汤中，盖锅密封，勿令透气，文武火煎至黑色如膏，名大风油。可以和药。

（2）制炭　《本草纲目》：烧存性。

（3）制霜　《景岳全书》：去油，取净霜。《本草备要》：压去油。

【炮制作用】

1.《本草纲目》：大风疮裂，大风子烧存性，和麻油、轻粉研涂。仍以壳煮汤洗之。

2.《本草备要》：入丸药，压去油。《本草求真》：凡入丸药汤药，俱宜除油为妙。

3.《得配本草》：日久油黄勿用。

【性味归经】

1.《本草纲目》：辛，热。有毒。

2.《本草原始》：味甘，热。有毒。

3.《本草求真》：入肝、脾。

4.《本草再新》：入肝、脾、肾三经。

5.《玉楸药解》：味苦，微热。入足厥阴肝经。

6.《本草汇》：辛，热。有毒。气薄味厚，阳中之阴也，入足厥阴经。

【功用主治】

1.《本草乘雅半偈》：主风癣疥癫，杨梅诸疮,攻毒杀虫。

2.《分部本草妙用》:有燥痰杀虫劫毒之功,用之外涂,其功不可没也。未易服食。

3.《药性要略大全》:疗诸风疥癣。

4.《神农本草经疏》:大风子禀火金之气以生,辛能散风,苦能杀虫燥湿,温热能通行经络。

5.《太乙仙制本草药性大全》:大枫子取仁杀虫疮疥癣。补注:治吐血不止。

6.《药性通考》:取油治疮癣疥癞,有杀虫劫毒之功……入丸药,压取油方可用。世往往有治大风之病多用,大风子者,取其杀虫之功也。

7.《本草备要》:燥痰,外用治疮。

8.《药性粗评》:大风子笃癞何妨。大风子,取油用之,其油可治笃癞大风。

【用法用量】

半钱至一钱。大风子霜多入丸、散剂用;外用大风子适量,研烂搽,或烧存性麻油调搽。亦可榨取大风子油搽患处。

【选方】

1. 大风子丸(《汉药神效方》)

[组成]大风子一两七钱。

[主治]疠风。

[用法用量]上为末,米糊为丸,如无患子大。日服三十丸。

2. 治大风疮裂方(《岭南卫生方》)

[组成]大风子(烧存性,和麻油、轻粉)。

[主治]大风疮裂,杨梅恶疮。

[用法用量]研涂,仍以壳煎汤洗之。

3. 大风子膏(《疠疡机要》)

[组成]大风子肉、白矾(枯)各二两,真轻粉一两,柏油六两。

[主治]一切疮疥、脓窠。

[用法用量]上为末,将柏油溶化和匀。涂患处。

4. 大风丸(《解围元薮》)

[组成]大枫子肉三十两,防风、川芎各十两,蝉壳、羌活、细辛、首乌、独活、苦参、当归、牛膝、全蝎、黄芪、薄荷各二两,白芷、狗脊、牛黄、血竭各五钱。

[主治]大疯眉目、遍身秽烂。

[用法用量]为末,米糊丸,桐子大,每服十五丸,茶下,空心服,日进三次。

5. 治疥癣坐板血风痛痒神方(《鲁府禁方》)

[组成]大风子(去壳)四十九个,蛇床子三钱,木鳖子(去壳)二十个,川椒二钱,枯矾二钱,轻粉一钱,水银一钱,潮脑一钱。

[主治]疥癣坐板血风痛痒。

[用法用量]上为末,将柏油溶化和匀。涂患处。

6. 治风刺亦鼻方(《本草纲目》)

[组成]大风子仁、木鳖子仁、轻粉、硫黄。

[主治]风刺亦鼻。

[用法用量]为末,夜夜水调涂之。

7. 治手背皴裂方(《寿域神方》)

[组成]大风子。

[主治]手背皴裂。

[用法用量]捣泥涂之。

8. 大枫丹(《血证论》)

[组成]大枫子肉三钱,土硫黄二钱,枯矾一钱,明雄黄二钱。

[主治]癣痒各疮。

[用法用量]共为末,灯油调搽。

9. 治疮疥方(《幼幼集成》)

[组成]大风子肉三钱,轻粉、明矾各五分。

[主治]疮疥。

[用法用量]上为末。先以腊猪油二两,入麻黄五钱,同入锅内熬之,以麻黄色黑为度,滤去渣,退火冷定,调前末搽之。

【各家论述】

1.《神农本草经疏》:世人用以治大风疠疾及风癣疥癞诸疮,悉此意耳。然性热而燥,伤血损阴,不宜多服。用之外治,其功不可备述也。

2.《本草乘雅半偈》:风从几,从虫,风入八日而成虫也。陈列诸疾,皆风动虫生之患,缘因风动,仍因风化。大风子,秉金刚之味辛,暖热之火化。《释典》云:太末虫,无界不到,能延于太虚之际,不能延于火焰之上(风者,百病之长也,百虫之祖也。大块之噫气,王者之声教也)。

3.《本草蒙筌》：枫木连抱大者甚多，并结球而不结子。《本经》以大枫子内附，但载主治，余无一言，诚可怪也。今询市家所得，咸云海舶贸来，疑必外番枫木，别有一种生者，不然何独指此为名，而不言他木耶？姑述之以俟识者再教。

4.《本草汇言》：粗工述庸人语，每治大风癞疾，与苦参同用，作丸服。殊不察此性燥、热劣，有损液闭痰之虞而伤血分。至有风癞未愈而先失明者。用之外涂，其功不可没也。

5.《本草纲目》：大风油治疮，有杀虫劫毒之功，盖不可多服。用之外涂，其功不可没也。

6.《玉楸药解》：搽疥疬，涂杨梅。大风子辛热发散，治风癣疥疬、杨梅之证。取油涂抹，研烂器收，汤煮密封，煎黑如膏，名大风子油。

7.《本草汇》：风癣疥癞，赖以平复。杨梅恶毒，得此可扫。按：大风子，属金有火，有杀虫劫毒之功。然性热，能燥痰伤血，用之外涂，其功不可没也。疥癣不愈，同樟脑、水银、油胡桃，合捣如泥，揩擦有验……可以和药。若入丸药，去油。白色者佳，黄油者不入药。

8.《本草汇笺》：大风子以其能治大风疾，故名。粗工以治大风者，佐以大风子油，不知此物性热，有燥痰之功而伤血，至有病将愈，而目先失明者。然以之外涂，治风癣疥癞，杀虫劫毒，乃其所长。

【考释】

大风子始载于元代《本草衍义补遗》。《本草纲目》记载："今海南诸番国皆有，按周达观《真腊记》云，大风子乃大树之子，状如椰子而圆。其中有核数十枚，大如雷丸子。中有仁白色，久则黄而油，不堪入药。"并释其名曰："能治大风疾，故名。"据上，并观《植物名实图考》的附图，与如今所用大风子一致。即为大风子科植物大风子 *Hydnocarpus anthelminticus* Pierre ex Laness. 和海南大风子 *Hydnocarpus hainanensis*（Merr.）Sleum.，其原产于东南亚地区及印度等国，我国海南、广西、台湾及云南等地有分布。生于山地疏林的半阴处及石灰岩山地林中，亦有栽培，以种子入药，夏季采成熟果实，取其种子洗净，晒干备用。

海南大风子因数量稀少，受威胁严重，被中国珍稀濒危植物名录列为国家Ⅱ级保护物种、世界自然保护联盟（IUCN）评估为易危（VU）。

大 血 藤

《草木便方》

【异名】

活血藤(《天宝本草》),过山龙(《本草纲目》),红藤(《景岳全书》),血藤、见血飞(《草药图经》),血通(《血症论》),大活血(《植物名实图考》)。

【产地分布】

1.《本草图经》:生信州。

2.《植物名实图考》:生信州。今江西庐山多有之,土名大活血。

【性状】

《植物名实图考》:叶如蓂兰叶,根如大拇指,其色黄,五月采。蔓生,紫茎,一枝三叶,宛如一叶擘分。或半边圆,或有角而方,无定形,光滑厚韧。根长数尺,外紫内白。有菊花心,掘出曝之,紫液津润。浸酒一宿,红艳如血,市医常用之。

【性味归经】

《草木便方》:温。

【功用主治】

1.《本草图经》:血藤攻血,治气块,彼土人用之。

2.《草木便方》:大血藤温入血分,疗扑损伤积血病,破淤生新止痰血,膨胀鼻衄金疮疬。

3.《简易草药》:治筋骨疼痛,追风,健腰膝,壮阳事。

4.《分类草药性》:治一切跌打损伤,筋骨疼痛,吐血;通气,又治恶毒。

5.《草药新纂》:作收敛药。治妇人月经过多及痛经,疗血痢、肠痈。

【用法用量】

内服:煎汤,三至五钱;研末或浸酒。外用:捣敷。

【选方】

1. 治腹痛方(《保安堂三补简便验方》)

[组成]血藤三钱。

[主治]腹痛。消瘀血,诸病不拘,男妇腹痛俱效。

[用法用量]黄酒煎服立效。

2. 血藤寄生汤(《保安堂三补简便验方》)

[组成]独活、土防己、土茯苓各二钱,桑寄生、乌药、防风、当归、荆芥、香附、薄荷、金银花、升麻、血藤、厚朴、黄芩、白术各一钱,南星、半夏各五分,甘草三分,姜三片。

[主治]手足麻木,足不能行。

[用法用量]好酒煎犴猪肉下。

3. 治风邪中络方(《时病论》)

[组成]全当归三钱(酒炒),川芎一钱五分,白芍一钱(酒炒),秦艽一钱五分,冬桑叶三钱,鸡血藤胶一钱,橘络二钱。

[主治]风邪中络,口眼㖞斜,肌肤不仁。

[用法用量]煎服。

4. 治肠痈方(《景岳全书》)

[组成]红藤一两许,以好酒二碗,煎一碗,午前一服,醉,卧之。午后用紫花地丁一两许,亦如前煎服,服后痛必渐止为效。然后以当归五钱,

蝉蜕、僵蚕各二钱，天龙、大黄各一钱，石礞蚆五钱，老蜘蛛二个（捉放新瓦上，以酒钟盖定，外用火煅干存性），共为末。

[主治]肠痈，生于小肚角，微肿而小腹隐痛不止者是，若毒气不散，渐大，内攻而溃，则成大患。

[用法用量]每空心用酒调送一钱许，日逐渐服自消。

【各家论述】

1.《夷坚志》：水治寸白虫方：赵子山寓居邵武军天王寺，苦寸白虫为挠。医者戒云：是疾当止酒。而以素所耽嗜，欲罢不能。一夕，醉于外舍，归已夜半，口干咽燥，仓卒无汤饮，适廊庑间有瓮水，月映莹然可掬，即酌而饮之，其甘如饴。连饮数酌，乃就寝。迨晓，虫出盈席，觉心腹顿宽，宿疾遂愈。验其所由，盖寺仆日织草履，浸红藤根水也。

2.《本草纲目》：血藤，时珍曰：按虞搏云，血藤即过山龙，理亦相近，未知的否？姑附之。

3.《草药图经》：大血藤即见血飞……雌雄二本，治筋骨疼痛，追风，健腰膝，壮阳事。

4.《植物名实图考》：广西《梧州志》：千年健浸酒，祛风延年。彼中人以遗远，束以色丝，颇似降真香。

【考释】

《本草图经》云："血藤生信州，叶如蓁兰叶，根如大拇指，其色黄，五月采。"《植物名实图考》载："今江西庐山多有之，土名大活血。蔓生，紫茎，一枝三叶，宛如一叶擘分，或半边圆，或有角而方，无定形，光滑厚韧。根长数尺，外紫内白。有菊花心，掘出曝之，紫液津润。浸酒一宿，红艳如血，市医常用之。"上述形态描述结合《本草图经》所附"信州血藤"图，可知古时血藤即今之木通科植物大血藤 *Sargentodoxa cuneata*（Oliv.）Rehd. et Wils. 的干燥藤茎。其产于陕西、四川、贵州、湖北、湖南、云南、广西、广东、海南、江西、浙江、安徽。常见于山坡灌丛、疏林和林缘等，海拔常为数百米。中南半岛北部（老挝、越南北部）有分布。药用常于 8～9 月采收，除去枝叶，洗净，切段或切片，晒干备用。

大 腹 皮

《药谱》

【异名】

槟榔皮（《千金要方》），大腹毛（《医林纂要》），茯毛（《罗氏会约医镜》）。

【释名】

1.《药性会元》：大腹皮，即向阴槟榔、大腹子之皮也。

2.《神农本草经疏》：大腹皮，即槟榔皮也。

3.《本草纲目》：大腹以形名，所以别鸡心槟榔也。

【产地分布】

《太乙仙制本划药性大全》：大腹皮，生南海诸国，今岭处州郡皆有之。

【性状】

《太乙仙制本划药性大全》：树高五丈，正直无枝，皮似青桐，节如桂枝，叶生木颠，大如盾头，又如芭蕉叶。其实作房从叶下出，傍有棘刺，重叠其下，一房数百宝，如鸡子状，皆有皮壳，肉满壳中。

【炮制方法】

1. 净制 《医学纲目》：去皮。《仁术便览》：揉去土。《增补万病回春》：水洗。《医宗粹言》：擘去垢黑，用温水洗净。《痧胀玉衡》：去黑黳。《药品辨义》：咸汤净。《本草害利》：去子洗净如绒用。

2. 切制 《太平圣惠方》：剉。《类证活人书》：切。《卫生家宝产科备要》：碎。

3. 炮炙

（1）煨制 《博济方》：煨热和皮用。《圣济总录》：微煨。《本草纲目》：入灰火烧煨。《增广验方新编》：炭火煨。

（2）炙制 《苏沈良方》：炙。《类证活人书》：炙黄用。《世医得效方》：炙焦黄。

（3）酒、黑豆汁洗 《脚气治法总要》：酒浸一遍，更以大豆汁洗三遍，焙干用一两。《太平惠民和剂局方》：凡使，先须以酒洗，再以大豆汁洗过，到细焙干。《握灵本草》：凡使，先以酒洗，再以黑豆汁洗。《本草述》：先以酒挼洗去浊，仍以大豆汁洗之晒干。

4. 炒制 《全生指迷方》：炒。

5. 黑豆制

（1）黑豆汁洗 《校注妇人良方》：黑豆浸水泡（浸洗）。《本草撮要》：黑豆水洗七次。

（2）黑豆汁煮 《疮疡》：黑豆汁煮晒干再炒。

6. 焙制 《医学入门》：火焙赤。

7. 甘草制 《寿世保元》：甘草汤洗。

8. 姜制 《济阴纲目》：姜汁洗。

【炮制作用】

1.《医学入门》：鸩鸟多栖此树，宜先以酒洗，后以大豆汁洗。《医宗粹言》：孙真云鸩鸟多栖此树遗屎在皮上，不净恐有毒，今人可之不制，曾有人服之而致死者，其可忽诸。《景岳全书》：凡用时，必须酒洗，炒过，恐有鸩鸟毒也。《本草害利》：孙思邈曰，鸩鸟多栖槟榔树上，凡用槟榔大腹子皮，宜先酒洗，以大豆汁再洗过晒干，入灰火烧煨切用。

2.《仁术便览》：有酒洗，有姜汁浸，去毒，有连子用者。

【性味归经】

1.《开宝本草》：微温。无毒。

2.《医学统旨》：气微温，味辛。无毒。

3.《药性要略大全》：味辛，气平、微温。无毒。

4.《药品化义》：入脾、肺、胃、大小肠五经。

5.《本草约言》：味辛，气温。无毒。入足太阴、阳明经。

6.《医宗必读》：味苦，微温。无毒。入脾、胃二经。

7.《本草新编》：味辛、苦，气微温，降也。无毒。入肺、脾、胃三经。

8.《本草再新》：味辛、苦，性寒，平。无毒。入脾、肺二经。

9.《新编六书》：辛，热，性温。入肠胃。

【功用主治】

1.《日华子本草》：下一切气，止霍乱，通大小肠，健脾开胃，调中。

2.《开宝本草》：主冷热气攻心腹，大肠壅毒，痰膈，醋心。并以姜盐同煎，入疏气药良。下一切气，健脾开胃（喘），消肿宽胀。

3.《本草纲目》：降逆气，消肌肤中水气浮肿，脚气壅逆，瘴疟痞满，胎气恶阻胀闷。

4.《药性要略大全》：治水肿之殷溢，助脾胃，敛气宽中。

5.《药鉴》：疏脾胃有余之气，定霍乱吐泻之疾。胀满者用之，气虚则忌。

6.《医宗必读》：开心腹之气，逐皮肤之水。主用与槟榔相仿，但力稍缓耳。

7.《药镜》：疏胎气之有余，定霍乱之吐泻。能下气，气下则胀自宽。善行水，水行则肿自退。致中土舒畅，故云开胃健脾。消痰饮喘嗽，不让葶苈、苏子。

8.《景岳全书》：主冷热邪气，下一切逆气滞气攻心腹大肠，消痰气吞酸痞满，止霍乱，逐水气浮肿，脚气瘴疟，及妇人胎气恶阻胀闷，并宜加姜盐同煎。

9.《本草通玄》：主水气浮肿，脚气壅逆，胎气恶阻，开心腹逆满。

10.《本草再新》：泻肺，和胃气，利湿追风，宽肠消肿，理腰脚气，治疟疾泻痢。

11.《新编六书》：散胸膈无形之积滞。治痞满膨胀，水气浮肿，脚气壅逆。

12.《药性蒙求》：宽胸下气，行水通肠，涉虚亦忌。

13.《本草纲目易知录》：健脾，下气行水，止霍乱，降逆气，治冷热气攻心腹大肠，痰膈酸心，通大小肠，下一切气。消肌肤中水气浮肿，脚气壅逆。瘴疟蛊近，胎气恶阻，痞满服闷。

【用法用量】

内服：煎汤，二至三钱；或入丸剂。外用：煎水洗或研末调敷。

【禁忌】

1.《本草发明》：乃疏泄气之药，虚者禁服。

2.《药性解》：大腹辛宜泻肺，温宜健脾，然宜泄太过，气虚者勿用。

3.《本草纂要》：若夫损气之论，为腹皮之常道也，元虚之人还宜忌也。

4.《本草汇言》：若损气，为大腹皮之常性也，元虚气少者，概勿施用。

5.《医宗必读》：病涉虚者勿用。

6.《本草害利》：大腹皮［害］性与槟榔相似，病人稍涉虚者，概不可用。

【选方】

1. 治脚气肿满腹胀大小便秘涩方（《太平圣惠方》）

［组成］大腹皮一两（锉），槟榔一两，木香半两，木通二两（锉），郁李仁一两（汤浸去皮，微炒），桑根白皮二两（锉），牵牛子二两（微炒）。

［主治］脚气，肿满腹胀，大小便秘涩。

［用法用量］上药捣筛为散。每服四钱，以水一中盏，入生姜半分，葱白二七寸，煎至六分，去滓。不计时候，温服，以利为度。

2. 五皮散（《太平惠民和剂局方》）

［组成］五加皮、地骨皮、生姜皮、大腹皮、茯

苓皮各等分。

[主治]男子、妇人脾气停滞,风湿客搏,脾经受湿,气不流行,致头面虚浮,四肢肿满,心腹膨胀,上气喘急,腹胁如鼓,绕脐胀闷,有妨饮食,上攻下疰,来去不定,举动喘乏。

[用法用量]上为粗末。每服三钱,水一盏半,煎至八分,去滓,稍热服之,不拘时候。切忌生冷油腻坚硬等物。

3. 治漏疮恶秽方(《仁斋直指方》)

[组成]大腹皮。

[主治]漏疮恶秽。

[用法用量]大腹皮煎汤洗之。

4. 大腹皮汤一(《经验女科》)

[组成]大腹皮、五加皮、青皮、陈皮、姜皮。

[主治]胎前浮肿。

[用法用量]水煎服。

5. 大腹皮汤二(《袖珍小儿方》)

[组成]大腹皮、槟榔、三棱(煨)、莪术各三钱,枳壳,苍术二两,甘草二钱。

[主治]小儿疟疾,用药太早,退热变作浮肿,外肾肿大,饮食塞于脾胃。

[用法用量]上锉散。每服三钱,加生姜皮、萝卜子、椒目同煎服。

6. 大腹汤一[《圣济总录》。异名:大腹皮汤(《普济方》)]

[组成]大腹皮(切)、槟榔(锉)、木通(锉)、防己、青橘皮(汤浸,去白,焙)、紫苏茎叶、桑根白皮(锉)、甘草(炙,锉)、枳壳(去瓤,麸炒)各一两,草豆蔻(去皮)、丁香皮(锉)、大黄(锉,炒)各半两,木香一分。

[主治]诸膈气,冷热不调,喜怒无度,胸中咽塞,不思饮食,或忧思过甚,不足之气蕴积心臆,日渐消瘦。

[用法用量]上为粗末。每服三钱匕,水一盏,加生姜二片,大枣一枚(擘),同煎七分,去滓温服,日三夜一。

7. 大腹汤二(《圣济总录》)

[组成]大腹皮(锉)四枚,杏仁(汤浸,去皮尖双仁,拍碎)二十一枚。

[主治]脚气攻心烦满及脚膝浮肿。

[用法用量]上药以童便一盏半,同煎八分,去滓,空心、食前分温二服。

8. 大腹汤三(《圣济总录》)

[组成]大腹皮(锉)一两半,紫苏茎叶、干木瓜、桑根白皮(锉)各一两,沉香(锉)、木香、茴香子根(切,焙)、羌活(去芦头)、木通(锉)、枳壳(麸炒,去瓤)、青橘皮(汤浸,去白,焙)、陈橘皮(汤浸,去白,焙)、槟榔(锉)、莱菔子(焙)各半两。

[主治]风毒脚气上攻,头目昏眩时痛,脚膝痹弱,不能覆地;或时发寒热,呕吐痰涎。

[用法用量]上为粗末。每服二钱七,水一盏,加葱白三寸(切),生姜三片,煎至六分,早、晚食后服。

9. 大腹汤四(《圣济总录》)

[组成]连皮大腹十五枚,木瓜一枚,葱白五茎。

[主治]老人虚秘。

[用法用量]上锉,如麻豆大。以水五盏,煎至二盏半,去滓,分温五服。

10. 大腹汤五(《圣济总录》)

[组成]连皮大腹(锉,微炒)二两,草豆蔻(去皮,煨)、陈橘皮(浸,去白,炙)各一两。

[主治]胎动不安,腰腹疼痛。

[用法]上为粗末。每服三钱匕,水一盏,煎至七分,去滓温服,不拘时候。

11. 大腹汤六(《圣济总录》)

[组成]大腹皮(锉)、芎䓖、赤茯苓(去黑皮)、陈橘皮(汤浸,去白,焙)、人参各三分,当归(切,焙)、苎麻根(锉)、紫苏茎叶各一两。

[主治]妊娠心痛胀满,胎不安。

[用法用量]上为粗末。每服五钱匕,水一盏半,煎取一盏,去滓温服,不拘时候。

12. 大腹汤七(《圣济总录》)

[组成]大腹皮(锉,炒)、前胡(去芦头)、槟榔(煨,锉)、百部根(锉)、陈橘皮(汤浸,去白,焙)、枳实(去瓤,麸炒)、桑根白皮(锉,炒)、杏仁(汤洗,去皮尖双仁,炒,研如膏)、当归(切,焙)、人参各一两。

[主治]产后上气,喘急满闷。

[用法用量]上为粗末。每服二钱匕,水一盏,煎至七分,去滓温服,不拘时候。

13. 大腹汤八(《圣济总录》)

[组成]大腹皮一两(锉),木香、枳壳(去瓤,麸炒)、赤芍药、甘草(炙,锉)各半两,前胡(去芦头)、陈橘皮(汤浸,去白,焙)、赤茯苓(去黑皮)各三分。

[主治]乳石发动,心膈痞满,喘息微促,腹胁妨闷疼痛。

[用法用量]上为粗末。每服三钱匕,水一盏,加生姜枣大(拍碎),煎至七分,去滓温服,不拘时候。煎取一盏,去滓温服,不拘时候。

14. 大腹汤九(《卫生总微》)

[组成]大腹皮一两(锉,妙),槟榔半两,枳积壳(麸炒,去瓤)半两,人参(去芦)半两,知母半两,陈皮半两(去白),甘遂一分(慢火煨令黄)。

[主治]癥癖腹胀,小便不利。

[用法用量]上为细末,每服一钱,水一小盏,煎至五分,去滓,放温服,不拘时候。

15. 大腹散(《圣济总录》)

[组成]大腹皮(锉)、桑根白皮(锉)、槟榔(锉)各一两,当归二两(切,炒),牡丹皮、甘遂各半两,苦葶苈一分(炒),牛膝(去苗,酒浸,切,培)、赤茯苓(去黑皮)、生干地黄(焙)各一两,人参、木香各半两。

[主治]妇人血分,身体通肿,虚烦不食。

[用法用量]上为散。每服二钱匕,浓煎紫苏汤,一日二次。

【各家论述】

1.《本草纂要》:大腹皮,宽中利气之药也。主一切冷热之气上攻心腹,或大肠壅滞之气,大便不利,或开格痰饮之气,阻塞不通,夫惟此药能疏通下泄,为畅利肠胃之剂也。又曰有安胎之说。然腹皮既为畅利之药,而有损气之论,又何以能安其胎乎?殊不知气胜则胎不安,腹皮有下气之功,气下则胎自宽,所以能安胎也。又谓腹皮有健脾开胃之理,夫腹皮既为下气之药,又何有益于脾胃也?抑不如有余之气,下则中气自宽,食饮可用。乃为下气之药,而有健脾开胃之效也。

2.《本草约言》:大腹皮,阳也,可升可降。疏脏气之壅滞,消水气之虚浮。下气疏脾胃有余之气,故腹胀满及浮肿者用之,气虚者不可用。宽胸理气之要药也。子即大腹子,比槟榔大而扁,通大小肠,健脾开胃。俱要酒洗,后又以乌豆汁洗净方可用。《发明》云:其健脾开胃调中者,得非邪气散,壅滞去,则胸中气调,胃气开而脾气亦健欤,要之,非真补剂也。

3.《药性会元》:主宽膨下气,冷热气攻心腹,大肠壅毒,痰膈醋心。以姜、盐同煎,入疏气药良。健脾开胃,定喘消肿,能治水肿之殷溢。大腹子去膨下气,亦令胃和。孙真人云:鹤乌多栖此树。凡使,先以酒洗,仍以乌头汁洗,方入药。今人多不依此制。常见妇人服之,即下血而死,其可忽诸?

4.《神农本草经疏》:[疏]大腹皮,其气味所主,与槟榔大略相同。第槟榔性烈,破气最捷,腹皮性缓,下气稍迟。入足阳明、太阴经。二经虚则寒热不调,逆气攻走,或痰滞中焦,结成膈证,或湿热郁积,酸味醋心。辛温暖胃,豁痰通行下气,则诸证除矣。大肠壅毒,以其辛散破气而走阳明。故亦主之也。[主治参互]同白术、茯苓、车前子、木瓜、桑白皮、五加皮、猪苓、泽泻、薏苡仁、蠡鱼,治水肿有效,虚者加人参。[简误]鸩鸟多集槟榔树上,凡用槟榔皮,宜先洗去黑水,复以酒洗,后以大豆汁再洗过,曝干,入灰火煨用。性与槟榔相似。病涉虚弱者,概勿施用。

5.《本草汇言》:朱正泉曰,大腹皮,性稍缓而下气稍迟,故《斗门方》配六君子汤,治中气虚滞而成腹胀者,服之即通,则安胎健胃之理,不外是矣。集方:按大腹皮同人参、白术、茯苓各一钱,甘草五分,半夏、陈皮各八分。治逆气上攻心腹,加木香七分;治水肿气浮,加车前子一钱;治大肠气滞,二便不利,加延胡索一钱;治痰饮开阁、阻塞不通,加白芥子、胆星各二钱;治胎胀痛不安,加砂仁壳一钱;治胃口饮食不思,加白豆仁一钱,俱用水煎服。

6.《药品化义》:大腹皮,属阴,体轻枯,色苍,气和,味微咸云苦辛非,性凉云温云寒皆非,能升能降,力消胀肿,性气与味俱淡而薄。腹皮皮主走表,故能宽胀;味咸软物,故能消肿;体质轻枯,轻可去实,用此疏通脾肺之郁;气味淡薄,淡主渗泄,用此畅利肠胃之滞气。若皮肤浮肿,若脚气胀痛,胎气肿满,若臌胀之阴阳不能升降,独此为良剂,丹溪常用之。或疑为有毒,或轻为贱物,皆非其意矣。腹皮树多栖鸩鸟,恐染鸩毒,宜以酒洗,或以盐汤净曝干用。

7.《本草述》:治虚肿者,用大补气之味,而少入腹皮。又见有治痰火者,常以此味少少入健脾之剂,或皆取其能导壅顺气而不甚酷烈乎?用者审之。

8.《本经逢原》:大腹皮,宜酒洗后,再以绿豆汤洗过用。其内粗者耗气,宜摘去之。发明:槟榔性沉重,泄有形之积滞。腹皮性轻浮,散无形之滞气,故痞满膨胀,水气浮肿,脚瓶壅逆者宜之。惟虚服禁用,以其能泄其气也。

【考释】

《本草纲目》云:"大腹以形名,所以别鸡心槟榔也。"其原植物槟榔首载于《药录》。《本草图经》对其植物形态有着详尽的描述:"槟榔生南海,今岭外州郡皆有之,大如桃榔,而高五七丈,正直无枝,皮似青桐,节似桂枝,叶生木颠,大如楯头,又似甘蕉叶,其实作房,从叶中出,旁有刺,若棘针,重叠其下,一房数百实,如鸡子状,皆有皮壳……其实春生,至夏乃熟……尖长而有紫文者名槟,园而矮者名榔。"《本草纲目》又云:"槟榔树初生若笋竿积硬,引茎直上,茎干颇似桃榔、椰子而有节,旁无枝柯,条丛心生。端顶有叶如甘蕉,条派开破,风至则如羽扇扫天之状。三月叶中肿起一房,因自拆裂,出穗凡数百颗,大如桃李,又生刺重累于下,以护其实,五月成熟,剥去其皮,煮其肉而干之,皮皆筋丝,与大腹皮同也。"以上所述之特征,无疑是棕榈科植物槟榔 *Areca catechu* L.。冬季至次春采收未成熟的果实,煮后干燥,纵剖两瓣,剥取果皮,称"大腹皮"。其原产马来西亚,1 500 年前我国海南已有引种栽培。现在海南全省各地均有种植,主产于琼海、万宁、屯昌、定安、陵水、琼中、保亭、三亚等地。广东、云南、福建、广西、台湾气候暖热地区也有种植。国外印度尼西亚、马来西亚、菲律宾资源丰富。

山　奈

（《本草纲目》）

【异名】

椋（《酉阳杂俎》），三奈子（《四明志》），三赖（《本草品汇精要》），三辣、山辣、三奈（《本草纲目》），廉姜、三籁（《广东新语》），三藾（《南越笔记》）。

【释名】

《本草纲目》：山辣（《纲目》），三奈。时珍曰：山奈俗讹为三奈，又讹为三赖，皆土音也。或云：本名山辣，南人舌音呼山为三，呼辣如赖，故致谬误，其说甚通。

【产地分布】

1.《本草纲目》：山奈生广中，人家栽之。

2.《宝庆四明志》：海南、占城、西平、泉、广州船。

3.《本草从新》：产拂菻国，今广中亦栽之。

【性状】

1.《酉阳杂俎》：苗长三四尺，根大如鸭卵，叶似蒜叶，中心抽条甚长，茎端有花六出，红白色，花心黄赤，不结子。其草冬生夏死，与荞麦相类。

2.《本草品汇精要》：三赖，无毒。丛生。谨按：其根分时，春月抽芽，直上生一叶，似车前而卷，至秋旁生一茎。开碎花红白色，不结子。其本旁生小根，作丛。每根发芽，亦生一叶，至冬则凋。土人取根作段市之，其香清馥逼人可爱，今合香多用之。[地]出广东及福建，皆有之。[生]春生苗。[采]十月取根。[收]阴干。[用]根。

[色]白。

3.《本草纲目》：根、叶皆如生姜，作樟木香气。土人食其根如食姜，切断暴干，则皮赤黄色、肉白色。

4.《植物名实图考》：草三奈，叶似蘘草而狭长，开小淡红花，根香味甘微辛，可煮食；叶亦可炸食。核其形状，与今广中所产无小异。

【炮制方法】

1. 切制　《本草品汇精要》：碾细用。《本草原始》：切片暴干。

2. 炮炙　《卫生宝鉴》：面裹煨。

【性味归经】

1.《药性单方》：味辛、甘，性微热。无毒。

2.《本草品汇精要》：味辛，性温。无毒。

3.《本草汇言》：味辛、甘，性温。无毒。入足阳明、太阴、厥阴经。

4.《本草再新》：味辛，性温。无毒。入心、脾、肾三经。

5.《本草求真》：专入胃。

【功用主治】

1.《本草品汇精要》：辟秽气，作面脂，疗风邪，润泽颜色。为末擦牙，祛风止痛，及牙宣、口臭。

2.《本草纲目》：暖中，辟瘴疠恶气，治心腹冷气痛，寒湿霍乱，风虫牙痛。入合诸香用。

3.《本草汇言》：治停食不化，一切寒中诸证。

4.《医林纂要》：补肝，温中除寒，去湿杀虫。

5.《脉药联珠药性考》：疗血气胀，恼郁惆怅，亦治牙疼，雀斑。

【用法用量】

内服：煎汤，二至三钱；或入丸、散。外用：捣敷，研末调敷或吹鼻。

【禁忌】

《本草约言》：虚损之人不宜闻与食之也。

【选方】

1. 山柰汤（《经验良方》）

[组成]山柰三钱，桂三钱，野艾蒿一钱半，杜松实一钱半，大黄一钱。

[主治]虚证水肿。

[用法用量]水煎服。

2. 麝香一字散（《海上方》）

[组成]山柰子二钱（用面裹煨热），麝香半钱。

[主治]一切牙痛。

[用法用量]为细末，每用三字，口噙温水，随牙痛处一边鼻内搐之，漱水吐去，便可。

3. 玉容散（《景岳全书》）

[组成]甘松、山柰、茅香各半两，白芷、白及、白蔹、白僵蚕、白附子、天花粉、绿豆粉各一两，防风、零陵香、藁本各二钱，肥皂二钱（去皮弦）。

[主治]面生黑野雀斑。

[用法用量]上为细末。每早晚蘸末洗面。

4. 御前白牙散（《景岳全书》）

[组成]石膏四两（另研），大香附一两，白芷七钱半，甘松、山柰、藿香、沉香、川芎、零陵香各三钱半，细辛、防风各半两。

[用法用量]上为细末。先以温水漱口，次擦之妙。

5. 治心腹冷痛方（《濒湖集简方》）

[组成]山柰、丁香、当归、甘草等分。

[主治]心腹冷痛。

[用法用量]为末，醋糊丸，梧子大。每服三十丸，酒下。

【各家论述】

1.《酉阳杂俎》：取其花，压以为油，涂身，除风气，拂菻国王及国内贵人皆用之。

2.《古今事文类》：曹植《谢赐表》：即夕殿中虎贲宣诏一夜，以柰夏熟今则冬生，物以非时为珍，恩以绝口为厚。诏报曰：山柰凉州来。云云。

3.《药性单方》：口气瞌人，子且含于三柰……主治风湿，通九窍，有口气者，含之可免。照痰壅于火膈，草结灯笼。

4.《药性要略大全》：三柰，专辟恶气。可作衣香。

5.《本草汇言》：山柰，李时珍：暖中气，辟寒瘴之药也。辛温而香，去寒暖胃。凡入山行，宜常佩之。除瘴疠恶气。治心腹冷病，寒湿霍乱，停食不化，一切寒中诸证，用此宣散中黄之生气，祛除瘴疠之死气耳。

6.《本草乘雅半偈》：恭曰：山，宣也。柰，遇也。味辛气温，臭香且辛也。对待寒中诸证者，宣散中黄之生气，辟除瘴疠之死气耳。宣气散生，产生万物者。山也，死阴之气，奚柰何。

7.《本草求真》：山柰（专入胃），气味芳香，功能暖胃辟恶。凡因邪气而见心腹冷痛，寒湿霍乱，暨风虫牙痛，用此治无不效。

8.《广东新语》：三籁根似姜而软脆，性热消食，宜兼槟榔嚼之，以当蒟子。或以调羹汤，微辣而香。聘妇者，以三籁雕镂花鸟蝴蝶诸状，薄金敷之，佐槟榔、椰、肉桂、姜花等以实筐。三籁一名山柰，亦曰廉姜，可为斋。予诗：山辣作金斋，蛮姜为玉鼓。山辣者，山赖也。蛮姜，高良姜也，以其子合细辛末，可辟口疾。

【考释】

《本草品汇精要》云："三赖，无毒。丛生。其根分蒔，春月抽芽，直上生一叶似车前而卷，至秋旁生一茎，开碎花红白色，不结子。其本旁生小根，作丛，每根发芽，亦生一叶，至冬则凋。土人取根作段，市之，其香清馥逼人。"又云："出广东及福建皆有之。"上述植物形态及产地与今所用之山柰相符，即姜科植物山柰 *Kaempferia galanga* L. 的干燥根茎。其原产于印度，我国广东、海南、广西、云南、四川、江西、福建和台湾等地均有栽培。12月至次年3月间，地上部分枯萎时，挖取2年生的根茎，洗净，剪去须根，切片，晒干备用。

千 年 健

【异名】

千年矮、乌饭子、纯阳子、米饭果、乌饭果根（《滇南本草》）。

【产地分布】

《本草纲目拾遗》：《柑园小识》：千年健出交趾，近产于广西诸上郡。

【性状】

《本草纲目拾遗》：《柑园小识》：千年健形如藤，长数尺。

【炮制方法】

酒制　《本草求原》：浸酒妙。《本草纲目拾遗》：酒磨服。

【性味归经】

1.《本草再新》：味苦，性寒。有小毒。入肝、肺二经。

2.《本草求原》：辛，温。

3.《滇南本草图说》：性温，味酸。

【功用主治】

1.《柑园小识》：入药酒，风气痛、老人最宜食此药。

2.《本草纲目拾遗》：壮筋骨，止胃痛，酒磨服。

3.《本草再新》：治痈痿疮疽，杀虫败毒，消肿排脓。

4.《本草求原》：祛风，壮筋骨，已劳倦。

【用法用量】

内服：煎汤，一钱半至三钱；或浸酒。外用：研末调敷。

【禁忌】

《柑园小识》：忌莱菔。

【选方】

1. 风湿瘫痪诸方（《验方新编》）

[组成]真降香、真千年健、生草乌、闹羊花各一钱，生川乌三钱，真麝香三分（要当门子），陈艾六钱，钻地风五分，百草霜三钱（即锅底烟子）。

[主治]左瘫右痪、半身不遂，手足腰肢疼痛，并酒风脚痛等症。

[用法用量]共研细末。摊纸上卷成筒，用面糊紧，外用乌金纸包好扎紧，以火点燃熏患处。熏时用棉袄隔住，渐熏渐痛，痛则风湿易出，越痛越好，务必忍住。熏半时后暂歇，用手在患处四围揉捻。如有一处揉捻不甚痛者，即于此处再熏，风湿即从此而出，熏完此药一料而愈。有人风瘫年余，照此治愈。愈后戒食鱼腥生冷等物一月。体虚者其功稍缓。

2. 健步虎骨酒（《太医院秘藏膏丹丸散方剂》）

[组成]虎胫骨五钱，千年健三钱，钻地风二钱，金毛狗脊三钱，生杜仲三钱，川牛膝二钱，桑寄生三钱，甘草节一钱。

[用法用量]以上药味，一处用夏布口袋盛之，泡酒十斤，加冰糖一斤。

3. 洗手丹（《秘传奇方》）

［组成］北防风四两，生半夏四两，生南星四两，白矾二两，千年健四两，川乌四两，草乌四两，料草一斤，醉仙桃四两，银花二两。

［用法用量］用醋十五壶煎药，用细嫩磁器盛之，洗手自然生力。

4. 治手痛方（《秘传奇方》）

［组成］钻地风一两，钻骨龙一两，千年健五钱，石南五钱，骨碎补五钱，石耳香五钱，明没药五钱（制），鲜红花五钱，五倍子五钱。

［主治］手痛。

［用法用量］以上各味用水煎浓，将瓦器盛好自炼之。洗手，自往药水内浸一时，炼之三、五、七日，手硬如铁，其妙法如神。

【各家论述】

1.《滇南本草》：土千年健一名乌饭子，又名千年矮，又名米饭果。又卷一下：乌饭子味甘、酸。采子晒干，听用。久服能乌须黑发，返老还少，令人齿落重生。昔刘真人食此果，能纯阳，故名纯阳子。

2.《本草正义》：千年健，今恒用之于宣通经络，祛风逐痹，颇有应验，盖气味皆厚，亦辛温走窜之作用也。

3.《本草纲目拾遗》：《柑园小识》：千年健，气极香烈……壮筋骨，浸酒，同钻地风、虎骨、牛膝、甘枸杞、二蚕沙、草薢，作理风用。止胃痛。

【考释】

千年健以其具祛风湿、壮筋骨之功效，用于风寒湿痹、拘挛麻木、筋骨痿软而得名。《本草拾遗》引《柑园小识》云："千年健出交趾，近出产于广西诸上郡，形如藤，长数尺，气极香烈。"《药物出产辨》载："千年健以越南东京出产为多，广西南宁、百色亦有出，但属少数，质味皆同。"上述所载形态和产地与现今所用千年健相符，即天南星科植物千年健 *Homalomena occulta*（Lour.）Schott 的干燥根茎。目前我国主要分布于广东、广西、云南等地，通常种植 3～5 年后秋、冬季采挖根茎，洗净泥土，除去茎叶、须根，晒干备用。

马　钱　子

（《本草纲目》）

【异名】

番木鳖（《医方摘要》），苦实把豆儿（《飞鸿集》），火失刻把都（《本草纲目》），苦实（《本草原始》），马钱（《串雅补》），牛银（《本草求原》）。

【释名】

1.《本草纲目》：时珍曰：状似马之连钱，故名马钱。

2.《本草原始》：味苦，故一名苦实，状如马之连钱，故一名马钱子。

【产地分布】

《本草纲目》：番木鳖生回回国，今西土邛州诸处皆有之。

【性状】

《本草纲目》：蔓生，夏开黄花，七八月结实如瓜蒌，生青熟赤，亦如木鳖，其核小于木鳖而色白。

【炮制方法】

1. 净制　《良朋汇集》：去油。

2. 切制　《证治准绳》：切细。《外科大成》：刮去壳，咀片。《良朋汇集》：泡去毛研末。

3. 炮炙

(1) 豆腐制　《本草纲目》：以豆腐制过用之良。

(2) 油炸　《鲁府禁方》：用牛油（炸）黄色炒干。《外科启玄》：油扎。《良朋汇集》：用香油（炸）待浮起取出，乘热去皮为末。《医宗金鉴》：油（炸）去毛。《串雅补》：六两，水煮去皮，麻油炸黄不令焦枯。

(3) 炒制　《寿世保元》：去壳荚，炒至黑色。《嵩崖尊生全书》：炒焦去毛。《得配本草》：水磨切片炒研。

(4) 煮制　①油煮。《外科证治全生集》：水浸半月，入锅煮数滚，再浸热汤中数日，刮去皮心，入香油锅中，煮至油沫尽，再煮百滚，透心黑脆，以铁丝筛捞出，即入当日炒透七基细粉内拌，拌至土粉有油气，入粗筛，筛去油土，再换炒红土粉拌一时，再筛去土，如此三次，油净以木鳖同细土，锅内再炒，入盆中拌，罨一夜，取鳖去土，磨粉入药，独有木鳖之功，而无一毫之害。《串雅补》：一斤，水浸胀去毛，拣选大中小三等，用真麻油斤盛于铜勺内，放风炉中炭火上熬滚沸，投入大等木鳖，候其浮起，以打碎黄色为度，如黑色则过于火候，失药之灵性矣，取起，次下中等木鳖亦如是法，三下小等木鳖亦如是法，为细末，临用须分年少老幼，用以二分为率，少壮者可用三四分或在跌打重伤。②甘草水煮。《串雅补》：六两用甘草水煮胀，去皮毛，用真麻油八两，放入锅内同煎至黄色，勿令焦枯。

(5) 炙制　《外科证治全生集》：切片，瓦上炙炭存性，研末。

(6) 土炒制　《串雅补》：一斤，泉水浸胀，刮去皮毛，劈作两片，日换山水二次，勿使移换地方，盛夏浸八九日，春秋十余日，严冬二十余日，尝之味淡不苦者，捞起晒干。掘向阳山上黄土斤余筛细,随掘随用,不可经宿,拌木鳖入锅炒燥,勿使焦黑,摊地去火毒,用筛格出即为细末,收贮严密,随证施用;清水煮胀,去皮晒燥,将酒坛黄泥杵碎筛细,拌木鳖烈火炒松,勿令太焦,筛去黄泥,将木鳖为细末或面糊为丸如芥子大。《本草纲目拾遗》:黄土炒,焦黄为度,不可太枯,筛取净末……忌见铁器,入砂锅内,黄土拌炒焦黄为度,石日中捣磨,用细筛,筛去皮毛,拣静,末。

【性味归经】

1.《本草纲目》:苦,寒。无毒。

2.《本草汇言》:有毒。

3.《本草求原》:大毒。

【功用主治】

1.《本草纲目》:治伤寒热病,咽喉痹痛,消痞块。

2.《万病回春》:治癫狗咬伤。

3.《外科全生集》:能搜筋骨入骱之风湿,祛皮里膜外凝结之毒。

4.《得配本草》:散乳痈,治喉痹,涂丹毒。

5.《串雅补》:能钻筋透骨,活络搜风,治风湿瘫痪,湿痰走注,遍身骨节酸痛,类风不忍等症;治痈疽疔毒,顽疮瘰疬,管漏腐骨,跌打损伤,金疮,破伤风,禽兽蛇虫伤咬。

【用法用量】

内服:入丸、散,一至二分(一日量)。外用:醋磨涂,研末吹喉或调敷。

【禁忌】

1.《神农本草经疏》:气血虚弱,脾胃不实者,慎勿用之。

2.《得配本草》:勿宜煎服。

【选方】

1. 治寒湿气作脚腿痛方(《鲁府禁方》)

[组成]番木鳖子一两(用牛油炸黄色,炒干),两头尖(火炮)三钱。

[主治]寒湿气作脚腿痛。

[用法用量]共为细末,每服四分,空心烧酒调下,未止,次日再加二分,三服觉有汗即效。

2. 治喉痹作痛方(《医方摘要》)

[组成]番木鳖、青木香、山豆根等分。

[主治]喉痹作痛。

[用法用量]为末吹。

3. 治牙痛不可忍方(《握灵本草》)

[组成]番木鳖半个,井花水研为一盏。

[主治]牙痛不可忍。

[用法用量]含漱,热即吐去,水完痛止。

4. 治病欲去胎方(《濒湖集简方》)

[组成]苦实把豆儿。

[主治]病欲去胎。

[用法用量]研膏,纳入牝户三四寸。

5. 治风喉方(《串雅内编》)

[组成]番木鳖仁薄片。

[主治]风喉。

[用法用量]浸冷水三时许,撬开病人口,连水滴下,润至喉间,立时见效。

6. 三里抽筋散(《良朋汇集》)

[组成]番木鳖。

[主治]半身不遂。

[用法用量]用香油炸,待浮起,取出趁热去皮研末,每服三分,黄酒下,汗出即愈。

7. 振颓丸(《医学衷中参西录》)

[组成]人参二两,于术二两(炒),当归一两,马钱子一两(法制),乳香、没药各一两,全蜈蚣大者五条,穿山甲一两(蛤粉炒)。

[主治]肢体痿废,并治偏枯、麻木诸症。

[用法用量]共轧细过罗,炼蜜为丸,如桐子大,每服二钱,无灰酒送下,日再服。

8. 神效九分散(《春脚集》)

[组成]马前子四两(去皮毛),麻黄四两(去节),乳香四两(去油),没药四两(去油)。

[主治]跌打损伤,无论青肿,错折破烂皆有效。

[用法用量]四味研细,合并再研极细,收磁瓶内,勿令泄气。

9. 治癍疮入目方(《飞鸿集》)

[组成]马钱子半个,轻粉、水花、银朱各五分,片脑、麝香、枯矾少许。

[主治]癍疮入目。

[用法用量]为末。左目吹右耳,右目吹左

耳,日二次。

10. 治缠喉风肿方(《唐瑶经验方》)

[组成]番木鳖仁一个,木香三分(同磨水),熊胆三分,胆矾五分。

[主治]缠喉风肿。

[用法用量]以鸡毛扫患处。

11. 马前散(《救生苦海》)

[组成]番木鳖(入砂锅内,黄土拌炒焦黄为度,石臼中捣磨,筛去皮毛,拣净末)、山芝麻(去壳,酒炒)、乳香末(箬叶烘出汗)各五钱,穿山甲(黄土炒脆)一两。

[主治]痈疽初起,跌扑内伤,风痹疼痛。

[用法用量]共研末。每服一钱,酒下,不可多服,服后避风,否则令人发战栗不止,如人虚弱,每服五分。

【各家论述】

1.《本草纲目》:彼人言治一百二十种病,每证各有汤引,或云以豆腐制过用之良,或云能毒狗至死。[气味]苦,寒,无毒,[主治]伤寒热病,咽喉痹痛,消痞块,并含之咽汁,或磨水噙咽。

2.《本草原始》:番木鳖,新增,能毒狗至死,亦能杀飞禽,今人多用毒乌鸦,番木鳖形圆,色白有毛,细切捣烂,和肉内毒鼠即死,勿令猫食之。

3.《得配本草》:番木鳖,苦,寒。消痞块,散乳痈,治喉痹,除丹毒,配豆根、青木香,吹喉痹,配木香、胆矾末,扫喉风,水磨切片,炒研,或醋,或蜜调,围肿毒。消阴毒,加藤黄,勿宜煎服。

4.《本草正义》:番木鳖,极苦,大寒,大毒,毒狗亦毒人,与土木鳖大同,而寒烈尤甚。

5.《本草求原》:番木鳖,又名牛银,无壳。苦,寒,大毒。主伤寒热病,咽喉痹痛,消痞块,并含之咽汁,或磨水含咽。斑疮入目,同轻粉、青木香、冰麝为末,左目吹右耳,右目吹左耳。跌打止痛,去毛,油炒枯,为末服,能抵杖。又名马前,色白,能毒犬,犬大热,此大寒,相反而相激则死。

6.《蠱子医》:马前子赞:若有中其毒者,饮香油自解,马前大毒甚可惊,得了治法有殊功(黑豆水煮三炷香时,以透为度,连豆水盛放十余日,

将药捞出,去皮心,用马牙砂炒焦黑,研磨备用,丸散皆可,豆水埋之,以尽减其毒)。我尝治些大风症,无不以此为先锋,上至颠顶下涌泉,百骨百节皆流通,譬之项王乌骓马,一到壁上便凌空,譬之柳州百花蛇,一遇疠症便乘风,此真天下大奇物,不可使之抑在土中(我初见此,便埋之土中,恐人中其毒也)。

【考释】

马钱子为明代新增药物,以"番木鳖"为名始载于《本草纲目》。李时珍说:"番木鳖生回回国,今西土州诸处皆有之。蔓生,夏开黄花。七八月结实如栝楼,生青熟赤,亦如木鳖。其核圆,小于木鳖而色白。"从植物形态看,李时珍所说"蔓生,夏开黄花,七八月结实如栝楼"等形态特征与葫芦科植物木鳖 Momordica cochinchinensis (Lour.)Sprengel 的相似。但所言"其核圆,小于木鳖而色白"的特征却与现今使用马钱子的干燥成熟种子吻合。据此推测,当时的李时珍尚不能在植物形态上将马钱子和木鳖子区别开来。其后明代李中立的《本草原始》云:"番木鳖,木如木鳖子大,形圆而扁,有白毛。"仍然没有马钱子植物形态的明确描述,仅沿用了《本草纲目》的记载,但所附药材图形与马钱子完全一致,并标明特征"圆形,有毛"。从产地来看,据《明会典》记载,马钱子最早为洪武三年(1370年)东南亚爪哇国(今印度尼西亚爪哇岛一带)使节进贡的当地特产,《本草纲目》中也曾有"番木鳖生回回国,今西土、邛州诸处皆有之"等关于其产地的叙述。而明朝正值"南方丝绸之路""茶马古道"鼎盛时期,此时期西物被大量交易至中国,显然马钱子于明朝通过海上贸易大量传入我国广东、海南、云南等地。《本草蒙筌》云:"朗州属湖南所生,藤茎甚大。黄花绿叶,子若栝楼。生青熟红,肉上有刺。其核类鳖,故此得名。"《药物出产辨》以新州、会安为多出。主产于海南,销全国。此处的"新州"应该为广东新州,即今广东省新兴县。会安古城位于越南中部,在占婆王国时期,会安曾是一座港口,为东南亚最重要的贸易交流中心。这个时期正值明朝统治时期,由此推测马钱子确

为明朝由东南亚大量传入中国。

　　综上所述，本草著作中的记载无论从原植物特征、药材性状、产地等都与现代文献中对马钱子原产地和栽培地的现代记载相吻合。即马钱子为马钱科植物马钱 *Strychnos nuxvomica* L. 的干燥成熟种子，其原产于印度、斯里兰卡和越南、泰国、缅甸等东南亚国家，我国云南、海南、广东、广西、福建、四川等地引种栽培，一般栽培 7～8 年开花结果，每年 11 月底至翌年 1 月，果实由青变为橙红色时，采摘果实，去除果壳后置室内堆置 2～3 日后装入麻袋中混粗沙搓洗，再用清水冲洗尽果肉，阴干备用。

木 蝴 蝶

(《本草纲目拾遗》)

【异名】

千张纸、兜铃、三百两银药(《滇南本草》),玉蝴蝶(《张聿青医案》)。

【释名】

1.《本草纲目》:片片轻如芦中衣膜,色白似蝴蝶形,故名。

2.《植物名实图考》:此木实似扁豆而大;中实如积纸,薄似蝉翼,片片满中,故有兜铃、千张纸之名。

【产地分布】

1.《本草纲目拾遗》:千张纸,木蝴蝶。木实也,出云南广南府。

2.《植物名实图考》:生广西,云南景东、广南皆有之。

【性状】

《植物名实图考》:大树,对叶如枇杷叶,亦有毛,面绿背微紫;结角长二尺许,挺直有脊如剑,色紫黑,老则迸裂;子薄如榆荚而大,色白,形如猪腰,层叠甚厚,与风飘荡,无虑万千。

【性味归经】

《滇南本草》:入肺、脾、胃经。

【功用主治】

1.《滇南本草》:定喘,消痰,破蛊积,通行十二经气血,除血蛊、气蛊之毒。又能补虚,宽中,进食。

2.《本草纲目拾遗》:治心气痛,肝气痛,下部湿热。项秋子云:凡痈毒不收口,以此贴之,即敛。

3.《晶珠本草》:清热,解毒。

【用法用量】

内服:煎汤,二至三钱;或研末。外用:敷贴。

【选方】

1. 治肝气痛方(《本草纲目拾遗》)

[组成]木蝴蝶二三十张。

[主治]治肝气痛。

[用法用量]铜铫上焙燥研细。好酒调服。

2. 治胃脘痛方(《本草纲目拾遗》)

[组成]木蝴蝶七张。

[主治]胃脘痛。

[用法用量]烧灰酒服。

3. 治痰病已成痫厥方(《凌临灵方》)

[组成]玄参、丹皮、宋半夏、化陈皮、鲜竹沥、鲜细叶、石菖蒲汁(一匙同冲)、羚角片、纯嫩钩、川郁金、陈胆星、明天麻、朱茯神、石决明(青黛五分拌打)、木蝴蝶。

[主治]痰病已成痫厥,火风自肝而至。

【各家论述】

1.《药性蒙求》:木蝴蝶,色白体轻。痛因肝气,焙用尤灵。出广中。乃树实也。片片轻如芦中衣膜,四边薄而中间微厚,不甚明透,色白,如蝴蝶形,故名。每用二三十张,铜器上焙燥研末,好酒调服。凡痈毒不收口,以此贴之,无不效。

2.《本草纲目拾遗》：形似扁豆，其中片片如蝉翼，焚灰用。治心气痛。按：千张纸，《滇志》以为木实，据程豹文言，千张纸乃仙人掌草，晒干，其中心层层作罗纹卷心，折之如通草状，故名。此物用七张烧灰酒服，可治胃脘痛。杨桐岗云：稣州有之，状如通草，约手掌大，曾用入丸中，可治浸淫恶疮，今并存其说，以俟考。《本草纲目》杂草内有宜南草，即此，形状亦同，云主邪，小儿女以绯绢袋盛佩臂上，辟恶止惊，而不知其可服食也。木蝴蝶，出广中，乃树实也，片片轻如芦中衣膜，色白似蝴蝶形，故名（四边薄而明，中心微厚，不甚明透，似有子壁钱白膜状）。治肝气痛，用二三十张。铜铫上焙燥研细，好酒调服，贴痛疽。项秋子云：木蝴蝶出广西，俨如蝴蝶，中心如竹节，色更白，凡痛毒不收口，以此贴之，即敛。治下部湿热。

3.《植物名实图考》：入肺经，定喘消痰；入脾胃经，破蛊积；通行十二经气血，除血蛊、气蛊之毒。又能补虚、宽中、进食，夷人呼为三百两银药者，盖其治蛊得效也。按此木实与蔓生之土青木香，同有马兜铃之名。医家以三百两银药属之土青木香下，皆缘未见此品而误并也。

【考释】

木蝴蝶始载于明代兰茂《滇南本草》，称其为兜铃千张纸、三百两银药、大刀树、破故纸、破布子，曰：“千张纸，此木实似扁豆而大，中实如积纸，薄似蝉翼，片片满中，故有兜铃之称。”木蝴蝶之名首见于《本草纲目拾遗》，云：“木实也，出云南广南府，形似扁豆，其中片片如蝉翼，焚灰用。治心气痛。”又云：“出广中，乃树实也。片片轻如芦中衣膜，色白似蝴蝶。”《植物名实图考》云：“千张纸生广西，云南景东、广南皆有之。大树，对叶如枇杷叶，亦有毛，面绿背微紫。结角长二尺许，挺直有脊如剑，色紫黑，老则迸裂，子薄如榆荚而大，白色，形如猪腰，层叠甚厚，与风飘荡，无虑万千。”《岭南采药录》载：“千张纸又名木蝴蝶，广西南宁平马出产，结荚长尺余，荚内白膜层叠，每块白膜之中有种子两粒，如内肾相对而扁。”《云南志》载：“形如扁豆，其中片片如蝉翼，焚灰用，可治心气痛。”从以上文献记载的描述，无疑与现今所用木蝴蝶相符，即紫葳科植物木蝴蝶 *Oroxylum indicum*（L.）Vent. 的干燥成熟种子。从《滇南本草》对木蝴蝶的记述，可知明代云南是本品的产地，《本草纲目拾遗》仍以云南为主要产地，《植物名实图考》进一步指出广西、广东都有分布。至今，木蝴蝶的商品主要来源于野生资源，主要分布于云南、广西、贵州、四川、广东、福建。生于海拔 500～900 m 热带及亚热带低丘河谷密林，以及公路边丛林中，常单株生长。在越南、老挝、泰国、柬埔寨、缅甸、印度、马来西亚、菲律宾、印度尼西亚爪哇岛也有分布。入药在秋、冬二季采收成熟果实，曝晒至果实开裂，取出种子，晒干。

木　鳖　子

（《开宝本草》）

【异名】

木蟹（《本草纲目》），土木子、正木鳖子（《本草原始》），土木鳖（《本经逢原》），木鳖（《仙授理伤续断方》），川木鳖（《串雅补》），生木鳖粉（《外科证治全生集》）。

【释名】

《开宝本草》：其核似鳖，蟹状，故以为名。

【产地分布】

1.《本草图经》：木鳖子，出朗州及南中，今湖、岭诸州及杭、越、全、岳州亦有之。

2.《宝庆本草折衷》：出朗州，及南中、湖、岭、荆南、杭、越、全、岳、宜州。

3.《本草品汇精要》：[地道]宜州、蜀郡。

【性状】

1.《本草图经》：春生苗，作蔓，叶有五花，状如山芋，青色面光。四月生黄花，六月结实，似瓜蒌而极大，生青熟红，肉上有刺。每一实，有核三四十枚，八月、九月采。岭南人取嫩实及苗叶作茹蒸食之。

2.《本草衍义》：蔓生，岁一枯。叶如蒲桃，实如大瓜蒌，熟则红黄色，微有刺，不能刺人。今荆南之南皆有之。九月、十月熟，实中之子曰木鳖子。但根不死，春旋生苗，其子一头尖者为雄。凡植时须雌雄相合，麻缕缠定。及其生也，则去其雄者方结实。

3.《本草精品汇要》：[时]生：春生苗。采：七月、八月取子。[收]日干。[用]子。[质]类小

鳖。[色]壳褐肉青白。

4.《本草纲目》：木鳖核形扁礧砢，大如围棋子。

5.《本草汇言》：[略]蔓岁一枯，根则不死，春复旋生。亦可子种。种时须雌雄相配，排理土中，及生，则去其雄，方结有子。作藤布叶，酷似薯蓣，但叶作五桠，色稍嫩绿。四月开黄花，六月结实，似苦瓜、瓜蒌而极大，生时青碧，熟则红黄。壳有软刺，每一实有子数十枚，长三四分。圆扁礧砢，形状如鳖。如一头尖者，雄种也。八月采取，中仁青绿。

6.《植物名实图考》：药肆唯贩其核，形宛似鳖，大如钱。

7.《福建通志》：木鳖子，蔓生，状如瓜蒌大，生青熟黄，实上有刺，核如小鳖。

【炮制方法】

1. 净制　《仙授理伤续断秘方》：去壳。《三因极一病证方论》：去皮。《济生方》：去壳、油。《鲁府禁方》：炮过去壳，刮去贴肉绿皮。《串雅内编》：碗片刮去皮毛。《串雅补》：米泔水泡去皮毛。《串雅补》：一斤水浸一日，用陈酒四吊，煎百沸脱去皮毛。

2. 切制　《仙授理伤续断秘方》：细切。《普济本事方》：去壳研。《瑞竹堂经验方》：竹刀切片。《普济方》：切作片，捣烂。

3. 炮炙

（1）麸制　《仙授理伤续断秘方》：去壳，细

切,麸炒。《普济方》：去壳。麸炒黄色。《本草纲目》：木鳖子仁,每个作两边,麸炒过,切碎再炒,去油尽为度。

（2）烧制　《博济方》：烧令烟尽。《普济方》：烧存性。

（3）炒制　《太平惠民和剂局方》：炒焦。《儒门事亲》：干炒金。《普济方》：去壳,炒熟。《普济方》：去壳油,炒黄色。

（4）制霜　《类编朱氏集验方》：去壳纸捶出油。

（5）醋制　《瑞竹堂经验方》：竹刀切片,用三年米醋浸三宿,其油已去,焙干。

（6）焙制　《寿世寿世保元》：新瓦上焙干。

（7）油制　《外科正宗》：香油搽壳上,灰焙,用肉。《串雅补》：一斤水浸一日,用陈酒四吊,煎百沸脱去皮毛,用真麻油一斤,放入锅内同煎至黄色,勿令焦枯,取起放瓦上草灰拌干晒燥为细末。《增广验方新编》：水浸月半入锅煮数滚,再没热汤中数日,刮去皮心,每日辰时入香油锅中煮去油沫尽,再煮百滚,透心黑脆,以铁丝筛捞出,即拌入炒红土砖细粉内,拌至土粉有油气,入粗筛,筛去细土,再换炒红土粉,拌一时,再筛去土,连制十日,时刻不可错乱,以木鳖同细土锅内再炒,入盆拌罨一夜,取鳖去土磨粉。

（8）土制　《洞天奥旨》：切片,陈土炒。

（9）制炭　《医宗金鉴》：于铁铫内,慢火炒焦,黑色为度。

（10）酒制　《本草纲目拾遗》：火酒浸七日。

【炮制作用】

1.《瑞竹堂经验方》：醋浸三宿,其油已去。

2.《本草求真》：入外科治疗,用时除油。

【性味归经】

1.《证类本草》：味甘,温。无毒。

2.《续医说》：有毒。

3.《本草汇言》：味苦,微甘。有小毒。

4.《景岳全书》：味苦、微甘、微辛,气雄劣,性大寒。有大毒。

5.《本草备要》：苦温微甘。有小毒。利大肠。

6.《医经允中》：苦、辛。有毒。

7.《玉楸药解》：味苦,微温。入足厥阴肝经。

8.《得配本草》：苦,寒。有大毒。入手阳明经。

9.《本草再新》：味苦、甘,性寒。无毒。入脾、肾二经。

10.《本草撮要》：味苦温,微甘。有小毒。入足厥阴经。

【功用主治】

1.《证类本草》：主折伤,消结肿恶疮,生肌,止腰痛,除粉刺䵟黯,妇人乳痈,肛门肿痛。

2.《太乙仙制本草药性大全》：消肿毒恶疮,除䵟黯粉刺。两胁蚌毒立效,双乳痈赤殊功。止腰疼,主折损。匪专追毒,亦可生肌。肛门肿痛,折伤奇勋。

3.《本草发明》：能毒狗。

4.《本草纲目》：折伤,消结肿恶疮,生肌,止腰痛,除粉刺,妇人乳痈,肛门肿痛。醋摩,消肿毒。治疳积痞块,利大肠泻痢,痔瘤瘰疬。

5.《本草约言》：扫疥如神。

6.《玉楸药解》：软坚化结,消肿破瘀。治恶疮乳痈,痔瘘瘿瘤,瘰疬粉刺,䵟斑癣块,疝气之证。

【用法用量】

内服：三至五分。外用：适量,研末,用油或醋调涂患处。

【禁忌】

1.《续医说》：木鳖子不可服,与猪肉相反,犯之立死。

2.《得配本草》：宜外用,勿轻服。

3.《药性切用》：仅可外科敷治,不入汤药。

【选方】

1. 木鳖子膏（《是斋百一选方》）

［组成］木鳖子一两（去皮,锉如小豆大,用清油二两,浸一二宿,然后慢火熬及一半,取出木鳖子,下黄蜡一钱,相搅匀,等蜡化为度,绢滤去滓）,乳香一钱（别研细,等木鳖子油与蜡相次欲凝,急投在油内,不住手搅匀）。

［主治］经络受风寒邪气，筋脉牵连皮肤疼痛，结聚成核，拘挛麻痹。

［用法用量］上以瓷器收。每用少许，擦肌肉皮肤疼痛聚硬处，不住手，以极热为度。

2. 木鳖子散（《杂病源流犀烛》）

［组成］木鳖子、郁金。

［主治］翻花痔，肿溃不堪。

［用法用量］上为末，入冰片少许。水调敷之。若有熊胆和入，尤妙。

3. 木鳖子汤（《鸡峰普济方》）

［组成］青皮、瓜蒌根各一两，木鳖半两。

［用法用量］上为细末。每服二钱，水一盏，煎至六分，去滓，临卧温服。

4. 木鳖子丸（《杨氏家藏方》）

［组成］沉香二钱，枳壳半两（麸炒，去瓤），五灵脂半两（微炒），木鳖子半两（去壳用）。

［主治］小儿久痢，肠滑脱肛。

［用法用量］上药前三味为细末，次入木鳖子同研细，醋煮面糊为丸，如黍米大。三岁儿，每服三十丸，乳食前醋调茶清送下。

5. 木鳖裹方（《圣济总录》）

［组成］木鳖子（去壳，研）半两，桂（去粗皮）三分，芸薹子（酒浸，研）二分，丁香五十粒。

［主治］打扑损伤，瘀血不散疼痛。

［用法用量］上药将丁香、桂为末，与研者二味和匀，次用生姜汁煮米粥，摊纸上，将药末量多少掺入粥内，看冷热裹之，一日一换。

6. 木鳖丸（《验方新编》）

［组成］土木鳖半个，母丁香四粒，麝香一分。

［主治］久泄不止，及痢疾。

［用法用量］上为细末，口津调为丸，如黄豆大。每用一丸，纳入脐中，外贴膏药。

7. 木鳖散（《普济方》）

［组成］木鳖子（去壳，切作片，捣烂）、地骨皮、紫荆皮、当归、枳壳各半两。

［主治］内外痔。

［用法用量］上先以黑豆煮软，水五升，煮四升，去滓。乘热熏，通手淋洗，可用四次易之。

8. 木鳖膏一（《杨氏家藏方》）

［组成］木鳖子一百枚（去壳），大鲫鱼一枚（去鳞并头尾肚肠）。

［主治］打扑闪肭。

［用法用量］上同捣成膏。涂在痛处。

9. 木鳖膏二（《仁斋直指方论》）

［组成］木鳖仁二个（用厚纸捍去油，研碎）。

［主治］瘰疬经年，发歇无已。

［用法用量］上以乌鸡子清调和，瓷盏盛之，甑内蒸熟。每日食后吃一次，服之半月，自然消靡。

10. 木鳖膏三（《世医得效方》）

［组成］木鳖多用（去壳），独蒜半钱，雄黄半钱。

［主治］小儿痞癖。

［用法用量］上杵为膏。入醋少许，蜡纸贴患处。

11. 木鳖膏四（《种痘新书》）

［组成］木鳖一个。

［主治］眼翳障。

［用法用量］上为末。将鸡蛋一个，开一小孔，入药在内，饭上蒸与服。连服数次即退。

12. 飞步丸（《朱氏集验方》）

［组成］木鳖子仁（取肉别研，去油）、川乌（生，去皮脐）、草乌（生，去皮脐）、白胶香、白芍药各二两，乳香一两（别研）。

［主治］筋脉、骨节、手足、腰背诸般疼痛挛缩不伸之患。

［用法用量］上为细末，用赤小豆末煮糊为丸，如梧桐子大。每服十五丸，木瓜汤送下，病在上，食后临卧服；病在下，空心服。

13. 乌龙膏（《医宗金鉴》）

［组成］木鳖子（去壳）二两，草乌半两，小粉四两，半夏二两。

［主治］一切诸毒，红肿赤晕不消者。

［用法用量］上四味于铁铫内，慢火烧焦，黑色为度，研细，以新汲水调敷，一日一次，自外向里涂之，须留疮顶，令出毒气。

14. 治痔病方（《本草述》）

［组成］木鳖子仁二钱，胡黄连一钱。

[主治]疳病，目蒙不见物。

[用法用量]为末，米糊丸龙眼大。入鸡子内蒸熟，连鸡子食之为妙。

15. 鳖子贴熁膏(《太平圣惠方》)

[组成]木鳖子二两(去壳)，川椒一两(去目)，虎胫骨一两，龟甲一两，松节三两(细锉，醋一升，炒令醋尽)。

[主治]一切伤折疼痛。

[用法用量]上为细散。用小黄米半升，作稠粥，调药五钱，摊于绢上，封裹损折处。

16. 治肺虚久嗽方(《本草述》)

[组成]木鳖子、款冬花各一两。

[主治]肺虚久嗽。

[用法用量]为末。每用三钱，焚之吸烟，良久吐涎，以茶润喉，如此五六次，后服补肺药。

17. 治痔漏方(《太乙仙制本草药性大全》)

[组成]木鳖子三枚。

[主治]痔漏。

[用法用量]去皮，杵碎，砂盆内研泥，以百沸汤一大桶，入盆器内和药匀，坐上熏之至通手洗，一日不过三二次。

18. 治疯狗伤方(《医经允中》)

[组成]木鳖子。

[主治]疯狗咬伤。

[用法用量]麻油炽为末，每服二分，沙糖、酒调服，连服三日。

【各家论述】

1.《本草蒙筌》：(谟)按：乌头毗穗，亦名木鳖子。两物一名，不可不识。但此专入外科，而有追毒之效。彼则徒载其名，全无治病之能。非比仙人杖三物同名，而各有用也。

2.《本草纲目》：[发明]机曰：按刘绩《霏雪录》云，木鳖子有毒，不可食。昔蓟门有人生二子，恣食成痞。其父得一方，以木鳖子煮猪肉食之。其幼子当夜、长子明日死。友人马文诚方书亦载此方。因着此为戒。时珍曰：南人取其苗及嫩实食之无恙，则其毒未应至此。或者与猪肉不相得，或犯他物而然，不可尽咎木鳖也。

3.《神农本草经疏》：木鳖子禀火土之气，感长夏暑热之令以生，故其味甘，气温无毒。味厚于气，可升可降，阳也。为散血热、除痈毒之要药。夫结肿恶疮，粉刺鼾黯，肛门肿痛，妇人乳痈等证，皆血热所致。折伤则血亦瘀而发热。甘温能通行经络，则血热散，血热散则诸证无不瘳矣。其止腰痛者，盖指湿热客于下部所致，而非肾虚为病之比也。用者详之。

4.《本草乘雅半偈》：药有雌雄，此指枝干已成，别花实之有无，或形色之相肖，假喻而言也。若何首乌，色分赤白，两藤时相交解，如天上夫妻，目视执手，以为淫事者也。唯顿逊国，有木曰互婚，花似牡丹，根干之间，实有其具，昼则分开，夜则联合，如人间夫妇，实有淫业者也。独木鳖子，胚胎未兆，先为匹配而后生，生而后有子，此又雌雄之异类者矣。传云：未有学养子而后嫁，此更学养子而后生。

5.《景岳全书》：本草言其甘温无毒，谬也。今见毒狗者，能毙之于顷刻，使非大毒，而有如是乎？人若食之，则中寒发噤，不可解救。

6.《本草汇笺》：[略]另有一种番木鳖，名马钱子，无壳，性苦寒。土木鳖甘温，二性迥别，各随所宜而用之。如前同使君子治疳，乃土木鳖也。

7.《本草求真》：木鳖(专入外科，外治)本有二种。一名土鳖，有壳。一名番木鳖，无壳。木鳖味苦居多，甘辛略带，诸书皆言性温，以其味辛者故耳。究之性属大寒，狗食即毙。人若误用，中寒口噤，多致不救。常有因病错用而毙者矣，故其功用多从外治。如肿毒乳痈痔漏，肿痛喉痹，用此醋漱于喉间，引痰吐出，以解热毒，不可咽下。或同朱砂、艾叶卷筒，熏疥杀蛊最效。或用麻油熬擦癣亦可，总不可入汤剂，以致寒毒内攻耳。番鳖(即马钱子)功与木鳖大同，而寒烈之性尤甚。所治热病喉痹，亦只可同山豆根、青木香磨汁内含，使其痰涎引吐，逆流而上，不可咽下。斑疮入眼，可用番木鳖半个，轻粉、冰片、麝香为末，左目吹右耳，右目吹左耳，日吹二次即住。狗性大热，用此大寒内激，使之相反，立见毙耳。只入外科治疗，用时除油。

8.《本草述钩元》：附子类中亦有名木鳖者，即漏篮子也。[略]论：木鳖子须雌雄合种，适吐花时须去其雄者，而实乃得结，是其初种也。雌之阴，必乘雄之阳以生，及乘阳以出，而至于阳极。又必专从雌之阴以实，此理殊可参也。[略]其气非凉非热，谓为温者良是。古方治痛风多用之，意惟痹证之因寒湿郁热以病于痛者，乃为的对。若痛属血虚，似非其所急须也。

9.《植物名实图考》：[略]《信验方》治舌长数寸，用番木鳖四两，刮净毛，切片，川连四钱煎水，将舌浸，良久即收。盖以异物治异病也。

10.《封山医话》：木鳖子，《本草》言其无毒能治泻痢疳积，而[发明]下又载蓟门人有二子，服此俱毙，特着为戒。近闻南门外有农人曹某，年已半百，子仅九龄，患腹痛，时发时止，经年不愈。或言此疳积，木鳖可疗。曹即市五文，尽数煎与其子服，不逾时乃肉颤筋弛，骨节尽解而死。按木鳖有二种，一产南中，形细而底凸，又名木虱子。昔人用以治痢，审其性味，不过苦参子之类耳。此种今已绝少现肆中所卖者，皆番木鳖，出回回国，外科常用于敷疮，服之能杀人，切勿入药以尝试也。

【考释】

木鳖子，因形似鳖、蟹状，故名。始载于宋《日华子本草》。《开宝本草》云："藤生，叶有五桠，状如薯蓣叶，青色，面光，花黄，其子似栝楼而极大，生青熟红，肉上有刺，其核似鳖，故以为名。"后世，《图经本草》《开宝本草》《本草纲目》《本草衍义》对其形态亦有类同描述，并云："春生苗，作蔓叶，有五花，状如山药，青色面光，四月生黄花，六月结实……每一实有核三四十枚，八九月采，岭南人取嫩实及苗叶作茹蒸食之。"上述本草所述皆与今用葫芦科植物木鳖子 *Momordica cochinchinensis*（Lour.）Spreng. 形态相符，古今用药品种相同。

历代本草对木鳖子的产地记载，如《图经本草》云："木鳖子出朗州及南中，今湖、岭诸州及杭、越、全、岳州亦有之。"即今之湖南常德、岳阳，浙江绍兴，广西等地。《证类本草》《嘉祐本草》皆有"出朗州及南中"的记载。《本草衍义》说"今荆南之南皆有之"，《本草蒙筌》曰"木鳖子朗州属"，《本草品汇精要》称"道地宜州，蜀郡"，《本草述钩元》载"出南中闽广诸郡"，从历代本草的记载看，木鳖子原产朗州（今湖南常德一带）及南中（今四川大渡河以南和云南、贵州部分地区），现今在我国主要分布于江苏、安徽、江西、福建、台湾、广东、广西、湖南、四川、贵州、云南和西藏。常生于海拔 450～1 100 m 的山沟、林缘及路旁。中南半岛和印度半岛也有。目前，在河南及长江以南各地区多有栽培，主产于湖北、广西及四川等地，其所产的木鳖子，子粒饱满，外皮坚硬，体重，种仁黄白色，质量较好。

水 蛭

（《神农本草经》）

【异名】

蛭蟒、至掌、虮（《尔雅》），马蜞（陶弘景），马蛭（《唐本草》），蜞、马蟥（《本草图经》），马鳖（《本草衍义》），红蛭（《济生方》），蚂蟥蜞（《医林纂要》），黄蜞（《本草求原》）。

【释名】

1.《神农本草经》：水蛭，一名至掌，味咸，治恶血淤结、瘕嫡，破凝积，利水道。

2.《蜀本草》：（用水蛭）勿误采石蛭、泥蛭用。石、泥二蛭，头尖腰粗，色赤不入药。误食之，则令人眼中如生烟，渐致枯损。

【产地分布】

1.《华阳国志》：南广郡土地无稻田蚕桑，多蛇蛭虎狼。

2.《神农本草经》：生雷泽池泽。五月、六月采，曝干。

3.《本草图经》：生雷泽池泽，今近处河池中多有之。

【性状】

1.《本草图经》：此有数种，生水中者名水蛭，亦名蚂蟥；生山中者名石蛭；生草中者名草蛭；生泥中者名泥蛭。并皆着人及牛、马股胫间，啮咂其血，甚者入肉中，产育为害亦大。水蛭有长尺者，用之当以小者为佳。

2.《本草经集注》：色黄褐，间黑纹数道，腹微黄，背高腹平腰阔，两头尖、都有嘴呐者，可伸可缩，两头咂人及牛马胫股，不遂其欲，不易

落也。

3.《药性粗评》：如柳叶大，色青者入药。

4.《续博物志》：南方水痴似鼻涕，闻人气闪闪而动，就人体成疮，惟以麝香、朱砂涂之即愈。此即草蛭也。

【炮制方法】

1. 净制 《伤寒论》：暖水洗去腥。《伤寒总病论》：水浸，去血子。《类证活人书》：腹中有子者去之。

2. 切制 《类证活人书》：杵碎、剉断。《证类本草》：细剉。《儒门事亲》：每个作三截。《普济方》：剉碎。《本草新编》：取干者，用铁刀切细如小米大。《洞天奥旨》：切碎，如米大。

3. 炮炙

（1）熬制 《金匮玉函经》：熬去子杵碎。《本草求真》：凡用须预先熬黑，七日置水中不活者方用。

（2）炒制 《太平圣惠方》：微炒。炒令微黄。《证类本草》：极难修治，须细剉后用微火炒令黄乃熟。《普济本事方》：炒焦。《医学纲目》：炒去烟尽，另研。《本草汇》：晒干，剉细炒极黄。《本草汇纂》：炒枯黄，先熬黑。《日华子本草》：水蛭，须细锉后，用微火炒令色黄乃熟。

（3）煨制 《太平圣惠方》：微煨令黄。

（4）米制 《伤寒总病论》：水浸，去血子，米炒。《圣济总录》：米炒黄。《圣济总录》：粳米同炒微焦用；糯米同炒黄去糯米。《校注妇人良

方》：糯米同炒黄去糯米。《普济方》：糯米同煎，米熟，去米。

（5）石灰制 《类证活人书》：须剉断，用石灰炒过再熬。《济生方》：用石灰慢火炒令焦黄色。《奇效良方》：去子杵碎，用石灰炒紫黄色，去灰不用。

（6）猪脂制 《证类本草》：采得之，当用堇竹筒盛，待干，又米泔浸一宿后暴干，以冬猪脂煎令焦黄，然后用之。

（7）焙制 《儒门事亲》：新瓦上焙干，为细末。《证类本草》：每个作三截，瓦上（爆）去气道为度。

（8）麝香制 《类编朱氏集验方》：麝香炒。

（9）盐制 《瑞竹堂经验方》：盐炒烟尽。《医宗必读》：盐炒精黄。

（10）炙制 《医学纲目》：炙。《医宗金鉴》：炙黄。《温病条辨》：炙干，为末。

（11）油制 《吴鞠通医案》：香油炒焦。《蜀本草》：水蛭，采得之，当用竹筒盛，待干，又米泔浸一宿，后暴干，以冬猪脂煎令焦黄，然后用之。

【炮制作用】

1.《类证活人书》：熬去子杵碎，水蛭入腹再生化，为害尤甚，须剉断，用石灰炒过再熬。

2.《证类本草》：细剉后用微火炒令色黄乃熟，不尔入腹生子为害。

3.《本草通玄》：腹中有子去之……若水蛭入腹生子为害肠痛黄瘦。

4.《冯氏锦囊秘录》：活者堪吮肿毒恶血，名为蜞针。炒者能去积瘀坚瘕，抵当丸是。

【性味归经】

1.《神农本草经》：味咸，平。

2.《名医别录》：苦，微寒。有毒。

3.《本草经集注》：咸苦，平、微寒。有毒。

4.《本草纲目》：肝经血分。

5.《要药分剂》：入肝、膀胱二经。

【功用主治】

1.《神农本草经》：主逐恶血、瘀血、月闭，破血瘕积聚，无子，利水道。

2.《名医别录》：堕胎。

3.《药性论》：水蛭，使。主破女子月候不通，欲成血痨癥块。能治血积聚。

4.《本草拾遗》：人患赤白游疹及痈肿毒肿，取十余枚令唼病处，取皮皱肉白，无不瘥也。

5.《本草衍义》：治伤折。

【用法用量】

内服：入丸、散，半钱至四钱。外用：置病处吮吸；或浸取液滴。

【禁忌】

1.《日华子本草》：畏石灰。

2.《本草衍义》：畏盐。

3.《本草品汇精要》：妊娠不可服。

4.《医经允中》：畏石灰、食盐、蜜。

5.《本草纲目易知录》：体弱挟虚者，忌。

【选方】

1. 治折伤方（《家藏经验方》）

[组成]水蛭。

[主治]折伤。

[用法用量]新瓦上焙干，为细末，热酒调下一钱，食顷，痛可，更一服，痛止。便将折骨药封，以物夹定之，直候至效。

2. 夺命散（《济生方》）

[组成]红蛭（用石灰慢火炒令焦黄色）半两，大黄二两，黑牵牛二两。

[主治]金疮，打损及从高坠下，木石所压，内损瘀血，心腹疼痛，大小便不通，气绝欲死。

[用法用量]上各为细末，每服三钱，用热酒调下，如人行四五里，再用热酒调牵牛末二钱催之，须脏腑转下恶血，成块或成片，恶血尽即愈。

3. 治产后血晕方（《保命集》）

[组成]水蛭（炒）、虻虫（去翅足，炒）、没药、麝香各一钱。

[主治]产后血晕（血结聚于胸中，或偏于少腹，或连于胁肋）。

[用法用量]为末，以四物汤调下。血下痛止，仍须四物汤。

4. 内伤神效方（《古今录验方》）

[组成]水蛭、麝香各一两。

[主治]坠跌打击。

［用法用量］剉碎，烧令烟出，为末。酒服一钱，当下蓄血，未止再服，其效如神。

5. 治赤白丹肿方（《本草拾遗》）

［组成］水蛭。

［主治］赤白丹肿。

［用法用量］以水蛭十余枚，令咂病处，取皮皱肉白为效。冬月无蛭，地中掘取，暖水养之令活动。先净人皮肤，以竹筒盛蛭合之，须臾咬咂，血满自脱，更用饥者。

6. 抵当汤（《金匮要略》）

［组成］水蛭三十个（熬），虻虫三十个（去翅、足，熬），桃仁二十个（去皮、尖），大黄三两（酒浸）。

［主治］妇人经水不利下，男子膀胱满急有瘀血者。

［用法用量］上四味为末，以水五升，煮取三升，去滓，温服一升。

7. 桃仁丸（《太平圣惠方》）

［组成］桃仁三两（汤浸，去皮、尖、双仁，麸炒微黄），虻虫四十枚（炒微黄，去翅、足），水蛭四十枚（炒微黄），川大黄三两（剉碎微炒）。

［主治］妇人腹内有瘀血，月水不利，或断或来，心腹满急。

［用法用量］上药捣罗为末，炼蜜和捣百余杵，丸如梧桐子大。每服，空心以热酒下十五丸。

8. 地黄通经丸（《妇人良方》）

［组成］熟地黄四两，虻虫（去头、翅炒）、水蛭（糯米同炒黄，去糯米）、桃仁（去皮、尖）各五十枚。

［主治］月经不行，或产后恶露，脐腹作痛。

［用法用量］上为末，蜜丸，桐子大。每服五七丸，空心温酒下。

9. 治漏下去血不止方（《千金方》）

［组成］水蛭。

［主治］漏下去血不止。

［用法用量］治下筛，酒服一钱许，日二，恶血消即愈。

10. 水蛭散（《太平圣惠方》）

［组成］水蛭八十枚（炒令黄），虻虫八十

枚（去翅足，微炒），牛膝一两（去苗），牡丹半两，桃仁一分（汤浸，去皮尖双仁，麸炒微黄），桂心半两，庵䕡子一两，当归一两（剉，微炒），鳖甲一两（涂酥，炙令黄。去裙襕），干漆一两（捣碎，炒令烟出），鬼箭羽三分，琥珀三分，吴茱萸半两（汤浸九遍，焙干，微炒），芫花半两（醋拌，炒令黄），麝香一分（研入）。

［主治］产后恶血不尽，经脉日久不通，渐成癥块，脐腹胀硬，时时疼痛。

［用法用量］上为细散，入研诸药令匀。每服一钱，食前以温酒下。

11. 水蛭丸（《普济方》）

［组成］獭胆一枚（干者），水蛭十枚（炒令微黄），川椒一分（去目及闭口者，微炒去汗），狗胆一分（干者），硇砂一分（细研）。

［主治］妇人月水不通，心腹滞闷，四肢疼痛。

［用法用量］上药，捣罗为末，以醋煮面糊和丸，如绿豆大，每于食前，当归酒下五丸。

【各家论述】

1.《汤液本草》：水蛭，苦走血，咸胜血，仲景抵当汤用虻虫、水蛭，咸苦以泄蓄血，故《经》云有故无殒也。虽可用之，亦不甚安。莫若四物汤加酒浸大黄各半，下之极妙。

2.《本草蒙筌》：水蛭（即马蟥蜞），味咸、苦，气平、微寒。有毒。入药取水中小者，其性畏锻石与盐。烈日曝极干，剉细炒黄色。倘若制非精细，入腹生子为殃，故凡用之极宜谨慎。活者堪吮肿毒恶血，取名蜞针；炒者能去积瘀坚痕，立方抵当（仲景伤寒方有抵当汤、抵当丸）。治折伤利水道，通月信堕妊娠。加麝香酒调，下蓄血神效。盖苦走血，咸胜血故尔。

3.《神农本草经疏》：水蛭，生于溪涧阴湿之处，其味咸苦，气平，有大毒，其用与虻虫相似，故仲景方中往往与之并施。咸入血走血，苦泄结，咸苦并行，故治妇人恶血、瘀血、月闭、血瘕积聚，因而无子者。血蓄膀胱，则水道不通，血散而膀胱得气化之职，水道不求其利而自利矣。堕胎者，以其有毒善破血也……水蛭、虻虫皆破逐瘀血、血瘀发病之恶药。而水蛭入腹，煅之若尚存性,尚能变为水蛭,啮入肠脏,非细故也。破瘀消血之药尽多,正足选用,奚必用此难治之物?戒之可也。如犯之,以黄泥作丸吞之,必入泥而出。

4.《本草汇言》:水蛭(《本经》),逐恶血、瘀血之药也。方龙潭曰按《药性论》言:此药行蓄血、血症积聚,善治女子月闭无子而成干血痨者,此皆血留而滞,任脉不通,月事不以时下而无子。月事不以时下,而为壅为瘀,渐成为热、为咳、为黄、为瘦,斯干血痨病成矣。盖此物系秽污湿物,挟土生化,喜唼人血肉,故遂恶血、血瘀、血症、血积之证。蓄而无子,蓄而成痨者,调其冲任,辟而成娠,血通而痨去矣。故仲景方入大黄䗪虫丸而治干血、骨蒸、皮肤甲错、咳嗽成劳者;入鳖甲煎丸而治久疟疟母、寒热面黄、腹胀而似劳者;入抵当汤、丸而治伤寒小腹鞭满、小便自利、发狂而属蓄血证者。前人立方固妙,后人引古示今,实遵先贤意也。噫!此治血瘀为病之恶药,且煅炼成灰,见水尚存生性,而复变为水蛭,能啮人肠胃血肉,为害匪细也。

5.《本草乘雅半偈》:水蛭,一名至掌、马蟥也。盖蛭类有三:曰山蛭,曰草蛭,药用水蛭也。生水中,喜唼人及马牛足股,蛭唼若莫知至而至者,果复性遂,蛭乃去,否则确乎其不可拔,宁断两头,入骨为患。故主力逐恶血瘀血,力破血症积聚,此皆血留而盈;至若太冲脉过盛,任脉不通,月事不以时下,月闭无子者,平其太冲,辟其妊娠,月事仍以时下而有子。有余于血者,则用此法;不足于血者,不在用之。利水道者,此湿生虫,水族也。用利水道,故特易易,盖水入于经而血成,不行焉,为恶为瘀,水蛭乃行不留,则留者行,亦可留不行,则行者留,非留行安能时下而有子,此行而后留,读农经者,大宜着眼。

6.《本草述》:水蛭同虻虫,入仲景抵当汤丸中,以治伤寒蓄血。而后来治蓄血证,不因于伤寒者,亦不能外此二味,只因证以为加减而已。夫以蠕动唼血之物,治血之蓄而不行者,先哲之思议亦精矣。余简治痛风证,亦用水蛭,而不及虻虫,得非以兹物得水精气,血固水所化,而于治

痛风血结者更切乎?抑或不需虻虫耶?请商之明者。

7.《本草新编》:或问蓄血之症,何故必用水蛭?盖血蓄之症,与气结之症不同,虽同是热症,而气结则热结于膀胱,血蓄则热结于肠胃。气结之病,可用气药散之于无形也。血蓄之症,非用血物不能散之于有形也。水蛭正有形之物,以散其有形之血耳。何必过慎哉。或问水蛭即水田内之蚂蟥,食人血,最可恶之物也。仲景夫子偏用之治伤寒瘀血,不识有何药可以代之乎?曰:血瘀蓄而不散,舍水蛭实无他药可代。水蛭不可得,必多用虻虫代之。然而虻虫终不及水蛭之神。今世畏之而不敢用,谁知此物并不害人耶?或问水蛭至难死,又善变化,能一身而化为千万,宜世人疑而不敢用也,先生谓并不害人,此则难信也。曰:水蛭制之不得法,则难死而能生;制之得法,则不生永死。取水蛭之干者,用铁刀细切如小米大,文火炒至黄黑色,有烟起取出,不可放在地上,不得土气,又安能重生而变化哉。故用之同瘀血一团,从大便中尽出,得其效最捷,何至有害乎。或问炒制水蛭,万一不得法,其性犹存,一留肠腹之中,安得不害人乎?曰:何畏之极也。予有解之之法,用水蛭之汤,加入黄土二钱同服,即水蛭不死,断亦无害。盖水蛭以土为母,离土则无以为养。与土同用,既善于解瘀血之结,即随土而共行,永无留滞腹肠之虞矣。

8.《神农本草经百种录》:凡人身瘀血方阻,尚有生气者易治,阻之久,则无生气而难治。盖血既离经,与正气全不相属,投之轻药,则拒而不纳,药过峻,又反能伤未败之血,故治之极难。水蛭最喜食人之血,而性又迟缓善入,迟缓则生血不伤,善入则坚积易破,借其力以攻积久之滞,自有利而无害也。

9.《本草思辨录》:水蛭、虻虫,同为唼血之品,能逐瘀破结。而仲圣抵当汤、抵当丸,必二味并用;桃核承气汤、下瘀血汤,又二味并不用。其所以然之故,有可得而言焉。成氏云:咸胜血,血蓄于下,胜血者必以咸为主,故以水蛭为君。苦走血,血结不行,破血者必以苦为助,故以虻虫为

臣。张隐庵、张令韶云：虻虫水蛭，一飞一潜。在上之热，随经而入，飞者抵之；在下之血，为热所瘀，潜者当之。按此论水蛭、虻虫精矣。而抵当汤所佐之大黄、桃仁，亦非泛而不切。盖四物皆血药，而桃为肺果，桃仁气微向表，协虻虫为走表逐瘀；大黄涤热下行，协水蛭为走里破结；而同归于抵少腹下血。

10.《类经证治本草》：不可烧灰服，性极难死，用盐拌石灰同炒枯黄，入药罐内煎，须用细绢滤去渣，不尽再滤一二遍，务使药水清澈方可服之无害。

【考释】

水蛭是我国古代特殊的药用水生动物，始载于《神农本草经》："水蛭，味咸、平。主逐恶血；瘀血月闭，破血痕积聚，无子；利水道。生池泽。"《名医别录》云："水蛭，味苦，微寒，有毒。主堕胎，一名蚑，一名至掌。生雷泽。五月、六月采，暴干。"两本草均强调水蛭生境与水相关。有关使用的品种，《本草经集注》云："蛭，今复有数种，此用马蚑得啮人，腹中有血者，仍为佳，山蛭及诸小者皆不用。"《本草衍义》云："大者京师又谓之马鳖，腹黄者为马蟥。"《本草图经》则比较全面地总结了水蛭的品种："水蛭，生雷泽池泽，近处河池中多有之。一名蚑。此有数种：生水中者名水蛭，亦名马蟥；生山中者名石蛭；生草中者名草蛭；生泥中者名泥蛭。并能著人及牛马股胫间，啮咂其血，甚者入肉中产育，为害亦大。水蛭有长尺者，用之当以小者为佳。"按上所述，水蛭并非一种，以生境有差别可分为水蛭、石蛭、草蛭和泥蛭4个种类。《本草乘雅半偈》明确指出了水蛭的一种药用种类即"生水中，喜吮人及马牛足股"的水蛭，而石蛭、草蛭、泥蛭不入药用。历代本草著作记载的水蛭都是吸血的种类，且栖息地为水塘、湖泊中，食性为吸食牛、马、人血，且强调了体型较小的水蛭药用效果好。《中国药典》载："水蛭为水蛭科动物蚂蟥 *Whitmania pigra* Whitman，水蛭 *Hirudo nipponica* Whitman 或柳叶蚂蟥 *Whitmania acranulata* Whitman 的干燥全体。"

清代《陕西通志》和《蜀中广记》皆有水蛭出产的记载，可见其在清代就南北皆有分布，现今主产于河北白洋淀，天津蓟州湿地，山东微山湖，安徽固镇、怀远、宿州，江苏的邳县、泗阳，河南的罗山、潢川，以及湖北、浙江的湖州等地。河北顺平县龙潭湖、江苏南京、吉林（省）吉林（市）为目前主产地。

牛　黄

（《神农本草经》）

【异名】

犀黄（《外科全生要》），丑宝（《神农本草经》）。

【释名】

1.《吴普本草》：牛死则黄入胆中，如鸡子黄也。

2.《唐本草》：有黄者，必多吼唤，喝迫而得之，谓之生黄，最佳……多生于㹇，特牛，其吴牛未闻有黄也。

3.《本草纲目》：丑宝。时珍曰：牛属丑，故隐其名。《金光明经》谓之瞿卢折娜。牛之黄，牛之病也……其病在心及肝胆之间，凝结成黄。

4.《药性粗评》：牛黄，牛腹中黄也。如弹丸大，或大小不一，又或在角、在心、在肝，每有四种。

5.《本草述钩元》：凡牛生黄，则夜视其身有光，皮毛润泽，眼如血色，或云病乃生黄者，非也。

【产地分布】

1.《名医别录》：牛黄生陇西及晋地，特牛胆中得之，即阴干百日使燥，无令见日月光。

2.《本草衍义》：牛黄，亦有骆驼黄，皆西域所出也。

3.《证类本草》：今出莱州、密州、淄州、青州、崖州、戎州。

4.《本草图经》：牛黄，出晋地平泽，今出登、莱州，它处或有，不甚佳。

【性状】

《名医别录》：黄有三种：散黄粒如麻豆；漫黄若鸡卵中黄糊，在肝胆间；团黄为块，形有大小，并在肝胆中。

【炮制方法】

1. 切制　《雷公炮炙论》：捣，细研如尘。

2. 炮炙

（1）牛皮制　《雷公炮炙论》：先单捣，细研如尘，却绢裹，又用黄嫩牛皮裹，安于井面上，去水三四尺已来，一宿，至明方取用之。

（2）黑豆制　《太平圣惠方》：半两以熟绢袋盛于黑豆一升中，炒豆熟为度，别研。

（3）药汁制　《普济方》：小枣大，用研萝卜根水并醋一大盏煮尽。

【性味归经】

1.《神农本草经》：味苦，气平。

2.《吴普本草》：无毒。

3.《名医别录》：有小毒。

4.《日华子本草》：甘，凉。

5.《药性论》：味甘。

6.《本草纲目》：苦，平。有小毒。

7.《本草汇言》：味苦，气凉。有小毒。入手少阴、足厥阴二经。

8.《颐生微论》：味苦、微甘，性平。有小毒。入心、脾、肝三经。

9.《景岳全书》：味苦、辛，性凉，气平。有小毒。入心、肺、肝经。

10.《本草蒙筌》：味甘，气平。有小毒。入肝经。

11.《本草求真》：味苦,性凉。入心肝。

12.《本草述钩元》：气平凉。入足厥阴少阳手少阴经、入肝经。

13.《本草便读》：甘,苦,微凉。芳香无毒。

14.《本草撮要》：味苦。入足厥阴经。

【功用主治】

1.《神农本草经》：主惊痫,寒热,热盛狂痫。

2.《名医别录》：疗小儿诸痫热,口不开;大人狂癫。又堕胎。久服,轻身增年,令人不忘。

3.《药性论》：小儿夜啼,主卒中恶。

4.《千金要方》：益肝胆,定精神,除热,止惊痫,辟恶气。

5.《日华子本草》：疗中风失音,口噤,妇人血噤,惊悸,天行时疾,健忘虚乏。

6.《证类本草》：主惊痫寒热,热盛狂痓,除邪逐鬼,疗小儿百病,诸痫热,口不开,大人狂癫,又堕胎。

7.《日用本草》：治惊病搐搦烦热之疾,清心化热,利痰凉惊。

8.《本草元命苞》：主惊痫寒热,中风口噤失音。疗天行时疫,热盛狂走。

9.《神农本经会通》：主惊痫,中风口噤,并妇人难产,定去魂魄,猝中恶,癫狂,及小儿夜啼。

10.《本草纲目》：痘疮紫色,发狂谵语者可用。

11.《药镜》：镇狂言乱语于伤寒火热,醒口噤失音于中风痰迷。保大人之诸痫,安魂摄魄。攻小儿之百病,定志清心。

12.《景岳全书》：能清心退热,化痰凉惊,通关窍,开结滞。治小儿惊痫客忤,热痰口噤,大人癫狂痰壅,中风发痉,辟邪魅中恶,天行疫疾,安魂定魄,清神志不宁,聪耳目壅闭。疗痘疮紫色,痰盛躁狂。亦能堕胎,孕妇少用。

13.《会药医镜》：疗小儿急惊,热痰壅塞,麻疹余毒,丹毒,牙疳,喉肿,一切实证垂危者。

14.《本草备要》：清心解热,利痰凉惊,通窍辟邪。治中风入脏,惊痫口噤。

15.《宝命真诠》：清心化热,利痰凉惊,摄肝藏魂,搜风辟邪。

16.《神农本草经赞》：主惊痫,寒热热盛狂痓,除邪逐鬼。生平泽。

17.《本草求真》：古人用此解心经热邪。及平肝木。通窍利痰定惊。及痰涎上壅。中风不语等症。

18.《本草便读》：清心肝之烦热,达窍搜邪,假灵气以生成,疏风解毒。惊痫痰迷须取用,喉痹痘后最相宜。

19.《本草撮要》：功专清心化热,利痰凉惊。得灵羊角或犀角朱砂治小儿诸惊。

【用法用量】

内服：入丸、散剂,半分至一分半。外用：研末撒或调敷。

【禁忌】

1.《本草经集注》：恶龙骨、地黄、龙胆、蜚蠊。畏牛膝。

2.《药性论》：恶常山。畏干漆。

3.《本草品汇精要》：妊妇勿服。

4.《神农本草经疏》：伤乳作泻,脾胃虚寒者不当用。

5.《本草新编》：孕妇忌服,因堕胎元。盖性大寒,只可少服,不宜多用。

【选方】

1. 牛黄散一（《太平圣惠方》）

[组成]牛黄三分（细研）,龙脑半两（细研）,天麻三分,桂心一两,人参半两（去芦头）,芎䓖半两,独活半两,乌蛇二两（酒浸,去皮骨,炙微黄）,枳壳半两（麸炒微黄,去瓤）,秦艽三分（去苗）,防风三分（去芦头）,蝎尾半两（微炒）,天雄三分（炮裂,去皮脐）,甘草半两（炙微赤,剉）,金箔五十片（细研）,藁本三分,银箔五十片（细研）,当归三分（剉,微炒）,天南星三分（炮裂）,麝香半两。

[主治]产后中风,言语謇涩,精神昏愦,四肢急强。

[用法用量]细研上件药,捣细罗为散,都研令匀。不计时候,以豆淋酒调下一钱。

2. 牛黄散二（《太平圣惠方》）

[组成]牛黄半两（研入）,白薇半两,人参二两（去芦头）,麦冬二两（去心,焙）,茯神、远志（去

心）、熟干地黄、朱砂（细研，水飞过）、天竹黄（细研）、防风（去芦头）、独活、甘草（炙微赤，剉）、龙齿（细研）以上各一两，龙脑一钱（细研），麝香一分（细研）。

［主治］产后心虚，风邪惊悸，志意不安，精神昏乱。

［用法用量］上件药，捣细罗为散，入研了药令匀。不计时候，以薄荷酒调下二钱。

3. 牛黄散三（《圣济总录》）

［组成］牛黄（研）、朴硝（研）、甘草（炙，剉）各一两，升麻、山栀子（去皮）、芍药各半两。

［主治］伤寒咽喉痛，心中烦躁，舌上生疮。

［用法用量］捣研为细散，再同研令匀。每服一钱匕，食后煎姜、蜜汤，放冷调下。

4. 牛黄散四（《圣济总录》）

［组成］牛黄一分，为末。

［主治］小儿鹅口疮，不能饮乳。

［用法用量］上一味，用竹沥调匀，沥在儿口中。

5. 牛黄散五（《鲁府禁方》）

［组成］牛黄一分，辰砂半分，白牵牛（头末）二分。

［主治］中风痰厥、不省人事，小儿急慢惊风。

［用法用量］共研为末，作一服，小儿减半。痰厥温香油下；急慢惊风，黄酒入蜜少许送下。

6. 牛黄丸一（《太平圣惠方》）

［组成］牛黄（细研）、人参（去芦头）、茯神、芎劳、独活、犀角屑、羌活、麻黄（去根节）、干蝎（微炒）、防风（去芦头）、龙齿、赤箭、甘菊花、当归（剉，微炒）、桂心、麝香（细研）以上各半两，羚羊角屑三分，生干地黄一两，朱砂一两（细研，水飞过）。

［主治］产后中风，心神恍惚，或时口噤。

［用法用量］上件药，捣罗为末，入研了药令匀，炼蜜和捣五七百杵，丸如小弹子大。不计时候，以薄荷竹沥酒，研破一丸服之。

7. 牛黄丸二（《太平圣惠方》）

［组成］牛黄一分（细研），川大黄半两，蝉壳一分（微炒），子芩半两，龙齿半两（细研）。

［主治］小儿惊热，发歇不定。

［用法用量］上药，捣罗为末，炼蜜和丸，如麻子大，不计时候，煎金、银、薄荷汤下三丸，量儿大小，加减服之。

8. 牛黄丸三（《圣济总录》）

［组成］牛黄、漆花、甘草（炙，剉）、白术、防风（去叉）、钟乳粉、生干地黄（焙）各一分。

［主治］小儿脑长，喜摇头，解颅。

［用法用量］上七味捣罗为末，用犬脑髓为丸如麻子大，每服二丸至三丸，温水下，早晨、日午、晚后各一服，更量儿大小，以意加减。

9. 牛黄丸四（《古今医统大全》）

［组成］牛黄、珍珠、麝香各五分，朱砂、龙齿（各另研）、犀角、琥珀各二钱，天冬（去心）、麦冬（去心）、人参、茯苓各四钱，水银五分，防风、黄芩、知母、龙胆草、石菖蒲、白芍药、全蝎、甘草各五钱，蜂房三钱，金箔、银箔各七十片。

［主治］癫狂风痫心风，神不守舍，时发无常，仆地吐涎，不自知觉。

［用法用量］上为细末，共和匀，炼蜜和捣千杵，丸如梧桐子大。每服十五丸，食后临卧新竹叶汤下。

10. 牛黄膏（《素问病机保命集》）

［组成］牛黄二钱半，朱砂三钱，脑子一钱，郁金三钱，甘草一钱，牡丹皮三钱。

［主治］热入血室，发狂不认人者。

［用法用量］上为细末，炼蜜为丸，如皂子大，新水化下。

11. 牛黄竹沥散（《圣济总录》）

［组成］牛黄（研）一分，淡竹沥（半合）。

［主治］小儿胎风热、撮口发噤。

［用法用量］每服牛黄一字匕，用淡竹沥调下，一二岁儿服之；三四岁儿每服半钱，日三服。量儿大小，以意加减。

12. 生犀牛黄丸方（《圣济总录》）

［组成］犀角（屑）一分，牛黄一钱（研），龙脑、麝香各半钱（研），天南星（牛胆柜内者，研为末）、藿香叶（为末）各二两，甘草末、雄黄末各半两。

［主治］小儿风邪，温壮发热，压惊，止头痛，

化痰涎。

[用法用量]上八味合研如粉，炼蜜和丸如鸡头大，每服一丸，不计时候，煎薄荷汤化下。

13. 消滞丸方（《圣济总录》）

[组成]雀屎白、牛黄（研）各一分，芎䓖、芍药、干姜（炮）、甘草（炙）各半两，麝香（研）、小麦、大黄（锉，炒）、当归（切，焙）、人参各三分。

[主治]小儿热疾后，腹中不调，饮食不节，腹满温壮，及中客忤兼乳冷。

[用法用量]上一十二味捣罗为末，炼蜜丸如麻子大，温熟水下三丸，欲令下者，服五丸。

14. 牛黄清心丸一（《太平惠民和剂局方》）

[组成]牛黄、白术、麦冬、枯黄芩各两半，人参、神曲、蒲黄（炒）各二两半，山药七两，炙甘草五两，杏仁（去皮尖，炒黄色，另研）、桔梗各二两二钱，大豆黄卷（微炒）、当归、肉桂各一两七钱，阿胶、白蔹各七钱半，白茯苓一两二钱，川芎、防风、麝香、冰片各五钱，羚羊角（镑）一两，犀角（镑）二两，雄黄八钱（飞），干姜（炮）七钱，大枣百枚（蒸熟去皮，研膏），金箔一千四百张（内四百为衣）。

[主治]心志不定，神气不宁，惊恐癫狂，语言谵妄，虚烦少睡，甚至弃衣登高，逾垣上屋，或小儿风痰上壅，抽搐发热，或急惊痰盛发搐，目反口噤，烦躁等证。

[用法用量]上另研为末，炼蜜与枣杵匀，每两作十丸，用金箔为衣。每服一丸，温水化下。

15. 牛黄清心丸二（《易简方论》）

[组成]白芍药、麦冬（去心）、黄芩、当归、防风、白术各一两五钱，白茯苓、芎䓖、桔梗、柴胡、杏仁（去皮尖双仁，炒黄，别研）各一两二钱五分，神曲、蒲黄（炒）、人参各二两五钱，羚羊角、麝香、龙脑各一两，肉桂、大豆黄卷（碎，炒）、阿胶（碎，炒）各一两七钱五分，白蔹、干姜（炮）各七钱五分，牛黄一两二钱，犀角二两，雄黄八钱（水飞），干山药七两，甘草（炒）五两，金箔一千二百片，大枣一百枚（蒸，研膏）。

[主治]诸风缓纵不随，语言蹇涩，怔忡健忘，头目眩冒，胸中烦郁，痰涎壅塞，精神昏愦，心气

不足，神志不定，惊恐怕怖，悲忧惨戚，虚烦少睡，喜怒无时，癫狂昏乱。

[用法用量]上除枣、杏仁、金箔、犀角、羚羊角、牛黄、雄黄、脑、麝外，为细末，入余药和匀，炼蜜与枣膏为丸，每丸一钱，即于内分金箔四百片为衣，温水化服。

16. 牛黄解毒丸（《保婴撮要》）

[组成]牛黄三钱，甘草、金银花各一两，草紫河车五钱。

[主治]胎毒疮疖及一切疮疡。

[用法用量]上为末，炼蜜丸，量儿服。

17. 安宫牛黄丸（《温病条辨》）

[组成]牛黄一两，郁金一两，犀角一两，黄连一两，朱砂一两，梅片二钱五分，麝香二钱五分，真珠五钱，山栀一两，雄黄一两，黄芩一两。

[主治]温病邪入心包，神昏谵语，兼治卒厥，五痫，中恶，大人小儿痉厥之因于热者。

[用法用量]上为极细末，炼老蜜为丸，每丸一钱，金箔为衣，蜡护。脉虚者，人参汤下；脉实者，银花、薄荷汤下。每服一丸，大人病重体实者，日再服，甚至日三服；小儿服半丸，不知，再服半丸。

18. 犀黄丸（《外科全生集》）

[组成]犀黄三分，麝香一钱半，乳香、没药（各去油）各一两。

[主治]乳岩（乳癌）、横痃、瘰疬、痰核、流注、肺痈、小肠痈。

[用法用量]各研极细末，黄米饭一两，捣烂为丸，忌火烘，晒干。陈酒送下三钱，患生上部，临卧服，下部空心服。

19. 华佗治无名肿毒神方（《华佗神方》）

[组成]朱砂、雄黄、硼砂、血竭、苦葶苈、没药（去油）各二钱，乳香（去油）、蟾酥（人乳浸）、牛黄、冰片、沉香各一钱，麝香、珍珠、熊胆各六分。

[主治]无名肿毒者，以其随处而生，不按穴次，不可以命名也。非速行医治，常有生命之虞。

[用法用量]先将诸药研成细末，次以人乳浸透蟾酥，研入诸药中和匀，为丸如梧子大，金箔为衣。凡遇有无名肿毒及各种疮毒，可用药一丸，

压舌根底,含化,随津咽下。药尽,用葱白与酒,随量饮之,覆被取汗,极有效验,合药宜秘,三七日更妙。

20. 华佗治小儿癥癖神方(《华佗神方》)

[组成]牛黄二分,鳖甲(炙)、麦面(熬)、柴胡、大黄、枳实(炙)、芎䓖各二两、厚朴(炙)、茯苓、桂心、芍药、干姜各半两。

[主治]小儿癥癖。

[用法用量]上捣筛,蜜丸如小豆,日三服,以意量之。

21. 茯神丸(《覆载万安方》)

[组成]茯神(去木)、菖蒲(九节者,米泔浸炒干)、远志(去心)、白茯苓各半两,人参三分,牛黄(研)一分(代用狗胆,又代辰砂)。

[主治]风惊恐,志意不定,五脏不足。甚者,忧愁恐惧,悲伤不乐,忽忽善忘,朝瘥暮发,甚则狂眩。

[用法用量]上细末,炼蜜为丸,如梧子大。每服温酒下二十丸,或三十、五十丸,食后良久,及夜卧时服。

22. 牛黄煎(《幼幼新书》)

[组成]牛黄二钱,麝香一钱,龙脑半钱,大蛔蝓一枚(去皮骨腹胃,炙为末。无灰酒一盏,猥猪胆一枚同熬成膏),胡黄连诃子(炮),使君子(去壳)、蝉壳(不洗)、没石子、芦荟、芜荑、熊胆、夜明砂、朱砂、雄黄各一分,木香、肉豆蔻(春夏各半分,秋冬各一分)。

[主治]小儿诸疳诸痢,食伤气胀,体羸头大,头发作穗,壮热不食,多困,齿烂鼻疮,丁奚潮热等疾。

[用法用量]惊疳,金银薄荷汤下。干疳腹胀,桃仁茴香汤下。疳虫,东引石榴、苦楝根汤下。饮下五七丸。五岁以上十丸。上丸如麻子大。

23. 治小儿热惊方(《小儿卫生总微论方》)

[组成]牛黄一杏仁大,竹沥、姜汁各一合。

[主治]小儿热惊。

[用法用量]和匀与服。

24. 治小儿惊候方(《小儿卫生总微论方》)

[组成]牛黄六分,朱砂五钱。

[主治]小儿惊候:小儿积热毛焦,睡中狂语,欲发惊者。

[用法用量]同研。以犀角磨汁,调服一钱。

25. 治痘疮黑陷方(《王氏痘疹方》)

[组成]牛黄二粒,朱砂一分。

[主治]痘疮黑陷。

[用法用量]研末。蜜浸胭脂,取汁调搽,一日一上。

【各家论述】

1.《神农本草经》:《吴普》曰:牛黄,味苦,无毒。牛出入呻(《御览》作鸣吼)者,有之。夜有光(《御览》作夜视有光),走(《御览》有牛字)角中;牛死,入胆中,如鸡子黄(《后汉书》延笃传注)。

2.《本草经集注》:味苦,平,有小毒。生晋地平泽,生于牛,得之即阴干百日,使燥,无令见日月光(人参为之使,得牡丹、菖蒲利耳目,恶龙骨、地黄、龙胆、蜚蠊,畏牛膝)。旧云神牛出入鸣吼者有之,伺其出角上,以盆水承而吐之,即堕落水中。今人多皆就胆中得之尔。多出梁、益,一子如鸡子黄大相重叠,药中之贵,莫复过此。一子起二三分,好者价五六千至一万也。世人多假作,甚相似,唯以磨爪甲舐拭不脱者,是真也。

3.《本草衍义》:骆驼黄极易得,医家当审别考而用之,为其形相乱也。

4.《医学发明》:中脏,痰涎昏瞀,宜至宝之类镇坠;若中血脉、中腑之病,初不宜用龙、麝、牛黄,为麝香治脾入肉,牛黄入肝治筋,龙脑入肾治骨,恐引风药入骨髓,如油入面,莫之能出。

5.《本草纲目》:宗奭曰:牛黄轻松,自然微香。西戎有牛黄,坚而不香。又有骆驼黄,极易得,亦能相乱,不可不审之。

6.《神农本草经疏》:然必无毒者为是。入足厥阴、少阳,手少阴经。其主小儿惊痫,寒热热盛,口不能开,及大人癫狂痫痉者,皆肝心二经邪热胶痰为病。心热则火自生焰,肝热则木自生风,风火相搏,故发如上等证。此药味苦气凉,入二经而能除热消痰,则风火息,神魂清,诸证自瘳矣。

7.《本草汇言》:牛黄,驱风化痰,清热解毒之药也。主神志不守，癫狂妄动，或惊痫抽搦，忽作昏迷；或中风中恶，失音不语；或魂魄飞扬，触事丧志；或寒热交作，乍见神鬼，此是心虚不宁，痰迷心窍之症。不拘大人、小儿，牛黄皆可治之。但牛黄为治心之药，必酌佐使得宜而后可。故得丹砂而有宁镇之功，得参、苓而有补养之妙，得菖蒲、山药而有开达心孔之能，得枣仁、远志而有和平脏腑之理，得归、地而有凉血之功，得金、银而有安神之美。凡诸心疾皆牛黄所宜也。如小儿病伤乳食作泻，或脾胃虚寒者，亦非所宜也。

8.《本草药言》：牛黄，惟入肝经，专主除风惊痫。大小人狂热惊痫强痉，卒中不语，非此不效。其品有三四，惟神牛吐出取者，名子黄，为上。其处有膜包如蒜头，中如鸡子黄，薄叠体轻，闻有香气，揩指甲上其色通透，置舌上先苦后甘，清凉透心，方为真也。与人参、牡丹皮、石菖蒲同用则利人，若与牛膝同用则无益，盖以其所畏也。又龙骨、地黄遇之则二物皆不能成功，盖以其所恶也。牛膝指草木而言。

9.《药性会元》：吐出为生黄，为上；其次有角黄、心黄。牛病死后，识得有黄，剥之，劈破，其心中有黄如脓酱汁，取得投于水中，其黄见水聚如细蒺藜子，或如萨帝子。又次有肝黄，其牛身上光，眼如血色，多玩弄，好照水，自有夜光，恐惧人。若识得，有良法取之，其功神妙。主治惊痫寒热，热盛狂痉，除邪逐鬼，疗小儿百病，诸痫热，口噤不开，大人狂癫，中风失音。久服清心宁神，安魂定魄，令人不忘。得牡丹、菖蒲，利耳目。制法：凡使，研乳细如尘，乌金纸包，外用细绢包，再用薄牛皮包，悬吊于井口，去水三四尺，一宿收用。

10.《本草蒙筌》：各处俱资耕耘，黄色牯者为美。有黄凝结，两眼血红。因内热气熏蒸，无时鸣吼饮水。亦好照水。急以盆盛栈外，引之欲饮不能。渴甚必自吐来，伺者喝迫便堕，此生黄者。《衍义》云：喝迫而得者，乃名生黄，价类黄金。暗室阴干，忌见日月光，成于百日。轻虚重叠可揭，嗅气息微香；又有犁牛黄，坚而不香。状若鸡卵黄同，摩指甲竟透。凡遇卖者，亦此辨真。

再有角黄、心黄、肝胆黄，各从所得为名。杀剖间，或亦有。今人得者，多系此黄。初如浆汁，取得便投水中，沾水乃硬如碎蒺藜，或皂角子是也。功力虽次，亦可代充……更得牡丹、菖蒲，又能聪耳明目。孕妇忌服，能堕胎元。

11.《本草崇原》：李东垣曰：中风入脏，始用牛黄，更配脑、麝，从骨髓透肌肤以引风出；若中于腑及中经脉者，早用牛黄，反引风邪入于骨髓，如油入面，不能出矣。愚谓风邪入脏，皆为死证，虽有牛黄，用之何益。且牛黄主治，皆心家风热狂烦之证，何曾入骨髓而治骨病乎。脑、麝从骨髓透肌肤，以引风出，是辛窜透发之药，风入于脏，脏气先虚，反配脑、麝，宁不使脏气益虚而真气外泄乎！如风中于腑及中经脉，正可合脑、麝而引风外出，又何致如油入面而难出耶。临病用药，畏首畏尾，致六腑经脉之病留而不去，次入于脏，便成不救，斯时用牛黄、脑、麝未见其能生也。

12.《本草备要》：小儿百病，皆胎毒、痰热所生。儿初生时未食乳，用三五厘，合黄连、甘草末蜜调，令咽之良。发痘堕胎（善通窍）。牛有黄，必多吼唤，以盆水承之，伺其吐出迫喝即堕水，名生黄，如鸡子黄大，重叠可揭折。轻虚气香者良（观此则非病，乃生黄矣）。杀死，角中得者名角黄，心中者名心黄，肝、胆中者名肝胆黄。成块成粒，总不及生者。但磨指甲上，黄透指甲者为真（骆驼黄极易得，能乱真）。

13.《神农本草经百种录》：化痰，寒热，热盛狂，清心家之热痰，除邪逐鬼。心气旺，则邪气自不能容也。牛之精气不能运于周身，则成牛黄，属土，故其色黄也。凡治痰涎，皆以补脾为主，牛肉本能健脾化痰，而黄之功尤速。又黄必结于心下，故又能入手少阴、厥阴之分，以驱邪涤饮，而益其精气也。

14.《本草从新》：甘凉清心解热，利痰凉惊。通窍辟邪，治中风入脏，惊痫口噤（心热则火自生焰，肝热则木自生风，风火相搏，胶痰上壅，遂致中风不语。按：中风，真中者少，类中者多。中脏者重，多滞九窍；中腑者轻，多着四肢。若外无六经形证、内无便溺阻隔，为中经络，为又轻，初宜顺气开痰，继宜养血活血，不宜专用风药。大抵五脏皆有风，而犯肝者为多。肝属风木而主筋，肝病不能荣筋，故有舌强口噤㖞斜、瘫痪、不遂不仁等证。若口开为心绝，手撒为脾绝，眼合为肝绝，遗尿为肾绝，吐沫鼻鼾为肺绝，发直头摇、面赤如妆、汗缀如珠者皆不治，或止见一证，犹有可治者）。小儿胎毒痰热诸病，发痘堕胎。东垣曰：牛黄入肝治筋，中风入脏者，用以入骨追风。若中腑中经者误用之，反引风入骨，如油入面，莫之能出（今世，中风有平素积虚，而一时骤脱者，景岳以非风名之，尤忌用此）。牛有黄，必多吼唤，以盆水承之，伺其吐出，追喝即堕水，名生黄，如鸡子黄大，重叠可揭折（时珍曰：牛有病，在心肝胆之间凝结成黄，故还以治心肝胆之病。《经疏》云：牛食百草，其精华凝结成黄，犹人之有内丹，故能散火、消痰、解毒，为世神物。或云牛病乃生黄者，非也）。轻虚气香者良（观此，则非病乃生黄矣）。杀死，角中得者，名角黄；心中者，名心黄；肝胆中者，名肝胆黄。

【考释】

牛黄首载于《神农本草经》，列为上品。《名医别录》云："生晋地平泽，于牛得之。"陶弘景曰："旧云神牛出入鸣吼者有之，夜视有光走入牛角中，以盆水承而吐之，即堕落水中。今人多皆就胆中得之。多出梁、益。一子如鸡子黄大，相重叠。"《新修本草》云："牛黄，今出莱州、密州、淄州、青州、巂州、戎州。牛有黄者，必多吼唤，喝迫而得者，谓之生黄，最佳。黄有三种：散黄粒如麻豆；黄有慢黄若鸡卵中黄糊，在肝胆间；圆黄为块形，有大小，并在肝胆中。多生于特牛，其吴牛未闻有黄也。"《本草衍义》曰："牛黄，亦有骆驼黄，皆西戎所出也。骆驼黄极易得，医家当审别考而用之，为其形相乱也。黄牛黄轻松，自然微香，以此为异。盖又有牦牛黄，坚而不香。"李时珍云："牛之黄，牛之病也。其病在心及肝胆之间，凝结成黄。"从上述本草所言，牛黄主要是指牛科动物牛 Bos taurus domesticus Gmelin 的肝管及胆管、胆囊、肝管中的结石。且知当时已有牦牛黄及骆驼黄等混淆品。

由于天然牛黄因来自个别病牛体，产甚微，供不应求，近年来，已成功地在活牛体内培植牛黄，此种药材称为"人工培植牛黄"。此外，还有从猪、羊等动物胆汁中用化学方法生产"人工合成牛黄"，产品已大量应用于临床。今市售品主要有天然牛黄与人造牛黄两类。

凤眼果

(《生草药性备要》)

【异名】

罗望子(《桂海虞衡志》),频婆果(《岭外代答》),九层皮(《君子堂日询手镜》),罗晃子(《本草纲目》),潘安果(《生草药性备要》),苹婆(《植物名实图考》)。

【释名】

1.《岭外代答》:罗晃子壳长数寸,如肥皂,内有二三实,亦如橄榄皮有七重。煨食甘美,类熟栗。亦曰罗望子。

2.《君子堂日询手镜》:横州,果苽之属有名九层皮者,脱至九层方见肉,熟而食之,其味类栗。

3.《思恩府志》:罗晃子,俗名九层皮,形类蚕豆可茹,味如煨栗。外有黑光,连肉有皮九层,故名。

【产地分布】

《本草纲目》:罗望子。时珍曰:按《桂海志》云出广西。

【性状】

1.《桂海虞衡志》:罗望子壳长数寸,如肥皂,又如刀豆,色正丹,内有二三实,煨食甘美。

2.《岭南杂记》:频婆果,如大皂荚,荚内鲜红,子亦如皂荚子。皮紫,肉如栗,其皮有数层,层层剥之,始见肉。

【性味归经】

1.《食物本草》:甘,温。

2.《生草药性备要》:甘,平。

【功用主治】

1.《食物本草》:治脏腑生虫及小儿食泥土,腹痛,癖块积硬。养肝胆,明目去翳,止咳退热,解利风邪,消烦降火。

2.《生草药性备要》:治小儿生天婆究(小儿烂头疡),煅存性,开油搽,消热气,煲肉食。

3.《本草求原》:解热毒。大者,煮食,益心和脾;生食,止渴生津。

【用法用量】

内服:煎汤,六至八枚;或研末为散。外用:适量,煅存性研末调搽。

【禁忌】

《本草求原》:泄泻者忌。

【选方】

1. 治翻胃吐食方(《食物本草》)

[组成]罗晃子七枚。

[主治]翻胃吐食,食下即出,或朝食暮吐,暮食朝吐。

[用法用量]煅存性。每日酒调下方寸匕,服完为度。

2. 治腹中蛔虫上攻方(《食物本草》)

[组成]罗晃子、牵牛子各七枚。

[主治]腹中蛔虫上攻,心下大痛欲死。

[用法用量]水煎服。

3. 治疝痛方(《食物本草》)

[组成]罗晃子七个。

［主治］疝痛。

［用法用量］酒煎服。

【考释】

宋代《桂海虞衡志》始载罗晃子和罗望子，云："罗晃子如橄榄，其皮七重；罗望子壳长数寸，如肥皂，又如刀豆，色正丹，内有二三实，煨食甘美。"《岭外代答》亦有相似记载："罗晃子，壳长数寸，如肥皂。内有二三实如肥皂子，亦如橄榄，皮有七重，煨食甘美，类熟栗。亦曰罗望子。"《本草纲目》引《海槎录》云："横州（今广西南宁境内）出九层皮果，至九层方见肉也。夏熟，味如栗。"上述记载罗晃子种子有皮多层，煨食味美如栗的特点，与现今所用苹婆相一致，即梧桐科植物苹婆 *Sterculia nobilis* Smith 的种子，分布于福建、台湾、广东、海南、广西、云南等地。生于山坡林内或灌丛中，亦有栽培，药用待果实成熟时采收，剥取种子晒干备用。

近代有文献将豆科植物酸角 *Tamarindus indica* L. 混称为"罗晃子"，并将 *Tamsrindus* 称为"罗晃子属"，属误定。

巴 豆

（《神农本草经》）

【异名】

巴菽（《神农本草经》），刚子（《雷公炮炙论》），江子（《瑞竹堂经验方》），老阳子（《本草纲目》）。

【释名】

1.《神农本草经》：巴豆，一名巴菽。

2.《雷公炮炙论》：凡使巴之与豆及刚子，须在仔细认，勿误用，杀人。巴颗小紧实，色黄，豆即颗有三棱，色黑；若刚子，颗小似枣核，两头尖。巴与豆即用，刚子勿使。

3.《本草纲目》：此物出巴蜀，而形如菽豆，故以名之。

【产地分布】

1.《神农本草经》：生川谷……生巴蜀郡。

2.《蜀志》：犍为南安县，出巴豆。

3.《荆州记》：胸䐗县有巴子城，地多巴豆。

4.《广志》：犍为焚道县，出巴豆。

5.《本草图经》：出巴郡川谷。今嘉、眉、戎州皆有之。

【性状】

1.《本草图经》：木高二一丈。叶如樱桃而厚大，初生青，后渐黄赤，至十二月叶渐凋，二月复渐生，至四月旧叶落尽，新叶齐生，即花发成穗，微黄色。五六月结实作房，生青，至八月熟而黄白，类白豆蔻，渐渐自落，即收之。一房有三瓣，一瓣有实一粒，一房共实三粒也。戎州出者，壳上有纵纹，隐起如线，一道至两三道。彼土人呼为金线巴豆，最为上等，它处亦稀有。

2.《本草拾遗》：树大如围，极高，不啻一丈也。

3.《新修本草》：树高丈余，叶似樱桃叶，头微尖……五月叶渐生，七月花，八月结实，九月成，十月采。其子三枚共蒂，各有壳裹。出眉州、嘉州者良。

【炮制方法】

《雷公炮炙论》：得火则良，若急治为水谷道路之剂，去皮心膜油，生用。若缓治为消坚磨积之剂，炒烟去，令紫黑，研用。可以通肠，可以止泄，世所不知也。

1. 净制 《金匮玉函经》：去皮心。《刘涓子鬼遗方》：去皮膜心。《本草经集注》：刮去心。《太平圣惠方》：去壳。

2. 切制 《金匮玉函经》：别捣令如膏。《金匮要略方论》：研。《本草经集注》：打破剥皮。《雷公炮炙论》：敲碎。《外台秘要》：合皮咬咀。《类编朱氏集验方》：擘开作二片。《普济方》：和壳捶碎。《普济方》：碾。

3. 炮炙

（1）熬制 《金匮玉函经》：熬黑。《金匮玉函经》：复熬变黑色。《金匮要略方论》：熬。《肘后备急方》：熬令黄。《本草经集注》：先熬黄黑，别捣。《备急千金药方》：熬令紫色。《万氏女科》：水熬。

（2）药汁制 ①油、酒制。《雷公炮炙论》：

巴豆敲碎,以麻油并酒等可煮巴豆了,研膏后用。每修事一两,以酒、麻油各七合,尽为度。②硫黄、皂、醋制。《圣济总录》:三十个用硫黄一皂子大研细醋两盏煎令醋尽为度只用巴豆。③斑蝥制。《类编朱氏集验方》:去壳,同斑蝥炒。④胡芦巴制。《急救仙方》:同胡芦巴同炒、令赤色。⑤黄连制。《证治准绳》:去油,同黄连炒。⑥甘草制。《医宗粹言》:去油净成粉,用白绢包甘草水煮焙干用。⑦沉香制。《握灵本草》:沉香水浸。⑧吴茱萸。《医方丛话》:用吴茱萸汤浸七遍,焙干微炒。⑨雄黄制。《本草问答》:巴豆为末,加雄黄炒至黑色。

(3)火炮 《备急千金药方》:火炮过,黄色,去皮膜。

(4)火炼 《新修本草》:去皮膜,针挑上火炼存性。

(5)烧制 《外台秘要》:烧令烟断。《小儿卫生总微论方》:灯上烧令黄焦,去皮,用肉。《瑞竹堂经验方》:去皮,湿纸包烧,黄色为度。《寿世保元》:去壳,四个,两个生用,两个猪油包裹,灯上烧熟存性。

(6)煨制 ①纸煨。《太平圣惠方》:去皮心膜,以湿纸三重裹于煻灰火内煨令熟取出细研压去油。《普济方》:一粒,去壳,入蒜内,纸包,慢火煨熟,去巴豆,用蒜。②面煨。《洪氏济验方》:去壳,面裹煨熟,去面。

(7)浆水制 《太平圣惠方》:去皮,以浆水煮一复时,不住添热水后去心膜,纸裹压去油。

(8)油制 《太平圣惠方》:去皮心,油煎令黄色,去油。《太平圣惠方》:去皮,用冷水内浸一宿取出去心膜,于纸上阴干后,溲麦作饼子摊巴豆在内如作夹子厚着麦勿令薄于热油内煮直接候黄色滤出去麦取巴豆于乳钵内一向手研以细为度。《普济方》:去皮,取不破者,微用油炒熟,汤洗去油,拭干。

(9)面制 《太平圣惠方》:面炒微黄。

(10)醋制 《太平圣惠方》:醋煮令熟,去皮。《太平圣惠方》:醋熬令赤黄,净洗,压出油取末。

(11)萝卜制 《太平圣惠方》:去皮四十九粒,取萝卜二枚,四破开钻四十九窍,各窍内纳巴豆一枚,却依旧言之,藏在土坑中深一尺,四十九日后取出巴豆,细研如膏,纸压去油后研入药中。

(12)麸制 《博济方》:去皮,逐日换汤,浸二七日,又用麦麸水煮一日,细研末。《圣济总录》:去心皮麸炒黄研。

(13)制霜 《苏沈良方》:以巴豆剥去壳,取净肉,去肉上嫩皮,纸包水湿,入慢火中煨极熟,取起,另以绵纸包之,缓缓捶去其油,纸湿则另换,以成白粉为度。

(14)炒制 《伤寒总病论》:炒焦紫色。《普济本事方》:炒微黑黄。《普济本事方》:去心炒黄。《三因极一病症方论》:去皮心炒。《外科理例》:去壳、炒焦。《普济方》:炒赤。《串雅内编》:去心膜及壳,隔纸炒令油出。

(15)汤制 《伤寒总病论》:汤煮,研细,压去油。

(16)煮制 《小儿药证直诀》:念四个去皮膜,用水一升煮干,研细。去皮油心膜。

(17)麦制 《圣济总录》:去皮,大麦内炒熟,不用大麦。

(18)酒制 《小儿卫生总微论方》:去皮心膜,绢袋盛,好酒煮一宿,研。

(19)灰汁制 《卫生家宝产科备要》:去皮心膜,用生绢袋子盛,以灰汁煮十余沸取出研,纸压油了,重研。

(20)米制 《脾胃论》:和粳米炒焦去米。《奇效良方》:和皮米炒作黑色,去米不用。

(21)生用 《汤液本草》:得火则良,若急治为水谷道路之剂,去心皮,膜油,生用。

(22)煅制 《证治准绳》:二粒去皮膜,白矾如拇指大一块为末,将二味在于新瓦上煅令江子焦赤为度。《良朋汇集》:煅。

(23)石灰制 《寿世保元》:五钱,石灰一碗,炒红入仁在内,灰冷取仁,将灰又炒,又以仁在内再炒,拣出,用草纸捶去油、灰不用。

(24)制炭 《炮炙大法》:炒黑存性。

(25)炙制 《医门法律》:去皮心炙研。

（26）犬毛制　《串雅外编》：巴豆一粒,黄犬背上毛二七根炒研。

【炮制作用】

1.《汤液本草》：得火则良,若急治为水谷道路之剂,去心皮,膜油,生用。若缓治为消坚磨积之剂,炒烟去令紫黑研用,可以通肠,可以止泄。

2.《医宗粹言》：《本草》云生温有毒,熟寒无毒,今之去油生用为避寒也,殊不知寒不足避,当避其大毒,况本经全无去油之制法,陶氏煮令黄黑,然亦太过,不如去其心膜者五度换水,各煮一沸为佳。《局方》化滞丸而巴豆不去油,只以巴豆煮熟用之,深得其性也。

3.《奇效良方》：巴豆不去膜则伤胃,不去心则作呕,以沉香水浸能升能降。

4.《炮炙大法》：为疮疡专药,须炒黑存性,能去淤肉、生新肉有神。《本草通玄》：巴豆壳烧灰存性,能止泻痢。《握灵本草》：烧存性（治积滞泄痢腹痛里急）蜡丸。

5.《串雅内编》：须生熟得中,焦则少力,生又损人。

6.《本草便读》：生用则为速,炒黑则为缓。

7.《本草问答》：外用巴豆为末,加雄黄炒至黑色,为乌金膏,化腐肉,炒不伤好肉,皆是善于制药之法。

【性味归经】

1.《神农本草经》：辛,温。

2.《吴普本草》：（神农、岐伯、桐君）辛,有毒。（黄帝）甘,有毒。

3.《增广太平和剂图经本草药性总论》：味辛,温,生温熟寒。有大毒。

4.《医学启源》：苦,热。

5.《雷公炮制药性解》：入脾、胃、大肠三经。

6.《医林纂要探源》：辛、咸、热,毒。

7.《本草再新》：入肝、肾二经。

【功用主治】

1.《神农本草经》：主伤寒温疟寒热,破癥瘕结聚坚积,留饮痰癖,大腹水胀。荡涤五脏六腑,开通闭塞,利水谷道。去恶肉,除鬼毒蛊疰邪物,杀虫鱼。

2.《名医别录》：疗女子月闭,烂胎,金疮脓血不利,丈夫阴癩,杀斑蝥毒。

3.《本草经集注》：可练饵之,益血脉,令人色好,变化与鬼神通。

4.《日华子本草》：通宣一切病,泄壅滞,除风补劳,健脾开胃,消痰破血,排脓消肿毒,杀腹藏虫。治恶疮息肉及疥癩疔肿。

5.《药性论》：主破心腹积聚结气,治十种水肿,痿痹,大腹。

6.《本草拾遗》：主癥癖,痃气,痞满,腹内积聚,冷气血块,宿食不消,痰饮吐水。

7.《医学启源》：导气消积,去脏腑停寒,消化寒凉及生冷硬物所伤,去胃中寒湿。

8.《汤液本草》：可以通肠,可以止泄。

9.《本草纲目》：治泻痢,惊痫,心腹痛,疝气,风歪,耳聋,喉痹,牙痛,通利关窍。

【用法用量】

种子：半分至一分,内服去种皮榨去油,配入丸、散剂；外用适量,研末涂患处,或捣烂以纱布包擦患处。根：一至三钱。叶：外用适量,煎水洗患处。

【禁忌】

1.《药性论》：忌芦笋、酱、豉、冷水。

2.《本草经集注》：恶蘘草。畏大黄、黄连、藜芦。

3.《药对》：畏芦笋、菰笋、酱、豉、冷水。得火良。与牵牛相反。

4.《本草衍义补遗》：无寒积者忌之。

【选方】

1. 巴豆丸一（《太平圣惠方》）

［组成］巴豆一枚（去皮）,腻粉一钱,砒霜少许（细研）,磁石半两（细研）,蜣螂一枚。

［主治］箭头入肉。

［用法用量］上为末,以鸡子清和为丸,如绿豆大。先以针拨开箭疮口,用乳汁化一丸,上在拨开处,用醋面纸封贴。贴处当痒,痒极不可忍,则其镞自出也。多年者两上,新者一上,箭镞自出。

2. 巴豆丸二（《肘后救卒方》）

［组成］巴豆一枚（去心皮）,斑蝥一枚（去翅足）。

［主治］耳聋。

［用法用量］上药治下筛。绵裹塞耳中。

3. 巴豆丸三（《千金方衍义》）

［组成］巴豆仁一升。

［主治］寒癖宿食，久饮饱不消，大秘不通。

［用法用量］清酒五升，煮三日三夕，碎，大熟，合酒微火煎令为丸，如胡豆大。欲取吐下者，每服二丸。

4. 巴豆丸四（《圣济总录》）

［组成］巴豆十七枚。

［主治］小儿急疳及蚀唇鼻。

［用法用量］上药冷水浸一宿，去皮研，与蜡为丸，如梧桐子大。每用一丸，含之。仍吐其汁，若误咽在喉中，喉肿闭塞，吐利者，急煎黄连汤及蓝叶汁等解之。

5. 巴豆丸五（《古今医统大全》）

［组成］巴豆一枚，花椒五十粒（细研）。

［主治］虫牙疼痛，蚀孔空虚。

［用法用量］上为极细末，饭为丸，如黍米大。绵包塞蛀孔。

6. 巴豆膏（《太平圣惠方》）

［组成］巴豆七粒（去皮，研），硫黄半两（细研），白矾半两（烧灰），芜荑半两，猪脂三两。

［主治］一切疥疮有虫，时作瘙痒。

［用法用量］上为末，炼猪脂成油，入前药末调和令匀。每用莲子大，于手掌内搓涂之。

7. 巴豆方（《肘后救卒方》）

［组成］鼠妇虫、豉各七合，巴豆三枚（去心）。

［主治］卒中，射工，水弩毒。

［用法用量］合猪脂涂之。

8. 巴豆线（《外科十三方考》）

［组成］芦荟二钱，巴戟二钱，雷丸二钱，六汗二钱，巴豆二两，白丝线四两（先脱脂）。

［主治］痔瘘。

［用法用量］将前四味煎水，至浓时浆衣线，蒸一次，然后同巴豆蒸一次备用。

9. 巴豆烟（《丹溪心法》）

［组成］巴豆肉（以纸压取油）。

［主治］喉闭危急，宜开关者。

［用法用量］用压油之纸作捻子，点灯吹灭，以烟熏鼻中一时。口鼻流涎，其关自开。

10. 巴豆散（《普济方》）

［组成］巴豆七个（去皮），雄黄、大椒、荜拨、密陀僧各二钱。

［主治］牙疼。

［用法用量］上为细末，饭为丸，作锭子。绵裹塞痛处。

11. 巴豆蒜（《仙拈集》）

［组成］大蒜一瓣，巴豆一粒（去皮膜，慢火炮极热）。

［主治］耳聋。

［用法用量］将大蒜中挖一孔，纳入巴豆，用新绵包定，塞耳中。三次效。

【各家论述】

1.《宝庆本草折衷》：古今用巴豆，或熬或煮，或纸裹而压之，皆以去其油也。惟《易简方》取生巴豆肉二十枚，即不去油。入《局方》感应丸半两，一并烂研成膏，再丸如绿豆大，此敛气风实气及邪气攻腹，秘结疼甚，与夫暴痢缠扰急坠，并每服一十丸，姜汤咽下，以通泄为效。未通，更倍增丸数。或既通而泻不止，转加痛刺者，则以石菖蒲，煎汤解之。次参脉证，处药调治。然巴豆不去油之法，止可施于感应丸中，为有麻油、蜜蜡固护其性，故不致肆其毒，不可执以为常也。

2.《志雅堂杂钞》：咽熏治喉间仓卒之疾，用巴豆，以竹纸渗油令满，竹捻点灯令着，吹灭之，以咽熏喉间，即吐恶血而消。

3.《洁古珍珠囊》：巴豆辛纯阳。去胃中湿，破癥痛结聚。斩关夺门之将，不可轻用。

4.《本草元命苞》：巴豆，乃斩关夺门之将，急治为水谷道路之剂。

5.《本草衍义补遗》：巴豆去胃中寒积。无寒积者勿用。

6.《珍珠囊药性赋》：浮也，阳中阳也。其用有二：削坚积，荡脏腑之沉寒；通闭塞，利水谷之道路。

【考释】

巴豆因产巴蜀而得名。《范子计然》云："巴菽出巴郡。"《五十二病方》则作"蜀菽",乃知此物巴、蜀都有产出,非仅出巴郡一地。亦如《本草纲目》所云:"此物出巴蜀,而形如菽豆,故以名之。"

作为强效能的泻剂,巴豆的古今品种没有多大的变化。《新修本草》《图经本草》描述植物形态大抵相同:"树高丈余,叶如樱桃而厚大,初生青,后渐黄赤,至十二月叶渐凋,土月复渐生,至四月旧叶落尽,新叶齐生,即花发成穗,微黄色,五六月结实作房,生青,至八月熟而黄,类白豆蔻,渐渐自落即收之。一房有三瓣,一瓣有实一粒,一房共实三粒也。"此即大戟科植物巴豆 Croton tiglium L.。但巴豆的药性记载则古今有较大变化,从秦汉、南北朝时期至明代,主要本草著作如《神农本草经》《名医别录》《新修本草》《证类本草》《大观本草》等皆记载巴豆"味辛,性生温熟寒,有大毒",但从清代开始,主要本草著作如《本经逢原》《本草求真》《本草备要》记载巴豆均有"辛,热,有大毒",摒弃了前人生熟易用的基本理念。这里"热"性打破了清之前的"温"性和"生温熟寒"的观点。《本草从新》有创新的说法:"辛而大热,大毒。"《本草备要》指出巴豆"大燥,大泻"。《本草从新》更进一步,认为巴豆"通,大燥,大泻"。当代,从《中国药典》1955 年版至 2015 年版,各版一致记录巴豆的药性为"辛,热,有大毒;归胃、大肠经";《中药志》《新编中药志》《中华本草》关于巴豆的药性记载均与《中国药典》一致,只是少了归经。但《中华本草》蒙药卷又与此不同,蒙药卷记载巴豆"味辛,性平。效重、糙。有大毒"。这可能是因为不同民族的用药方式不同,所以产生了不同的观点。除了《中华本草》记载有可用巴豆叶、巴豆油、巴豆树根、巴豆壳以

外,其他几本著作以及药典都是霜用和生用。《中华本草》中关于巴豆的使用,大部分沿用西南地区的各种记载,存在地区差异。不过,巴豆的使用方法、部位不同,也会产生不同的功效。如巴豆生"外用蚀疮。用于恶疮疥癣,疣痣";巴豆霜"峻下冷积,逐水消肿,豁痰利咽;外用蚀疮。用于寒积便秘,乳食停滞,腹水膨胀,二便不通,喉风,喉痹;外治痈肿脓成不溃,疥癣恶疮,疣痣"。

至于产地,四川一直是巴豆的主要产区。左思《蜀都赋》提到蜀中方物时说:"其中则有巴菽、巴戟。"《华阳国志》卷三江阳郡(今四川泸州)物产有"荔枝、巴菽"。《太平御览》引《蜀志》云:"犍为南安县出巴豆。"《新修本草》记载巴豆产地:"出眉州、嘉州者良。"《千金翼方》《外台秘要》所载亦同,则四川眉山、乐山应该是唐代巴豆的主要产区。宋代巴豆亦以川产为主,产地则在眉州、嘉州外增加戎州(今四川宜宾)。《本草图经》以戎州出者为良,云:"今嘉、眉、戎州皆有之。"又云:"戎州出者,壳上有纵纹,隐起如线,一道至两三道。彼土人呼为金线巴豆,最为上等,它处亦稀有。"而据《元丰九域志》记载,入贡者为眉州巴豆。

明清时期,川产巴豆的道地性并无改变。康熙年间修《四川通志》载嘉定州、眉州以及泸州合江县皆出巴豆。嘉庆《四川通志》亦在叙州府(今四川宜宾)、嘉定府(今四川乐山)、眉州、泸州合江县等处记载有巴豆产出。

现今,巴豆产于浙江南部、福建、江西、湖南、广东、海南、广西、贵州、四川和云南等地。生于村旁或山地疏林中,或仅见栽培。分布于亚洲南部和东南部各国、菲律宾和日本南部。

巴 戟 天

（《神农本草经》）

【异名】

巴戟（《本草图经》），三蔓草（《唐本草》），不雕草（《日华子本草》），颠棘、商棘、女木（《尔雅》），巴棘（《证类本草》），不凋草（《本草纲目》）。

【释名】

《夕庵读本草快编》：巴戟天名义旧本未解，予谓其产于蜀，故曰巴。肾为先天之本，此物护肾如戟，故曰戟天。

【产地分布】

1. 《名医别录》：生巴郡及下邳山谷，二月、八月采根，阴干。

2. 《神农本草经》：生山谷。

3. 《本草图经》：生巴郡及下邳山谷，今江淮东州郡亦有之，皆不及蜀者佳。

【性状】

1. 《尔雅注疏》：髦，颠棘。细叶有刺，蔓生，一名商棘。《广雅》云女木也。郭云细叶有刺，蔓生。

2. 《本草经集注》：今亦用建平、宜都者，状如牡丹而细，外赤内黑，用之打去心。

3. 《新修本草》：其苗俗名三蔓草，叶似茗经冬不枯，根如连珠，宿根青色。嫩根白紫，用之亦同，以连珠多肉厚者为胜。

4. 《本草图经》：巴戟天，叶似茗，经冬不枯，俗名三蔓草，又名不凋草。多生竹林内。内地生者，叶似麦冬而厚大，至秋结实。二月、八月采根，阴干，今多焙之。

【炮制方法】

1. 净制　《肘后备急方》：去心。《太平圣惠方》：去苗。

2. 切制　《本草经集注》：锤破。《太平惠民和剂局方》：打去心。《本草汇》：击破。

3. 炮炙

（1）药汁制　①枸杞、菊花制。《雷公炮炙论》：用枸杞子汤浸一宿，待稍软漉出，却用酒浸一伏时，又漉出，用菊花同熬令焦黄，去菊花，布拭令干用。②盐、酒制。《先醒斋医学广笔记》：去心，青盐酒煮。③甘草制。《仁术便览》：甘草汤浸去心。《景岳全书》：甘草汤炒。《先醒斋医学广笔记》：甘草汁煮，去骨。④枸杞制。《仁术便览》：枸杞汤浸。⑤金樱子制。《得配本草》：金樱子汁拌炒。

（2）酒制　①酒煮。《博济方》：去心用无灰酒煮五七沸以来，却晒。②酒焙。《圣济总录》：先去心，以酒浸一宿，剉焙干。③酒炒。《瑞竹堂经验方》：剥肉，酒浸，炒干。④酒浸。《普济方》：酒浸一宿去皮心。⑤酒洗。《医宗说约》：去骨，酒洗。⑥酒蒸。《玉楸药解》：去梗酒浸蒸晒。

（3）米制　《本草衍义》：糯米同炒，米微转色，不用米。

（4）面制　《太平惠民和剂局方》：去心面炒。

（5）盐制　①盐浸。《太平惠民和剂局方》：盐汤浸打去心。②盐煮。《医学入门》：盐水煮去心。③盐泡。《寿世保元》：盐水泡,去心。

(6)油制 《普济方》：油炒,焙干用。

(7)火炮 《普济方》：炮去心。

(8)炒制 《医学纲目》：去心,炒。

【炮制作用】

1.《握灵本草》：有人嗜酒后患脚气甚危,或教以巴戟半两糯米同炒去米。

2.《得配本草》：滚水浸去心。助阳,杞子汁浸蒸。去风湿,好酒拌炒。摄精,金樱子汁拌炒。理肾气,菊花同煮。

【性味归经】

1.《神农本草经》：味辛,微温。

2.《名医别录》：甘。无毒。

3.《雷公炮制药性解》：入脾、肾二经。

4.《日华子本草》：味苦。

5.《证类本草》：味辛、甘,微温。无毒。

6.《药性切用》：甘、辛,微温。入肾命血分。

7.《本草新编》：入心、肾二经。

8.《本草经解》：入足厥阴肝经、足阳明胃经。

9.《本草撮要》：味辛。入足少阴经。

【功用主治】

1.《神农本草经》：主大风邪气,阴痿不起,强筋骨,安五脏,补中,增志,益气。

2.《名医别录》：疗头面游风,小腹及阴中相引痛,下气,补五劳,益精。

3.《日华子本草》：安五脏,定心气,除一切风。疗水肿。

4.《药性论》：治男子梦交泄精,强阴,除头面中风,主下气,大风血癞。

5.《本草纲目》：治脚气,去风疾,补血海。

6.《药性会元》：主治阴疝、白浊,补肾增精,疗大风、邪气,阴痿不起,强筋骨,安五脏,补中、增志益气,疗头面游风,小腹及阴中相引痛下气,补五劳,利男子,夜梦鬼交,泄精。

7.《本草求原》：化痰,治嗽喘,眩晕,泄泻,食少。

8.《本草再新》：强阴益精,治五劳七伤,散风湿,治风气脚气,化痰消水肿。

9.《本草撮要》：功专温补元阳,得纯阴药有既济之功。并散风湿,治风气脚气水肿。

10.《药性切用》：除风气脚气,强壮腰膝。

11.《新编六书》：补肾阴,兼除风湿,治五劳七伤,腰膝疼痛,风气水肿等症。

【用法用量】

内服：煎汤,二至五钱;或入丸、散;亦可浸酒或熬膏。

【禁忌】

1.《本草经集注》：覆盆子为之使。恶朝生、雷丸、丹参。

2.《神农本草经疏》：凡病相火炽盛,便赤,口苦,目赤目痛,烦躁口渴,大便燥秘,法咸忌之。

3.《药性切用》：阴虚相火炽者,忌之。

4.《得配本草》：火旺泄精,阴虚水乏,小便不利,口舌干燥,四者禁用。

【选方】

1. 巴戟丸一(《太平惠民和剂局方》)

[组成]巴戟三两,良姜六两,紫金藤十六两,青盐二两,肉桂(去粗皮)、吴茱萸各四两。

[主治]妇人子宫久冷,月脉不调,或多或少,赤白带下。

[用法用量]上为末,酒糊为丸。日午、夜卧各一服。

2. 巴戟丸二(《太平圣惠方》)

[组成]巴戟一两半,牛膝三两(去苗),羌活一两半,桂心一两半,五加皮一两半,杜仲二两(去粗皮,炙微黄,锉),干姜一两半(炮裂,锉)。

[主治]风冷腰胯疼痛,行步不得。

[用法用量]上药捣罗为末,炼蜜和捣三二百杵,丸如梧桐子大。每于食前,以温酒饮下三十丸。

3. 巴戟丸三(《太平圣惠方》)

[组成]巴戟一两,鹿茸(去毛,涂酥,炙微黄)一两,蛇床子一两,远志一两,薯蓣一两,熟干地黄一两,山茱萸一两,附子(炮裂,去皮脐)一两,补骨脂(微炒)一两,菟丝子粉一两,肉苁蓉(酒浸三宿,刮去皱皮,炙干)一两,白茯苓一两,桂心一两,硫黄(细研,水飞过)一两。

[主治]下元虚冷，面色萎黄，肌体瘦，腰无力。

[用法用量]研末，炼蜜为丸，如梧桐子大。每服三十丸，温酒下。

4. 巴戟丸四（《圣济总录》）

[组成]巴戟天（去心）一两半，桑螵蛸（切破，以麸炒，令麸黑色为度）一两，远志（去心）三分，肉苁蓉（酒浸，去皱皮，切，焙）一两，杜仲（去粗皮，涂酥，锉，炒）三分，石斛（去根）三分，山芋一两，附子（炮裂，去皮脐）一两，续断一两，鹿茸（涂酥炙，去毛）三分，龙骨三分，菟丝子（酒浸一宿，别捣）三分，生干地黄（焙，别于木臼内捣）一两，五味子三分，山茱萸三分，桂（去粗皮）三分。

[主治]胞痹脐腹痛，小水不利。

[用法用量]每服三十丸，空腹温酒下，日三次。

5. 巴戟丸五（《医学发明》）

[组成]巴戟天（去心）、肉苁蓉、人参、五味子、菟丝子、熟地黄、覆盆子、白术、炒益智仁、骨碎补、龙骨、茴香、牡蛎各等分。

[主治]肝肾亏虚，遗精盗汗，面色白而不泽。

[用法用量]为细末，炼蜜为丸，梧桐子大。每服三十丸，空腹食前，米饮送下。

6. 巴戟散一（《太平圣惠方》）

[组成]巴戟一两，柏子仁一两，石龙芮一两，天麻一两，牛膝（去苗）一两，牡蛎（烧为粉）一两，菟丝子（酒浸一宿，焙干，别捣）一两，天雄（炮裂，去皮脐）一两，肉苁蓉（酒浸一宿，刮去皱皮，炙干）一两，草薢（锉）三分，防风（去芦头）三分，当归三分，羌活三分，桑螵蛸（微炙）三分，肉桂二两（去皱皮）。

[主治]风劳，气血不益，脏腑虚伤，肢节烦疼，腰膝无力，形体羸瘦，面色萎黄，小便频多，卧即盗汗。

[用法用量]为细末。每服二钱，空心及晚食前以温酒调下。

7. 巴戟散二（《圣济总录》）

[组成]巴戟天（去心）一两，白芷半两，高良姜（为末）一钱匕。

[主治]元脏虚冷上攻，口疮。

[用法用量]上三味，捣为细散，用猪腰子二只，去筋膜，每一只，入药散一钱匕，用湿纸裹煨熟，乘热去纸。以口吸热气，有涎即吐，候冷，细嚼服之。

8. 巴戟天丸一（《圣济总录》）

[组成]巴戟天（去心）、补骨脂（炒）、茴香子（炒）各半两，附子（去皮、脐，锉，盐炒）一两。

[主治]肾脏久虚，体瘦骨痿，腰脚酸疼，脐腹冷痛，饮食无味，行坐少力，夜多梦泄，耳内蝉鸣。

[用法用量]上四味，捣罗为末，用酒熬一半成膏，留一半拌和丸，如梧桐子大。每服二十丸，空心食前盐汤下。

9. 巴戟天丸二（《圣济总录》）

[组成]巴戟天（去心）一两，沉香（剉）半两，山芋一两，菟丝子（酒浸一宿，别捣）一两半，茴香子（炒）、茯神（去木）、五味子、海桐皮（剉）各一两，牛膝（酒浸，切，焙）一两半。

[主治]补虚损，益正气。

[用法用量]上九味捣罗为末，炼蜜丸如梧桐子大。空心食前盐汤下，或温酒下，十五丸至二十丸。

10. 温土毓麟汤（《傅青主女科》）

[组成]巴戟一两（去心，酒浸），覆盆子一两（酒浸蒸），白术五钱（土炒），人参三钱，怀山药五钱（炒），神曲一钱（炒）。

[主治]妇人脾胃虚寒不孕。

[用法用量]水煎服。

11. 化水种子汤（《傅青主女科》）

[组成]巴戟天（盐水浸）、白术（土炒）各一两，茯苓、菟丝子（酒炒）、炒芡实各五钱，人参三钱，车前子（酒炒）二钱，肉桂（去粗皮）一钱。

[主治]妇人水湿停滞不孕，小便不利，腹胀脚肿。

[用法用量]水煎服。

12. 天真丹（《医学发明》）

[组成]沉香、巴戟天（酒浸）、炒茴香、草薢（酒浸炒）、炒胡芦巴、炒补骨脂、杜仲（麸炒）、琥珀、黑牵牛子（盐炒，去盐）各一两，官桂半两。

[主治]肾虚阳痿，阴囊湿冷，遗精腰痛。

[用法用量]为末，酒糊为丸，梧桐子大。每服五十丸，空腹温酒送下。

13. 治阳衰气弱，精髓空虚方（《内经拾遗方论》）

[组成]巴戟天八两，当归、枸杞子各四两，广陈皮、川黄柏各一两。

[主治]阳衰气弱，精髓空虚，形神憔悴，腰膝痿痹；或女人血海干虚，经脉断续，子嗣难成。

[用法用量]俱用酒拌炒，共为末，炼蜜丸梧桐子大。每早晚各服三钱，白汤下。男妇皆可用。

【各家论述】

1.《证类本草》：巴棘，味苦有毒。一名女木，生高地，叶白有刺，根连数十枚。五色符，味苦微温，主咳逆，五脏邪气，调中益气明目，杀虿。青符、白符、赤符、黑符、黄符，各随色补其脏。白符，一名女木，生巴郡山谷。陶隐居云：方药皆不复用，今人并无识者。臣禹锡等谨按，吴氏云：五色石脂，一名青、赤、黄、白、黑符。《雷公》曰：凡使，须用枸杞子汤浸一宿，待稍软漉出，却用酒浸一伏时，又漉出，用菊花同熬令焦黄，去菊花，用布拭令干用。

2.《本草图经》：巴戟天，有宿根者青色，嫩根者白色，用之皆同，以连珠肉厚者胜。今方家多以紫色为良。蜀人云：都无紫色者。彼方人采得，或用黑豆同煮，欲其色紫，此殊失气味，尤宜辨之。一说蜀中又有一种山律根，正似巴戟，但色白。土人采得以醋水煮之乃紫，以杂巴戟，莫能辨也。真巴戟，嫩者亦白，干时亦煮治使紫，力劣弱，不可用。今两种市中皆是。但击破视之，其中紫而鲜洁者，伪也；真者击破，其中虽紫，又有微白糁如粉，色理小暗也。

3.《本草衍义》：巴戟天，本有心，干缩时，偶自落，或可以抽摘，故中心或空，非自有小孔子也。今人欲要中间紫色，则多伪以大豆汁沃之，不可不察。外坚难染，故先从中间紫色。有人嗜酒，日须五七杯。后患脚气甚危，或教以巴戟半两，糯米同炒，米微转色，不用米，大黄一两，锉、

炒，同为末，熟蜜为丸，温水服五七十丸，仍禁酒，遂愈。

4.《神农本草经疏》：巴戟天，主大风邪气，及头面游风者，风为阳邪，势多走上，《经》曰，邪之所凑，其气必虚，巴戟天性能补助元阳，而兼散邪，况真元得补，邪安所留，此所以愈大风邪气也。主阴痿不起，强筋骨，安五脏，补中增志益气者，是脾、肾二经得所养，而诸虚自愈矣。其能疗少腹及阴中引痛，下气，并补五劳，益精，利男子者，五脏之劳，肾为之主，下气则火降，火降则水升，阴阳互宅，精神内守，故主肾气滋长，元阳益盛，诸虚为病者，不求其退而退矣。

5.《本草发明》：巴戟天甘温，补肾家虚为最。辛兼润肺，而散寒风邪。故《本草》云：益精，利男子阴痿，小腹及阴中引痛，治遗精，其补肾虚可知矣。云安五脏，补劳补中，增志益气，强筋骨者，盖肾主五脏津液，主骨藏志故耳。云主大风邪气，头面游风，风血癞，抑辛润肺以平肝，而散其邪软。若肾有伏火，致阴痿泄精等，不宜服。只是补肾家虚冷，相火不足者为专。

6.《本草约言》：巴戟，入手、足少阴经。甘温补肾家虚寒为最，辛兼润肺而散风邪。《本草》称其安五脏，补中益气，贵乎用之之人。用热远热，用寒远寒耳。治阴疝白浊，补肾尤滋。

7.《医方药性》：巴戟天，其性温。止血，壮筋，生肌肉。

8.《雷公炮制药性解》：主助肾添精，除一切风及邪气。酒浸用，覆盆为使，恶雷丸、丹参。按：巴戟之温，本专补肾，而肺乃肾之母也，且其味辛，故兼入之以疗风。凡命门火旺以致泄精者，忌之。

9.《本草汇言》：巴戟天，《药性论》：强阳益精之药也。生血脉，去大风疮癞之虞。坚骨髓，起腰膝阳衰之证。病人肝肾虚者，舍此不治。有益寿延年之妙用也。观夫草枝木叶，至冬莫不随天地肃杀之气而零落，独此凌寒不凋，与天相戟，专得阳刚之气最厚也。《日华子》谓扶男子阳绝不兴而子嗣难成。启女人阴器不举而胎孕少育。或肝失用而血海早枯，或形失主而手足痿痹。种

种形神两疲之疾，用此靡不奏功。他如补中益智、健膝壮筋，又不待言矣。金灵昭先生曰：巴戟天禀土德真阳之精，经冬不枯，草本而得松柏之干，是当木之体而兼金之用也。故其味辛而甘，性能补助元阳而兼散邪，况真元得补，邪安所留？此所以愈大风疮癞也……况筋骨血脉之病，肾为之主。肾家之真阳强则邪火降，邪火降则真水升。阴阳互宅，精神内守，故肾气滋长，元阳益盛，诸邪为病者，不求其退而自退矣。此药性温属阳，凡病相火炽盛，思欲不得，便赤口苦，目痛目肿，烦热口渴，大便燥闭诸证，咸宜忌之。

10.《分部本草妙用》：巴戟天，肾经血分药也，病人虚损，加而用之。

11.《药镜》：巴戟天，添精而筋骨强，散邪而五脏安妥。盖五脏之劳，肾为之主也。下气则火降，火降则水升，故肾气滋长，而诸虚自退。祛除疝以平小腹之引痛，并及白浊梦遗。补血海以除头面之游风，更使志增气益。

12.《本草乘雅半偈》：先人云，草木至冬，莫不随天地气化而藏，独此不凋，与天相戟，当为冬肾之生物也。其精志与骨，咸肾所司，欲其生发者，仗此大有所裨。条曰：深秋结实，经冬不凋，反地之阳杀阴藏，得天之阳生阴长，可判属肝。而以戟、以辛，又可判属肺矣。诚肺肝秉制为用之用药也。故主天有八风，不从乡来者之外所因。与《经》有五风，触五脏之内所因，或肝失用而阴痿不起，或形失生而筋骨不强，或志从阴藏而颓，或气从阳杀而损，靡不因风入中虚，戟以击之。雷公法秉制之宜，阆杞菊生成，斯义自见。不曰巴戟地，而曰巴戟天，虽似弄巧，实出至理。如是乃可合天有八风，《经》有五风，御五位，触五脏也。

13.《本草汇》：巴戟天，为肾经血分之药，盖补助元阳则胃气滋长，诸虚自退，其功可居萆薢、石斛之上。但其性多热，同黄柏、知母则强阴，同苁蓉、锁阳则助阳，贵乎用之之人用热远热，用寒远寒耳。

14.《本草新编》：夫命门火衰，则脾胃寒虚，即不能大进饮食，用附子、肉桂以温命门，未免过于太热，何如用巴戟天之甘温，补其火而又不炼其水之为妙耶？或问巴戟天近人止用于丸散之中，不识亦可用于汤剂中耶？曰：巴戟天正汤剂之妙药，温而不热，健脾开胃，既益元阳，复填阴水，真接续之利器，有近效而又有速功。

15.《本草述钩元》：巴戟之味，由苦而辛，辛中亦有苦，味尽处略有甘。夫苦为火味，阳火出于地，为命门真火，所云非苦无以至地也。辛为金味，上行为天气，合于人身之肺，所云非辛无以至天也。辛由于苦，则元气之体，苦合之辛，则元气之用，况其温者。又出地之始气，更合于经冬不凋以观，非禀阴中之真阳而裕有元气之体用者乎？《本经》首治大风邪气（阳陷化邪），阴痿不起（用阳不达），言其用也，由用而及体，故归之补中增志益气。甄权则首指其体，如治鬼交精泄，以关元、中极之间，下于肾三寸，男精女血，皆藏于此。赖其上有肾中命门，实司元气者下而锁钥之，所谓气能摄精也。至言风癞之治，则并及用矣。其他种种治效，总不外此体用间元气之益耳。夫元气乃阴中之阳，不能离于阴以为阳，故不得漫用辛热以耗阴。此味虽曰益阳，却从阴中完其体，致其用，非辛热之伦可比。如熟地黄，补阴而发阳者也，可助之发阳于阴中；如覆盆子、骨碎补，由阳而强阴者也，可合之强阴于阳中；至如阳虚生寒，投以辛热之桂附，阳虚郁热，投以苦寒之连柏，俱有不舍兹味者。总为元气之主剂，立其主而后辛热可以去寒，苦寒可以清热也。人身元气，上际于天，下极于地。巴戟既裕元气之体用，即亦能如元气之所周，随寒热而咸宜，故治疗颇多（不第如头面游风，小腹，及阴中引痛，与脚气而已也）。至《本经》首言大风邪气，诸本草亦以疗风为言，斯义最宜循绎。《经》曰：出地者，阴中之阳，阳予之正，阴为之主，夫风化司出地者也。此品虽微，却有阳予正、阴为主之义。所谓发阳于阴中，即强阴于阳中也，故不但能补元阳，且补血海益精，皆有兼功焉（人身水火合化以为气，更藉金木交媾，乃得合化焉。巴戟达元气于上，即达肝之气化于肺；达元气于下，即达肺之气化于肝。肝为血海，通于三焦之命门，合相火而行血海之化。既肺媾于肝,而血海不补乎?)。夫肾元中,有精化气者,先天也,有气化精者,后天也,肺为气主。巴戟以由苦而辛者,达元气之用于上。即由苦中之辛而归于甘,以达元气之用于下。肺直媾于肝,得归血海而化精,乃从阳而生阴之剂(即此之谓强阴,谓下气,又谓益精,不止于能固精而已也)。与从阴而生阳之味,各有所宜,不得混视也。巴戟疗男子泄精,主于元气能固精之义也。第气与精交相益,而交相病。如元气虚而精不固,是由气以病精,属阳虚(或劳伤中气并劳伤命门之阳)。若元精虚而气不固,是由精以病气,属阴虚(不止于色欲,举六淫七情,皆得以伤精)。阳虚者气不足,阴虚者火有余,二者皆病于元气,却未可概从补气论治,更当参者。太极未分阴阳,合为一气,此所谓两神相搏也。太极一判,清升浊降。然清者不能离阴以为上际,浊者不能离阳以为下蟠,此所谓两精相搏也,乃《经》又独以神属心者。正谓一气止是阴阳,阴阳止分动静,静者阖而动者辟,阖者气之守,辟者气之倡。故精必归之气,气尤归之神,又未可止于元气求责也。缪氏云:凡相火炽盛,思欲不得,便赤口苦,目昏目痛,烦躁口渴,大便燥闭,法咸忌之。[修治]同枸杞子汤浸一宿,漉出,再用酒浸一时,更拌菊花,熬令焦黄,去菊,拭干用。此雷公法。用紫黑沉大穿心者,不用色黄而细者。捶去心,酒浸,焙。

16.《本草汇笺》:巴戟天,肾经血分药也,故能强筋骨,而治阴痿,及小腹相引,阴中作痛。其主大风邪气及头面游风者,风为阳邪,势多走上,巴戟天甘温而辛,辛能发散,且其苗叶经冬不枯,得土德之真阳,阳主发亦主升,以阳补阳。故元阳不足者宜用,相火炽盛者禁之。

17.《冯氏锦囊秘录》:巴戟天,禀土得真阳之精气,兼得天之阳和,阳主发散,散则横行,是当木之令,而兼金之用也,故味辛、甘、微温,无毒。水泡去心用。巴戟天,禁梦遗精滑,虚损劳伤,头面游风,及大风当浸淫血癞,主阴痿不起及小腹牵引绞疼,安五脏,健骨强筋,定心气,利水消肿,益精增志,惟利男人,温补肾脏虚寒之要

药。惟相火炽者,勿用。

18.《本经逢原》:巴戟天严冬不凋,肾经血分及冲脉药也。故守真地黄饮子用之,即《本经》治大风邪气之谓,以其性补元阳而兼散邪,真元得补,邪安所留,是以可愈大风邪气也……又治脚气,补血海,病患虚寒加用之。

19.《本草崇原》:主治大风邪气者,得太阴之金气,金能制风也。治阴痿不起,强筋骨者,得太阳之标阳,阳能益阴也。安五脏,补中者,得太阴之土气,土气盛,则安五脏而补中。增志者,肾藏志而属水,太阳天气,下连于水也。益气者,肺主气而属金,太阴天气,外合于肺也。

20.《本草经解要》:巴戟天气微温,禀天春升之木气,入足厥阴肝经;味辛甘无毒,得地金土二味,入足阳明燥金胃经。气味俱升,阳也。风气通肝,巴戟入肝,辛甘发散,主大风邪气,散而泻之也。阴者宗筋也,宗筋属肝,痿而不起,则肝已全无鼓动之阳矣;巴戟气温益阳,所以主之。盖巴戟治阳虚之痿,淫羊藿治阴虚之痿也。肝主筋,肾主骨;辛温益肝肾,故能强筋骨也。胃者五脏之原、十二经之长;辛甘入胃,温助胃阳,则五脏皆安也。胃为中央土,土温则中自补矣,肾统气而藏志;巴戟气温益肝,肝者敢也,肝气不馁,则不耗肾,而志气增益也。

21.《得配本草》:助阳起阴。治一切风湿水肿,少腹引阴冷痛,夜寐梦交精泄。得纯阴药,有既济之功。君大黄,治饮酒脚气。滚水浸去心。助阳,杞子煎汁浸蒸。去风湿,好酒拌炒。摄精,金樱子汁拌炒。理肾气,菊花同煮。火旺泄精,阴水虚乏,小便不利,口舌干燥,四者禁用。巴戟、锁阳,暖肾经之寒。熟地、杞子,制肾脏之热。肾脏虚多热,肾经虚多寒,经脏不同,水火判别,毋得误用。

22.《神农本草经读》:巴戟天气微温,禀天春升之木气而入足厥阴肝;味辛甘无毒,得地金土二味入足阳明燥金胃。虽气味有木土之分,而其用则统归于温肝之内。佛经以风轮主持大地,即是此义。《本经》以"主大风"三字提纲两见:一见于巴戟天,一见于防风。阴阳造化之机,一言

逗出。《金匮》云：风能生万物，亦能害万物。防风主除风之害，巴戟天主得风之益，不得滑口读去。盖人居大块之中，乘气以行，鼻息呼吸，不能顷刻去风。风即是气，风气通于肝，和风生人，疾风杀人。其主大风者，谓其能化疾风为和风也。邪气者，五行正气不得风而失其和。木无风则无以遂其条达之情，火无风则无以遂其炎上之性，金无风则无以成其坚劲之体，水无风则潮不上，土无风则植不蕃。一得巴戟天之用，则到处皆春而邪气去矣。邪气去而五脏安，自不待言也。况肝之为言敢也，肝阳之气，行于宗筋而阴痿起；行于肾脏，肾藏志而志增，肾主骨而骨强；行于脾脏，则震坤合德，土木不害而中可补。"益气"二字，又总结通章之义。气即风也，逐而散之，风散即为气散，生而亦死；益而和之，气和即为风和，死可回生。非明于生杀消长之道者，不可以语此。

23.《本经续疏》：巴戟天，夫风邪之于人，其始能令人毫毛毕直，其继能令人多汗恶风已耳。阴痿不起，岂大风邪气所能致耶？不知阴痿不起，非外中之风，犹口燥舌干非外受之燥也。然内涵之燥，有口燥舌干可凭，阴痿不起，非风所能致，何以知其由大风邪气，此则有说焉。三百六十五日，分为七十二候。凡羽毛鳞介草木，生壮老死于其间者何限？而独着为生杀之表率者，在立春第一候，曰东风解冻；在立秋第一候，曰凉风至。是风为生杀统领，物当生壮。设遇凉风，必遭抑遏，物垂老死。设遇东风，亦缓憔悴，惟物有届时难挽之期，故风无久违气候之异。此夏令风从西北，冬令风自东南，胥有之，特终未见积月累旬不能休止也。人自生至死，原不得常以阴痿不起为病。适当二八已后，八八已前，不因精血之亏，不缘元气之损，而肢体疲罢，筋骨懈弛，志气尪颓，观其状似蒲柳之易衰，究其归实枢机之完密。岂不似物当生壮，忽值凉飙，惟旋转其风，则以厉阶为荣资。譬之行舟，适才石尤打头，极费纤挽，忽而扬帆鼓枻，不由人力。是巴戟天之主阴痿不起，强筋骨，安五脏，补中增志益气，不必谓之治风，直谓之转风可也。虽然巴戟天能转萧索为温茂，其故安在？盖惟其色紫，紫者阳入阴

中，阴随阳唱之验也。而紫中间白，白则符于萧索。然间岁则变青，青非鼓动阳风之色乎？紫之多不能泯白，白之少，非特不化于紫，且能转而为青。是萧索实温茂之所由，温茂乃萧索之所发。有紫色为根柢，而此则发其机耳。钟阳气于阴中，而阴赖以化；布阳气于一身，而阴随以生。此小腹阴中相引作痛，及头面游风所以并能疗也。设使火原偏旺，水原偏衰，纵有阴痿不起，少腹引痛，虽昧者亦不恃此为救援矣。

24.《本草求原》：巴戟天即不凋草。辛温上达，即由辛归于甘涧，以达元气之用于下。经冬不凋，故达阳更生阴，与入阴补阳者不同。使肺气归血海以化精，为肾胃、属舍。冲脉血分之良药。凡元阳衰阴经亦亏，不受刚燥者宜之。主大风邪气，风气通肝血，少阳陷，则旋而为风。辛温达肝阳于阴中，上媾于肺以生血而杀风，遂变为和风，非辛散及制肝之比。阴痿，肛阳达，宗筋自起，是治阳虚之痿。羊藿则治阴虚之痿。同五味、苁蓉、柏仁、鹿茸、故纸。阴虚白浊，上方去茸、苏，加冬、地、车前、牛膝、黄柏。强筋骨，肝肾益，则所主之筋骨自强。安五脏，补中，肾为五脏之源，温阴助胃，则谷食增，而脏自安。化痰，消水肿，增志益气，肝主敢决，肺主气，肾藏志，肺连于水，以生血养肝故也。治梦遗，同鹿角、柏仁、天冬、远志、黄柏、盆子、莲须，元气上达则摄。头面风，同菊、菖、山萸、首乌、刺蒺、天冬。脚气，同糯米炒，去米，合大黄炒，蜜丸，是达肝肾气，使大黄得以除湿热也。下气，小腹及阴中相引痛，同橘核、荔枝、黄柏、牛膝、草薢、川楝、川瓜。咳喘，溲血，腰痛痹痿，眩晕，泄泻，食少，目疾，耳聋，尿不禁，皆上达下归，元气周流之效。此乃元气之主剂，立其主，可随寒热而佐之，以达下焦之主气，故磁石丸益肾阴，苁蓉丸益肾阳俱用。相火盛，大便燥，忌之。去心，酒浸焙，覆盆为使。恶丹参。

25.《本草崇原集说》：巴戟天《崇原》诠释主治，从巴戟天气味入手，是以游刃有余。《经读》：但解气味、主治，每以偏师制胜，亦能力破余地。一言药之体性，一言药之功用也，然必体立而后

用有以行。

【考释】

巴戟天是我国著名的四大南药之一,因产地而得名,如《名医别录》所述:"生巴郡及下邳山谷。"《本草经集注》云:"巴戟天状如牡丹根而细,外赤内黑,用之打去心。"《新修本草》曰:"巴戟天苗俗方名三蔓草,叶似茗,经冬不枯,根如连珠多者良,宿根青色嫩根白紫,连珠肉厚者为甚。"《大明本草》云:"巴戟天……又名不凋草,色紫,如小念珠,有小孔子,坚硬难捣。"《本草衍义》曰:"巴戟天本有心,干缩时偶自落或可以抽摘,故中心或空,非自有小孔子。"《图经本草》附有滁州巴戟天和归州巴戟天两幅图,并云:"巴戟天生巴郡,今江淮河东州郡亦有之,皆不及蜀川者佳……今方家多以紫色者为良。"明代《本草原始》首次形象地描绘了巴戟天的药材图。《本草品汇精要》载:"巴戟天……蜀川者为佳。"《植物名实图考长编》云:"巴州,剑州贡巴戟。"《增订伪药条辨》记述:"巴戟肉广东出者肉厚骨细,色紫心白,黑色者佳。"从上述本草记载可知:古代巴戟天分为归州巴戟天和滁州巴戟天,葡萄科三叶崖爬藤 *Tetrastigma hemsleynum* Diels et Gilg 为常绿藤本,根粗壮,呈纺锤形或团块状,常数枚相连,叶为三小叶,与本草著作中记载的巴戟天形态相似,其应为古代归州巴戟天的基原植物。百合科沿阶草 *Ophiopogon bodinieri* Levl. 与本草著作中记载"内地生者,叶似麦冬而浓大,至秋结实"的巴戟天形态特征一致,可以判断,古代的滁州巴戟天基原植物可能是沿阶草。此外,开口箭 *Campylandra chinensis*(Baker)M. N. Tamura et al 或齿瓣开口箭 *Tupistra fimbriata* Hand.-Mzzt 等,为根茎扁圆柱形,略扭曲,节明显,略膨大,节处有芽及膜质鳞片状叶,节间短,表面黄棕色至黄绿色,有皱纹,与本草著作中记载相似,也可能是古代滁州巴戟天的基原。因此,古代巴戟天中归州巴戟天基原植物可能为三叶崖爬藤,滁州巴戟天基原植物可能为沿阶草、开口箭或齿瓣开口箭。

但至民国时期,《药物出产辨》和《增订伪药条辨》将巴戟天品种产地南移至广东一带,随后,市场使用和流通广泛的巴戟天正式命名为茜草科植物巴戟天 *Morinda officinalis* How。因其助阳作用好,且为全国广泛承认,现作为药典品种应用。其产于福建、广东、海南、广西等地的热带和亚热带地区。生于山地疏、密林下和灌丛中,常攀于灌木或树干上,亦有引作家种。中南半岛也有分布。

由于多年来的过度采挖,野生的巴戟天数量稀少,受威胁严重,中国珍稀濒危植物名录将其列为国家Ⅱ级保护物种。

艾 纳 香

（《海药本草》）

【异名】

艾蒳香（《补遗雷公炮制便览》），艾纳（《本草精义》），大风艾、牛耳艾、大风叶、紫再枫（《生草药性备要》）。

【释名】

1.《开宝》：艾纳香。

2.《本草求原》：大风艾即牛耳艾。

【产地分布】

1.《广志》：出西国，似细艾。

2.《本草精义》：旧本不着所出州土，今出西国生飘国。

3.《古乐府》：行胡从何方，列国持何来，氍毹毾𣰆五木香，迷迭艾纳及都梁。是也。

【性状】

1.《广志》：又有松树皮上绿衣，亦名艾纳香，可以和合诸香烧之，能聚其烟，青白不散，而与此不同。

2.《本草精义》：苗似细艾。

【性味归经】

1.《海药本草》：温、平。

2.《开宝本草》：味甘，温。无毒。

3.《本草纲目》：甘，温、平。无毒。

4.《本草发明》：气温，味辛。无毒。

5.《生草药性备要》：味苦，性辛。

6.《本草求原》：苦，温。

【功用主治】

1.《名医别录》：治伤寒，五泄，心腹注气，下寸白虫，止肠鸣。

2.《海药本草》：烧之辟温疫。

3.《本草拾遗》：主癣。

4.《开宝本草》：去恶气，杀虫。主腹冷泄痢。

5.《本草纲目》：合蜂窠浴香港脚良。治癣辟蛇（臧器）。

6.《本草求原》：活血，祛风消肿，治跌打，理酒风脚，敷之。

7.《图经本草药性总论》：去恶气，杀虫，主腹冷泄痢疾。

8.《生草药性备要》：祛风消肿，活血除湿，治跌打。

【用法用量】

内服：煎汤，三至六钱。外用：煎水洗或研末调敷。

【选方】

1. 浥衣香方（《千金翼方》）

[组成]沉香、苜蓿香各五两，丁香、甘松香、藿香、青木香、艾纳香、鸡舌香、雀脑香各一两，麝香半两，白檀香三两，零陵香十两。

[用法用量]上一十二味，各捣令如黍粟麸糠等物，令细末，乃和令相得。置衣箱中，必须绵裹之，不得用纸，秋冬犹着，盛热暑之时令香速浥，凡诸草香不但须新，及时乃佳。若欲少作者，准此为大率也。

2. 甲煎唇脂（《千金翼方》）

[组成]甘松香五两，艾纳香一两，苜蓿香一

两,茅香一两,藿香三两,零陵香四两。

[主治]唇裂口臭。

[用法用量]先以酒一升,水五升,相和作汤,洗香令净,切之;又以酒、水各一升浸一宿,明旦纳于一斗五升乌麻油中,微火煎之,三上三下,去滓,纳上件一口瓶中,令少许不满,然后取:上色沉香三斤,雀头香三两,苏合香三两,白胶香五两,白檀五两,丁香一两,麝香一两,甲香一两。上八味,先酒、水相和作汤,洗香令净,各各别捣碎,不用绝细,以蜜二升、酒一升和香,纳上件瓷瓶中令实满,以绵裹瓶口,又以竹篾交横约之,勿令香出。先掘地埋上件油瓶,令口与地平,以香瓶合覆油瓶上,令两口相当。以麻捣泥泥两瓶口际,令牢密,可厚半寸许,用糠壅瓶上,厚五寸,烧之,火欲尽,即加糠,三日三夜,勿令火绝,计糠十二石讫,停三日,令冷出之。别炼蜡八斤,煮数沸,纳紫草十二两,煎之数十沸,取一茎紫草向爪甲上研看,紫草骨白,出之,又以绵滤过,与前煎相和令调,乃纳朱砂粉六两,搅令相得,少冷未凝之间,倾竹筒中,纸裹筒上,麻缠之,待凝冷解之,任意用之,计此可得五十挺。

3. 熏衣香方(《千金翼方》)

[组成]鸡骨煎香、零陵香、丁香、青桂皮、青木香、枫香、郁金香各三两,熏陆香、甲香、苏合香、甘松香各二两,沉水香五两,雀头香、藿香、白檀香、安息香、艾纳香各一两,麝香半两。

[主治]身体臭,令香。

[用法用量]上十八味末之,蜜二升半煮肥枣四十枚令烂熟,以手痛搦令烂如粥,以生布绞去滓,用和香,干湿如捻麨,捣五百杵,成丸,密封七日乃用之,以微火烧之,以盆水内笼下,以杀火气,不尔必有焦气也。

4. 治蛇伤口不合方(《本草求原》)

[组成]大风艾、鹿耳翎。

[主治]蛇伤口不合。

[用法用量]大风艾同鹿耳翎敷。

【考释】

艾纳香首载于《备急千金要方》治口中臭方之熏衣香方"鸡骨煎香……艾纳香(各一两)、麝香半两。以微火烧之,以盆水内笼下,以杀火气,不尔,必有焦气也"。继《备急千金要方》之后,《法苑珠林》引证部云:"《广志》曰,艾纳香出漂国,乐府歌曰,行胡从何来,列国持何来,氍毹毾㲪登毛,五木香迷迭,艾纳及都梁。"随后《开宝本草》对艾纳香生境、形态及鉴别有了进一步的描述,曰:"艾纳出西国,似细艾。又有松树皮上绿衣,亦名艾纳,可以和合诸香,烧之能聚其烟,青白不散,而与此不同。"从上述描述可知,艾纳香古今一致,即为菊科植物艾纳香 *Blumea balsamifera* (L.) DC.,其产于云南、贵州、广西、广东、福建和台湾,生于海拔 600~1 000 m 的林缘、林下、河床谷地或草地上。国外,如印度和巴基斯坦、缅甸、泰国、中南半岛、马来西亚、印度尼西亚以及菲律宾等东南亚国家也有分布。目前,市场上逐渐出现艾纳香混淆品,有大叶紫珠 *Callicarpa macrophylla* Vahl.、裸花紫珠 *Callicarpa nudiflora* Hook. et Arn.、滇桂艾纳香 *Blumea riparia* (Bl.) DC. 等,其中,大叶紫珠是艾纳香最主要的混淆品,两者形态相似,但功效完全不同,大叶紫珠具有散瘀止血,消肿止痛的功效,外用治外伤出血,跌打肿痛和风湿骨痛,使用时应注意鉴别。

石 决 明

（《本草经集注》）

【异名】

真珠母（《雷公炮炙论》），鳆鱼甲（《本草经集注》），九孔螺（《日华子本草》），千里光（《本草纲目》），羊明（《吴氏本草》），明月鱼（《医林纂要探源》）。

【释名】

1.《名医别录》：石决明。

2.《吴氏本草》：决明子，一名草决明，一名羊明。

3.《本草纲目》：石决明（《别录》上品）、九孔螺（《日华》），壳名千里光。时珍曰：决明、千里光，以功名也。九孔螺，以形名也。

4.《通雅》：石决明，九孔螺也。旧说肉为鳆鱼非也。《本草》以鳆鱼附石而生，其石有孔，即石决明。白安石司理登州言，鳆鱼自一物，不附石也，未详孰是。壳即石决明：功用与肉相同。

5.《本草精义》：石决明亦名九孔螺。单片不生对合，光耀无忝真珠，由此得名。

6.《寿世秘典》：鳆鱼壳即石决明也，一名九孔螺，又名千里光。人采肉供馔，及干充苞苴，肉与壳两可用，此即王莽所嗜者。

7.《本草纲目易知录》：石决明，千里光、九孔螺。

【产地分布】

1.《证类本草》：生南海。

2.《开宝本草》：生广州海畔。

3.《蜀本草》：今出莱州即墨县南海内，三月、四月采之。

4.《本草图经》：生南海，今岭南州郡及莱州皆有之。

5.《宝庆本草折衷》：生南海即广地海畔，附石上生，及岭南、登、莱、雷州。又云：生豫章。

6.《药性粗评》：出南海诸泽中。

7.《本草原始》：今岭南州郡及莱州海边皆有之。附石而生。

8.《握灵本草》：登莱海边甚多，生于石崖之上。

9.《本草精义》：生南海，今岭南州郡及莱州皆有，亦出海内。

【性状】

1.《本草经集注》：俗云是紫贝，定小异，亦难得。又云是鳆步角切鱼甲，附石生，大者如手，明耀五色，内亦含珠。人今皆水渍紫贝，以熨眼，颇能明。此一种，本亦附见在决明条，甲既是异类，今为副品也。

2.《唐本草》：此物是鳆鱼甲也，附石生，状如蛤，惟一片无对，七孔者良。今俗用者紫贝，全别，非此类也。今注：……壳大者如手，小如三两指。其肉，南人皆啖之，亦取其壳，以水渍洗眼。七孔、九孔者良，十孔已上者不佳，谓是紫贝及鳆鱼甲，并误矣。

3.《本草洞诠》：石决明，形如小蚌，生石崖上。

4.《本草纲目》：石决明形长如小蚌而扁，外皮甚粗,细孔杂杂,内则光耀,背侧一行有孔如穿成者,生于石崖之上。

5.《食物本草》:石决明,海人汩水,乘其不意,即易得之。则紧粘难脱也。吴越人以糟决明、酒蛤蜊为美品者,即此。

6.《医林纂要探源》:一边附石而生,一边有壳如蚌而扁,厚而莹白,裹边有孔,或五,或七,或九,肉中亦或含有珠。

7.《日用本草》:石决明,一名紫贝,如蛤,一片无对,内亦含珠,明耀五色。肉名鳆鱼。

【炮制方法】

1. 净制 《证类本草》:去上粗皮。《圣济总录》:刮削净洗。《普济方》:去瓤。《医学入门》:磨去粗皮。

2. 切制 《圣惠方》:细研,水飞过。《证类本草》:去粗皮甲,捣研细。《普济方》:洗到。捣罗,细研。刮末。《普济方》:丝绵裹,斧打碎。《外科正宗》:生研。

3. 炮炙

(1) 药汁制 《证类》引《雷公》:盐、五花皮、地榆、阿胶制:先去上粗皮,同盐并东流水于大瓷器中煮一伏时了,漉出,拭干,捣为末,研如粉,却入锅子中,再用五花皮、地榆、阿胶三件,更用东流水于瓷器中如此淘之三度,待干,再研一万匝,方入药中用。凡修事五两,以盐半分取则,第二度煮,用地榆、五花皮、阿胶各十两。

(2) 地榆制 《得配本草》:地榆汁同煮研,水飞用。

(3) 烧制 《苏沈内翰良方》:泥裹,烧通赤,研。《医学纲目》:烧存性。

(4) 煨制 《证类本草》:制面裹煨熟去皮研粉。

4. 蜜制 《圣济总录》:蜜炙。

5. 盐制

(1) 盐煮 《太平惠民和剂局方》:用盐同东流水煮一伏时漉出研粉。

(2) 盐炒 《一草亭百科全书》:盐水浸炒。

(3) 盐煅 《一草亭百科全书》:盐水煅。

6. 煅制 《急救仙方》:煅。《普济方》:火煅

存性。《一草亭百科全书》:煅,研。

7. 煮制 《原机启微》:东流水煮一伏时另研极细入药。《普济方》:一两,水一升煮干。

8. 磨汁 《奇效良方》:净水磨,沥干。

9. 童便制 《医宗粹言》:火煅童便淬。《医宗说约》:煅红,童便内渍一次为末。《得配本草》:煅童便淬研,水飞用。《外科证治全书》:用九孔者煅红,童便内浸一夜为末。

10. 醋制 《审视瑶函》:醋煅。《食物本草汇纂》:炭火煅赤,米醋淬三度,去火毒,研粉。

11. 焙制 《良朋汇集》:焙存性。

【性味归经】

1.《名医别录》:味咸,平。无毒。

2.《蜀本草》:寒。

3.《日华子本草》:凉。

4.《本草通玄》:咸,寒。入足厥阴、少阴经。

5.《医林纂要探源》:甘、咸,平。又曰:咸,平。

6.《神农本草经百种录》:咸,凉。

7.《本草集要》:味咸,气平,寒。无毒。

8.《医宗必读》:味咸,平。无毒。入肝、肾二经。

9.《顾氏医镜》:咸,寒。入肝肾二经。

10.《得宜本草》:味咸。入足厥阴经。

11.《玉楸药解》:味咸,气寒。入手太阴肺、足膀胱经。

12.《得配本草》:咸,平。入足厥阴经血分。

13.《本草再新》:味咸,性凉。无毒。入肝、肺二经。

【功用主治】

1.《名医别录》:主治目障翳痛,青盲。

2.《本草经集注》:久服益精,轻身。

3.《日华子本草》:明目。壳,磨障翳。作枕,治头风明目,胜于黑豆。

4.《海药本草》:主青盲,内障,肝肺风热,骨蒸劳极,并良。

5.《食物辑要》:益精明目,清肝肺热,通五淋,壳,同功。壳:明目磨障。肝肺风热,青盲内障,骨蒸劳极。水飞,点外障翳。通五淋。

6.《本草纲目》：青盲，目淫肤，赤白膜，眼赤痛泪出。助肝气，益精。以水调末涂，消肿毒。太阳穴，治头痛。又贴脑心，止鼻洪。

7.《分部本草妙用》：目障青盲要药，去肝肺风热。

8.《医宗必读》：内服而障翳潜消，外点而赤膜尽散。

9.《顾氏医镜》：内服退翳，外点赤膜。

10.《医经允中》：主治青盲，歃疮口，疗痔积要药。

11.《本经逢原》：为磨医消障之专药。又治风热入肝，烦扰不寐，游魂无定。

12.《得宜本草》：功专清热补肝。得枸杞、甘菊治头痛目昏。

13.《玉楸药解》：清金利水，磨翳止淋。石决明清肺开郁，医翳消障。治雀目夜昏，青盲昼暗，膀胱湿热，小便淋漓。

14.《医林纂要探源》：镜面鱼，补心缓肝，滋阴明目。又曰明月鱼。可治骨蒸劳热，解妄热，疗瘫疽，通五淋，治黄疸。主治明目，内服除青盲内障，及骨蒸劳热，利小便，去淋沥。外点退翳。投末瓮中，可治酒酸。

15.《得配本草》：能生至阴之水，以制阳光。清肝肺之风热，以疗内障。

16.《罗氏会约医镜》：除肝经风热。内服治目青盲内障；细研水飞点目，消外障。目者肝之窍，肝火清则目病悉平。

17.《本草再新》：除肺肝风热，内服，疗青内障，外点散赤膜外障。亦治骨蒸，清而能润，故治骨蒸，通五淋，愈疡疽。

【用法用量】

内服：一至四钱，先煎；或入丸、散。外用：研末水飞点眼。

【禁忌】

1.《神农本草经疏》：畏旋覆花。

2.《本草求原》：反云母。

3.《本草害利》：[害]多服令人寒中。永不得食山桃，令人丧目。

4.《本草撮要》：多服令人寒中。

【选方】

1. 石决明丸一（《太平圣惠方》）

[组成]石决明一两（捣，细研，水飞过），茺蔚子二两，防风一两（去芦头），车前子一两，细辛一两，桔梗二两（去芦头），人参一两（去芦头），白茯苓一两，薯蓣一两。

[主治]眼乌风内障。

[用法用量]上为末，炼蜜为丸，如梧桐子大。每服二十丸，空心及晚食前以盐汤送下。

2. 石决明丸二（《太平圣惠方》）

[组成]石决明半两（捣碎，细研，水飞过），决明子、酸枣仁（微炒）、葳蕤仁（汤浸，去赤皮）、胡黄连、蓝叶龙胆（去芦头）、青葙子各半两。

[主治]眼障翳，经年不消，远视不明。

[用法用量]上为末，用羊胆汁和为丸，如梧桐子大。每服二十丸，食后以清粥饮送下。

3. 石决明丸三（《圣济总录》）

[组成]石决明四钱，菟丝子（酒浸一宿，捣末）四钱，五味子四钱，熟干地黄（焙）六钱，细辛（去苗叶）六钱，知母（焙）六钱，山芋六钱。

[主治]肝虚血弱，目久昏暗。

[用法用量]上为末，炼蜜为丸，如梧桐子大。每服三十丸，空心米饮送下。

4. 石决明丸四（《圣济总录》）

[组成]石决明一两，黄连（去须）、车前子、细辛（去苗叶）、栀子仁、大黄（锉，炒）、子芩各半两，菊花一两半。

[主治]肝实，眼目生淫肤息肉，肿痛。

[用法用量]上为末，炼蜜为丸，如梧桐子大。每服三十丸，食后淡浆水送下，临卧再服。

5. 石决明散一[《太平圣惠方》。异名：点眼决明散（《圣济总录》）；点药石决明散（《杂病源流犀烛》）]。

[组成]石决明三分（捣碎，细研，水飞过），乌贼、鱼骨半两，龙脑一钱，真珠末三分，琥珀三分。

[主治]眼生丁翳，根脚极厚，经久不愈。

[用法用量]上为细末。每以铜箸取如大豆大点眼，一日三次。

6. 石决明散二（《圣济总录》）

［组成］石决明、井泉石、石膏（碎）各二两，黄连（去须）、菊花各二两，甘草（生，锉）一两。

［主治］肝脏热壅，目赤涩痛。

［用法用量］上为散。每服二钱匕，浓煎竹叶熟水调下。

7. 石决明散三（《圣济总录》）

［组成］石决明、羌活（去芦头）、菊花各一两，甘草（炙，锉）半两。

［主治］风毒气攻入头系，眼昏暗，及头目不利。

［用法用量］上为散。每服二钱匕，水一盏，煎至六分，和滓，食后、临卧温服。

8. 石决明散四（《世医得效方》）

［组成］石决明一两（火煅），蒺藜（炒去刺）二两，荆芥穗二两，薄荷叶一两，人参（蜜炙）五钱。

［主治］眼生外障。

［用法用量］上各于地上出火毒，研末。每服二钱，食后沙糖冷水调下。

9. 石决明汤（《杂病源流犀烛》）

［组成］生石决明两钱，僵蚕两钱，防风两钱，穿山甲两钱，连翘两钱，羌活两钱，乳香六钱，甘草六钱，忍冬藤六钱，黄连六钱，归尾六钱，大黄六钱，花粉六钱。

［主治］脑后肿，坚肿木硬，口燥舌干，恶心，烦渴便秘。

［用法用量］酒、水煎，空心服。行过三次，方进饮食。

10. 枸杞石决明酒（《医心方》）

［组成］石决明干者一大斤（洗，炙），枸杞根、白皮小六钱。

［主治］腰脚疾，疝痹，诸风痹，恶血，目翳，目赤膜痛，眨眨泪出，瞀盲。

［用法用量］上细切，盛绢袋，以清酒四斗五升渍之，春五日，夏三日，秋七日，冬十日，去滓，始服，多少不拘。

11. 煮肝石决明散（《太平圣惠方》）

［组成］石决明（细研）六钱，井泉石六钱，蛤粉六钱，谷精草六钱。

［主治］小儿雀目及疳眼。

［用法用量］上为细散。每服一钱，取白羊子肝一枚，劈开，入药末，以米泔一中盏，煮熟。空心为食，量儿大小，以意加减。

12. 治小肠五淋方（《胜金方》）

［组成］石决明（研细）、朽木（细末）。

［主治］小肠五淋。

［用法用量］熟水调下二钱匕服。

13. 治羞明怕日方（《本草纲目》）

［组成］千里光一钱，黄菊花一钱，甘草一钱。

［主治］羞明怕日。

［用法用量］水煎，冷服。

14. 治痘后目翳方（《目集验方》）

［组成］石决明（火煅研）、谷精草。

［主治］痘后目翳。

［用法用量］用石决明火煅研、谷精草各等分，共为细末。以猪肝蘸食。

15. 治肝虚目翳方（《胜金方》）

［组成］海蚌壳、木贼焙。

［主治］肝虚目翳：凡气虚、血虚、肝虚，眼白俱赤，夜如鸡啄，生浮翳者。

［用法用量］用海蚌壳烧过成灰、木贼焙各等分为末。每服三钱，用枣同水煎，和渣通口服。每日服两次。

16. 治青盲雀目方（《经验方》）

［组成］石决明一两，苍术三两（去皮）。

［主治］青盲雀目。

［用法用量］用石决明一两，烧过存性，外用苍术三两，去皮为末。每服三钱，以猪肝批开，入药末在内扎定，砂罐煮熟，以气熏目待冷，食肝饮汁。

17. 解白酒酸方（《龙木论》）

［组成］石决明（火炼）。

［主治］解白酒酸。

［用法用量］用石决明不拘多少数个，以火炼过，研为细末。将酒熨热，以决明末搅入酒内，盖住一时。取饮之，取食之，其味即不酸。

【各家论述】

1. 《抱朴子内篇》：或问明目之道。抱朴子曰：能引三焦之升景，召大火于南离，洗之以明石，熨之以阳光，及烧丙丁洞视符，以酒和洗之，古人曾以夜书也。或以苦酒煮芜菁子令熟，曝干，末服方寸匕，日三，尽一斗，能夜视有所见矣。或以犬胆煎青羊、斑鸠、石决明、充蔚百华散，或以鸡舌香、黄连、乳汁煎注之。诸有百疾之在目者皆愈，而更加精明倍常也。

2.《证类本草》：臣禹锡等谨按蜀本云，石决明，寒。又注云：鳆鱼，主咳嗽，啖之明目。壳磨障翳。按：紫贝即今人砑螺，古人用以为货币者，殊非此类。鳆鱼，王莽所食者，一边着石，光明可爱，自是一种，与决明相近耳。

3.《医心方》：貌细孔离离，或九或七；以鳆为真，或作鲍字，亦为误。食之利九窍，心目聪了，故有决明之名。亦附石生，故呼曰石决明耳。秦皇之世，不死之药觅东海者，岂谓于斯欤。

4.《嘉祐本草》：又注云，鳆鱼，主咳嗽，噉之明目。壳磨障翳。亦名九孔螺也。

5.《本草衍义》：采肉以供馔，及干致都下，北人遂为珍味。肉与壳两可用，方家宜审用之。然皆治目，壳研，水飞，点磨外障医。

6.《绍兴本草》：石决明，绍兴校定：石决明，采壳为用。形质、出产、性味、主治备载《经》注，然治目疾诸方多用之。《本经》云：其肉世作食品，但多食亦动风气，而未闻疗疾。

7.《宝庆本草折衷》：石决明肉附。一名真珠母。一名孔螺，乃出珠空壳也。又云：是蚌蛤类。……寇氏曰：研水飞，点磨外障翳。附：肉。味咸。可供馔。及干为珍味。续说云：天地间物有母斯有子。真珠生于石决明之中，则石决明为母而真珠为子显矣！故《雷公》及艾氏皆言石决明是真珠母焉。然方书母或称末钻之真珠为[真]珠母者，不亦缪乎？

8.《日用本草》：石决明，肉名鳆鱼。从海舶来，以竹木穿串。壳，磨水点外障翳。多食发风动气。

9.《本草集要》：凡用，先磨去上皮，用盐并东流水瓷器中煮一伏时，末。

10.《神农本经会通》：石决明，亦名九孔螺。《雷》云：即是真珠母也。凡使，先磨去外黑处，并上粗皮，用盐并东流水于大瓷器中煮一伏时了，

漉出，拭干捣末，研如粉。味咸，气平，无毒。一云：寒。一云：凉……《局》云：南海生来石决明，味咸无毒性寒平。去除肝肺经风热，主治青光内障盲。

11.《本草品汇精要》：石决明无毒。《衍义》曰：《经》云味咸，即是肉也。人采肉以供馔，及干致都下，北人遂为珍味。肉与壳两可用，方家宜审用之。[时]生无时。采无时。[用]壳。[色]白。[味]咸。[性]软。[气]味厚于气，阴中之阳。[臭]腥。[主]明目，磨臀。

12.《珍珠囊补遗药性赋》：石决明泻肝，黑障青盲终可决。

13.《本草纲目》：按：紫贝即今砑螺，殊非此类。人采肉供馔，及干充苞苴。肉与壳两可用。陶氏以为紫贝，雷氏以为真珠母，杨注《荀子》以为龟脚，皆非矣。惟鳆鱼是一种二类，故功用相同。吴越人以糟决明、酒蛤蜊为美品者，即此。

14.《仙制药性》：石决明，久服轻身益精，去肝络黑翳。渍水洗眼亦妙。决明肉：采供馔，干可久留，远行人。并为珍珠。补注：治小肠五淋，石决明去粗皮甲，捣研细，右件药如有软硬物淋，即添朽木细末，熟水调下二钱服。《太乙》曰：凡使，即是真珠母也。

15.《本草问答》：石决明、白蔻、干姜等，皆治寒湿，吞酸、吐酸有二病。一是寒湿，宜吴萸、苍术、桂枝、生姜；一是热湿，宜黄连、黄柏、黄芩、石决明、青皮、胆草等药。

16.《本草精义》：眼科专用，或疑珠母，此大差违。气味寒咸。或以为紫贝，或以为鳆鱼甲。

17.《神农本草经疏》：凡用以面裹煨熟，磨去粗皮，捣细如飞面，方堪入药。一名千里光。得龙骨疗泄精。畏旋覆花。[疏]石决明得水中之阴气以生，故其味咸，气应寒，无毒。乃足厥阴经药也。足厥阴开窍于目，目得血而能视，血虚有热，则青盲赤痛障翳生焉。咸寒入血除热，所以能主诸目疾也。咸事入血除热，所以能主诸目疾也。咸寒又能入肾补阴，故久服益精轻身也。研细水飞，主点外障翳。

18.《药性粗评》：磨石决之明障开眼暗。石

决明,与螺、蛤、珠、牡同类。附石而生,推一片无对。其肉以入食品,其壳以入药。窍至九窍者良。

19.《药性要略大全》:石决明,和肝气而明目,去障翳,久服益精,去肝络黑翳。七潭云:尝见王友治眼科,只以火煅通红,取出为末入药。

20.《本草发明》:光辉如珠母,择七孔、九孔者,用面裹煨熟,磨去外粗黑皮,捣细末如粉。

21.《药性全备食物本草》:石决明,亦名九孔螺。单片不生对合,光耀不乏真珠。肉味甘,可久食,明目。

22.《药性解》:按:石决明本水族也,宜足以生木而制阳光,故独入肝家,为眼科要药。命曰决明者,丹溪所谓以能而名也。

23.《本草汇言》:石决明,沉也,降也。入足厥阴肝经。石决明:《日华》去目翳赤障之药也。葛小溪曰:此药气味咸寒,得水石清阴之气而生,凝着石上,单片无偶合,又得一阳清贞之化。故《别录》《日华》、李珣三家,皆言专疗肝肺风热,治目疾,磨翳障,内服,外点,无不相宜。须研极细,水飞过,方可入药用。

24.《本草医旨》:石决明壳名千里光。人采肉供馔及干充苞苴,肉与壳两可用。

25.《本草通玄》:石决明,内服而翳障消除,外点而赤膜尽散。清肝肺之风热解白酒之味酸。火煅研末,以酒烫热,入末调匀,盖一时饮之不酸。又名千里光,以其功效名之,可以浸水洗眼,目病之外无他用也。久服令人寒中。

26.《本草汇笺》:石决明,乃足厥阴经药。能入血除热,故目疾外,他用甚稀。小儿疳积亦用之,以其为肝经病也。

27.《调疾饮食辩》:肉与壳两可用,功力相同。按:石决明为眼科圣药,退肝热,补肝虚,治青盲医障,内服、外点。

28.《本经续疏》:石决明:[略]障,目病总称也。翳多属痰,痛多属火,痰火阻于精明之道,上引之气遂不能遂精明,而反达痰火于目,所以为翳痛也,此为外障。青盲则精明亏乏,无以上荣,故黑白分明,瞳子无异,直不能鉴物耳,此为内

障。然是二者致病有先后之殊,或由痰火久溷,精明遂不上朝;或由精明衰减,痰火乘机上扰。今日目障、翳痛、青盲,乃因痰火而致青盲,非因青盲而痰火窃出,石决明之粗皮外蒙,正如痰火之隔蔽,去粗皮而光耀焕发,正如精明之遂得上。目者肝窍,目中精明,则肾家阴中之阳,故其光藏于黑珠之内,肝特襄以发生升举之气而奉之于目耳。是则石决明之用,不过拨芜累而发精光,乃目之曰镇肝清肺,其意何谓?

29.《本草求原》:石决明,即九孔螺。一名珍珠母。软坚,滋肾,除肝肺风热,为磨翳障要药。

30.《新编六书》:石决明,入肝除热,磨翳消障须与养血药同入方效。

31.《药性蒙求》:沈金鳌谓补养肝阴,喻嘉言谓仅为镇肝补阴之药,张路玉谓入肝肾二经,为磨翳消障之专药。又治风热入肝,烦扰不寐,游魂无定,不宜久服,令人寒中,非其性寒,乃消乏过当耳。四七孔者良。或生,或煅。

32.《本草求真》:石决明(专入肝)。一名千里光。缘热炽则风必生,风生则血被风阻而障以起,久而固结不解,非不用此咸寒软坚逐瘀、清热祛风,则热何能祛乎?(入肝除热磨翳)故《本事》真珠母丸与龙齿同用,皆取清散肝经积热也。但此须与养血药同入,方能取效。且此气味咸平,久服消伐过当,不无寒中之弊耳。亦治骨蒸劳热五淋(汪昂曰:能清肝肺故也)。

33.《医学衷中参西录》:石决明为凉肝镇肝之要药。肝开窍于目,是以其性善明目。研细水飞作敷药,能治目外障;作丸、散内服,能消目内障。为其能凉肝,兼能镇肝,故善治脑中充血作疼作眩晕,因此证多系肝气、肝火挟血上冲也。

34.《玉楸药解》:服点并用,但须精解病源,新制良方用之乃效。若庸工妄作眼科诸方,则终身不灵,久成大害,万不可服。煨去粗皮,研细水飞。

【考释】

《本草纲目》云:"决明,千里光,以功各也。九孔螺,以形名也……石决明形长如小蚌而扁,

外皮甚粗,细孔杂杂,内则光耀,背侧一行有孔如穿成者,生于石崖之上。故以九孔为名。鳆、鲍音近,故又名鲍鱼皮。"《新修本草》谓:"此物(石决明),是鳆鱼甲也,附生石,状如蛤,惟一片。无对,七孔者良。"《开宝本草》云:"石决明生广州海畔,壳大者如手,小者如三两指;其肉南人皆啖之。亦取其壳,以水渍洗眼,七孔、九孔者良,十孔以上者不佳。"《本草经集注》云:"俗云是紫贝,定小异,亦鸡得。又云是鳆步角切鱼甲,附石生,大者如手,明耀五色,内亦含珠。人今皆水渍紫贝,以熨眼,颇能明。此一种,本亦附见在决明条,甲既是异类,今为副品也。"据上述本草著作中记载的形态来看,当时南北所产的鳆鱼,供药用的已非一种。

现今药用石决明为鲍科动物杂色鲍 *Haliotis diversicolor* Reeve、皱纹盘鲍 *Haliotis discus hannai* Ino、羊鲍 *Haliotis ovina* Gmelin、澳洲鲍 *Haliotis rubber*(Leach)、耳鲍 *Haliotis asinine* L. 或白鲍 *Haliotis laevigata*(Donovan)的贝壳。杂色鲍主产于广东、福建等地;皱纹盘鲍主产于辽宁、山东等地;耳鲍主产于海南岛、西沙群岛、台湾等地;羊鲍主产于海南岛、西沙群岛、南沙群岛等地。药用夏秋捕捉后,将肉剥除,取壳,洗净,除去杂质,晒干备用。

石　　斛

(《本草图经》)

【异名】

禁生、林兰、杜兰、石遂(《本草图经》)，金钗石斛(《本草纲目》)。

【释名】

1.《通志》：石斛曰林兰，曰禁生，曰杜兰，曰石遂。生于阴崖，茎如钗股。其生于栎者木斛。石斛之茎如金钗，故谓之金钗。

2.《神农本草经》：石斛，味甘，平。[略]一名林兰。《御览》引云：一名禁生。大观本作黑字。生山谷。《名医》曰：一名禁生，一名林兰，一名石遂。生六安水傍石上。七月、八月探茎，阴干。案：《范子计然》云，石斛出六安。

【产地分布】

1.《本草图经》：生六安山谷水傍石上。今荆、川、广州郡及温、台州亦有之，以广南者为佳。多在山谷中。

2.《证类本草》：生六安山谷水傍石上，近道亦有，次宣城间生栎树上者名木斛，六安属臐江，今始安亦出木斛。

3.《本草蒙筌》：多产六安(州名，属南直糠)。亦生两广(东、西)。

【性状】

1.《南方草木状》：良耀草枝、叶如麻黄，秋结子如小粟。煨食之，解毒，功不亚于吉利。花白，似牛李。

2.《本草经集注》云：细实，桑灰汤沃之，色如金，形似蚱蜢髀者为佳。近道亦有，次宣城间生栎树上者，名木斛。其茎形长大而色浅。

3.《唐本草》注云：一者似大麦，累累相连，头生一叶而性冷；一种大如雀髀，名雀髀斛，生酒渍服，乃言胜干者。亦如麦斛，叶在茎端，其余斛如竹，节间生叶也。

4.《本草图经》：五月生苗，茎似竹节，节节间出碎叶。七月开花，十月结实，其根细长，黄色。七月、八月探茎，以桑灰汤沃之，色如金，阴干用。或云以酒洗，挼蒸炙成，不用灰汤。

5.《本草衍义》：石斛细若小草，长三四寸，柔韧，折之如肉而实。今人多以木斛浑行，医工亦不能明辨。世又谓之金钗石斛，盖后人取象而言之。然甚不经，将木斛折之，中虚如禾草，长尺余，但色深黄光泽而已。

6.《本草蒙筌》：茎小有节，色黄类金。世人每以金钗石斛为云，盖亦取其象也。其种有二，细认略殊。生溪石上者名石斛，折之似有肉，中实；生栎木上者名木斛，折之如麦秆，中虚。

7.《医林纂要探源》：逐节生叶似竹，另抽茎作花，每八九朵，或红或白，无香，与根茎皆略似山兰，人取之裹以楼丝，挂檐间，不须土，茂如故。以出霍山者茎短而中实，光泽如金，曰金钗斛，最良。

8.《百草镜》：石斛近时有一种形短只寸许，细如灯心，色青黄，咀之味甘，微有滑涎。

9.《医方丛话》：石斛辨石斛，其说不一。广江六安者，色青，长二三寸，如钗股，世谓之金钗石斛,折之有肉而实,咀之有腻涎黏齿。如市中长而黄色,及枯槁无味者,皆木斛也。

【炮制方法】

1. 净制 《雷公炮炙论》:去头土。《太平圣惠方》:去根节。《博济方》:去根。《小儿药证真诀》:去苗。《普济本事方》:净洗。《世医得效方》:去芦。

2. 切制 《备急千金要方》:拍碎。《备急千金要方》:以砧槌极打令碎。《太平圣惠方》:捣。《产育宝庆集》:捣为末。

3. 炮炙

(1) 药汁制 ①酒酥制。《雷公炮炙论》:先去头土了,用酒浸一宿,漉出,于日中曝干,却用酥蒸,从巳至酉,却徐徐焙干用。②桑制。《重修政和经史证类备用本草》:桑灰汤沃之,色如金。

(2) 酒制 ①酒蒸。《重修政和经史证类备用本草》引《太平惠民和剂局方》:洗去根土,用酒浸一宿,漉出蒸过曝干。②酒炙。《圣济总录》:去根酒浸,微炙。③酒浸。《三因极一病证方论》:酒浸。④酒洗。《增补万病回春》:酒洗。

(3) 炒制 《产育宝庆集》:去根,炒。

(4) 焙制 《类编朱氏集验方》:焙。

(5) 炙制 《世医得效方》:去根,炙。

(6) 酥制 《本草汇》:以酥拌蒸徐焙。

(7) 蜜制 《医宗说约》:蜜炙。

(8) 盐制 《得配本草》:盐水拌炒。

【炮制作用】

1.《备急千金要方》:入汤酒,拍碎用之,入丸散者,先以砧槌击打令碎,乃入。曰:不尔捣不熟,入酒亦然。

2.《握灵本草》:酒浸酥蒸服。镇涎涩丈夫元气,又治胃中虚热。

3.《得配本草》:盐水拌炒,补肾,兼清肾火、清胃火。酒浸亦可。

【性味归经】

1.《神农本草经》:味甘,平。

2.《吴普本草》:扁鹊:酸。李当之:寒。

3.《圣济别录》:无毒。

4.《本草原始》:苦,寒。大毒。

5.《本草纲目》:气平,味甘、淡,微咸。

6.《神农本草经疏》:入足阳明、足少阴。

7.《药品化义》:味苦,性凉。

8.《滇南本草》:性平,味甘淡。升也,阴中之阳也。

9.《本草汇言》:味甘淡,微涩,气平。无毒。气薄味厚,阴中之阳,降也。入足太阴、少阴二经。

10.《颐生微论》:味甘、苦,性平。无毒。入胃、肾二经。

11.《本草汇》:甘淡、微咸。阴中之阳,降也,入手少阴、足太阴、少阴、阳明经。

12.《玉楸药解》:味甘,气平。入手太阴肺、足少阴肾经。

【功用主治】

1.《神农本草经》:主伤中,除痹,下气,补五脏虚劳羸瘦,强阴,久服厚肠壁,轻身延年。

2.《日华子本草》:治虚损劣若,壮筋骨,暖水脏,轻身益智,平胃气,逐虚邪。

3.《圣济别录》:补内绝不足,平胃气,长肌肉,逐皮肤邪热痱气,脚膝疼冷痹弱,定志除惊。

4.《汤液本草》:益气力……脚膝痛,冷痹脚弱。久服定志,除惊热,厚肠,益精补肾。

5.《药性本草》:甘能养脾胃,清虚热,平补下焦肾脏元气居多。入足阳明胃、少阴肾。治脚软,主伤中,补五脏虚劳羸瘦,强阴下气,平胃长肌,逐皮肤邪热。

6.《本草衍义》:治胃中虚热。

7.《本草纲目》:治发热自汗,痈疽排脓内塞。

8.《本草备要》:梦遗滑精。

9.《本草再新》:理胃气,清胃火,除心中之烦渴,疗肾经之虚热,安神定惊,解盗汗,散暑热。

【用法用量】

内服:煎汤二至五钱,鲜品加倍,或入丸散,或熬膏。

【禁忌】

1.《本草经集注》:恶凝水石,巴豆,畏僵蚕,巴豆。

2.《百草镜》：虚而无火者忌用。

【选方】

1. 大补肾汤（《千金翼方》）

[组成]磁石、石斛、茯苓、橘皮、麦冬（去心）、芍药、牛膝、棘刺、桂心各三两，地骨皮三升，人参、当归、五味子、高良姜、杜仲各五两，炙紫菀、干姜各四两，远志一两半（去心），干地黄六两，甘草二两（炙）。

[主治]肾气腰背疼。

[用法用量]上二十味㕮咀，以水四升煮取一升，分十服。

2. 保生丸方（《太平圣惠方》）

[组成]石斛三分（去根，锉），贝母三分（炒微黄），石膏三分（细研），黄芩三分，肉桂三分（去皱皮），甘草三分（炙微赤，锉），大麻仁一两，干姜一两（炮裂，锉），川椒一两（去目及闭口者，微炒，去汗），蒲黄一两，糯米半两，当归一两（锉，微炒）。

[主治]保胎养气。

[用法用量]大豆黄卷三分，炒熟，上件药，捣罗为末，炼蜜和捣五七百杵，丸如梧桐子大。每于食前，煎枣汤下二十丸。研破服之亦得。

3. 石斛丸方（《太平圣惠方》）

[组成]石斛一两（去根，锉），牛膝一两半（去苗），丹参一两，续断三分，当归三分（锉，微炒），附子一两（炮裂，去皮脐），桂心三分，芎䓖一两，延胡索一两，熟干地黄一两，枳壳一两（麸炒微黄，去瓤），桑寄生二两。

[主治]产后虚损，气血不和，腰间疼痛，手足无力。

[用法用量]上件药，捣罗为末，炼蜜和捣五七百杵，丸如梧桐子大。每服食前，以温酒，或生姜汤，下三十丸。

4. 石斛浸酒方（《太平圣惠方》）

[组成]石斛二两（去根），附子（炮裂，去皮脐）、牛膝（去苗）、茵芋、桂心、芎䓖、羌活、当归（锉，微炒）、熟干地黄各一两。

[主治]产后中风，四肢缓弱，举体不仁者。

[用法用量]上件药，细锉，用生绢袋盛，以清酒一斗，浸三日。每服不计时候，暖一小盏服之。

5. 石斛散方（《太平圣惠方》）

[组成]石斛二两（锉，去根节），附子三分（炮裂，去皮脐），独活三分，天冬一两半（去心，焙），桂心半两，桔梗半两（去芦头），川椒半两（去目及闭口者，微炒，去汗），细辛半两，麻黄三分（去根节），山茱萸半两，五味子半两，前胡三分（去芦头），白芷半两，秦艽三分（去苗），川乌头半两（炮裂，去皮脐），人参半两（去芦头），天雄半两（炮裂，去皮脐），当归三分（锉，微炒），防风三分（去芦头），莽草三分（微炙），白术半两，杜仲三分（去粗皮，炙令微黄，锉），干姜半两（炮裂，锉）。

[主治]风湿痹，脚弱拘挛，疼痛不能行，趺肿上膝，小腹坚，不能食。

[用法用量]上件药，捣细罗为散。每服，不计时候，以温酒调下一钱。未效时，稍加之。

6. 石斛散（《圣济总录》）

[组成]石斛（去根）、淫羊藿（锉）各一两，苍术（米泔浸）半两。

[主治]眼昼视精明，夜暮暗昏不见物，名曰雀目。

[用法用量]为细末。每服三钱，食前以米饮调下，日二服。

7. 治飞虫入耳方（《圣济总录》）

[组成]石斛数条。

[主治]飞虫入耳。

[用法用量]去根如筒子，一边经人耳中，四畔以蜡封闭，用火烧石斛，尽则止。熏右耳，则虫从左出，未出更作。

8. 治睫毛倒入方（《袖珍方》）

[组成]川石斛、川芎等分。

[主治]睫毛倒入。

[用法用量]为末，口内含水，随左右㗜鼻，一日二次。

9. 石斛玄参汤（《辨证录》）

[组成]石斛一两，玄参二钱。

[主治]胃火上冲，心中烦闷，怔忡惊悸，久则成痿，两足无力，不能步履。

[用法用量]水煎服。

【各家论述】

1.《药性粗评》：元阳欠满，量石斛以多平。

2.《雷公炮制药性解》：去根，酒浸一宿，曝干酥炙用……按：石斛入肾，则崞主下部矣。而又入胃者，盖以其味甘能助肾，而不伤于热，平胃而不伤于燥之故也。

3.《医宗必读》：其安神定惊，兼入心也。按：石斛宜于汤液，不宜入丸，形长而细且坚，味甘不苦为真。误用木斛，味大苦，饵之损人。

4.《药镜》：石斛，上平胃气虚热，而吐嗳兼致。下补肾经劳弱，而崩带交更。温子宫，多生孕育。强腰膝，免致伛偻。定志却惊，善驱冷闭。夏月酒蒸味，代茶泡饮多功。

5.《颐生微论》：按：石斛性和，主用宏多。但气力浅薄，得参黄便能奏功，专倚之，无捷得之效也。选择味甘者佳。惧用木斛，其味大苦，饵之损人。

6.《景岳全书》：石斛此药有二种，力皆微薄，圆细而肉实者，味微甘而淡，其力尤薄。

7.《药品化义》：石斛，属阳中有阴，体轻，色如黄金……石斛生于石崖，不涉沙土，色如黄金，象肺之体，气味轻清，合肺之性，一性凉而清，得肺之宜。丹家云肺名娇脏，独此最为相配，主治肺气久虚，咳嗽不止，邪热疿子，肌表虚热，其清理之功，不特于此。盖肺出气，肾纳气，子母相生，使肺金清则真气旺，顺气下行以生肾水，强阴益精，更治囊湿精少，小便余沥，且上焦之势，能令热气委曲下行，无苦寒沉下之弊。并长养肌肉，厚益肠胃，诚仙品也。产温州，体短色黄状如金钗者佳。川产体长味淡者次之。

8.《本草详节》：石斛，[略]生各处，取石上生者，折之有肉，中实，或以物盛挂屋下，频浇以水，经年不死。若栎木上生者，折之如麦秆中恼，不可用也……按：石斛助肾不伤于热，平胃不伤于燥，中和之品也。

9.《握灵本草》：石斛，凡用不宜棋用木斛。石斛短而中责，木斛长而中虚。

10.《本草新编》：不可用竹斛、木斛，用之无功，石斛却惊定志……今世吴下之医，颇喜用之，

而天下人尚不悉知其功用也……夫虚火，相火也，相火宜补，而不宜泻。金钗石斛妙是寒药，而又有补性，且其性又下行，而不上行。若相火则易升，而不易降者也，得石斛则降而不升矣。夏月之间，两足无力者，服石斛则有力，岂非下降而兼补至阴之明验乎？故用黄柏、知母泻相火者，何如用金钗石斛之为当乎？盖黄柏、知母泻中无补，而金钗石斛补中有泻也。

11.《罗氏会约医镜》：石斛酒浸蒸用。按：石斛如金钗，股短而中实，生石上味甘者良。但体瘦味淡，煎难见功，熬膏乃效。若长虚味苦，名木斛，误用损人。

12.《万笺小品》：石斛入胃，稽豆皮入肾，虚而有热宜之。二种皆轻清淡味，配入诸药，如馔中之虾菜，无甚要紧，然不可缺。鲜石斛清养胃阴，调理之病，最妙之品。

13.《草木便方》：金钗股吊兰苦平解药毒，疟瘴喉痹热毒服。患疽恶疮疔肿妙，天行热疾蛊毒除。

14.《药性诗解》：赋得石斛平胃气而补肾虚得平字。李庆霖：甘淡微寒苦，金斛性最平。肾虚斯可补，胃热此能清。

【考释】

石斛始载于《神农本草经》，列入上品，曰："石斛，味甘，平。主伤中，除痹，下气，补五脏虚劳羸瘦，强阴。久服厚肠胃，轻身，延年。一名林兰，生六安山谷。"说明了它的功效主治和别名、生境，未提及植物或药材形态，从中不能判别植物来源。宋代《太平御览》引用："盛弘之《荆州记》曰：隋郡永阳县有龙石山，山上多石斛，精好如金钗也。"这里提到了石斛外形如金钗。陶弘景《本草经集注》中对石斛的生长环境、形态、品种和产地都进行了详细的记载："今用石斛，出始兴。生石上，细实，桑灰汤沃之，色台金，形似蚱蜢髀者为佳。近道亦有，次宣城间。生栎树上者，名木斛。其茎形长大而色浅。六安属庐江，今始安亦出木斛，至虚长，不入丸散，惟可为酒渍煮汤用尔。世方最以补虚，治脚膝。"此时石斛的产地从安徽六安扩展到了包括广东始兴、江苏南

京、安徽宣州、广西桂林等地。其中佳品石斛要求细实，膨大百有肉质感（形似蚱蜢髀），与铁皮石斛 Dendrobium officinale、霍山石斛 Dendrobium houshanense、钩状石斛 Dendrobium aduncum 等细茎类型石斛相似，此类石斛在良好条件下节间部略现膨大，与蜂拥蚱蜢类昆虫后足近躯干段（髀）甚为相似。陶弘景也明确提到栎树上生的"其茎形长大而色浅"木斛不是正品，不宜入药，现多认为指大黄草、马鞭石斛等种类，以其生于栎树上而名。唐代苏颂《新修本草》提到两种石斛："一者似大麦，累累相连，头生一叶，而性冷；一种大如雀髀，名雀髀斛。"此两种石斛均为叶在茎端，与兰科厚唇兰属 Epigeneium、石豆兰属 Bulbophyllum、石仙桃属 Pholidota、金石斛属 Flickingeria 等植物甚为近似。至明代《本草纲目》除集前人论述外，对石斛的植物形态、花色等补充记载："石斛名义未详。其茎状如金钗之股，故古有金钗石斛之称。今蜀人栽之，呼为金钗花。盛弘之《荆州记》云：耒阳龙石山多石斛，精好如金钗，是矣。林兰、杜兰，与木部木兰同名，恐误"，"石斛丛生石上。其根纠结甚繁，干则白软。其茎叶生皆青色，干则黄色。开红花。节上自生根须。人亦折下，以砂石栽之，或以物盛挂屋下，频浇以水，经年不死，俗称为千年润。石斛短而中实，木斛长而中虚，甚易分别。处处有之，以蜀中者为胜。并附图石斛（金钗花）"。而花以红色为主的石斛种类常见的有石斛、钩状石斛、重唇石斛。《本草品汇精要》指出石斛的道地产区："广南者为佳。"《本草纲目拾遗》载霍石斛"出江南霍山，形较钗斛细小，色黄，而形曲不直，有成球者"，"彼土人以代茶茗，云极解暑醒脾，止渴利水，益人气力。或取熬膏饷客，初未有行之者，近年江南北盛行之"，"霍石斛嚼之微有浆，粘齿味甘微咸，形缩者真"，"石斛近时有一种形短只寸许，细如灯心，色青黄，咀之味甘，微有滑涎，系

出六安州及颍州府霍山县，名霍山石斛"，"范瑶初云：霍山属六安州，其地所产石斛，名米心石斛。以其形如累米，多节，类竹鞭，干之成团，他产者不能米心，亦不成团也"，"今市中金钗及诸斛俱苦而不甘，性亦寒，且形不似金钗，当以霍斛为真金钗斛"。今多数药界人士认为此霍石斛即霍山石斛。《植物名实图考》载石斛"今山石上多有之，开花如鸥兰而小，其长者为木斛。又有一种，扁茎有节如竹，叶亦宽大，高尺余，即竹谱所谓悬竹，衡山人呼为千年竹，置之筒中，经时不干，得水即活"。所附石斛图，其一与细茎石斛极为相似，其二应为石斛 Dendrobium nobile Lindl.。

综上所述，历代本草著作中记载的石斛大都以兰科 Dendrobium 属植物为正，但产地、品种因时代不同而颇有差异，其中金钗石斛 Dendrobium nobile Lindl. 应是药用主流，包括同属植物的多个近似品种。石斛的最早产地记载是安徽六安，也是最主要的道地产区，另外还有广东、广西、湖南、江苏、陕西等地。明清时因为重视金钗石斛，一般认为四川出者为优，但未能形成明确的道地优势。现今石斛产地主要为台湾、湖北南部（宜昌）、香港、海南（白沙）、广西西部至东北部（百色、平南、兴安、金秀、靖西）、四川南部（长宁、峨眉山、乐山）、贵州西南部至北部（赤水、习水、罗甸、兴义、三都）、云南东南部至西北部（富民、石屏、沧源、勐腊、勐海、思茅、怒江河谷、贡山一带）、西藏东南部（墨脱）。生于海拔 480～1 700 m 的山地林中树干上或山谷岩石上。分布于印度、尼泊尔、不丹、缅甸、泰国、老挝、越南。

现因生境破坏严重，栖息地小且明显退化，种群数量稀少等原因，石斛属物种被中国珍稀濒危植物名录列为国家Ⅰ级保护植物。

仙　茅

（《雷公炮炙论》）

【异名】

独茅、茅瓜子（《开宝本草》），阿轮乳陁（《海药本草》），婆罗门参（《本草图经》），独茅根（《证类本草》），山茅（《赤城志》），小三茅（《会稽续志》），阿轮干陀（《本草品汇精要》），婆罗门蜜（《本草蒙筌》），罗浮仙茅（《广东新语》），独脚仙茅、蟠龙草（《生草药性备药》），风苔草、风台草、冷饭草（《质问本草》），地棕根、仙茅草（《分类草药性》），辣草（《南越笔记》），地棕、小地棕根（《草木便方》）。

【释名】

1.《本草纲目》：独茅（《开宝》），茅瓜子（《开宝》），婆罗门参。珣曰：其叶似茅，久服轻身，故名仙茅。梵音呼为阿轮干陀。[略]始因西域僧罗门僧献方于唐玄宗，故今江南呼为婆罗门参，言其功补如人参也。

2.《药性单方》：叶青如茅，[略]好生乱茅丛中，服之可以通仙，故名。

3.《本草洞诠》：仙茅，其叶似茅，久服长生，故名。

4.《海药本草》：久服轻身，益颜色。叶似茅，故名仙茅。

【产地分布】

1.《会稽续志》：出少微山，齐唐有诗云：玉泽反婴看术验，少微山是小三茅。

2.《本草图经》：生西域及大庾岭，今蜀川、江湖、两浙诸州亦有之。

3.《海药本草》：自武城来，蜀中诸州皆有。

4.《本草品汇精要》：[地道]戎州、江宁、衡山。

5.《宝庆本草折衷》：生西域，及大庾岭、蜀川、江湖、两浙、衡山、武城，及戎州、江宁府。

6.《本草蒙筌》：西域多有，蜀浙亦生。

【性状】

1.《本草图经》：叶青如茅而软，复稍阔，面有纵理，又似棕榈。至冬尽枯，春初乃生。三月有花如栀子黄，不结实。其根独茎而直，旁有短细根相附，肉黄白，外皮稍粗，褐色。二月、八月采根，曝干用。衡山出者花碧，五月结黑子。

2.《海药本草》：粗细有筋，或如笔管，有节纹理。其黄色多涎。

3.《药性单方》：叶青如茅，而软腹稍阔，面有纵理，长五六寸，春初生苗，三月有花如栀子，黄，不结实，其根大如指，长三四寸，独茎而直，傍有短细根相附，肉黄白色，皮稍粗，褐色，好生乱茅丛中，服之可以通仙，故名，江南茅岗处处有之，一曰衡山出者，花碧，五月结黑子，二八月采根。

4.《医林纂要探源》：叶如白茅而润，根直下如小指，色黄白而多涎，花亦多涎，或开在顶而红，或附根开而红紫，如笋。

【炮制方法】

1. 净制　《雷公炮炙论》：凡采得后，用清水洗令净，刮上皮。《玉楸药解》：去毛。

2. 切制　《雷公炮炙论》：于槐砧上用铜刀切豆许大。《本草纲目》：以竹刀刮切。

3. 炮炙

（1）药汁制　《雷公炮炙论》：凡采得后，用清水洗令净，刮上皮，于槐砧上用铜刀切豆许大，却用生稀布袋盛，于乌豆水中浸一宿，取出，用酒湿拌了蒸，从巳至亥，取出，暴干。勿犯铁。斑人须鬓。

（2）泔制　《本草纲目》：以米泔浸去赤汁去毒后，无妨损。《圣济总录》：竹刀子刮去皮切为豆粒，米泔浸两宿阴干。《圣济总录》：米泔水浸去赤汁焙。《类编朱氏集验方》：糯米泔浸一二日，一日一换，取尽赤汁，日干。《奇效良方》：彭祖单服法，以竹刀刮切，米泔水浸五日，去赤水，用铜刀剉，夏月止浸三日，阴干。《景岳全书》：凡制用之法，于八九月采得，用竹刀刮去黑皮，切如豆粒，糯米泔浸两宿，去赤汁，用酒拌蒸之，从巳至亥制之极熟自无毒矣，然后曝干。

（3）酒制　《济生方》：酒浸。《寿世保元》：酒浸洗。《景岳全书》：酒蒸。《本经逢原》：酒浸焙干。

（4）蒸制　《外科正宗》：浸去赤汁，蒸熟去皮，捣膏。《本草求原》：九蒸九晒，砂糖藏之。

（5）制　《本草分经》：制用。

【炮制作用】

1. 《本草蒙筌》：去赤汁，毒出无防。

2. 《本草通玄》：去赤汁，阴干用，便不损人。

【性味归经】

1. 《证类本草》：味辛，温。有毒。

2. 《宝庆本草折衷》：味辛、甘、平、温。有小毒。

3. 《滇南本草》：味辛、微咸，性温。入肾、肝二经。

4. 《雷公炮制药性解》：味辛，性温。有毒。入肝、肾二经。

5. 《本草汇言》：味苦、辛，气热。有小毒。气味俱厚，可升可降，阴中阳也。入手足厥阴经。

6. 《医宗必读》：味辛，温。有小毒。入肾经。

7. 《本草汇》：甘、辛，微温。有小毒。气味俱厚，可升可降，阴中阳也。入手足厥阴三焦命门。

8. 《医经允中》：入手足厥阴三焦经。

9. 《玉楸药解》：味辛，气温，入足少阴肾、足厥阴肝经。

【功用主治】

1. 《证类本草》：主心腹冷气不能食，腰脚风冷挛痹不能行，丈夫虚劳，老人失溺，无子，益阳道。久服通神强记，助筋骨，益肌肤，长精神，明目。

2. 《药性单方》：主治五痨七伤，风痹虚冷，手足痿弱，元阳不足，无子，老人失溺，开胃下气，生精补血，明目华色，壮阳道，益房事，助筋力，平宣而有补，久服延年益寿，通神强记。

3. 《医方药性》：止衄血，去恶血，生新血。

4. 《本草择要纲目》：开胃消食下气，益房事不倦，补三焦命门之火，阳弱精寒，禀赋素怯者宜之。

【用法用量】

内服：煎汤，一至三钱，或入丸、散。外用：捣敷。

【禁忌】

1. 《本草图经》：禁食牛乳及黑牛肉。

2. 《证类本草》：忌铁及牛乳。

3. 《宝庆本草折衷》：忌铁及牛乳、牛肉。

4. 《药性解》：素有火症者勿用。

5. 《神农本草经疏》：凡一概阴虚发热咳嗽，吐血、衄血、齿血、溺血、血淋、遗精、白浊、梦与鬼交，肾虚腰痛，脚膝无力，虚火上炎，口干咽痛，失志阳痿，水涸精竭，不能孕育，老人孤阳无阴，遗溺失精，血虚不能养筋，以致偏枯痿痹，胃家邪热不能杀谷，胃家虚火，嘈杂易饥，三消五疸，阴虚内热外寒，阳厥火极似水等证，法并禁用。

6. 《本草备要》：相火盛者忌服。

7. 《得配本草》：忌牛肉、牛乳，并忌铁器。［略］阴虚相火动者禁用。中其毒，则舌胀出口，急煎大黄、芒硝饮之。复出，芒硝、大黄末敷舌即解。

8. 《医宗必读》：仙茅专于补火，惟精寒者宜之,火炽者有暴绝之戒。

【选方】

1. 仙茅酒一(《万病回春》)

[组成]仙茅(出四川,用米泔水浸去赤水尽,日晒)四两,淫羊藿(洗尽)四两,南五加皮四两(酒洗净)。

[主治]男子虚损,阳痿不举。

[用法用量]上锉,用黄绢袋盛,悬入无灰酒一中坛内,三七日后取。早、晚饮一二杯。

2. 仙茅酒二(《本草纲目》)

[组成]仙茅(九蒸九晒)。

[主治]精气虚寒,阳痿膝弱,腰痛痹缓,诸虚之病。

[用法用量]浸酒饮。

3. 仙茅散(《朱氏集验方》)

[组成]仙茅(无则以好苍术代之)一两,陈皮、枳壳(炮)、厚朴(制)、官桂、秦艽各一钱,当归、白茯苓、白芍药、白芷、川芎、半夏饼各一钱半,麻黄(不去节)二钱半,没药、甘草、川乌(炮)各半两,白僵蚕、乳香、川独活各二钱,全蝎七个,麝香半钱。

[主治]背膊、手足、头目、筋脉虚掣,一切风证,疼痛不可忍。

[用法用量]上除桂、芷、麝、没、乳,余并炒转色,却入不炒药,同为细末。每服三大钱,炒大黑豆同木瓜葫酒,旋温调服,不拘时候。

4. 仙茅丸一(《圣济总录》)

[组成]仙茅(米泔浸去赤汁,焙)、威灵仙(去土)、羌活(去芦头)、青橘皮(汤浸,去白,焙)、白牵牛(炒)、白茯苓、(去黑皮)各一两,姜黄、白术、苍术(米泔浸一宿,竹刀切作片子,焙)各半两。

[主治]风气滞凝,身体疼痛,四肢拘急,腰脚沉重。

[用法用量]上为末,炼蜜为丸,如绿豆大。每服十丸,空心盐汤送下。

5. 仙茅丸二(《圣济总录》)

[组成]仙茅(切片,刮去皮,米泔浸,曝干)、羌活(去芦头)、白术、狗脊(去毛)、防风(去叉)、白茯苓(去黑皮)一两,姜黄、菖蒲、白牵牛各一两

半,威灵仙(去土)二两,何首乌(去黑皮)、苍术(浸,切,焙)各一两。

[用法用量]上药并生用,细捣为末,以生白蜜和为剂,再入白杵三千下为丸,如梧桐子大。每服十五丸至二十丸,冷水送下,不嚼;妇人月候不通,红花酒送下。

6. 仙茅丸三(《朱氏集验方》)

[组成]仙茅(糯米泔浸一二日,一日一换,取尽赤汁,日干,磨为细末)四两,白茯苓(去皮)、半夏(汤泡七次)各二两,茴香(盐炒,去盐)一两半。

[主治]固精,暖水脏。主治肾精不足。

[用法用量]上为细末,酒糊为丸,如梧桐子大。任意服。

7. 仙茅圆(《魏氏家藏方》)

[组成]仙茅(制了者)、干山药、菖蒲(九节者去须)、白茯苓(去皮)等份。

[主治]大补心肾有神功。治心腹冷气。

[用法用量]焙干为细末,北枣肉为圆如梧桐子大。每服三四十圆,空心温酒盐汤下。

8. 仙茅大益丸(《李氏医鉴》)

[组成]仙茅(竹刀去皮,切,糯米泔浸,去赤汁出毒用)。

[主治]失溺,无子,心腹冷气,不能食,腰脚冷痹,不能行。

[用法用量]阴干蜜丸。酒服。

9. 治妇人红崩下血方(《滇南本草》)

[组成]仙茅三钱(为末),全秦归、蛇果草各等分。

[主治]妇人红崩下血,以成漏症。

[用法用量]以后二味煎汤点水酒,将仙茅末送下。

10. 神秘散(《三因极一病证方论》)

[组成]阿胶一两三分(炒),鸡䏶胵一两半,白仙茅半两(米泔浸三宿,晒干,炒),团参一分。

[主治]喘。

[用法用量]上为末。每服二钱,空腹时糯米饮调下。

【各家论述】

1.《证类本草》:《仙茅传》云:十斤乳石,不

及一斤仙茅,表其功力尔。

2.《本草品汇精要》:仙茅有毒,植生。

3.《本草纲目》:[时珍曰]苏颂所说详尽得之。但四五月中抽茎四五寸,开小花深黄色六出,不似栀子。处处大山中有之,人惟取梅岭者用,而《会典》岁贡仙茅二十一斤。[发明]颂曰:五代唐筠州刺史王颜着《续传信方》,因国书编录西域婆罗门僧服仙茅方,当时盛行。云五劳七伤,明目益筋力,宣而复补。云十斤乳石不及一斤仙茅,表其功力也。本西域道人所传。开元元年婆罗门僧进此药,明皇服之有效,当时禁方不传。天宝之乱,方书流散,上都僧不空三藏始得此方,传与司徒李勉、尚书路嗣供、给事齐杭、仆射张建封服之,皆得力。路公久服金石无效,得此药,其益百倍。齐给事守缙云曰:少气力,风疹继作,服之遂愈。八九月采得,竹刀刮去黑皮,切如豆粒,米泔浸两宿,阴干捣筛,熟蜜丸梧子大,每旦空心酒饮任便下二十丸。忌铁器,禁食牛乳及黑牛肉,大减药力。机曰:五台山有仙茅,患大风者,服之多瘥。时珍曰:按许真君书云:仙茅久服长生。其味甘能养肉,辛能养节,苦能养气,咸能养骨,滑能养肤,酸能养筋,宜和苦酒服之,必效也。又范成大《虞衡志》云:广西英州多仙茅,其羊食之,举体悉化为筋,不复有血肉,食之补人,名乳羊。沈括《笔谈》云:夏文庄公禀赋异于人,但睡则身冷如逝者,既觉须令人温之,良久乃能动。常服仙茅、钟乳、硫黄,莫知纪极。观此则仙茅盖亦性热,补三焦命门之药也,惟阳弱精寒、禀赋素怯者宜之。若体壮相火炽盛者服之,反能动火。按张杲《医说》云:一人中仙茅毒,舌胀出口,渐大与肩齐。因以小刀劙之,随破随合,劙至百数,始有血一点出,曰可救矣。煮大黄、朴硝与服,以药掺之,应时消缩。此皆火盛性淫之人过服之害也。弘治间,东海张弼梅岭仙茅诗,有“使君昨日才持去,今日人来乞墓铭”之句。皆不知服食之理,惟借药纵恣以速其生者,于仙茅何尤。

4.《药性会元》:余曾见一人无子,嗜服此药,后致吐血而殂,书此戒之。

5.《本草汇言》:李士材先生曰:仙茅辛热雄健,助阳道,壮命门火。若心腹、若腰足、若筋骨,阳明、厥阴两脏寒虚,以此润宗筋,束骨而利机关,在所必需者也。倘壮火炽然,少火食气者,误服必有暴绝之祸。慎之慎之!

6.《折肱漫录》:仙茅助阳,原非常用之药。有人极赞其功效。予宦南安,携十余斤归以遗友。应太室方伯不受,复予柬云:此药有毒,能杀人。予遂不敢以相遗,尚容再考。

7.《医宗必读》:广西英州多仙茅,羊食之遍体化为筋,人食之大补。其消食者,助少火以生土,土得干健之运也;其强记者,肾气时上交于南离故也。

8.《江西通志》:卷一三:嫦娥嶂在府城南二十五里,峰峦蓊秀,开散如帐幔。旧传葛洪炼丹其上,遗丹液,多产仙茅。又卷一五七:玉虚观去宜春二十五里,[略]观旁至今有仙茅,极异常。草备五味,尤辛辣,云久食可仙。道士煮汤以款客。又洪州西山有谌母观,母乃许旌阳受道之师也。观有母所种仙茅,与今山野中所产者不相远,第采以作汤,则香味差别耳。少年饮之至于口鼻出血,盖性极暖也。然《抱朴子》云:尧时有草夹阶而生,随月开落,名蓂荚,又曰历荚,又名仙茅,不知种是此否。按《本草注》仙茅方云:明皇服钟乳不效,开元婆罗门僧进仙茅药,服之有效。故《东坡泽州寄长松》诗云:无复青黏和漆药,枉将钟乳敌仙茅。漆叶出《华佗传》。又卷一六二:豫章之新建黄堂隆道宫,道士罗君大年言仙茅事甚异。其辞曰:晋有神人许旌阳者,出于豫章之境,西山之下,能以忠孝累功行致仙道。师事谌母于丹阳之邑,黄堂之墟。母既授以道要,旌阳感之,曰:吾必岁朝母。母曰:吾即从此逝矣,去汝居南五十里,吾有飞茅在焉,汝能得茅处,即祠我,岁八月一至足矣。已而谌母果仙去。旌阳还,得茅丛生,而地亦曰黄堂,即建祠祀谌母,岁如期往朝之。旌阳亦仙去,其徒岁八月四日具幢盖、仪卫、鼓乐,奉旌阳像,朝母如其存时以为常。其后扩祠为观,复为宫,至今行之不衰。茅在祠前,薙而复生,如扬州琼华,不易其处……

人得茅煮而饮之，可以已疾厉，和荣卫，延年却老。

9.《本草汇》：大抵味之毒者必辛，气之毒者必热。虽能补命门，助筋骨，但病因不通，寒热迥别，施之一误，祸如反掌。况世人火旺致病者十居八九，火衰成病者百无一二，则辛温大热之药，其可常御乎？惟易于阳弱精寒，禀赋素怯者。

10.《本草新编》：中仙茅毒者，含大黄一片即解，不须多用大黄也。此种药近人最喜用之，以《本草》载其能助阳也。然全然不能兴阳。盖仙茅气温，而又入肾，且能去阴寒之气，以止老人之失溺。苟非助阳，焉能如此。而子独谓全不兴阳者，以仙茅之性，与附子、肉桂迥异。仙茅虽温，而无发扬之气，长于闭精，而短于动火。闭精，则精不易泄，止溺，则气不外走，无子者自然有子，非因其兴阳善战，而始能种玉也。子辨明其故，使世之欲闭其精者，用之以固守其精。而元阳衰惫，痿弱而不举者，不可惑于助阳之说，错用仙茅，归咎于药之不灵也。或问仙茅闭精，而不能兴阳，其说甚创，然子论之甚辨，岂亦有试之而云然乎？曰：余论其性耳，何试为然，而余亦曾自试之矣。予平日之阳，亦未甚衰也，服仙茅半年，全然如故。余不得其意，后遇岐天师之指示，而始爽然自失也。仙茅闭精，而不兴阳，实身试而有验，乃阅历之语，非猜度之辞也。

11.《夕庵读本草快编》：自唐而后，制服之者，必藉其纵欲，多致夭折……拒且严矣。独不思禀赋素怯，阳弱精寒，老人遗溺，男子虚劳者，非此不愈。是以旌阳美其久服长生，李珣誉其壮志悦颜，良有以也。若体气本旺，相火炽盛，用恣淫乐，以火益火，髓竭精枯，毒发而毙，人自召之，岂仙茅之故哉？医者宜两审而投，庶不负许、李之颂，而蹈张弼之讥也。

12.《本草求真》：仙茅，[略]以其精为火宅，火衰则精与血皆衰，而精自尔厥逆不温，溺亦自尔失候不禁矣。此与附、桂、硫黄、胡巴、破故纸、淫羊藿、蛇床子、远志同为一例。但附子则能以除火衰寒厥，肉桂则能以通血分寒滞，胡巴

则能以除火衰寒疝，淫羊藿则能以除火衰风冷，蛇床子则能以祛火衰寒湿，硫黄则能以除火衰寒结，破故纸则能以理火衰肾泻，远志则能以除火衰怔忡。虽其所补则同，而效各有攸建。未可云其补火，而不分其主治于其中也。故凡火衰病见，用之不离附、桂，余则视症酌增，然亦须视禀赋素怯则宜。《沈括笔谈》云：夏文庄公禀赋异于人，但睡则身冷如逝者，既觉，须令人温之良久，乃能动。常服仙茅、钟乳、硫黄，莫知纪极，此禀赋素怯则宜。若相火炽盛，服之反能动火，为害叵测。

13.《质问本草》：风苔草（仙茅）辛丑清舶漂到，采此种问之。风台草生原野，春生苗，夏开花。风苔草，土药。治牛产难，同生姜红糖服。俗名冷饭草。其根毒。鼠咬甚妙。

14.《本草正义》：仙茅[略]世有妄谈温补，盛称淫羊藿、仙茅等物之功效者，皆惑于方士之谬说。如唐人喜服乳石、寒石自戕生命之类，宜援左道惑众之例，诛之无赦可也。

15.《南越笔记》：仙茅产大庾岭，自岭之巅折而东，稍下为嫦娥嶂，相传葛稚川弃其丹生仙茅。叶似兰蕙，花六出，其根独茎而直，傍有短细根相附。八月采之，濯以嶂下流泉，色白如玉，以酒蒸晒，长服补益真气，土人多以饷客。罗浮仙茅高仅一二寸，八月生黄花，根如指大，长寸许，外有白茅。生山谷中，状如排草。以作浴汤，合诸香甚良。又有香茅名辣草，皆瑶草之族。

【考释】

仙茅首载于《雷公炮炙论》。唐代《海药本草》谓其"生西域……蜀中诸州皆有，粗细有筋，或如笔管，有节纹理。其黄色多涎。"宋代《本草图经》云："生西域及大庾岭，今蜀川江湖、两浙诸州亦有之。叶青如茅而软，复稍阔，面有纵理，又似棕榈。至冬尽枯，春初乃生。三月有花如栀子，黄，不结实。其根独茎而直，旁有短细根相附，肉黄白，外皮稍粗，褐色。二月、八月采根，曝干用。衡山出者花碧，五月结黑子。"《本草纲目》云："其叶似茅，久服轻身，故名仙茅。"《药性单方》载："叶青如茅，而软腹稍阔，面有纵理，长五

六寸,春初生苗,三月有花如栀子,黄,不结实,其根大如指,长三四寸,独茎而直,傍有短细根相附,肉黄白色,皮稍粗,褐色,好生乱茅丛中,服之可以通仙,故名,江南茅岗处处有之,一曰衡山出者,花碧,五月结黑子,二八月采根。"上述本草所言分布、产地、形态特征与目前所用仙茅相符,即

仙茅为石蒜科植物仙茅 *Curculigo orchioides* Gaertn. 的根茎。本品分布于江苏、浙江、江西、福建、台湾、湖南、广东、广西、四川、贵州、云南等地海拔 1 600 m 以下的林下草地或荒坡,一般在 10 月倒苗后至春季末发芽前挖取根茎,洗净,除去残叶及须根,晒干备用。

肉 豆 蔻

《药性论》

【异名】

迦拘勒（《证类本草》），肉豆蔻（《药性要略大全》），肉果（《本草蒙筌》），肉蔻（《药性解》），山豆蔻（《新编六书》）。

【释名】

《本草纲目》：肉果，迦拘勒。宗奭曰：肉豆蔻对草豆蔻为名，去壳只用肉。〔略〕花实皆似豆蔻而无核，故名。

【产地分布】

1.《证类本草》：《图经》曰：肉豆蔻，出胡国，今惟岭南人家种之。陈藏器云：大舶来即有，中国无。《海药》云：谨按《广志》云，生秦国及昆仑。

2.《诸蕃志》：肉豆蔻出黄麻驻、牛仑等深番。

【性状】

1.《证类本草》：春生苗，花实似豆蔻而圆小，皮紫紧薄，中肉辛辣。六月、七月采。

2.《诸蕃志》：树如中国之柏，高至十丈，枝干条枚蕃衍。敷广蔽四五十人。春季花开，采而晒干，今豆蔻花是也。其实如榧子，去其壳，取其肉，以灰藏之，可以耐久。

3.《本草品汇精要》：〔苗〕《图经》曰：春生苗，花实似豆蔻，其形圆小，皮紫紧薄，中肉辛辣而有油色者为佳。枯白味薄，瘦虚者为下也。〔略〕〔收〕暴干。〔用〕实。〔质〕类橡子，无壳而皮皱。〔色〕苍褐。

4.《药性单方》：春生苗，叶大如芭蕉，夏开花结实，颇似白豆蔻而圆小，皮紫紧薄，中肉以油色者佳。

5.《本草纲目》：春生苗，夏抽茎开花，结实似豆蔻，六月、七月采。时珍曰：肉豆蔻花及实状虽似草豆蔻，而皮肉之颗则不同。颗外有皱纹，而内有斑缬纹，如槟榔纹。

6.《医林纂要探源》：茎叶似白豆蔻，实散垂，较圆大，如荔枝，壳有皱纹，壳内有斑纹。

7.《本草求原》：似草蔻，外有皱纹，内有斑纹，如槟榔。

8.《本草汇》：形类弹丸，油色肥实者佳。

【炮制方法】

1. 净制　《外台秘要》：去皮。《太平圣惠方》：去壳。

2. 切制　《证类本草》：捣为散。《洪氏集验方》：切片子。《类编朱氏集验方》：二个作两片。《增补万病回春》：切碎，纸包捶。《景岳全书》：判如豆大。

3. 炮炙

（1）火炮　《雷公炮炙论》：凡使，须以糯米作粉，使热汤搜裹豆蔻，于糖灰中炮，待米团子焦黄熟，然后出，去米，其中有子取用。勿令犯铜。《产育宝庆集》：面包火内炮令面焦，去面不用。《太平惠民和剂局方》：凡使，先以面裹，于塘灰中炮，以面熟为度，去面剉焙干用。《洪氏集验方》：炮。《普济方》：洗，纸裹炮，焙熟。《幼幼集成》：须炮煨去油。

（2）煨制 《太平圣惠方》：三枚去壳，以大麦面二两，用水和如饼剂子，裹豆蔻于糖灰火内煨，面黄熟为度。《证类本草》：去皮，以醋面裹煨，令面熟为度，捣为散。《太平圣惠方》：煨。《圣济总录》：去壳，面裹煨令黄。《太平惠民和剂局方》：包湿纸裹煨。《小儿卫生总微论方》：二十五个，每个入丁香二个共五十个在内讫，别用生姜研烂取汁，和面裹煨熟，和面研之。《妇人大全良方》：面煮煨。《类编朱氏集验方》：每个作两片，安乳香在内面煨。《世医得效方》：大肉豆蔻一枚，剜小孔子、入乳香三小块在内，以面裹煨，面熟为度，去面。《普济方》：枣肉包煨。《普济方》：麸裹煨，炒。

（3）炒制 《洪氏集验方》：切片子，炒黄色。《医学纲目》：去壳，微炒。

（4）药制 《洪氏集验方》：粟米炒，以黄为度。《瑞竹堂经验方》：用盐酒浸，破故纸同炒干燥，不用故纸。

（5）麸炒 《普济方》：麸炒，煨熟。

（6）烧制 《普济方》：面裹烧熟，去面不用。

（7）醋制 《普济方》：去壳，醋浸。

（8）取霜 《秘传证治要诀及类方》：面包煨去油，取霜。《良朋汇集》：面包捶去油。《吴鞠通医案》：去油净。

（9）酒制：《伤寒瘟疫条辨》：面包煨熟去油切片酒炒。

【炮制作用】

1.《嵩崖尊生全书》：若有郁火，去油入剂。

2.《玉楸药解》：面包煨，研去油，汤冲肉豆叩，辛香颇动恶心，服之欲吐，宜蜜小丸烘干汤送。

3.《本草辑要》：糯米粉煨熟用，得木香、附子治久泻不止，忌铁。

4.《本草便读》：煨熟又能实大肠，止泻痢。

【性味归经】

1.《证类本草》：味辛，温。无毒。

2.《汤液本草》：气温，味辛。无毒。入手阳明经。

3.《太乙仙制本草药性大全》：味苦、辛，气温。无毒。入阳明胃经。

4.《药鉴》：气热，味大辛。属金与土，入手、足太阴经药也。

5.《药性解》：味苦辛涩，性温。无毒。入脾、胃二经。

6.《神农本草经疏》：味辛，温。无毒。入足太阴、阳明经，亦入手阳明大肠。

7.《分部本草妙用》：辛、温。无毒兼入胃、大肠。

8.《本草求真》：专入脾、胃，兼入大肠。

9.《本草新编》：味苦、辛，气温。无毒。入心、脾、大肠经。

【功用主治】

1.《药性论》：能主小儿吐逆不下乳，腹痛；治宿食不消，痰饮。

2.《海药本草》：主心腹虫痛，脾胃虚冷气并，冷热虚泄，赤白痢等。凡痢以白粥饮服佳；霍乱气并，以生姜汤服良。

3.《日华子本草》：调中，下气，止泻痢，开胃，消食。皮外络，下气，解酒毒，治霍乱。

4.《开宝本草》：温中，治积冷心腹胀痛，霍乱中恶，呕沫，冷气，消食止泄，小儿乳霍。

5.《本草纲目》：暖脾胃，固大肠。

6.《医学统旨》：治积冷心腹胀痛，霍乱泄泻，脾胃虚冷气，并冷热赤白痢；小儿伤乳，吐逆久泻；亦能温中开胃，下气、消食、止泄之要药也。

7.《神农本草经读》：治精冷。

8.《本草求原》：治肾泄，上盛下虚，诸逆上冲，元阳上浮而头痛。

【用法用量】

内服：煎汤，一至三钱；或入丸、散。

【禁忌】

1.《本草品汇精要》：多服则泄气，勿令犯铜器。

2.《太乙仙制本草药性大全》：勿令犯铁。

3.《神农本草经疏》：忌铜铁器。大肠素有火热，及中暑热泄暴注，肠风下血，胃火齿痛，及湿热积滞方盛，滞下初起，皆不宜服。

4.《医经允中》：肉蔻虽为补脾圣药，惟久痢虚寒脱滑者宜之，倘有未去之积，以此涩之，必成大祸。

5.《得配本草》：滞下初起，及暴注火泻者，禁用。

6.《药性切用》：吐泻初起忌之。

7.《冯氏锦囊秘录》：但泻痢初起者及有火者，不可早服。

8.《罗氏会约医镜》：肉蔻性温而涩，若湿热积滞，火热暴注泄泻者禁用。

【选方】

1. 肉豆蔻丹（《普济方》）

[组成]木香、肉豆蔻各一两，青橘皮半两（炒黄），黑牵牛一分（炒）。

[主治]小儿泄泻，水谷不消。

[用法用量]上为细末，滴水为如黍米大，每服十丸，食前米饮送下。

2. 肉豆蔻方（《太平圣惠方》）

[组成]肉豆蔻一分（去壳），藿香半两。

[主治]小儿霍乱不止。

[用法用量]上为粗散。每服一钱，以水一小盏，煎至五分，去滓温服，不拘时候。

3. 肉豆蔻膏（《普济方》）

[组成]肉豆蔻二钱（锉），人参一钱，白术二钱，甘草一钱，丁香一钱（不见火），木香一钱（不见火），藿香五分。

[主治]小儿挟惊，大便清泻，腹疼不稳。

[用法用量]上为细末，炼蜜为丸，如鸡头子大。每服一丸，空心、奶前米饮送下。

4. 二神丸（《普济本事方》）

[组成]破故纸四两（炒香），肉豆蔻二两（生）。

[主治]脾肾虚寒，五更泄泻，不思饮食，或食而不化，或作呕，或作泻，或久泻不止腰痛，水肿。

[用法用量]上为细末，加大肥枣四十九个，生姜四两，切片同煮，枣烂去姜，取枣剥去皮核，用肉研为膏，入药和杵为丸，如梧桐子大。每服三十丸，盐汤送下。

5. 肉豆蔻散一（《太平圣惠方》）

[组成]肉豆蔻（去壳）、槟榔、人参（去芦头）、桂心各半两。

[主治]产后心腹疼痛，呕吐清水，不下饮食。

[用法用量]上为细散。以粥饮调下，每服一钱，不拘时候。

6. 肉豆蔻散二（《传信适用方》）

[组成]诃子四个，木香一钱，肉豆蔻六个（用面煨香熟，去面，只用肉豆蔻）。

[主治]赤白痢。

[用法用量]上为细末。每服二钱，空心食前，陈米饮调下，一日三次。

7. 肉豆蔻汤一（《圣济总录》）

[组成]肉豆蔻仁、高良姜（炒）、枇杷叶（拭去毛，炙）各半两，厚朴（去粗皮，生姜汁炙，锉）、桂（去粗皮）各一两，吴茱萸（汤洗，焙干，炒）一分。

[主治]伤寒后霍乱，吐泻不止，及脚转筋。

[用法用量]上为粗末。每服三钱匕，水一盏，大枣一个，煎至七分，去滓温服，一日三次。

8. 肉豆蔻汤二（《圣济总录》）

[组成]肉豆蔻（去壳）、甘草（炙，锉）各一两。

[主治]冷痢。

[用法用量]上为粗末。每服五钱匕，水一盏半，煎至八分，去滓，空心、日午温服。

9. 肉豆蔻丸一（《太平圣惠方》）

[组成]肉豆蔻一两（去壳），附子二两（炮裂，去皮脐），白石脂二两。

[主治]妇人白带下，腹内冷痛。

[用法用量]上为末，炼蜜为丸，如梧桐子大。每于食前，以热酒下三十丸。

10. 肉豆蔻丸二（《太平圣惠方》）

[组成]肉豆蔻一枚（去壳），胡黄连一分，砒霜半分（细研），巴豆十枚（去皮心，清油煮色黑，纸裹压去油）。

[主治]小儿疳痢不止。

[用法用量]上为末，以糯米饭为丸，如黍米大。每服一丸以冷水送下。

11. 赤石散（《太平惠民和剂局方》）

[组成]赤石脂（煅）、甘草（燔）各五两，缩砂仁二十两，肉豆蔻（面裹煨熟）四十两。

[主治]肠胃虚弱，水谷不化，泄泻注下腹中

雷鸣,及冷热不调,下痢赤白,肠滑腹痛,遍数频多,胁肋虚满,胸膈痞闷,肢体困倦,饮食减少。

[用法用量]上为末。每服二钱,食前、空心温粟米饮调下。

12. 肉豆蔻饮(《圣济总录》)

[组成]肉豆蔻(炮去壳)四枚,高良姜、白芷、人参、赤茯苓(去黑皮)、槟榔(锉)各一两半。

[主治]反胃,饮食入口即吐。

[用法用量]上为粗末。每服三钱匕,水一盏半,薤白三寸,切,煎至一盏,去滓,空腹温服,如人行五里再服。

13. 四神丸(《杨氏家藏方》)

[组成]附子(炮,去皮脐)一两,肉豆蔻(面裹煨香)三分,诃子(煨,去核)半两,干姜(炮)半两。

[主治]脾胃受湿,肠虚下痢,频并不止。

[用法用量]上为细末,蒸枣肉搜和为丸,如梧桐子大。每服五十丸,食前陈米饮送下。

14. 脾胃虚泻方(《药性单方》)

[组成]肉豆蔻。

[主治]脾胃虚泻。

[用法用量]醋调,面裹,煨熟,取肉为末。每以二三匙,调清粥食之,日再。

15. 宿食不消方(《药性单方》)

[组成]肉豆蔻(熟末)。

[主治]宿食不消。

[用法用量]每服一钱,煎陈皮汤送下。

16. 治寒泄方(《本草经解要》)

[组成]肉蔻、川附。

[主治]寒泄。

[用法用量]米糊丸。

17. 治泄消食方(《本草经解要》)

[组成]肉蔻、砂仁、陈皮、人参、红曲、楂肉、藿香、麦芽。

[主治]治泄消食。

18. 公子登筵散(《本草述钩元》)

[组成]肉豆蔻。

[主治]开胃进食消导有殊功。治宿食不消。

[用法用量]为末,枣肉和丸,或为末。缩砂汤下。

19. 治脾泄气痢方(《本草述钩元》)

[组成]肉豆蔻(米醋调面,裹煨令熟,和面研末)一颗,橡子(炒研末,相和)一两。

[主治]脾泄气痢。

[用法用量]陈廪米炒焦为末。和匀。每以二钱煎作饮,调前二味三钱。旦暮各一服,便瘥。

20. 治老人虚泻方(《本草述》)

[组成]肉豆蔻(面裹煨熟,去面,研)三钱,乳香一两。

[主治]老人虚泻。

[用法用量]为末,陈米粉糊丸梧子大。每服六七十丸,米饮下。

【各家论述】

1.《本草衍义补遗》:肉豆蔻,温中补脾,为丸。《日华子》称其下气,以其脾得补而善运化,气自下也,非若陈皮、香附之快泄。《衍义》不详其实,谩亦因之,遂以为不可多服。

2.《本草纲目》:土爱暖而喜芳香,故肉豆蔻之辛温,理脾胃而治吐利。

3.《药性类明》:肉豆蔻,温中补脾,泄痢久不已则用之,故《本草》言冷热虚泄,久则虽热者其气亦虚,非概用以温中也。

4.《神农本草经疏》:肉豆蔻禀火土金之气,故味辛气温而无毒。入足太阴、阳明经,亦入手阳明大肠。辛味能散能消,温气能和中通畅。其气芬芳,香气先入脾,脾主消化。温和而辛香,故开胃,胃喜暖故也。故为理脾开胃,消宿食,止泄泻之要药。香能辟恶除不祥,又中气不虚则邪恶之气不能入,故主鬼气及温中。脾主中焦,胃为后天生气之本。脾胃之阳气旺,则积冷心腹胀满,霍乱,中恶,冷疰,呕沫冷气,食不消,泄不止,小儿乳霍,诸证自除矣。

5.《本草汇言》:肉豆蔻,为和平中正之品,运宿食而不伤,非若枳实、莱菔子之有损真气也;下滞气而不峻,非若香附、大腹皮之有泄真气也;止泄泻而不涩,非若诃子、罂粟壳之有兜塞掩伏而内闭邪气也。

6.《本草正》:肉豆蔻,能固大肠,肠既固则元气不走,脾气自健,故曰理脾胃虚冷,而实非能补虚也。

7.《轩岐救正论》：肉豆蔻，为暖脾胃固大肠之要药。盖脾喜暖恶寒，喜香恶臭，故肉蔻之温香，能治一切前症。

8.《本草汇笺》：肉豆蔻，温中消食，与诸豆蔻同，兼入大肠经，痢家用为涩剂，为小儿伤乳泄泻之要药。其云善下气者，以脾得补而健运，气自下也，非若陈皮、香附之快泄。

9.《本草新编》：肉豆蔻，疗心腹胀疼，止霍乱，理脾胃虚寒，能消宿食，专温补心包之火，故又入膻中与胃经也。但能止下寒之泻，而不能止下热之痢，从前《本草》，多信治血痢有功，而不言其止泻痢。夫泻不同，五更时痛泻五六次，到日间反不泻，名大瘕泻也。大瘕泻者，肾泻也。肾泻，乃命门无火以生脾土，至五更亥子之时，正肾气正令之会，肾火衰微，何能生土，所以作泻。故大瘕病，必须补命门之火，火旺而土自坚矣。肉豆蔻，非补命门之药也，然命门之火上通，心包之火不旺，而命门愈衰，故欲补命门，必须上补心包也。膻中，即心包，一物而两名之。肉豆蔻补心包火，补心包，正所以补命门也。况理脾胃寒虚，原其长技，命门旺，而脾胃又去其虚寒。脾胃得肾气，自足以分清浊而去水湿，又何至五更之再泻哉。或问肉豆蔻开胃消食，子舍而不谈，反言其能止大瘕之泻，亦何舍近而言远乎？曰：大瘕之泻，正所以表肉豆蔻之开胃而消食也。凡人命门之火不旺，则下焦阴寒何能蒸腐水谷。下不能消，所以泻也。泻久则亡阴，阴亡则肾不能交于心包，而心包亦寒。心包寒，则火不能生胃，而胃又寒。胃寒，则胃气萧索，又何能消食耶。肉豆蔻，温补命门而通胞，两火相生于上下，水泻止，而脾胃之气自开，不求其消食而自化。言止肾泻，而开胃消食即在其中，又何必再言哉。或问肉豆蔻暖胃而健脾，温肾而止泻，故入之四神丸中，以治脾肾寒虚之作泻，然而有效、有不效者，何故？盖肾虚作泻，又有不是命门之寒，故服四神丸，而反多后重之症矣。夫肾虚未有不寒者，寒则泻。不寒则何以泻。乃饮酒过多，又加色欲，使酒湿入于肾之中，故作泻也。倘亦以肉豆

蔻治之，安能治肾寒者速效哉。

10.《本草经解要》：肉蔻气温，禀天春和之木气，入足厥阴肝经；味辛无毒，得地西方燥金之味，入足阳明燥金胃经、手阳明大肠经。气味俱升，阳也。胃者中州也，辛温温胃，所以温中，胃温则食易化，故主消食。大肠寒则鹜溏，辛温温肠，所以止泄。日积月累，积冷于肠，冬日重感于寒，则大肠病胀，胃亦妨于食而胃胀，胀则腹满而心胃痛矣；肉蔻温肠胃，胃阳充而胀平也。霍乱，胃有湿热也；辛温燥胃，霍乱自止；胃者阳气之原也，胃阳衰则阴邪乘之，而患中恶冷痃矣；肉蔻温胃，胃阳充则阴邪消，而中恶冷痃愈也。肝寒而阴气上升，则呕沫而冷气出矣；肉蔻温肝，肝平呕逆定也。小儿乳霍，胃寒不纳也；辛温散寒，所以亦主之也。

11.《本草正义》：肉豆蔻，除寒燥湿，解结行气，专理脾胃，颇与草果相近，则辛温之功效本同，惟涩味较甚，并能固及大肠之滑脱，四神丸中有之。温脾即以温肾，是为中下两焦之药，与草果之专主中焦者微别。大明谓温中下气，开胃，解酒毒。甄权谓治宿食痰饮，止小儿吐逆不下乳，腹痛。李珣谓主心腹虫痛。皆专就寒湿一边着想者。若湿热郁滞而为此诸症，则必不可一例论治。故李珣又谓主脾胃虚冷虚泄。濒湖谓暖脾胃、固大肠。要言不烦，最为精切。惟珣又谓治亦白痢，则湿热者多，虚寒者少，不当泛泛言之矣。香、砂、蔻仁之类，温煦芳香，足以振动阳气，故醒脾健运，最有近功，则所谓消食下气，已胀泄满者，皆其助消化之力，固不可与克削破气作一例观。

12.《本草述钩元》：肉豆蔻先苦而辛，得火中之金气。火为土母，是由肺以至乎胃，而效其温中下气之用也。后辛居胜，而终以微凉得金中之肃气。金主降收，是又由胃以至于大肠，而效其且降且收之用者。夫气之温者常升，然不全乎金之气，则不能由肺以降。气之降者属金，然不禀乎温之气，则更不能由大肠以收。此味能使温气降而入中土者，全乎金也。故温中治积冷而善运化。能使收气更归大肠者，本乎温也。故止泄

痢。以火始而以金终，故金能效收之用。苦温则气升，其理固不易也。凡痢病于湿热而气虚者，于苦寒黄连主药中，用此味及木香佐之，乃能奏效。此岂徒以温味济寒哉？盖为能竟其肺之用耳。夫肺气能降亦能收，乃竟阳中少阴之用。金火合德，义固如是。而粗工用以止痢，漫曰涩剂，彼恶乎知之！此味但不可施之实热下痢其气不大虚之人。抑更有宜进究者，黑锡丹疗诸逆冲上，上盛下虚，及下元阳虚而头痛，何以于温补归元诸药中，却用肉蔻？益信肺气之能降能收，乃所谓肾气归元也。此义粗悉于白芷条下，当合参之。

【考释】

肉豆蔻始载于《药性论》。《开宝本草》云："其形圆小，皮紫紧薄，中肉辛辣。"《本草纲目》载："肉豆蔻，花及实，状皆似草豆蔻，而皮肉之颗则不同类，外有皱纹，而肉有斑缬纹，如槟榔纹，最易生蛀，惟烘干密封，则稍可留。"《诸蕃志》云："树如中国之柏，高至十丈，枝干条枚蕃衍。敷广

蔽四五十人。春季花开，采而晒干，今豆蔻花是也。其实如榧子，去其壳，取其肉，以灰藏之，可以耐久。"《本草求原》载："似草蔻，外有皱纹，内有斑纹，如槟榔。"《医林纂要探源》载："茎叶似白豆蔻，实散垂，较圆大，如荔枝，壳有皱纹，壳内有斑纹。"上述本草著作中所言之产地、形态与今用肉豆蔻相符，即为肉豆蔻科属植物肉豆蔻 *Myristica fragrans* Houtt. 的干燥种仁。但《本草图经》及《本草品汇精要》所述："今惟岭南人家种之，春生苗，花实似豆蔻，其形圆小，皮紫紧薄，中肉辛辣。六七月采。实，类橡子，无壳而皮皱，色苍褐。"形态似为姜科植物，而非肉豆蔻科植物肉豆蔻。现今所用肉豆蔻原产印度尼西亚、印度、马来西亚、新加坡、斯里兰卡的热带地区。目前我国海南万宁、陵水及广东、广西、云南、福建等地有栽培。其全年均有果实成熟，但5～7月和10～12月为其盛果期。一般选择在晴天采摘开裂成熟的果实，除去果皮，剥去假种皮，将种仁低温烘烤至剥之作响即可。

肉　桂

（《本草经集注》）

【异名】

天竺桂（《海药本草》），山桂、月桂（《本草纲目》），官桂（《药性粗评》），桂皮（《本草经集注》），桂木（《山海经》），梫、木桂（《尔雅》），桂桐（《尔雅》郭璞注）。

【释名】

1.《本草纲目》：梫，音寝。时珍曰：按范成大《桂海志》云：凡木、叶、心皆一纵理，独桂有两道如圭形，故字从圭。陆佃《埤雅》云：桂犹圭也。倡导百药，为之先聘通使，如执圭之使也。《尔雅》谓之梫者，能梫害他木也。故《吕氏春秋》云：桂枝之下无杂木。《雷公炮炙论》云"桂钉木根，其木即死"是也。桂即牡桂之厚而卒烈者，牡桂即桂之薄而味淡者，《别录》不当重出。而分目于下。云：曰官桂者，乃上等供官之桂也。

2.《桂海虞衡志》：凡木叶心皆一纵理，独桂有两道如圭形，故字从圭。

【产地分布】

1.《山海经》：招摇之山多桂。

2.《神农本草经》：生山谷。

3.《名医别录》：生南海。

4.《南方草木状》：桂出合浦。

5.《证类本草》：生南海山谷。

6.《本草图经》：桂，菌桂生交址山谷。牡桂生南海山谷。桂生桂阳。天竺桂，生西胡。

7.《本草集要》：生桂阳。

8.《本草蒙筌》：种类多般，地产各处。菌桂生交址桂林。牡桂产南海山谷。官桂品极高而堪充进贡，却出观宾（州名，属广东）。

9.《补遗雷公炮制便览》：牡桂生南海山谷中。皱起厚者，一名肉桂。

10.《汤液本草》：菌桂生交址山谷，牡桂生南海山谷，木桂生桂阳。从岭至海尽有桂树，惟柳州、象州最多。

【性状】

1.《山海经》：桂叶似枇杷，长二尺余，广数寸。白花，丛生山峰，冬夏长青，间无杂木。

2.《异物志》：桂，桂之灌生必粹其族，柯叶不渝，冬夏常绿。

3.《本草图经》：旧说菌桂正圆如竹。牡桂，皮薄色黄少脂肉。参考旧注，谓菌桂，叶似柿叶，中有三道纹，肌理紧，薄如竹，大枝、小枝、皮俱是筒，与今宾州所出者相类。牡桂，叶狭于菌桂而长数倍，其嫩枝皮半卷多紫，与今宜州、韶州者相类。彼土人谓其皮为木兰皮，肉为桂心。此又有黄、紫两色，益可验也。桂，叶如柏叶而泽黑，皮黄心赤；今钦州所出者，叶密而细，亦恐是其类，但不作柏叶形为疑耳。皮浓者名木桂，即板桂是也。苏恭以牡桂与单名桂为一物，亦未可据。其木俱高三四丈，多生深山蛮洞中，人家园圃亦有种者，移植于岭北，则气味殊少辛辣，固不堪入药也。三月、四月生花，全类茱萸。九月结实，今人多以装缀花果作筵具。

4.《本草蒙筌》：菌桂正圆无骨，形类竹。牡桂广薄皮。木桂皮极厚浓而肉理粗虚,乃发从岭。筒桂因皮嫩如筒卷束,板桂谓皮老若板坦平。柳桂系至软枝梢,肉桂指至浓脂肉。桂枝枝梗小条,非身干粗浓之处;桂心近木黄肉,但去外甲错粗皮。品分既明,欺罔难入。

5.《本草品汇精要》:木高三四丈。其叶如柏叶而泽黑,皮黄,心赤,凌冬不凋。其傍无杂木,盖木得桂而枯之谓也。

【炮制方法】

1. 净制　《本草经集注》:去削上虚软甲错。《太平圣惠方》:去皱皮,去粗皮。《要药分剂》:去粗皮用。《药性要略大全》:凡使刮去粗皮。《珍珠囊补遗药性赋》:凡用刮去外皮。

2. 切制　《金匮玉函经》:削。《太平圣惠方》:捣令碎。《卫生家宝产科备要》:剉。《济阴纲目》:研。《普济方》:杵末用。

3. 炮炙

(1) 酒制　《黄帝内经素问》:㕮咀渍酒中。《黄帝内经素问》:以白酒和桂。《疮疡经验全书》:酒洗。《寿世保元》:用陈酒浸过一宿。

(2) 熬制　《备急千金要方》:桂心熬(妊娠忌桂故熬)。

(3) 煅制　《校注妇人良方》:烧存性。

(4) 炒制　《太平惠民和剂局方》:如妇人妊娠药中,仍微炒用为佳。《世医得效方》:去粗皮,炒。《本草述》:炒黄。《吴鞠通医案》:炒焦。

(5) 炙制　《卫生家宝产科备要》:半两,去皮称,用生姜二两,取自然汁涂炙,令姜汁尽为度。

(6) 制炭　《寿世保元》:妊娠用要炒黑。

(7) 焙制　《本草述钩元》:妊娠不得已而用之,须火焙过。

(8) 童便制　《医宗金鉴》:童便酒炒熟。

【炮制作用】

1.《备急千金要方》:妊娠忌桂故熬。桂本畏火,所不可近,若妇人妊娠,又虑动胎,当依恶阻篇茯苓丸方云。妊娠忌桂,故熬而用之。

2.《太平惠民和剂局方》:如妇人妊娠药中,仍微炒用为佳。

3.《本草纲目》:又桂性辛散,能通子宫而破血,故《别录》言其堕胎,庞安时乃云炒过则不损胎也。

4.《寿世保元》:厚者去皮,方能补肾引虚火归源。

5.《本草备要》:去粗皮用,其毒在皮。

6.《修事指南》:凡用桂不得通火,惟胎前用火炒。李时珍曰,凡使肉桂,厚而辛烈,去粗皮用,其去内外皮者即为桂心也。

【性味归经】

1.《神农本草经》:味辛,温。

2.《名医别录》:味甘、辛,大热。有小毒。

3.《药性论》:味苦、辛,无毒。

4.《医学启源》:气热,味大辛。

5.《药性要略大全》:味辛,性热。有小毒。浮也。

6.《补遗雷公炮制便览》:味辛,温。无毒。

7.《珍珠囊补遗药性赋》:太阳经,足少阴经。

8.《雷公炮制药性解》:入心、脾、肺、肾四经。

9.《神农本草经疏》:入手足少阴、厥阴血分。

【功用主治】

1.《神农本草经》:主上气咳逆结气,喉痹吐吸,利关节,补中益气。

2.《名医别录》:主温中,利肝肺气,心腹寒热冷疾,霍乱转筋,头痛腰痛出汗,止烦止唾,咳嗽,鼻齆,堕胎,坚筋骨,通血脉,理疏不足,宣导百药,无所畏。久服,神仙不老。

3.《海药本草》:补暖腰脚,破产后恶血,治血痢肠风,功力与桂心同。

4.《药性论》:治几种心痛,杀三虫,主破血,通利月闭,治软脚,痹、不仁,胞衣不下,除咳逆,结气,痈痹,止腹内冷气,痛不可忍,主下痢,鼻息肉。杀草木毒。

5.《日华子本草》:治一切风气,补五劳七伤,通九窍,利关节,益精,明目,暖腰膝,破痃癖癥瘕,消瘀血,治风痹骨节挛缩,续筋骨,生肌肉。

6.《珍珠囊》：去卫中风邪，秋冬下部腹痛。

7.《医学启源》：补下焦不足，治沉寒肩冷及表虚自汗。

8.《用药心法》：敌寒邪，治奔豚。

9.《本草纲目》：治寒痹，风瘖，阴盛失血，泻痢，惊痫。治阳虚失血，内托痈疽痘疮，能引血化汗化脓，解蛇蝮毒。

10.《增广和剂局方药性总论》：主温中，利肝肺气，心腹寒热冷疾，霍乱转筋，头痛腰痛，出汗，止烦，止唾，咳嗽，鼻衄，堕胎，坚骨节，通血脉。《药性论》云：君。主治九种心痛，杀三虫，主破血，软脚痹不仁，胞衣不下，除腹内冷气痛，主下痢，治鼻息肉。《日华子》云：治一切风气，补五劳七伤，通九窍，利关节，益精明目，暖腰膝，破癖癥瘕，消瘀血，治风痹，生肌肉。

11.《汤液本草》：补命门不足，益火消阴。

12.《药性粗评》：主治内冷，下部腹痛，温中养肾，调理血气。

13.《本草拾遗》：治腹内诸冷，血气胀痛。

14.《本草求真》：大补命门相火，益阳治阴。凡沉寒痼冷、营卫风寒、阳虚自汗、腹中冷痛、咳逆结气、脾虚恶食、湿盛泄泻、血脉不通、胎衣不下、目赤肿痛，因寒因滞而得者，用此治无不效。

【用法用量】

煎服，三分至一钱五分，宜后下或焗服；研末冲服，每次三至六分。

【禁忌】

1.《增广和剂局方药性总论》：忌生葱。

2.《本草纲目》：忌生葱、石脂。

3.《本草征要》：桂，畏石脂，忌生葱。

4.《本草述钩元》：忌石膏、知母、人参、麦冬、竹叶。

5.《要药分剂》：忌生葱、石脂。春夏为禁药。

6.《本草蒙筌》：同饵忌生葱。

7.《神农本草经疏》：血崩血淋尿血，阴虚吐血咯血，鼻衄齿衄，汗血，小便因热不利，大便因热燥结，肺热咳嗽，产后去血过多，及产后血虚发热，小产后血虚寒热，阴虚五心烦热，似中风口眼歪斜，失音不语，语言蹇涩，手足偏枯，中暑昏晕，中热腹痛，妇人阴虚少腹痛，一切温病热病头痛口渴，阳症发斑发狂，小儿痧症腹痛作泻，痘疮血热干枯黑陷，妇人血热经行先期，妇人阴虚内热经闭，妇人阴虚寒热往来，口苦舌干。妇人血热经行作痛，男妇阴虚，内热外寒，中暑泻利暴注如火热，一切滞下纯血，由于心经伏热，肠风下血，脏毒便血，阳厥似阴，梦遗精滑，虚阳数举，脱阴目盲等三十余证，法并忌之。

8.《本草通玄》：忌见火。

9.《得配本草》：痰嗽咽痛、血虚内燥、孕妇、产后血热，四者禁用。

10.《本草求真》：精亏血少，肝盛火起者切忌。

【选方】

1. 肉桂丸（方出《本草纲目》，名见《仙拈集》）

[组成]肉桂（去粗皮）。

[主治]食瓜果生冷所伤。

[用法用量]研末，饮和丸，如绿豆大，每服五六丸，白滚水送下，未消再服。

2. 肉桂汤（方出《太平圣惠方》，名见《普济方》）

[组成]肉桂（末）一两，诃黎勒皮（末）一分，巴豆一枚（去皮心，研，纸包压去油）。

[主治]干霍乱。

[用法用量]上药除桂，先将二味绵裹，入一中十盏汤，浸良久，搦下黄汁，更入酒一合，下桂末令匀，顿服。须臾得吐痢。

3. 肉桂酒（《寿世青编》）

[组成]辣桂（末）二钱。

[主治]感寒身体疼痛。

[用法用量]温酒调服。

4. 肉桂散一（《太平圣惠方》）

[组成]肉桂二两（去皱皮），麻黄一两（去根节），海桐皮一两（锉），川乌头一两（炮裂，去皮脐），黑豆二两（炒熟），五加皮一两，防风一两（去芦头），牛膝一两（去苗），附子二两（炮裂，去皮脐），松节一两（锉），道人头一两。

[主治]历节风，四肢疼痛，筋脉不利。

[用法用量]上为细散。每服二钱，食前以温酒调下。

5. 肉桂散二（《太平圣惠方》）

[组成]肉桂一两（去皱皮），当归半两（锉，微炒），蒲黄半两，牛膝三分（去苗），鬼箭羽三分，虻虫半两（去翅足，微炒），琥珀三分，赤芍药三分，桃仁三分（汤浸去皮尖双仁，麸炒微黄），水蛭半两（炒令黄），川大黄一两（锉，微炒）。

[主治]产后恶血不尽，结聚为血瘕，腹中坚满，不下饮食。

[用法用量]上为细散。每于一钱，食前以温酒调下。

6. 肉桂散三（《灵苑方》）

[组成]黑豆二两（炒熟去皮），肉桂、当归（酒浸）、芍药、干姜（炮）、干地黄、甘草、蒲黄（纸包，炒）各一两。

[主治]妇人产后，寒瘀内停，恶露不下，心胸痞满，腹部胀痛，以及血晕神昏者。

[用法用量]上为末。每服二钱，温酒调下，一日三次。疾甚者三次，无疾二次，七日止。

7. 肉桂散四（《类证活人书》）

[组成]肉桂三分（去皱皮），赤芍一两，陈皮一两，前胡一两（去芦头），附子一两（炮，去皮脐），当归一两，白术三分，高良姜三分（锉），人参一两（去芦头），吴茱萸五钱（汤浸），厚朴三分（去皮，姜汁炙令香熟），木香三分。

[主治]伤寒服冷药过度，心腹胀满，四肢逆冷，昏沉不识人，变为阴毒。

[用法用量]捣为粗末。每服四钱，以水一中盏，入枣子三枚，煎至六分，去滓，不拘时候，稍热频服。

8. 肉桂膏（《疡科心得集》）

[组成]川乌、草乌、海藻、当归、甘草、白及、甘遂、白芷、细辛、芫花、半夏、肉桂、红花、大戟、虎骨各七钱五分，麻黄一两，五倍子一两。

[主治]一切寒湿痹痛，乳痰、乳癖、瘰疬。

[用法用量]麻油二斤，青油一斤五两，入药煎枯，去滓；下净东丹（炒）一斤，收成膏；再下乳香（去油、研）、没药（去油、研）各一两，寸香（研）

五钱，百草霜一两，搅匀，用红布摊帖。

9. 通神散（《太平圣惠方》）

[组成]蒲黄一两，肉桂一两（去皱皮），当归半两（锉，微炒），延胡索半两，硇砂一分，琥珀半两。

[主治]产后败血冲心。

[用法用量]上为细散。每服二钱，以温酒调下，不拘时候。

10. 神应丸（《太平惠民和剂局方》）

[组成]威灵仙（去土）二十两，当归、肉桂（去粗皮）各十两。

[主治]肾经不足，风冷乘之，腰痛如折，引背膂俯仰不利，转侧亦难。或因役用过多，劳伤于肾；或因寝冷湿，地气伤腰；或因坠堕伤损；或因风寒客搏，皆令腰痛。

[用法用量]上为末，以酒煮面糊为丸，如梧桐子大。每服十五丸，加至二十丸，食前温酒或煎茴香汤送下；妇人煎桂心汤送下。

【各家论述】

1.《增广和剂局方药性总论》：得：人参、麦冬、甘草、大黄、黄芩，调中益气。得：柴胡、紫石英、干地黄，疗吐逆。杀：草木毒。

2.《药性要略大全》：桂，气之厚者，肉桂也。气厚则发热，肉桂下行而补肾。此天地亲上亲下之道也。《赋》曰：疗肾冷，止汗如神。《经》曰：温中，和肝肺气。心腹寒热冷痛，霍乱转筋，头、腰痛，止烦，止咳嗽鼻衄。能堕胎，坚骨节，通血脉，宣通百药。无所谓，其心半卷，多脂者，单名桂。入药最良。百药无所谓。杀草木毒。

3.《汤液本草》：有菌桂、牡桂、木桂、筒桂、肉桂、板桂、桂心、官桂之类。用者罕有分别。《衍义》所言，不知何缘而得官之名。予考《本草》有出观、宾、宜、韶、钦诸州者，佳。世人以笔画多而懒书之，故只作官也。如写黄檗作黄柏，姜作姜同意。《本草》所说菌桂、牡桂、板桂，厚薄不同。大抵细薄者为枝、为嫩，厚脂者为肉、为老，处其身者为中也。不必黄色为桂心，但不用皮与里，止用其身中者为桂心。不经水而味薄者，亦名柳桂。易老用此，以治虚人，使不生热也。《衍义》谓桂大热。《素问》谓辛甘发散为阳,故张仲景桂枝汤治伤寒表虚,皆须此药,是专用辛甘之意也。又云:疗寒以热。故知三种之桂,不取菌桂、牡桂者,盖此二种性止温而已,不可以治风寒之病。独有一字桂,《本经》谓甘辛大热,正合《素问》辛甘发散为阳之说,尤知菌桂、牡桂不及也。然《本经》止言桂,而仲景又言桂枝者,盖亦取其枝上皮也,其本身粗厚处亦不中用。诸家之说,但各执一己见,终无证据。今又谓之官桂,不知何缘而立名,虑后世以为别物,故于此书之。又有桂心,此则诸桂之心,不若一字桂也。《别说》交广商人所贩者,及医家见用,惟陈藏器之说最是。然筒桂厚实,气味厚重者,宜入治脏及下焦药。轻薄者,宜入治眼目发散药。《本经》以菌桂养精神,以牡桂利关节。仲景伤寒发汗用桂枝。桂枝者,桂条也,非身干也,取其轻薄而能发散。一种柳桂,乃小嫩枝条也,尤宜入上焦药。仲景汤液用桂枝发表,用肉桂补肾,本乎天者亲上,本乎地者亲下,理之自然,性分之所不可移也。一有差易,为效弥远。岁月既久,习以成弊,宜后世之不及古也。桂心通神,不可言之,至于诸桂数等,皆大小老壮之不同。观,作官也。《本草》所言有小毒,或云久服神仙不老。虽云小毒,亦从类化。与黄芩、黄连为使,小毒何施;与乌、附为使,止是全得热性;若与有毒者同用,则小毒既去,大毒转甚;与人参、麦冬、甘草同用,能调中益气,则可久服。可知此药能护荣气而实卫气,则在足太阳经也。桂心,入心,则在手少阴也。若指荣字立说,止是血药,故经言通血脉也。若与巴豆、硇砂、干漆、穿山甲、水蛭、虻虫如此有毒之类同用,则小毒化为大毒,其类化可知矣。汤液发汗用桂枝,补肾用肉桂,小柴胡止云加桂何也。《药象》谓肉桂大辛,补下焦热火不足,治沉寒痼冷,及治表虚自汗。春夏二时为禁药。《珍》云:秋冬治下部腹痛,非桂不能止也。《心》云:桂枝气味俱轻,故能上行,发散于表;内寒,则肉桂;补阳,则柳桂。桂,辛热散经寒,引导阳气。若正气虚者,以辛润之。散寒邪,治奔豚。

4.《珍珠囊补遗药性赋》:桂,君。浮也,阳中之阳也。气之厚者,肉桂也。气厚则发热,肉桂下行而补肾。此天地亲上亲下之道也。

5.《要药分剂》:秋冬下部腹痛,非此不能止。(元素)补命门不足,能益火消阴。(好古)木得桂而枯,又能抑肝风而扶脾土,脾虚恶食,湿盛泄泻,补劳通经。

6.《本草征要》:下焦腹痛,非此不除;奔豚疝瘕,用之即效。宣通百药,善堕胞胎。肉桂乃近根之最厚者。肉桂在下,主治下焦。此本乎天者亲上桂,本乎地者亲下之道也。

7.《本草纲目》:《别录》曰:桂生桂阳,牡桂生南海山谷。二月、八月、十月采皮,阴干。弘景曰:南海即是广州。《神农本经》惟有牡桂、菌桂。俗用牡桂,扁广殊薄,皮黄,脂肉甚少,气如木兰,味亦类桂,不知是别树,是桂之老宿者?菌桂正圆如竹,三重者良,俗中不见,惟以嫩枝破卷成圆者用之,非真菌桂也,并宜研访。今俗又以半卷多脂者,单名为桂,入药最多,是桂有三种矣。此桂广州出者好;交州、桂州者,形段小而多脂肉,亦好;湘州、始兴、桂阳县者,即是小桂,不如广州者。《经》云:桂,叶如柏叶泽黑,皮黄心赤。齐武帝时,湘州送树,植芳林苑中。今东山有桂皮,气粗相类,而叶乖异,亦能凌冬,恐是牡桂。人多呼为丹桂,正谓皮赤尔。北方重此,每食辄须之,盖《礼》所云姜桂以为芬芳也。恭曰:桂惟有二种。陶氏引《经》云似柏叶,不知此言从何所出?又于《别录》剩出桂条,为深误也。单名桂者,即是牡桂,乃《尔雅》所谓“梫,木桂”也。叶长尺许,花、子皆与菌桂同。大小枝皮俱名牡桂。但大枝皮,肉理粗虚如木而肉少味薄,名曰木桂,亦云大桂;不及小嫩枝皮,肉多而半卷,中必皱起,其味辛美,一名肉桂,亦名桂枝,一名桂心,出融州、桂州、交州甚良。其菌桂,叶似柿叶,中有纵纹三道,表里无毛而光泽。肌理紧薄如竹,大枝、小枝皮俱是筒。其大枝无肉,老皮坚板,不能重卷,味极淡薄,不入药用;小枝薄而卷及二三重者良。或名筒桂,陶云小桂是也。今惟出韶州。保升曰:桂有三种,菌桂,叶似柿叶而尖狭光净。花白蕊黄,四月开。五月结实。树皮青黄,薄卷若筒,亦名筒桂。其厚硬味薄者，名板桂，不入药用。牡桂，叶似枇杷叶，狭长于菌桂叶一二倍。其嫩枝皮半卷多紫，而肉中皱起，肌理虚软，谓之桂枝，又名肉桂。削去上皮，名曰桂心。其厚者名曰木桂。药中以此为善。陶氏言半卷多脂者为桂。又引《仙经》云：叶似柏叶。此则桂有三种明矣。陶虽是梁武帝时人，实生于宋孝武建元三年，历齐为诸王侍读，曾见芳林苑所植之树。苏恭只知有二种，指陶为误，何臆断之甚也。藏器曰：菌桂、牡桂、桂心三色，同是一物。桂林桂岭，因桂得名，今之所生，不离此郡。从岭以南际海尽有桂树，惟柳、象州最多。味既辛烈，皮又厚坚。厚者必嫩，薄者必老。采者以老薄为一色，嫩厚为一色。嫩既辛烈，兼又筒卷。老必味淡，自然板薄。薄者即牡桂，卷者即菌桂也。桂心即是削除皮上甲错，取其近里而有味者。承曰：诸家所说，几不可考。今广、交商人所贩，及医家见用，惟陈藏器一说最近之。颂曰：《尔雅》但言"梫，木桂"一种，《本草》载桂及牡桂、菌桂三种。今岭表所出，则有筒桂、肉桂、桂心、官桂、板桂之名，而医家用之罕有分别。旧说菌桂正圆如竹，有二三重者，则今之筒桂也。牡桂皮薄色黄少脂肉者，则今之官桂也。桂是半卷多脂者，则今之板桂也。而今观宾、宜、韶、钦诸州所图上者，种类亦各不同，然总谓之桂，无复别名。参考旧注，谓菌桂，叶似柿，中有三道纹，肌理紧薄如竹，大小皆成筒，与今宾州所出者相类。牡桂，叶狭于菌桂而长数倍，其嫩枝皮半卷多紫，与今宜州、韶州所出者相类。彼土人谓其皮为木兰皮，肉为桂心。此又有黄、紫两色，益可验也。桂，叶如柏叶而泽黑，皮黄心赤；与今钦州所出者，叶密而细，恐是其类，但不作柏叶形为异尔。苏恭以单桂、牡桂为一物，亦未可据。其木俱高三四丈，多生深山蛮洞中，人家园圃亦有种者。移植于岭北，则气味殊少辛辣，不堪入药也。三月、四月生花，全类茱萸。九月结实，今人多以装缀花果作筵具。其叶甚香，可用作饮尤佳。二月、八月采皮，九月采花，并阴干，不可近火。时珍曰：桂有数种，以今参访：牡桂，叶长如枇杷叶，坚硬有毛

及锯齿，其花白色，其皮多脂。菌桂，叶如柿叶，而尖狭光净，有三纵纹而无锯齿，其花有黄有白，其皮薄而卷。今商人所货，皆此二桂。但以卷者为菌桂，半卷及板者为牡桂，即自明白。苏恭所说，正合医家见今用者。陈藏器、陈承断菌、牡为一物者，非矣。陶弘景复以单字桂为叶似柏者，亦非也。柏叶之桂，乃服食家所云，非此治病之桂也。苏颂所说稍明，亦不当以钦州者为单字之桂也。按：《尸子》云，春花秋英曰桂。嵇含《南方草木状》云：桂生合浦、交趾，生必高山之巅，冬夏常青。其类自为林，更无杂树。有三种：皮赤者为丹桂，叶似柿叶者为菌桂，叶似枇杷叶者为牡桂。其说甚明，足破诸家之辩矣。又有岩桂，乃兰桂之类，详菌桂下。韩众《采药诗》云：暗河之桂，实大如枣。得而食之，后天而老。此又一种也。暗河不知在何处？［正误］好古曰：寇氏《衍义》言：官桂不知缘何立名。予考《图经》，今观、宾、宜诸州出者佳。世人以观字画多，故写作官也。时珍曰：此误。《图经》"今观"乃"今视"之意。岭南无观州。曰官桂者，乃上等供官之桂也。桂（《别录》），时珍曰：此即肉桂也。厚而辛烈，去粗皮，用其去内外皮者，即为桂心。

【考释】

肉桂的应用历史久远，"桂"，以其叶片离基三出脉的特征而得名。宋代《桂海虞衡志》云："凡木叶心皆一纵理，独桂有两道如圭形，故字从圭。"药用树皮，品质以肉厚体重脂多香浓者为佳，故有肉桂及油桂、紫油桂、桂馥、辣桂诸名。《本草纲目》云："官桂者，乃上等供官之桂也。"肉桂和桂枝的作用不同，《伤寒发微论》云："仲景桂枝汤用桂枝者盖取桂之枝梢细薄者尔，非若肉桂之肉浓也，盖肉桂浓实，治五脏用之者，取其镇重也。桂枝轻扬。治伤寒用之。取其发散也。今人例用之。是以见功寡。"《洁古珍珠囊》云："汤液发汗用桂枝，补肾用肉桂。"现今所用肉桂已收载入《中国药典》，为樟科植物肉桂 *Cinnamomum cassia* Presl 的干燥树皮。多于秋季剥取，阴干。传统规格因树龄、加工方法不同而有不同的规

格,官桂:剥取栽培 5～6 年的幼树干皮和粗枝皮,晒 1～2 日后,卷成圆筒状,阴干。企边桂:剥取十余年生的干皮,两端削齐,夹在木制的凸凹板内,晒干。板桂:剥取老年桂树的干皮,在离地30 cm 处作环状割口,将皮剥离,夹在桂夹内晒至九成干时取出,纵横堆叠,加压,约 1 个月后即完全干燥。目前肉桂的商品规格分为板桂、桂通、桂心、桂心条,以上均以皮细肉厚,断面紫红色,油性大,香气浓,味甜微辛,嚼之无渣者为佳。肉桂原产于我国,现广东、广西、福建、台湾、云南等地的热带及亚热带地区广为栽培,其中尤以广西栽培为多,大多为人工纯林。印度、老挝、越南至印度尼西亚等地也有人工栽培。

血 竭

(《本草纲目》)

【异名】

紫钑树(《酉阳杂俎》),紫钑(《本草衍义》),骐𬴊竭(《新修本草》)。

【释名】

《本草纲目》:骐𬴊亦马名也。此物如干血,故谓之血竭。曰骐𬴊者,隐之也。旧与紫矿同条,紫矿乃此树上虫所造成,今分入虫部。

【产地分布】

1.《酉阳杂俎》:紫钑树出真腊国,真腊呼为勒伕。亦出波斯国。

2.《证类本草》:《广州记》云:生南海山谷。

3.《本草原始》:麒麟竭,今南番诸国及广州皆出之。

4.《本草汇言》:苏氏曰:麒麟竭生西胡大食诸国,今广州亦有之。

5.《本草蒙筌》:出自南番诸国,麒麟树脂结成。

6.《植物名实图考》:骐𬴊竭,《唐本草》始着录。生南越、广州。

【性状】

1.《酉阳杂俎》:树长一丈,枝条郁茂,叶似橘,经冬而凋。三月开花,白色,不结子,天大雾露及雨沾濡,其树枝条即出紫钑。

2.《本草衍义》:紫钑如糖霜结于细枝上,累累然,紫黑色,研破则红。

3.《证类本草》:《广州记》云:其树紫赤色,是木中津液成也。

4.《本草蒙筌》:麒麟树脂结成。其树高长,婆娑可爱。

5.《本草汇言》:树名渴留,高数丈,似没药树,婆娑可爱。叶似樱桃叶,有三角,色黄赤。树中有脂液流出,如胶饴状,久而坚凝成块,色赤如血者,故名。

【炮制方法】

1. 切制 《证类本草》:《雷公》云:欲使,先研作粉,重筛过,临使,安于丸散或膏中,任使用,勿与众药同捣,化作飞尘也。《医宗粹言》:用灯草同研则成粉。《审视瑶函》:艾熏,研。

2. 炮炙

(1) 炒制 《太平圣惠方》:炒令紫色。

(2) 酒制 《本草纲目拾遗》:酒浸。《正义》:为末酒服。

(3) 煨制 《本草纲目拾遗》:煨。

(4) 焙制 《本草纲目拾遗》:箬烘去汗;箬叶上烘烊。

【性味归经】

1.《药性切用》:甘咸,性平。入心、肝、血分。

2.《雷公炮炙论》:味微咸、甘。

3.《新修本草》:味甘、咸,平。有小毒。

4.《本草蒙筌》:味辛咸,气平。有小毒。

【功用主治】

1.《日华子本草》:治驴马蹄漏,可熔补。又云:骐𬴊竭,暖,无毒。得密陀僧良。治一切恶疮疥癣,久不合者敷此药,性急亦不可多使,却引脓。

2.《海药本草》:治湿痒疮疥,宜入膏用。又可造胡燕脂,余滓则主作家使也。又骐驎竭,谨按《南越志》云:主打伤折损一切疼痛,补虚及血气,搅刺内伤血聚,并宜酒服。

3.《本草蒙筌》:麒麟竭,一名血竭。味治跌扑伤损,疗恶毒疮痛,专破积血引脓,竟驱邪气止痛。凭作膏贴,任调酒吞。

4.《证类本草》:紫矿,主五脏邪气,带下,止痛,破积血,金疮生肉,与骐驎竭二物大同小异。

5.《本草征要》:麒麟竭,和新血且推陈血,真为止痛之君。乳香、没药兼主气血,此则专于血分者也。善收疮口,然性急不可多使,却能引脓。

6.《药性切用》:散瘀降浊逆,止血定急痛,为血逆、血痛危专药。无瘀勿用。

【用法用量】

研末,一至三分;或入丸剂。外用:研末撒或入膏药内敷贴。

【禁忌】

《神农本草经疏》:凡血病无瘀积者不必用。

【选方】

1. 麒麟血散(《太平圣惠方》)

[组成]麒麟血一两,没药一两,当归一两(锉,微炒),白芷二两,赤芍药一两,桂心一两。

[主治]伤损筋骨,疼痛不可忍。

[用法用量]捣细罗为散,每服以温酒调下二钱,日三四服。

2. 血竭散一(《朱氏集验医方》)

[组成]真血竭。

[主治]产后败血冲心,胸满气喘。

[用法用量]研为细末,温酒调服。

3. 血竭散二(《博济方》)

[组成]血竭(炒)二钱半,大枣二十个(烧为灰),干地黄半两(别为末)。

[主治]瘰疬已破,脓水不止者。

[用法用量]细研如粉,以津唾调贴疮上。

4. 血竭散三《圣济总录》

[组成]血竭一两,铅丹半两(炒紫色)。

[主治]一切不测恶疮,年深不愈。

[用法用量]捣研为散,先用盐汤洗疮后贴之。

5. 血竭散四(《杨氏家藏方》)

[组成]血竭。

[主治]痔漏疼痛不可忍。

[用法用量]为细末,用自津唾调涂,频为妙。

【各家论述】

1.《珍珠囊补遗药性赋》:止痛生肌麒麟竭,舒筋展痹五加皮。麒麟竭一名血竭,味咸平无毒,除血晕。

2.《雷公炮制药性解》:主五脏邪气,心腹卒痛,除带下,破积血,疗疥癣恶疮及金疮,生肌止痛,得密陀僧良。

3.《本草纲目》:骐驎竭是树脂,紫铆是虫造。按《一统志气》云:血竭树,略如没药树,其肌赤色,采法亦于树下掘坎,斧伐其树,汁留于坎,旬日取之,多出大食诸国,今人试之,以透指甲者为真。独孤滔《丹房鉴源》云:此物以火烧之,有赤汁涌出,久而灰不变本色者为真也。

4.《本草新编》:血竭,味辛、咸,气平,有小毒。入肾。治跌打伤损,消恶毒痈疽,专破积血,引脓,驱邪气止痛,外科多用之。然治诸痛,内治实神效。存之以备采用。血竭内科可用,而近人不敢用之。不知血竭得补气血之药,其功更神。惜人未谙,故再表之也。

5.《本草备要》:补,和血、敛疮。甘咸。色赤入血分。补心包、肝血不足,专除血痛,散瘀生新,为和血之圣药。治内伤血聚,金疮折跌,疮口不合,止痛生肌。性急,不可多使,引脓(血竭单入血分,乳香、没药兼入气分,皆木脂也)。出南番。色赤,以染透指甲者为真(假者是海母血,味大咸,有腥气)。单碾用同众药捣,则作尘飞。

6.《得配本草》:甘、咸、平。入诸阴经血分。止痛生肌,为和血之圣药。配乳香,治慢惊瘛疭。配没药,消腹中血块。

7.《本草求真》:血竭专入肝。系南番树木之液,犹人之膏脂者是。味甘而咸,性平色赤,按:五味惟甘主补,咸主消,血竭味甘,虽能合血收口,止痛生肌,然味咸则消,却能引脓。性专入肝经血分破瘀,故凡跌仆损伤,气血搅刺,内伤血聚,并宜同酒调服通气,入肝血分破瘀。乳香、没药虽主血病,而亦兼入血分,此则专入血分,而不兼及气分者。但性最急迫,引脓甚利,不可多服(的解)凡血病无积瘀者,不必用之。以染透指甲,烧灰不变色者佳。药肆伪造甚多(有用松香同药染成,有以海母乱真)。真者绝少,同众药捣用则作飞尘,得密陀僧良。

8.《增订伪药条辨》:血竭色要鲜红有光,质体要松,试之以透甲者为真,以火烧之,有赤汁涌出,入纸无迹晕,久而灰不变本色者为骐骥竭,最佳。色紫黑,质坚,外竹箬包裹者为鞭竭,略次。伪者以松香火漆做成,入火滴纸有迹晕,宜辨之。

【考释】

血竭原名骐骥竭。《南越志》最早指出"骐骥竭,是紫铆树之脂也。"其后《海药本草》亦如是说。可见唐代之前无血竭之称,骐骥竭是指紫铆树的树脂。文献中也没有对紫矿树植物形态的描述,但后续《酉阳杂俎》载:"紫铆树出真腊国,真腊呼为勒佉。亦出波斯国……树长一丈,枝条郁茂,叶似橘,经冬而凋。三月开花,白色,不结子,天大雾露及雨沾濡,其树枝条即出紫铆。"此描述应为豆科植物紫矿树 Butea monosperma (Lamk.) Kuntze。《本草图经》首先记载了"血竭"这一药物称谓,指出血竭即骐骥竭,后代本草悉遵此说,《本草纲目》中明确将紫矿树与骐骥竭区分为两个药物,云:"骐骥亦马名也。此物如干血,故谓之血竭。曰骐骥者,隐之也。旧与紫矿同条,紫矿乃此树上虫所造成,今分入虫部。"可见,唐代之后,紫铆树不再作为药物血竭来源,文献中开始记载骐骥竭的另一品种来源,《新修本草》将其称为"渴留"树。《本草图经》对其植物形态进行了描述:"木高数丈,婆婆可爱,叶似樱桃而有三角,其脂液从木中流出,滴下如胶饴状,久而坚凝,乃成竭,赤作血色,故亦谓之血竭。"《滇南本草》云:"骐骥竭,出元江,高数丈,叶类樱桃,脂液流树中,凝红如血,为木血竭。"谢宗万称该品种应为龙舌兰科植物剑叶龙血树,但其叶类樱桃,与剑叶龙血树"叶聚生在茎、分枝或小枝顶端,互相套选,剑形"完全不同,显然并非此种。实际应为金缕梅科植物枫香树 Liquidambar formosana。但枫香树脂为黄褐色,并非《本草图经》所言血色,而与《开宝本草》所载"骐骥竭色黄而赤"相符,因此,从唐代到宋代《本草图经》前的一段时间内骐骥竭是指枫香树的树脂,钽其后进口血竭从广州进入中国,替代了枫香树树脂,广泛应用起来。《本草图经》骐骥竭药物条中既有枫香树原植物特征描述,又混入了当时市场以进口血竭为主的药品形态描绘。民国时期《药物出产辨》载:"血竭,产自荷兰州府,山石叻运来。系用沙藤熬成也。"沙藤一词明确说明了这种血竭的藤本属性,《中药志》确定该品种是棕榈科植物麒麟竭 Daemonorops draco Bl. 果实渗出的树脂。《中国药典》亦采纳。20世纪70年代在我国云南发现了国产血竭,其原植物是龙舌兰科植物剑叶龙血树 Dracaena cochinchinensis (Lour.) S. C. Chen。

综上所述,古代所使用的血竭相关品种主要有四种。最早在南北朝时期便已作为中药使用的紫矿树 Butea monosperma (Lamk.) Kuntze 树脂,但唐代之后便不被使用。唐代起金缕梅科植物讽香树 Liquidambar formosana 的树脂被作为血竭使用,但在宋代《本草图经》前后便退出主流市场,但其植物形态被混入其后市售另一种"赤如血色"的血竭品种,这种由国外进口的血竭品种很有可能为龙舌兰科植物剑叶龙血树 Dracaena cochinchinensis (Lour.) S. C. Chen.,自宋代以后作为主流的市售血竭品种,一直到了民国时期被产自荷兰棕榈科植物麒麟竭 Daemonorops draco Bl. 取代,成为现代药用血竭的主流品种。其原产于东南亚的印度尼西亚、马来西亚等地。我国广东、台湾等地有栽培。

上述四个品种中,剑叶龙血树被中国珍稀濒危植物名录列为国家Ⅱ级保护物种,世界自然保护联盟(IUCN)评估为"易危"(VU)等级。

合　欢

（《神农本草经》）

【异名】

青棠、青堂、丹棘、忘忧（《古今注》），黄昏（《千金方》），合昏（《唐本草》），夜合（《本草图经》），萌葛、乌赖树（《百一选方》），马缨（《畿辅通志》），青裳（《通志》），夜合树、夜合皮（《普济方》），交枝树（《本草蒙筌》），合欢树、夜合花（《本草品汇精要》），乌赖树（《本草纲目》），马缨花（《名义考》），尸利洒树（《本草乘雅半偈》），合骊宜男、合楛（《群芳谱》），蠲忿（《宝庆本草折衷》），绒树（《植物名实图考》），乌树（《本草便读》），合欢草、茸花枝、合树（《分类草药性》），合欢木、赖树（《脉药联珠药性食物考》）。

【释名】

1.《神农本草经》：青裳、夜合叶至暮即合，故名。

2.《古今注》：欲蠲人之忧，则赠以丹棘。丹棘，一名忘忧。欲蠲人之忿，则赠以青裳，青裳合欢也。故嵇康种之舍前是也。

3.《太平御览》：青棠，一名合欢，能忘忿，枝叶繁弱互相交结，每一风来自相解，不相牵缀。嵇康种之舍前。

4.《通志》：合欢曰合昏，曰青裳，曰夜合。其木似梧桐，枝弱叶繁，互相交结，每一风来辄似相解，了不相牵缀。植之庭阶，使人不忿。其叶至暮而合，故合昏。今人皆谓之夜合花。嵇康云：合欢蠲忿，萱草忘忧。

5.《宝庆本草折衷》：合欢，一名夜合皮，名合欢皮，一名夜合，一名合昏，一名黄昏，一名蠲忿，一名青裳。《是斋方》云：俗号苗葛，二名乌颗。

6.《群芳谱》：合骊［略］［附录］魏明帝时，苑囿及民家花树皆生连理，有合欢草，状如蓍，一株百茎，昼则枭条扶踈，夜则合为一茎，万不遗一，谓之神草。……然则草亦有合欢，不独树也。逊顿国有淫树，昼开夜合，名曰夜合，亦云有情树。若彩合骊、索合骊、香囊之类，皆美其名也，其为人所慕尚如此。若各自种则无花。

7.《本草蒙筌》：其枝互相交合，风来辄自解开，故因名曰合欢，俗又呼为交枝树也。

8.《六书故》：合昏，叶似槐，夜合昼开，故名合昏，俗语合欢。

9.《药性粗评》：合欢，夜合木也，一名合昏。叶似皂荚、槐等，细而繁密，互相交结，每一风来辄自解散，不相牵缀，至夜而复合，故名。

10.《医经允中》：合欢一名浓树，花名马缨花。

11.《本草求真》：合欢［略］令人欢欣怡悦，故以欢名。

12.《药性切用》：合欢皮性味甘平，入心脾而怡神悦志，令人欢乐无忧，故曰。

13.《广东新语》：高州有合欢树，枝叶若拘系然，互相交结，风至鲰分解，一离一合，状若有生，故名合欢。

【产地分布】

1.《神农本草经》：合欢，生豫州河内川谷。

2.《名医别录》：生益州、汴洛山谷。

3.《唐本草》：所在山涧中有之，今东西京第宅山池间亦有种者，名曰合欢，或曰合昏。

4.《本草图经》：生益州山谷，今近京雍、洛间皆有之，人家多植于庭除间。

5.《玉海》：端拱元年八月辛巳，广州清远县有合欢。

6.《救荒本草》：今钧州、郑州山野中亦有之。

7.《本草蒙筌》：多产雍洛，并属河南。母植庭除。

8.《本草乘雅半偈》：生豫州、[河内]山谷，及益州、汴洛，所在山谷亦有。植之庭除，令人不忿。

9.《药性粗评》：荆湘、川蜀山谷处处有之。

【性状】

1.《唐本草》注云：此树生叶似皂、荚槐等，极细。五月花发，红白色。……秋实作荚，子极薄细尔。

2.《嘉祐本草》：按《蜀本音义》云：树似梧桐，枝弱叶繁，互相交结。每一风来辄似相解，了不相牵缀。树下阶庭，使人不忿。

3.《玉海》：木高百余尺，今年三月十日有凤，高六尺，栖集其上，枭禽从之。木下生芝草三茎，画图来献。

4.《广东新语》：华兼红白色，有细绒甚香，佩之可以蠲忿。[略]盖夜合花，其花夜合；合欢木，其叶夜合。性格不同，予诗：合欢合叶不合花，花合何如叶合好。夜夜相交不畏风，令君蠲忿长相保。

5.《格致镜原》：合欢，花色如蘸晕线，上半白，下半肉红，散垂如丝，为花之异。其绿叶夜合。

6.《救荒野谱》：合欢叶，食叶，处处有之。叶细而繁密，互相交一结，每一风来，辄为相解，了不牵缀。至夜则合，嫩时可食，济饥。

7.《本草汇言》：状如狗骨树。

8.《神农本草经赞》：吴师道诗：植根向庭畔。韩琦诗：况兹夏景长。韩琦诗：红白开成蘸

晕花。雍裕之诗：蝶犹迷翦翠。杜牧诗：柯叶自滋繁。

9.《花木小志》：鲁人呼紫荆花为夜合，又呼马缨为夜合。尝读蒋南沙所绘条幅粉本，花叶皆百合，然百合开时绝无香气，马缨、紫荆亦不甚香。唐人窦叔向诗云：夜合花开香满庭，下一满字，其香可知。且结句似二三月光景，而百合、马缨、紫荆皆非二三月所开。或曰百合红纹香澹，夜合色蜜香秾未知孰是。

10.《芷园臆草题药》：合欢叶细繁，两两对生，夜来则合。枝甚柔，互相交结，每一风来，辄自分解。植之庭除，能使人不仇……合欢叶夜相合，与百合花夜则香，而名夜合者不同也，与守官槐叶之是合夜开者大不同也。然则以合，一以香，一以开，供为阴用，顾用者何如耳。

【炮制方法】

1. 净制　《本草汇言》：取皮，刮去粗皮。《本草求真》：去粗皮。

2. 炮炙

（1）煮制　《太乙仙制本草药性大全》：为末熬膏，得酒良。

（2）炒制　《本草求真》：炒用。

【性味归经】

1.《神农本草经》：甘，平。

2.《宝庆本草折衷》：味甘，平。无毒。

3.《药性解》：味甘，性平。无毒。入心经。

4.《神农本草经疏》：味甘，平。无毒。入手少阴、足太阴经。

5.《夕庵读本草快编》：气味甘平，禀阴阳之纯者也。

6.《本草求真》：专入脾，兼入心。

7.《本草再新》：味甘，性平。无毒。入心、肝经。

【功用主治】

1.《神农本草经》：主安五脏，和心志，令人欢乐无忧。久服轻身明目，得所欲。

2.《日华子本草》：煎膏，杀虫。消痈肿并续筋骨。

3.《开宝本草》：按陈藏器《本草》云：合欢皮

杀虫,捣为末,和铛下墨,生油调涂蜘蛛咬疮。

4.《本草衍义补遗》:合欢属土而有水与金,补阴之有捷功也。长肌肉,续筋骨,概可见矣,而外科家未曾录,用何也?

5.《太乙仙制本草药性大全》:利心志,补阴,安五脏,明目。令人事事遂欲,时常安乐无忧。

6.《分类草药性》:消瘰疬。

7.《本草汇言》:甘温平补,有开达五神,消除五志之妙应也……主和缓心气,心气和缓,则神明自畅而欢乐无忧。

8.《本草从新》:和调心脾……安五脏,和心志,令人欢乐无忧。心为君主之官,土为万物之母,二脏调和则五脏自安,神明自畅……和血止痛,明目消肿,续筋骨,长肌肉。丹溪曰:补阴之功甚捷。与白蜡同入膏用神效,而外科末用,何也?涂蜘蛛咬,生油调。杀虫。

9.《医经允中》:皮熬膏续筋骨,散痈。

10.《本草经疏辑要》:合欢寨土气面生。脾虚则五脏不安,心爆则拂郁多忧。甘主益脾,脾实则五脏自安。甘能缓心,心舒则神明畅达面欢乐无忧,所欲成邃,管补心脾,生血脉之效耳。同白蜡入膏药,能长肌肉,续筋骨,甚捷。子同橘核、木瓜、牛膝,能治疝。湿热者加黄柏,寒湿者加苗香。气味和平,与病无忤。

【用法用量】

内服:煎汤,一钱半至三钱;或入散剂。外用:研末调敷。

【选方】

1. 合欢饮[《景岳全书》;异名:合欢皮散《灵验良方汇编》]

[组成]合欢皮、白蔹。

[主治]肺痈久不敛口。

[用法用量]同煎服。

2. 治肺痈唾浊,心胸甲错方(《独行方》)

[组成]夜合欢。

[主治]肺痈唾浊,心胸甲错。

[用法用量]取夜合皮一掌大,水三升,煮取一半,分二服。

3. 治扑损折骨方(《是斋百一选方》)

[组成]夜合树皮(即合欢皮)。

[主治]扑损折骨。

[用法用量]去粗皮,炒黑色,四两,芥菜子炒一两,为末。每服二钱,温酒卧时服,以滓敷之,接骨甚妙。

4. 治发落不生方(《普济方》)

[组成]合欢木灰二合,墙衣五合,铁精一合,水萍末二合。

[主治]发落不生。

[用法用量]研匀,生油调涂,一夜一次。

5. 治小儿撮口方(《子母秘录》)

[组成]夜合花枝。

[主治]小儿撮口。

[用法用量]浓煮汁,拭口中,并洗之。

6. 夜合枝酝酒(《奇效良方》)

[组成]夜合枝、柏枝、槐枝、桑枝、石榴枝各五两(并生用),糯米五升,黑豆五升,羌活二两,防风五钱,细曲七斤半。

[主治]中风手足不随、挛缩、屈伸艰难。

[用法用量]上先以水五斗,将五枝同煎,取二斗五升,去滓,浸米黑豆两宿,蒸熟入面,与防风、羌活二味拌和,造酒依常酝法,封三七日,压去糟滓。取清酒三合至五合饮之,常令有酒气,无令过醉,恐致吐,即悖乱正气。

7. 治外科瘫疡证方(《窦氏全书》)

[组成]合欢木皮。

[主治]外科瘫疡证,未溃可消,已溃可敛,随证随方,俱可加合欢木皮。

[用法用量]作煎、作散、作丸、作药酒,咸宜用之。

8. 治中风挛缩方(《本草汇言》)

[组成]合欢枝、桑枝各等分。

[主治]中风挛缩。

[用法用量]浸酒饮。

9. 治疝气方(《本草汇言》)

[组成]合欢子、橘核、茴香各等分。

[主治]疝气。

[用法用量]水煎服。

10. 治跌打扑伤损筋骨方(《续本事方》)

［组成］夜合树皮四两（炒干，末之），入麝香、乳香各一钱。

［主治］跌打，扑伤，损筋骨。

［用法用量］每服三大钱，温酒调，不饥不饱时服。

11. 治蜘蛛咬疮方《本草拾遗》

［组成］合欢皮。

［主治］蜘蛛咬疮。

［用法用量］捣为末，和铛下墨，生油调涂。

12. 妇女解郁调经方《冷庐医话》

［组成］合欢皮。

［主治］妇女解郁调经。

［用法用量］以合欢皮煎汤代水。

13. 治鸡盲方《冷庐医话》

［组成］鲜合欢皮两许。

［主治］鸡盲颇效。

［用法用量］煎服。

14. 萱草忘忧汤《医醇賸义》

［组成］桂枝五分，白芍一钱五分，甘草五分，郁金二钱，合欢花二钱，广皮一钱，半夏一钱，贝母二钱，茯神二钱，柏仁二钱，金针菜一两。

［主治］忧愁太过，忽忽不乐，洒淅寒热，痰气不清，萱草忘忧汤主之。

［用法用量］煎汤代水。

15. 垣衣散方《太平圣惠方》

［组成］垣衣五合（曝干，捣罗为末），铁精一合，合欢木灰二两，水萍末一合。

［主治］眉发髭不生。

［用法用量］上件药相和，研令极细，旋以生油调如膏，涂于不生处，日夜再涂，即生，极妙。

16. 治恶疮及虫子咬方《养生必用》

［组成］蛇灭门草（端午日收，阴干为末，此草宿以来皆有人家种以辟蛇，形状如草决明，叶丸子作角），夜合花叶（阴干，别为末，即合欢也），百合、茜根（二物不以多少，别为末）。

［主治］恶疮及虫子咬方。

［用法用量］即以四药等分和匀，以生油调涂肿上，更以纸花子盖定，日一换。毒气聚未有头，即四面涂药，留疮口，如恶疮才觉便用从上三物

共四钱，汞粉半钱匕和匀，酒调服，得吐为度。未吐再服药，及吐后急以水漱口，腻粉损齿故也。服药人忌过河及食鱼、酒、热面有毒物。

【各家论述】

1.《嵇康养生论》曰：萱草忘忧，合欢蠲忿。

2.《本草经集注》云：诗人又有萱草，皆即今鹿葱。而不入药用。至于合欢，俗间少识之者，当以其非疗病之功，稍见轻略，遂致永谢，犹如长生之法，人罕敦尚，亦为遗弃。

3.《艺文类聚》：仲长统《昌言》曰：汉安帝时，有异物生长乐宫东植树，永巷南闱合欢树，议者以为芝草也。群臣皆贺，受赐。晋宫阁名曰华林园，合欢四株。

4.《游宦纪闻》：后山赠二苏公诗，末云：如大医王治膏肓，外证已解中尚强。探囊一试黄昏汤，洗十年新学肠。

5.《宝庆本草折衷》：续说云：《局方》诸书治疮肿，有云母膏，其中皆用夜合皮，惟《博济》及《苏沈方》之云母膏，不用皮而用花。然花止堪酒服，疗打而已。今《日华子》论：夜合皮之治效若此，况许洪亦援《日华子》为《局方》之注，灼知用皮者为正焉。

6.《续博物志》：全羽为析羽为旌。道路用旌节，即此旌也。顾恺之画苏武所执之旌，上圆如幢，下复数层，红羽黔黔然，如夜合花，此析羽也。

7.《瓮牖闲评》：合欢蠲忿，萱草忘忧，自古以来，为二花。今沈存中《忘怀录》种合欢法下注云：萱草也。谓合欢即萱草，存中之言误矣。

8.《槁简赘笔》：夜合石竹，开花野草，亦随时轻重，唐人诗中多言夜合石竹。如辽阳春尽无消息，夜合花前日又西，山花插宝髻，石竹绣罗衣是也。至今唐画宫殿池台，多作二花，自然有富贵气，今人绝不知重矣。

9.《救荒本草》：救饥：采嫩叶熟，水浸淘净，油盐调食。晒干烁食尤好。治病：文具《本草》木部合欢条下。

10.《本草集要》：叶，可洗衣垢。

11.《遵生八笺》：夜合花二种：红纹香淡者

名百合,蜜色而香浓……分二种。根可食,一年一起,去其最大者供食,小者用土排之,则春发如故。又卷七,高子曰:上乘高,若幽兰、建兰、蕙兰[略]夜合。已上数,色态幽闲,丰标雅淡,可堪盆架高斋,日供琴书清赏者也。又卷一五,春时用白定、哥窑、古龙泉、均州鼓盆、以泥沙和水种兰,中置奇石一块。夏则以四窑方圆大盆,种夜合二株,花可四五朵者,架以朱几,黄萱三二株,亦可看玩。

12.《救荒野谱》:合欢树,合欢枝,凶年子女成抛离,采得合欢难相资。蠲人忿,济人饥。

13.《六家诗名物疏》:案朱传云《谖草合欢》,误也。《古今注》云:合欢树似梧桐,与萱全别。或者朱子因谖草连引合欢作一句读,而不医合欢解谖草乎?

14.《衡庐精舍藏稿》:臣闻古语:欲忘人之忧者,则赠丹棘,欲蠲人之忿者,则赠青堂。臣乃所谓赠王丹棘、青棠者也,愿无让北。郭生曰:树德务滋,除恶务本,则先生诏之矣。王于是瞠乎其听,睐乎其视。顷曰:此非寡人所逮也。

15.《本草品汇精要》:合欢无毒植生。《神农本经》:[名]合欢树。叶:合昏。花:夜合花……[时]生:春初生叶。采:秋取实,不拘时取皮叶。[收]晒干。[用]皮叶花。[质]枝叶类槐而柔弱。[色]青绿。[气]气之薄者阳中之阴。[臭]香。

16.《药性粗评》:补阴闻至捷之音,合欢一咲……好事者取植庭前,谓其能令人合欢……青裳者,合欢子也。则其木见重于古久矣,不拘时采枝叶与皮入药,所使并所畏恶,《本草》不载。

17.《本草蒙筌》:合欢即交枝树。叶捣绞浓汁,浣衣服去黑焰霉。

18.《药性会元》:又一种,一名合欢皮,考之乃槿树皮,而口肺痈,以收敛其疮口。亦能蠲忿。因其功治效验,原性虽无,宁忍遗弃?附之此备参考,实非合欢皮也。

19.《芷园臆草题药》:合欢。阳动而开,阴静而合,此至和,此至安也,动而能静,开而必合,此方至和,此方至安也。若动不能开,静不能合,与动不能静,开不能合,斯不和不安矣。合欢昼则阳舒,夜则阴合,静时交结,动不相牵。开合动静,咸得所欲。是得阴阳之正,既安且和。人心如此,何忿不蠲?若拳缩之肖其枝,眼睛之类其叶,此形似耳,何足以云。合欢叶夜相合,与百合花夜则香而名夜合者不同也。与守宫槐叶之昼合夜开者,大不同也。然则一以合,一以香,以开,俱为阴用,顾用者何如耳。噫!

20.《药性解》:按:合欢味甘,何以独入心家?《经》所谓以甘泻之之说也。心得所胜,而痈疽诸患为之自释矣!

21.《神农本草经疏》:合欢禀土气以生,土为万物之母,主养五脏,为君主之官,本自调和。脾虚则五脏不安,甘可以缓,心气舒缓则神明自畅而欢乐无忧,神明畅达则觉照圆通,所欲咸遂矣。嵇叔夜《养生论》云:合欢蠲忿,正此之谓欤。其主轻身明目及大明主消痈疽,续筋骨者,皆取其能补心脾、生血脉之功耳……子,合橘核、木瓜、牛膝、能治疝湿热者加黄檗,寒湿者加茴香子。气味和平,与病无忤,故不着简误。

22.《本草汇言》:合欢皮:乃甘温平补,有开达五神,消除五志之一妙应也。又观其花昼则开、夜则合,得天地阴阳启闭之常。不特安五脏,亦可安卫气,昼出于阳,夜入于阴,更可安营气之周行经隧,调和血气者也。如阴阳、营卫、血气,咸得安常,五神之心神、肺魄、肝魂、脾意、肾智,亦咸得其和矣。五神既和,安有肝之怒,脾之悲,肺之忧,肾之恐也耶?如是推之,始于天地阴阳开合之得其常,营卫出入自一和。营卫出入既和,则血气经隧自调。血气经隧既调,则五神自安,五神既安,则五情亦无复妄动。五情不复妄动,故令人欢乐无忧。得其所欲而翩翩自适,若神仙人矣,故云久服轻身。轻身非飞升之谓欤?前贤张洁古老人曰:土为万物之母,心为君主之官。脾土虚则五脏不安,心气燥急,则神明内乱而遇事拂郁而多忧。此药味甘,气平,主益脾土,脾实则五脏自安。味甘气平,主和缓心气。心气和缓。则神明自畅而欢乐无忧。神明畅达,则觉照圆通,所欲咸遂矣。如俗语云萱草忘忧,合欢蠲忿，正一药之谓欤？又大氏方主消痈疽、续筋骨者，皆取其能补心脾、生血脉之功耳。

23.《食物本草》：嫩时叹熟水淘，可食。

24.《本草乘雅半偈》：条曰：昼开夜合，以昼夜为呼吸者也。当安心肺之阳，肾肝之阴，并安中州，滋培后天者欤。和心志欢乐无忧者，以脏安则神安，神安则志溢，志溢则无恐惧忧悲矣。俨似卫气之出入，亦可安卫气之昼出于阳，夜入于阴。更安营气之周行经隧，镇定中州故也。息同天地，故久服轻身明目，皆得所欲。呼出心与肺，吸入肾与肝。呼吸之间，脾受谷味，其脉在中。脾者，中州也。惟脏安心和，故欢乐无忧。惟欢乐无忧，久之自身轻目明，而欲得矣。盖气郁闷则重滞，乐飞扬而轻也。肝屈抑则目昏，乐则开爽而明也。心愁虑，则不能如意，乐则从心所欲，无弗得也。

25.《本草汇笺》：合欢皮主益脾，缓心气。脾实则五脏自安，心神舒缓，则神明自悦……外科与白蜡同入膏用，主消痈，长肌，续筋骨，皆取其能补心脾，生血脉之功。

26.《本经逢原》：按合欢所主诸病，不过长肌肉、续筋骨，故用以填补肺之溃用缺。而《本经》安五脏、和心志等语，岂特诸疾而已，嵇康《养生论》云合欢蠲忿，萱草忘忧，宁无顾名思义之实乎？

27.《医宗必读》：合欢安和五脏，欢乐忘忧。心为君主之官，土为万物之母，二脏调和则五脏自安，神明自畅。

28.《夕庵读本草快编》：脾为孤脏，以应四旁，甘为土之正味，脾气安则四脏皆宁，神安志溢，无恐惧忧悲矣。何也？天地之道，动静而已。昼阳而舒，夜阴而合，静时交结，动不相牵，开合动静，咸得所宜，法刚柔之妙，人能服之，何忿不蠲？轻身明目，所欲自得矣！若取其止疼痛，续筋骨，疗挛缩，反其小者尔。

29.《颐生秘旨》：合欢补阴之药也。主安五脏，利心志，明目长肌。言令人欢乐无忧，事事遂欲，如萱草忘忧。恐未必然，第补阴有捷功。

30.《得配本草》：合欢皮即夜合。安五脏，治肺痈，又能补心脾之阴。得阿胶，治肺痿吐血。配白蜡煎膏，长肌肉，续筋骨。配白芥子，内服外敷，治跌打折骨。

31.《本草求真》：合欢皮补脾阴，缓心气。因何命名，其服之脏腑安养，令人欢欣悦，故以欢名。第此味甘气平，服之虽能入脾补阴，朱震亨曰：合欢属土，补阴之功，长肌肉，续筋骨，概可见矣。入心缓气，而令五脏安和，神气自畅。阿胶煎汤而肺痿吐血，皆验。与白蜡熬膏，而为长肉生肌，续筋接骨之药。然气缓力微，用之非止钱许，可以奏效。故必重用久服，方有补益怡悦心志之效矣。若使急病，而求治即欢悦其能之乎？

32.《神农本草经赞》：植根庭畔，夏景长暄。游缨蘸晕，翦翠滋繁。来欢蠲忿，迎昼合昏。有情多种，共宿双鸳。《易林》：来欢致福。《周礼注》：迎暑以昼，求诸阳。《花史》：逊顿国，有情树，亦昼开夜合。杜甫诗：合欢尚知时，鸳鸯不独宿。欧阳修词：双鸳池沼水溶溶。

33.《草木便方》：止痛，和血消肿安脏用。续筋接骨明耳目，令人合欢煎酒送。内白皮。

34.《广群芳谱》：主芍药、苍卜、夜合。又《花月令》：是月也，葵赤，紫薇葩，苍卜始馨，夜合交，榴花照眼，紫椹降于桑。

35.《诗识名解》：梁何逊《为衡山候与妇书》有云：始知萋萋萱草，忘忧之言不实。团团轻扇，合欢之用为虚。虽不言青堂，亦分二义见。

36.《冯氏锦囊秘录》：合欢禀土气以生……心为君主之官，木自调和，土为万物之母。主养五脏，脾虚五脏不安。心气躁急，则遇事拂郁多忧。甘主益脾，脾实则五脏自安。甘可以缓心气，舒缓则神明自畅而欢乐无忧。觉照圆通，所欲咸遂，阴既强而目亦明矣。合欢又名交枝树。

【考释】

合欢始载于《神农本草经》："青裳、夜合叶至暮即合，故名。"《新修本草》云："此树生叶似皂荚、槐等，极细。五月花发，红白色，所在山涧中有之，今东西京第宅山池间亦有种者，名曰合欢，或曰合昏，秋实作荚，子极薄细尔。"《本草图经》云："合欢，夜合也。生益州山谷，今近京、雍、洛间皆有之。人家多植于庭除间……五月花发红白色，瓣上若丝茸然。至秋而实作荚，子极薄细，采皮及叶用不拘时月。"《本草衍义》《格致镜原》载："合欢，花色如蘸晕线，上半白，下半肉红，散垂如丝，为花之异。其绿叶夜合。"从上述本草对合欢形态、产地的描述，无疑与现今豆科植物合欢 *Albizia julibrissin* Durazz. 相符。其产我国东北至华南及西南部各地。生于山坡或栽培。非洲、中亚至东亚均有分布；北美亦有栽培。药用树皮称合欢皮，于夏、秋间剥皮，切段，晒干；药用花或花蕾称合欢花，于夏季花初开时采收，除去枝叶，晒干备用。

安 息 香

（《唐本草》）

【异名】

安息香树、安息香（《酉阳杂俎》），拙贝罗香（《本草纲目》），水安息香、拙贝罗香（《脉药连珠药性食物考》），安息香树、辟邪树（《续通志》）。

【释名】

1.《本草纲目》：李时珍曰：此香辟恶、安息诸邪，故名。或云安息国名也。梵书谓之拙贝罗香。

2.《本草择要纲目》：安息香，或言烧之能集鼠者为真。

【产地分布】

1.《酉阳杂俎》：安息香树出波斯国，波斯呼为辟邪树。

2.《岛夷志略》：挞吉那国居达里之地，即古之西域，山少而瘠，气候半热，天常阴晦，俗与羌同。

3.《本经逢原》：出西戎及南海波斯国……今安南、三佛齐诸番皆有之，如饴者曰安息香。

【性状】

1.《酉阳杂俎》：长三丈，皮色黄黑，叶有四角，经寒不凋，二月开花，黄色，花心微碧，不结实，刻其树皮，其胶如饴，名安息香。六七月坚凝，乃取之，烧通神明、辟众恶。

2.《证类本草》：安息香，似松脂，黄黑色为块，新者亦柔韧。

3.《明一统志》安息香，树如苦楝，大而直。叶类杨桃而长，中心有脂做香。

4.《本草蒙筌》：因香辟邪，土人呼为辟邪树也。七月七日，裂其树皮，胶脂如饴，随即涌出。坚凝成块，其色黄黑。

【炮制方法】

1. 净制　《世医得效方》：以无灰酒斟酌多少……去砂石。

2. 切制　《太平圣惠方》：剉如棋子。《苏沈良方》：研。《苏沈良方》：用胡桃穰研。《洪氏集验方》：研为膏。

3. 炮炙

（1）酒制　①酒浸。《太平圣惠方》：酒浸，晒三日，去滓，研为膏。②酒熬。《太平圣惠方》：三两细剉，以无灰酒一升浸一宿，以瓷碗中盛重汤煮成膏。《圣济总录》：以酒一大盏研化去砂脚熬成膏。《普济方》：细研，酒化，慢火熬，绵滤去砂石，再熬成膏用。③酒煮。《太平圣惠方》酒煮以糊，用绢滤去滓。《三因极一病症方论》：为末用无灰酒一升熬膏。④酒飞熬。《小儿药证直诀》：一两半为末，以无灰酒搅澄，飞过，滤去沙土，大约得净数一两，火熬成膏。⑤酒洗。《幼科释谜》：安息香一两半为末，酒淘去砂，取一两。

（2）蜜制　《太平圣惠方》：二两，酒研，滤去砂，入银石器中，更用蜜二两于重汤内熬成膏。

（3）水煮　《太平圣惠方》：剉如棋子，水煮烂用之。

（4）胡桃制　《苏沈良方》：用胡桃穰研。

（5）炒制　《普济方》：炒令黑色，研。

（6）醋制　《医学纲目》：醋煮，另研。

（7）童便酒制　《医宗金鉴》：童便酒炒熬。

【性味归经】

1.《珍珠囊补遗药性赋》：味辛、苦，平。无毒。

2.《本草择要纲目》：辛、苦。无毒。

3.《神农本草经疏》：入手少阴心经。

4.《玉楸药解》：入手太阴肺、足厥阴肝经。

5.《本草便读》：入心、脾二经。

【功用主治】

1.《海药本草》：妇人夜梦鬼交。同臭黄烧。熏丹穴永断。

2.《新修本草》：主心腹恶气鬼疰。

3.《日华子本草》：邪气魍魉，鬼胎血邪，辟蛊毒，霍乱，风痛，男子遗精，暖肾气，妇人血噤并产后血运。

4.《证类本草》：叶有四角，经寒不凋。烧之通神，辟众恶。

5.《本草纲目》：治中恶魇寐，劳瘵传尸。安息国名也。

6.《本草分经》：安神去祟，行血下气。

7.《神农本草经百种录》：祛邪辟恶，晰理血气，为去祟安神专药。研细用。

8.《珍珠囊补遗药性赋》：辟邪，暖肾，止遗泄。

【用法用量】

内服：研末，一至五分；或入丸、散。外用：烧烟熏。

【禁忌】

《本草害利》：病非关邪恶气侵犯者，勿用。

【选方】

1. 安息香散（《太平圣惠方》）

［组成］安息香二两，附子二两（炮裂，去皮脐），虎胫骨二两。

［主治］风腰脚疼痛冷痹，及四肢无力。

［用法用量］涂酥炙令黄上件药，捣细罗为散。每服食前，以温酒调下一钱。

2. 安息香汤（《圣济总录》）

［组成］安息香、麝香（研）各一钱，天灵盖（酥炙黄）二两，秦艽（去苗土）、鳖甲（去裙襕，酥炙令黄）、当归（切，焙）、柴胡（去苗）各一两。

［主治］传尸劳殗碟，喘急咳嗽，心胸满闷，渐至羸瘦。

［用法用量］上七味粗捣筛，每服四钱匕，童子小便一盏半，葱白五寸，桃柳枝各七寸，生姜钱二片，同煎至八分，去滓，不计时候服。夜卧时再煎，放患人床头，至五更形于梦寐，此是药效也。

3. 安息香丸（《圣济总录》）

［组成］安息香、天雄（炮裂，去皮脐）、硫黄（研）、阳起石（研）、附子（炮裂，去皮脐）、钟乳（研）、白矾（熬令汁枯，研）、木香、蛇床子（炒）、白龙骨（研）各一两。

［主治］虚冷。

［用法用量］上一十味捣研为末，更合研三日，用黄狗外肾去筋膜细研，以法酒同熬成膏，和剂丸如梧桐子大，每服二十丸，温酒下。

4. 安息香膏（《幼幼新书》）

［组成］安息香、桃仁（汤去皮尖，麸炒黄）、蓬莪术（湿纸裹煨）、使君子（取肉切，焙干秤）各半两，干蝎一分，阿魏一钱，茴香三钱（炒）。

［主治］盘肠气瘹、内瘹、虫痛、外疝，但诸般心腹痛皆治。

［用法用量］上七味，除桃仁别研外，次以阿魏并安息香，以酒少许，就汤瓶口上，以盏盛蒸，开土沙，入桃仁中共研，余药同为末，一处炼蜜为膏如皂皂大。生姜薄荷汤化下，随儿大小加减。

5. 安宫散（《魏氏家藏方》）

［组成］安息香、没药各三钱（并别研），甘草（炙）、当归（去芦，酒浸）、香附子（去毛）各一两，乌梅肉二钱半，白芍药一两，乳香二钱（别研）。

［主治］血定痛。

［用法用量］上为细末，每服三钱，水一盏半，煎至七分，入酒一大呷，食前服。

6. 引气丹（《苏沈良方》）

［组成］朱砂（碾）、安息香（研）、麝香（研）各一分，白芥子三百六十粒（炒），大戟末一钱匕，没药一钱（研入），牛黄五分（研入），牵牛末一钱匕，五灵脂一钱（研入），乳香一钱（研入），斑蝥二十

七个(去头、翅、足,研入),巴豆二十七粒(去皮,研出油,不出油助使快)。

[主治]仓卒疾。

[用法用量]上件都研令匀,用红米饭为丸,如麻子大。临时汤使下之。

7. 通耳丹(《卫生宝鉴》)

[组成]安息香、桑白皮、阿魏各一两半,朱砂半钱。

[主治]耳聋。

[用法用量]上用巴豆七个,蓖麻仁七个,大蒜七个研烂,入药末和匀枣核大,每用一丸,绵裹纳耳中。如觉微痛,即出之。

8. 通灵丹(《寿世保元》)

[组成]安息香一钱五分,桑螵蛸一钱五分,阿魏一钱五分,朱砂五分,蓖麻仁七个,巴豆仁七个,独蒜七个。

[主治]耳聋。

[用法用量]上为细末入二仁,与蒜同研为丸,如枣核大,每用一丸,绵裹入耳内,觉微痛即去。

【各家论述】

1.《酉阳杂俎》云:安息香树出波斯国,呼为辟邪树……《一统志》云:树如苦栋大而且直,叶似羊桃而长,木心有脂,作香。叶廷珪《香录》云:此乃树脂,形色类胡桃,穰不宜于烧而能发众香,故人取以和香。今人和香有如饧者,谓之安息油。汪机曰:或言烧之,能集鼠者为真。气味辛苦平,无毒。

2.《珍珠囊补遗药性赋》:苏合香、安息香辟恶去鬼杀虫,蛊毒消除。

3.《炮炙全书》:有如饧者,谓之安息油。

4.《诸蕃志》:安息香,不宜于烧,然能发众香,故人取之以为香焉。

5.《本草蒙筌》:安息香,烧烟,鬼惧神欢,研服邪驱恶逐。

6.《尊生八笺》:安息香,都中有数种,俗名总曰安息,其最佳者,剑鹤所制越邻香,聚仙香,沉速香三种,百花香即下。

7.《神农本草经疏》:疏:安息香,禀火金之气而有水,故味辛,苦,气平而芬香,性无毒。

8.《本草述钩元》:方书治中风、风痹、风痫,鹤膝风,腰痛,烧之去鬼来神。禀火金之气而有水,故味辛苦而气平。同鬼臼、犀角、牛黄、丹砂、乳香、苏合、龙脑、麝香、雄黄……及大人小儿卒中邪恶气……其脂不宜于烧,而能发众香,即萧氏去鬼来神之说。乃知鬼阴而。

【考释】

安息香始载于《新修本草》。《酉阳杂俎》云:"安息香树,出波斯国,呼为辟邪树。长二三丈,皮色黄黑,叶有四角,经寒不凋,二月开花,黄色,花心微碧,不结实。刻其树皮,其胶如饧,名安息香。六七月坚凝,乃取之,烧通神明、辟众恶。"《明一统志》载:"安息香,树如苦楝,大而直。叶类杨桃而长,中心有脂做香。"《本草蒙筌》谓:"安息香……因香辟邪,土人呼为辟邪树也。七月七日,裂其树皮,胶脂如饧,随即涌出。坚凝成块,其色黄黑。"《本草逢原》则对其产地和质量进行了详尽描述:"安息香,出西戎及南海波斯国,树中脂也,如胶如饧。今安南三佛齐诸番皆有之,如饧者曰安息香。紫黑黄相和如玛瑙,研之色白者为上,粗黑中夹砂石树皮者为次,乃渣滓结成也;有屑末不成块者为下,恐有他香夹杂也。烧之集鼠者为真。"从上述安息香原植物形态、产地以及药材特性综合分析,古今安息香来源一致,即多从印度和越南进口,原植物为安息香科植物越南安息香 *Styrax tonkinensis* (Pierre) Craib ex Hart. 其产于云南、贵州、广西、广东、福建、湖南和江西等热带与亚热带山坡山谷、疏林中或林缘。药用常于夏、秋季节割裂树干,收集流出的树脂,阴干。

红 豆 蔻

(《药性论》)

【异名】

良姜子(《萃金裘本草述》),红蔻(《本草述钩元》)。

【释名】

1.《药性论》:红豆蔻。

2.《汤液本草》:是高良姜子,用红豆蔻复用良姜,如用官桂复用桂花同意。

【产地分布】

《本草图经》:出南海诸国。

【性状】

1.《本草图经》:其苗如芦,高一二尺,叶似姜花作穗。嫩叶卷而生,微带红,其结实如豆而红。春生苗,秋取实;实类益智而赤小。

2.《桂海虞衡志》:红豆蔻花丛生,叶瘦如碧芦春末,发初开花,先抽一干,有大箨,包之箨,解花见一穗数十蕊,淡红,鲜妍如桃杏花色,蕊重则下垂如葡萄,又如火齐缨络,及剪彩鸾枝之状,此花无实不与,草豆蔻同种,每蕊心有两瓣相并,词人托兴曰:比目连理云。

3.《证类本草》:红豆蔻,其苗如芦,叶似姜花作穗,嫩叶卷而生,微红色。

4.《花镜》:红豆蔻,其苗似芦,叶类山姜。二三月发花作穗,房生于茎下。嫩叶卷之而生,初如芙蓉花微红。穗头色略深。其叶渐黄而其花渐出渐淡。亦有黄白色者,其子若红豆而圆。

【炮制方法】

净制 《本草图经》:暴干。

【性味归经】

1.《名医别录》:大温。

2.《汤液本草》:气温,味辛。无毒。

3.《本草纲目》:辛,大温。无毒。入手、足太阴经。志曰:辛、苦,大热,无毒。张元素曰:辛,热,纯阳,浮也。入足太阴、阳明经。

4.《雷公炮制药性解》:入脾、胃二经。

5.《炮炙全书》:苦、辛,温。

6.《药性切用》:辛热性烈,性稍轻浮,入脾肺而祛寒微炒用。

7.《本草纲目拾遗》:味辛,温。

8.《本草择要纲目》:辛,温。无毒。阳而浮也,入手足太阴经。

9.《本草新编》:入心与膻中、脾、胃四经。

【功用主治】

1.《名医别录》:主治暴冷,胃中冷逆,霍乱腹痛。

2.《日华子本草》:治转筋泻痢,反胃呕食,解酒毒,消宿食。

3.《药性论》:治腹内久冷,胃气逆,呕吐,治风破气,腹冷气痛,去风冷痹弱,疗下气冷逆冲心,腹痛吐泻。

4.《本草图经》:反胃呕食,转筋泻利,下气。

5.《本草纲目》:下气益声,好颜色。煮饮服之,止痢(臧器)。治风破气,腹内久冷气痛,去风冷痹弱(甄权)。转筋泻痢,反胃呕食,解酒毒,消宿食(大明)。含块咽津,治忽然恶心,呕清水,遂巡即瘥。若口臭者,同草豆蔻为末,煎饮(苏颂)。健脾胃,宽噎膈,破冷癖,除瘴疟(时珍)。

6.《珍珠囊补遗药性赋》:温通脾胃。

7.《滇南本草》:治胃气疼,面寒疼,胸腹背寒疼痛,积食气胀。

8.《汤液本草》:主肠虚水泻,心腹绞痛,霍乱,呕吐酸水。解酒毒。不宜多服,令人舌粗不能饮食。

9.《本草纲目拾遗》:下气,益声,好颜色。煮作饮服之,止痢及霍乱,消宿食,解酒毒。

10.《本草发挥》:洁古云:健脾胃。

11.《本草新编》:健脾开胃,消食下气,除胃间逆冷,止霍乱转筋,定泻痢翻胃,祛腹痛心疼,温中却冷,大有殊功。

【用法用量】

内服:煎汤一至三钱,或研。外用:研末搐鼻或调搽。

【禁忌】

1.《开宝本草》:不宜多服,多服令人舌粗,不思饮食。

2.《神农本草经疏》:胃火作呕,伤暑霍乱,火热注泻,心虚作痛,法咸忌之。

3.《本草纲目》:若脾肺素有实火者,切不宜用。

4.《得配本草》:泻因伤暑,痛由内虚,或兼内热者,禁用。

【选方】

1. 红豆蔻丸一(《太平圣惠方》)

[组成]红豆蔻(去皮)、荜茇、桂心、白术、当归(研,微炒)、人参(去芦头)各半两,附子一两(炮裂,去皮、脐),白豆蔻三分(去皮),干姜半两(炮裂,锉),陈橘皮三分(汤浸,去白瓤,焙),川椒(去目及闭口者,微炒去汗)三分。

[主治]腹痛体冷,呕沫,不欲食。

[用法用量]上药捣罗为末,炼蜜和捣三二百杵,丸如梧桐子大。不计时候,以生姜汤下三十丸。

2. 红豆蔻丸二(《覆载万安方》)

[组成]红豆蔻(去皮)、木香、缩砂、槟榔、诃子皮(炮)、藿香叶各二两,陈皮四两,胡椒二分,荜澄茄一两,茴香(炒)三两。

[主治]一切气,饮食不消。

[用法用量]上细末,以酒煮面糊,丸梧子大。每服五十丸,空心、食前、临卧各一服,生姜汤下,或加至七八十丸。

3. 红豆散(《覆载万安方》)

[组成]红豆蔻、附子(大者,炮)、干姜(炮)、硫黄(细研)各三两。

[主治]洞泄寒中,注下不禁,不思饮食。

[用法用量]上细末。每服三四钱匕,以温粥饮,空心,食前服之,再服三服当愈。

4. 治腹痛,体冷,呕沫,不欲饮食方(《覆载万安方》)

[组成]红豆蔻(良姜子也)、荜拨、桂心、白术、当归、人参各二分,附子(炮)一两,白豆蔻、陈皮、川椒各三分。

[主治]腹痛,体冷,呕沫,不欲饮食。

[用法用量]上细末,炼蜜和捣二三百杵,丸桐子大,不拘时,生姜汤下三十丸或五七十丸。

5. 治隔食翻胃,一切痢疾水泻等症方(《医学从众录》)

[组成]红豆蔻(去壳)、肉豆蔻(面裹煨用,粗纸包压,去油)、白豆蔻(去壳)、高良姜(切片,炒)、甜肉桂(去皮)、公丁香(各研净细末,戥准五分)。

[主治]隔食翻胃,一切痢疾水泻等症。

[用法用量]先用上白冰糖四两,水一饭碗,入铜锅内煎化,再入鸡子清二个,煎十余沸,入好烧酒一斤,离火置稳便处,将药末入铜锅内打匀,以火点着烧酒片刻,随即盖锅火灭,用纱罗滤去渣,入磁瓶内,用冷水去火气,随量少饮之。

【各家论述】

1.《证类本草》:(今附)臣禹锡等谨按《药性论》云:红豆蔻亦可单用,味苦、辛。能治冷气腹痛,消瘴雾气毒,去宿食,温腹肠,吐泻痢疾。海药云:择嫩者,加入盐,累累作朵不散落,须以朱槿染令色深,善醒于醉,解酒毒。此外无诸要使也。

2.《珍珠囊补遗药性赋》:红豆蔻止吐酸,消血杀虫于干漆。

3.《景岳全书》：同草豆蔻煎饮,亦治口臭。

4.《得配本草》：得茯苓,治胃寒噎逆。配干姜、猪胆,治脾虚寒疟。配粳米,治霍乱腹疼。

5.《玉楸药解》：红豆蔻……温燥湿寒,开通淤塞,宣导淤浊,亦与草豆蔻无异,而力量稍健,内淤极重者宜之。上热易为鼻衄,牙疼之象。尽属中下湿寒,胆火不降,当温燥中下,候上热不做而用之。

6.《本草求真》：良姜(芳草)温胃除泄。良姜(端入胃),气味辛热。治无他属,凡因客寒(客寒为外至寒邪)……若伤暑泄泻,实热腹痛切忌。此虽与干姜性同,但干姜经炮经制,则能以去内寒。此则辛散之极,故能以辟外寒之气也……子名红豆蔻……与良姜性同,然有火服之,伤目致衄,不可不知。

【考释】

红豆蔻之名始载于《药性论》,但其只论性味、功效主治而无形态等描述。五代《海药本草》开始记载红豆蔻的植物形态,云:"是高良姜子,其苗如芦,叶似姜,花作穗,嫩叶卷而生,微带红色。择嫩者,加入盐,罍罍作朵不散落,需以朱槿染,令色深善,醒于醉,解酒毒。此外无诸要使也。生南海诸谷。"宋代《开宝本草》亦如《海药本草》云:"红豆蔻是高良姜子,其苗如芦,叶似姜,花作穗,嫩叶卷而生,微带红色。生南海诸谷。"显然,上述本草混淆了红豆蔻与高良姜,认为红豆蔻与高良姜来源于同一种植物,红豆蔻为果,

高良姜为根。从其描述,"顶生的穗状花序、花蕾时包藏于佛焰苞状的总苞片中、唇瓣有美丽的色彩"等是姜科山姜属植物的特征,可确定其为姜科山姜属 *Alpinia* 植物,但不能确定具体的种。李时珍在《本草纲目》中引范成大《桂海虞衡志》云:"红豆蔻花丛生,叶瘦如碧芦,春末始发;初开花抽一干,有大箨包之,箨解花见,一穗数十蕊,淡红鲜妍,如桃杏花色,蕊重则下垂如葡萄,每蕊有心两瓣,人比之连理也。其子亦似草豆蔻。"此形态描述最为详细,但也很难判断其准确来源,仅可推定与姜科山姜属 *Alpinia* 植物艳山姜 *Alpinia zerumbet* 相似。吴其浚的《植物名实图考长编》引扬雄《方言》云:"凡物盛多谓之落,是子形如红豆而丛生,故曰红豆蔻。"因此有许多红果实的山姜属植物古人可能用作红豆翘,这与现代民间仍有把许多具红果实的山姜属植物用作红豆蔻的情况相似。不过《本草品汇精要》却载有一幅精美的红豆蔻植物彩绘图,并与此书中的儋州(今海南省儋州市)高良姜和雷州(今广东省雷州市)高良姜分而画之。红豆蔻图果实圆长形,中部稍收缩,熟时棕色或枣红色这一特征描绘十分明显,其后的《本草原始》也绘出了果实圆长形、中部稍收缩的红豆蔻果实特征。经考证为大高良姜 *Alpinia galanga* Willd 的干燥成熟果实,已收载入《中国药典》。其主要产于台湾、广东、广西和云南等地;生于山野沟谷荫湿林下或灌木丛中和草丛中。海拔 100～1 300 m。亚洲热带地区广布。近年来云南、福建有栽培。

苏 木

（《医学启源》）

【异名】

苏枋（《南方草木状》），苏枋木（《苏氏演义》），宻木（《诸蕃志》），苏枋木（《树艺篇》），红木、多那（《东西洋考》），苏枋（《广群芳谱》）。

【释名】

1.《诸蕃志》：树如松柏，叶如青冬。去皮晒干，色红而赤，可染绯紫。俗号曰宻木。

2.《骈雅》：苏枋，绛木也。

3.《本草原始》：海岛有苏方国，其地产此木。故名苏方木，今人省呼苏木耳。

【产地分布】

1.《古今注》：苏枋木出扶南，林邑外国。

2.《新修本草》：苏方木，此人用然清者，自南海昆仑来，而交州、爱州亦有。

3.《证类本草》：苏方木……出南海、昆仑来，交州、爱州亦有。

4.《太平环宇记》：苏木出黎洞。又琼州。又卷一七七，丹丹国土产苏木。

5.《诸蕃志》：苏木出真腊国，山谷郊野在在有之。

6.《职方外纪》：爪哇产苏木。

7.《徐霞客游记》：新宁出苏木。

8.《清朝通典》：缅甸土产有苏木。

9.《滇海虞衡志》：苏木，一曰苏枋木，出元江。

【性状】

1.《南方草木状》：苏枋树类槐花，黑子，出九真。南人以染绛，渍以大庾之水则色愈深。

2.《新修本草》：树似庵罗，叶若榆叶而无涩，抽条长丈许。花黄，子生青熟黑。

3.《诸蕃志》：树如松柏，叶如青冬。去皮晒干，色红而赤，可染绯紫。

4.《本草原始》：苏方木，树似庵罗，叶若榆叶而无涩，抽条长丈许。花黄，子生青熟黑。

【炮制方法】

1. 净制 《雷公炮炙论》：凡使，去上粗皮并节了，若有中心文描如紫角者，号曰木中尊色，其效倍常百等。《本草蒙筌》：入药唯取中心。《本草述钩元》：去皮节。《本草从新》：忌铁。

2. 切制 《雷公炮炙论》：须细剉了，重捣。《小儿卫生总微论方》：研。《类编朱氏集验方》：捶碎。《卫生宝鉴》：（剉）细之。《济阴纲目》：细切。《本草乘雅半偈》：剉极细。《医宗金鉴》：打碎。《傅青主女科》：捣碎。

3. 炮炙

（1）蒸制 《雷公炮炙论》：拌细条梅枝蒸，从巳至申出，阴干用。

（2）盐制 《世医得效方》：盐水炒。

（3）酒制 ①酒煎。《普济方》：以酒一斗，煎至一碗，去滓。②酒炒。《串雅补》：酒炒。

【炮制作用】

《本草蒙筌》：煎酒专行积血。

【性味归经】

1.《新修本草》：味甘、咸，平。无毒。

2.《医学启源》：气平，味甘咸。

3.《汤液本草》：甘而酸辛，性平。

4.《雷公炮制药性解》：入肝经。

5.《药鉴》：气寒，味甘、咸。无毒。

6.《药品化义》：入肝、胃、大肠三经。

7.《本草纲目》：甘、咸，平。无毒。三阴经血分。杲曰：甘、咸，凉。可升可降，阳中阴也。好古曰：味甘而微酸、辛，其性平。

8.《得配本草》：甘、辛、咸。入足三阴经血分，达下焦。

9.《珍珠囊补遗药性赋》：可升可降，阴也。

10.《药性切用》：甘、咸、辛，平。入三阴血分。

11.《神农本草经疏》：入足厥阴、手少阴、足阳明经。

12.《本草撮要》：味甘、咸、辛，平。入手足太阴、少阴、厥阴经。

13.《本草拾遗》：寒。

14.《本草备要》：甘、咸、辛，凉。

15.《本草分经》：甘、咸、辛，平。入三阴血分，行血去瘀，因宣表里之风。

16.《炮炙全书》：甘、辛、酸、咸。入药惟取中心。

【功用主治】

1.《海药本草》：主虚劳血癖气壅滞，产后恶露不安，怯起冲心，腹中搅痛，及经络不通，男女中风，口噤不语。宜此法，细研乳头香细末方寸匕，酒煎苏方，去滓，调服，立吐恶物，瘥。

2.《日华子本草》：治妇人血气心腹痛，月候不调，及褥劳，排脓，止痛，消痈肿，扑损瘀血，女人失音血噤，赤白痢，并后分急痛。

3.《新修本草》：主破血，产后血胀闷欲死者。

4.《医学启源》：排脓止痛，消痈肿瘀血，妇人月经不调，及血晕口噤。

5.《本草纲目》：少用则和血，多用则破血。破疮痈死血，产后败血。

6.《本草纲目拾遗》：主霍乱呕逆及人常呕吐。用水煎服之。破血，当以酒煮为良。

7.《得配本草》：泄大便，破死血，散痈肿，排脓止痛。

8.《雷公炮制药性解》：主破产后恶血，疮疡死血，一切跌扑损伤，调月水，去瘀血，和新血，排脓止痛，消痈散肿及主霍乱呕逆、赤白痢下。

9.《本草分经》：入三阴血分，行血去瘀，因宣表里之风。

【用法用量】

内服：煎汤一至二钱，或研末。外用：研末撒。

【禁忌】

1.《本草纲目》：忌铁。

2.《神农本草经疏》：产后恶露已尽，由血虚腹痛者，不宜用。

3.《本经逢原》：大便不实者禁用。

4.《得配本草》：血虚内痛，勿得乱投。

【选方】

1. 救脉汤（一名人参救肺散，《兰室秘藏》）

［组成］甘草、苏木、陈皮各五分，升麻、柴胡、苍术各一钱，当归梢、熟地黄、白芍药、黄芪、人参各二钱。

［主治］吐血。

［用法用量］上为粗末，都作一服，水二大盏，煎至一盏，去渣，稍温，食前服。

2. 清阳汤（《脾胃论》）

［组成］红花、酒黄柏、桂枝各一分，生甘草、苏木各五分，炙甘草一钱，葛根一钱五分，当归身、升麻、黄芪各二钱。

［主治］口㖞颊腮急紧，胃中火盛，必汗不止而小便数也。

［用法用量］上件㕮咀，都作一服，酒三大盏，煎至一盏二分，去渣，稍热服，食前，服讫以火熨摩紧结处而愈。夫口㖞筋急者，是筋脉血络中大寒，此药以代燔针劫刺。破血以去其凝结，内则泄冲脉之火炽。

3. 回生丹（《易简方论》）

［组成］锦纹大黄一斤（为末），苏木三两（打碎，河水五碗，煎汁三碗听用），大黑豆三升（水浸取壳，用绢袋盛壳，同豆煮熟，去豆不用，将壳晒

干,其汁留用),红花三两(炒黄色,入好酒四碗,煎三五滚,去渣存汁听用),米醋九斤(陈者佳),大黄末一斤。

[主治]一切胎产诸症,引法列后。

[用法用量]入净锅,下米醋三斤,文火熬之,以长木箸不住手搅之,成膏,再加醋三斤熬之,又加醋三斤,次第加毕,然后下黑豆汁三碗,再熬,次下苏木汁,次下红花汁,熬成大黄膏,取入瓦盆盛之,大黄锅粑亦铲下,入后药同磨。

4. 治血滞型偏坠肿痛方(《万全备急方》)

[组成]苏木二两。

[主治]偏坠肿痛;属血滞者,此方立效。

[用法用量]好酒煎服,立止。

5. 治刀斧伤指方(《万全备急方》)

[组成]苏木为末。

[主治]刀斧伤指。

[用法用量]敷之。

6. 查苏汤(《妇科玉尺》)

[组成]山楂一两,苏木三钱。

[主治]产后儿枕腹痛。

[用法用量]水煎服。

7. 苏木汤(《妇科良方》)

[组成]赤芍药、橘红、黄芩、黄连、甘草、苏木等分。

[主治]妊娠伤寒,或中时行,洒淅作寒,振慄而悸,或加哕者。

[用法用量]上㕮咀。每服五钱,水一盏,煎至六分,去滓温服。汗出愈。

8. 接指方(《古今医统大全》)

[组成]真正沉重苏木、蚕茧。

[主治]指断及其余皮肤刀伤。

[用法用量]苏木为细末。敷断指间,外用蚕茧包缚固定,数日如故。

9. 接骨消肿止痛方(《良朋汇集》)

[组成]苏木一两,好麻五钱(剪碎,锅内炒灰),乳香三钱,没药(为末)三钱。

[主治]接骨消肿止痛。

[用法用量]上苏木、麻灰用黄酒煎熟去滓,冲入药内,碗合少时,温服。出汗效。

【各家论述】

1.《雷公炮炙论》:若有中心纹横如紫角者,号曰木中尊色,其效倍常百等。须细锉了重捣,拌细条梅枝蒸,从巳至申出,阴干用。

2.《神农本草经疏》:产后血胀闷,欲死者,水煮,苦酒煮五两,取浓汁服之效。疏:苏方木,禀水土之气以生故。

3.《珍珠囊补遗药性赋》:密蒙花总为眼科之要领,苏方木专调产后之血迷。

4.《本草纲目》:其木蠹之粪名曰紫纳,亦可用。暹罗国人贱用如薪。

5.《药鉴》:诸血家之要药也。与川芎同用,则散头目之血热。与红花同用,则治产后之血瘀。与皂荚刺同用,则逐痈肿之血死。与四物汤同用,则滋骨蒸之血枯。要之热去则血凉,瘀除则血新,死逐则血活,枯滋则血润。

6.《景岳全书》:凡产后血瘀,胀闷势危者,宜用五两,水煮浓汁服之。亦消痈肿死血,排脓止痛,及打扑瘀血,可敷。若治破伤风,宜为末酒服,立效。

7.《本经逢原》:本虚不可攻者,用二味参苏饮补中寓泻之法,凛然可宗。但能开泄大便,临证宜审。若因恼怒气阻经闭者,宜加用之。

8.《得配本草》:得人参,疗产后气喘。配乳香,治血风口噤。使防风,发表里风气。剉碎,酒煮浓汁入药,治跌扑血瘀作痛。少用和血,多用破血。

9.《本草述钩元》:同泽兰、川芎、麦冬、生地、蒲黄、人麦、童便、益母、草牛膝、黑豆荆、芥穗,治产后血晕有效。同山楂、延胡、丹皮、泽兰、当归、五灵脂、赤芍、红花,治产后儿枕作痛。加乳香、没药,治产后血癖不消。因寒而得者,加炒黑干姜、桂各少许。同延胡、丹皮、当归、牛膝、地黄、芍药、续断,治妇人月后不调。煎浓汁,加入乳香、没药、血竭、自然铜、虫、麻布灰、黄荆子等末。量病轻重,调服四五钱。治跌扑损伤如神。产后气喘,面黑欲死,乃血入肺也,用苏木二两,水二碗,煮一碗。入人参末五钱,随时加减。名参苏饮,神效。

10.《本草经解》：气平，味甘咸，无毒。主破血。产后血胀闷欲死者，水煮五两，取浓汁服。苏木气平，禀天秋降之金气，入手太阴肺经。味甘咸无毒，得地中北土水之味，入足太阴脾经、足少阴肾经。气味降多于升，阴也。味甘入脾，脾统血，味咸走血，所以破血也。产后血胀闷，煮汁五两服，破血之功也。制方：苏木同泽兰、生地、人参、小便、益母、牛膝、黑豆，治产后血晕。同人参名参苏饮，治产后气喘，面黑欲死。

11.《本草纲目拾遗》：用水煎服之，破血，当以酒煮为良。

【考释】

苏木原名苏枋，始见于《南方草木状》，云："苏枋树类槐花，黑子，出九真。南人以染绛，渍以大庾之水则色愈深。"《新修本草》称苏方木，曰："苏方木自南海昆仑来，而交州、爱州亦有之。树似菴罗，叶若榆叶而无涩，抽条长丈许。花黄，子生青熟黑。其木，人用染绛色。"《诸蕃志》载："苏木出真腊国，山谷郊野在在有之。树如松柏，叶如青冬。去皮晒干，色红而赤，可染绯紫。俗号曰窌木。"《本草纲目》云："海岛有苏方国，其地产此木，故名。今人省呼为苏木尔。"《滇海虞衡志》载："苏木，一曰苏枋木，出元江。"苏木为茎木类药材，故"方"字或从"木"，作"枋"。《植物名实图考》曰："《唐本草》始著录。广西亦有之，染绛用极广，亦为行血要药……滇产不出境，培莳者亦少，其叶极细，枝亦柔，微类槐尔。"上述本草记述中，反复提到苏木可"染绛"，这是因为苏木心材中含有巴西苏木素，在空气中易氧化成红色的巴西苏木色素。现在此特征仍用来进行苏木药材的性状鉴定。此外，从对产地和原植物形态的描述，历代本草所述均与现今所用苏木相符，即豆科云实属植物苏木 *Caesalpinia sappan* L. 其原产印度、缅甸、越南、马来半岛及斯里兰卡。在我国云南金沙江河谷（元谋、巧家）和红河河谷有野生分布。贵州、四川、广西、广东、福建和台湾亦有栽培；苏木入药一年四季均可采收，但以秋天为好。栽植5～6年后其边材和心材有明显的区别，可砍伐作药，将树干从茎基部砍下，锯成60 cm长，削去外皮和边材（白木），取红黄色或棕黄色的中心木材，然后将心材对劈成两块或四块，放通风处阴干即可。采收时以树龄越大，心材色泽越深，质量超佳。

苏 合 香

（《名医别录》）

【异名】

帝膏（《药谱》），苏和油（《太平环宇记》），苏和香油（《太平惠民和剂局方》）。

【释名】

1. 《梁书》：中天竺国出苏合香，是诸香汁煎成，非自然一物也。又云：大秦国人采得苏合香，先煎其汁，以为香膏，乃卖其滓与诸国贾人，是以展转来达中国者，不大香也。然则广南货者，其经煎食之余乎，今用如膏油者，乃合治成者尔。

2. 《敦子》：西国古人言苏合香兽便也，中国皆以为怪。

3. 《宝庆本草折中》：苏合香油惟性用而参众方，故缀以油字。

4. 《本草纲目》：按置恭《广志》云：此香出苏合国，因以名之。梵书谓之咄鲁瑟𩐛。陶隐居以为狮子矢者，亦是指此膏油者言之尔。

【产地分布】

1. 《名医别录》：出中墓川谷。

2. 《梁书》：中天竺国出苏合。

3. 《唐本草》：此香从西域及昆仑来。

4. 《宝庆本草折中》：生中台川谷及西域、昆仑、天竺、大秦国。又云：生广南。

5. 《事物原始》：岭南谁植相思树，化外何生苏合香。又苏合香出安南。

6. 《本草蒙筌》：来从西域，卖至广东。

7. 《本经逢原》：出天竺昆崙诸国，安南三佛齐亦皆有之。

【性状】

1. 《传信方》：苏合香，多薄叶，子如金色，按之即倒，放之即起，良久不定，如虫动，气烈者佳。如此则全非今所用者，宜精攻之。窃按沈氏所说，亦是油也，不必致疑。

2. 《梦溪笔谈》：今之苏合香，赤色，如坚木，又有苏合油，如瓣胶，人多用之。

3. 《本草纲目》：恭曰：今从西域及嵩斋来，紫赤色，与紫真檀相似，坚实，极芳香，性重如石，烧之灰白者好。颂曰：今广州虽有苏合香，但类苏木，无香气，画只用如膏油者，极芬烈。

4. 《本草蒙筌》：气极芬香，色乃赤紫。

5. 《本草汇笺》：苏合油，如醁胶，以筋挑起，悬丝不断者真也。

6. 《本经逢原》：其质如璃胶者为苏合油。色微绿如雉斑者良，微黄者次之，紫赤者又次之。以簪挑起，径尺不断如丝，渐渐屈起如钩者为上，以少许擦手心，香透手背者真。

【性味归经】

1. 《名医别录》：味甘，温。无毒。

2. 《本草正》：味甘、辛，性温。

3. 《玉楸药解》：入手太阴肺、足厥阴肝经。

4. 《得配本草》：入足太阴经，性暖气窜。

5. 《本草再新》：味甘，性温。无毒，入脾、胃二经。通九窍，达三焦。

6. 《本草品汇精要》：味甘，性温。气之厚者，阳也。

【功用主治】

1.《名医别录》：主辟恶，温疟，痫痓。去三虫，除邪，令人无梦魇。

2.《本草正》：杀虫毒。疗癫痫，止气逆疼痛。

3.《本草备要》：走窜，通窍开郁，辟一切不正之气。

4.《玉楸药解》：利水消肿，治胀，疹痱，气积血症，调和脏腑。

5.《药性会元》：又治痰厥、口噤、不省人事。

6.《得配本草》：舒郁破闷，辟邪。

【用法用量】

内服：入丸剂。外用：溶于乙醇，涂敷。

【禁忌】

1.《本草述》：肺胃有热者慎之，阴虚有热者尤为慎之。

2.《本草求真》：血燥气弱者勿用。

【选方】

1. 治卒大腹水病方（《肘后备急方》）

[组成]真苏合香、水银、白粉等分。

[主治]卒大腹水病。

[用法用量]蜜丸，服如大豆二丸，日三，当下水。节饮，好自养。

2. 苏合香丸一（《太平惠民和剂局方》）

[组成]白术、青木香、乌犀屑、香附子（炒去毛）、朱砂（研，水飞）、诃黎勒（煨，去皮）、白檀香、安息香（别为末，用无灰酒一升熬膏）、沉香、麝香（研）、丁香、荜拨各二两、龙脑（研）、苏合香油（入安息香膏内）各一两，熏陆香（别研）一两。

[主治]传尸，骨蒸殗殜，肺痿，卒心痛，霍乱吐利，时气瘴疟，赤白暴利，瘀血月闭，痃癖，丁肿，惊痫，小儿吐乳。

[用法用量]上为细末，入研药匀，用安息香膏，并炼白蜜和剂。每服旋丸如梧桐子大，早朝取井华水，温冷任意，化服四丸，老人、小儿可服一丸；温酒化服亦得，并空心服之。

3. 苏合香丸二（《圣济总录》）

[组成]苏合香、水银（水煮一复时，后入）、白矾（为末）各一两。

[主治]大腹水肿，利小便。

[用法用量]上三味合研令匀，炼蜜为丸如小豆大，每服十丸，米饮下，日三。

4. 苏合香丸三（《古今医统大全》）

[组成]苏合香油（入安息油内）各一两，安息香（别为末，无灰酒一升，熬成膏）、熏陆香（别研）一两、青木香、白檀香、沉香、丁香、麝香、白术、乌犀屑、朱砂（研水飞）、诃黎勒（煨去皮）、香附子（炒）、荜拨各二两，龙脑五钱。

[主治]小儿一切惊证，用此开关利窍。

[用法用量]上为末，炼蜜丸，梧桐子大，每服一丸，姜汤化下。

5. 苏合香丸四（《苏沈良方》）

[组成]苏合香、白术、朱砂、沉香、诃子肉、丁香、木香、香附子、白檀香、乌犀屑、乳香、荜拨、安息香各一两，麝香、龙脑各半两。

[主治]肺痿客忤，鬼气传尸，伏连殗殜等疾。卒得心痛，霍乱吐痢，时气。诸疟瘀血，月闭痃癖，丁肿惊痫，邪气狐媚，瘴疠万疾。

6. 治心胆之气虚乏，多患梦魇魂迷方（《太平惠民和剂局方》）

[组成]苏合香二分，人参五分，生姜一钱。

[主治]心胆之气虚乏，多患梦魇魂迷之证。

[用法用量]每临卧泡汤饮之。

7. 治尸虫传染，并尸疰异疾方（《太平惠民和剂局方》）

[组成]苏和香，安息香、乳香、沉香各五分。

[主治]尸虫传染，并尸疰异疾。

[用法用量]泡汤一碗，空腹饮之。此药可饮十余次，以药尽为度。

8. 治心腹卒痛、吐利时气方（《太平惠民和剂局方》）

[组成]苏合香五分，藿香梗一钱，五灵脂二钱。

[主治]心腹卒痛、吐利时气。

[用法用量]共为末。每服五分，生姜泡汤调下。

9. 治霍乱，中恶不识人，心痛腹胀，不思饮食方（《奇效良方》）

［组成］丁香、苏合香、白檀香、香附子(炒,去毛)、沉香、安息香(研)、熏陆香(研)、麝香(研)、木香、高良姜、龙脑(研)、白术(锉炒)、丹砂(研)各半两、荜茇(炒)、诃黎勒(煨,取皮)、犀角(镑屑)、厚朴(去粗皮,生姜汁涂炙)各一两。

［主治］霍乱,中恶不识人,心痛腹胀,不思饮食。

［用法用量］上除别研药外,碾为细末,入别研药同研令匀,炼蜜和丸,如梧桐子大,每服五丸,不拘时用温酒送下,老少加减服,甚者温酒研下,日四五服,以瘥为度,此药以磁盒贮之。

【各家论述】

1.《药性粗评》:香生苏合,天行不染与瘟邪。

2.《本草发明》:若和药为丸,能开关透窍,逐寒冷风,此为专攻,肺胃风热甚者,忌之……今市卖者,多如膏油难得真正者。

3.《得宜本草》:得安息、青白木香、沉、檀、丁、麝、龙脑、熏陆诸香,毕拨、诃子、朱砂、犀角,治传尸鬼疰。

4.《本草从新》:苏合香……今人滥用苏合丸,不知诸香走散真气,每见服之,轻病致重,重病即死。唯气体壮实者,庶可暂服一二丸,否则当深戒也。《别录》谓其可以久服,《笔谈》甚言饮苏合酒之效。呜呼！立言失当,贻害无穷,此类是也。

5.《本草撮要》:苏合香……得安息香、荜拨、诃子、朱砂、犀角,治传尸鬼疰。

6.《本草便读》:苏合香。此香亦出诸番。一云树脂,一云合诸香之汁煎成,未知孰是。味甘而略带辛苦,其香烈较诸香为甚,性温无毒,入心、脾二经。开窍搜邪,凡一切中风、中痰、中气,属邪陷内闭者,皆可用此开之。若类中属虚而脱者,不可用也。

7.《本经逢原》:凡痰积气厥,必先以此开导,治痰以理气为本也。凡山岚瘴湿之气,袭于经络,拘急弛缓不均者,非此不能除,但性燥气窜,阴虚多火人禁用。

【考释】

苏合香始见于《后汉书》,云:“中天竺国出苏合香,是诸香汁煎成,非自然一物也。”又云:“大秦国人采得苏合香,先煎其汁,以为香膏,乃卖其滓与诸国贾人,是以展转来达中国者,不大香也。然则广南货者,其经煎食之余乎,今用如膏油者,乃合治成者尔。”入药始载于《名医别录》,云:“今从西域及嵩斋来,紫赤色,与紫真檀相似,坚实,极芳香,性重如石,烧之灰白者好。”《本草图经》曰:“药中但用如膏油者,极芬烈。”《本草纲目》曰:“按《寰宇志》云:苏合油出安南、三佛齐诸番国。树生膏,可为药,以浓而无滓者为上。”《香谱》云:“苏合油出大食国,气味皆类笃耨香。”《本经逢原》载:“其质如璃胶者为苏合油。色微绿如雉斑者良,微黄者次之,紫赤者又次之。以箸挑起,径尺不断如丝,渐渐屈起如钩者为上,以少许擦手心,香透手背者真。”上述所指均为现今所用苏合香,即金缕梅科枫香属植物苏合香树 *Liquidambar orientalis* Mill. 的树干渗出的香树脂。苏合香树原产于小亚细亚半岛南部地区,我国广西、云南地区有引种栽培。

豆　蔻

《名医别录》

【异名】

多骨（《酉阳杂俎》），壳蔻（《本经逢原》），白砂仁（《药性要略大全》），白蔻（《本草经解》），白蔻仁（《幼幼新书》），白豆蔻（《开宝本草》）。

【释名】

《本草原始》：壳内子如豆，一团三四十粒，似草豆蔻，故名白豆蔻。

【产地分布】

《证类本草》：白豆蔻，出伽古罗国。今广州、宜州亦有之，不及蕃舶者佳。

【性状】

1.《南方草木状》：其苗如芦，其叶似姜，其花作穗嫩，叶卷之而生，花微红，穗头深色，叶渐舒，花渐出。

2.《证类本草》：形如芭蕉，叶似杜若，长八九尺，冬夏不凋。花浅黄色，子作朵如葡萄，其子初出微青，熟则变白。七月采。

3.《本草纲目》：白豆蔻子圆大如白牵牛子，其壳白厚，其仁如缩砂仁。

4.《质问本草》：三四月发花结实，九十月熟。叶似山姜，根似良姜，结实似砂仁。

【炮制方法】

1. 净制　《太平圣惠方》：去皮。《本草品汇精要》：去壳。《仁术便览》：去皮膜。《本经逢原》：去净膛膜。《证类本草》：切制捣筛，更研细。《普济本事方》：碾破。《卫生宝鉴》：去皮、捣细。《医宗必读》：研。《药品化义》：去壳炒香。

2. 炮炙

（1）炒制　《普济本事方》：碾破微炒。《本草纲目》：去皮，炒用。《本草乘雅半偈》：去皮微炒用。《本草述》：炒焦。《药品辨义》：去壳，炒香研碎用。《药品化义》：去壳炒香。

（2）火炮　《医学纲目》：炮。

（3）焙制　《仁术便览》：去皮膜，略焙研用。《医宗必读》：去衣微焙。《神农本草经疏》：入药去皮微焙用。

（4）酒制　《幼幼集成》：酒炒。

【炮制作用】

《本草通玄》：其功全在芳香之气，一经火炒便减功力。即入汤液，但当研细，待药煎好，乘沸点服尤妙。

【性味归经】

1.《证类本草》：味辛，大温。无毒。

2.《洁古珍珠囊》：辛，纯阳。

3.《汤液本草》：气热。味大辛。味薄气厚，阳也。辛大温，无毒。入手太阴经。

4.《本草蒙筌》：入手太阴肺经。

5.《本草发明》：入肺经。

6.《药性解》：味辛，性温。无毒。入肺、脾、胃三经。

7.《神农本草经疏》：入手太阴，亦入足阳明经。

8.《医宗必读》：入肺、胃二经。

9.《本草经解要》：入足厥阴肝经、手少阳相火三焦经；入手太阴肺经、足阳明胃经。

10.《本草求真》：专入肺、脾、胃，兼入大肠。

【功用主治】

1.《证类本草》：主积冷气，止吐逆反胃，消谷下气。

2.《汤液本草》：《珍》云：主积冷气，散肺中滞气，宽膈，止吐逆，治反胃，消谷下气，进食。《心》云：去白睛翳膜。红者不宜多用。

3.《珍珠囊》：破肺中滞气，退目中云气，散胸中冷气，补上焦元气。

4.《医学统旨》：治积冷气，止吐逆反胃，消谷下气，胃冷心腹痛，散肺中滞气，宽膈进饮食；赤眼暴发，白睛红翳；补上焦元气。

5.《本草蒙筌》：散胸中冷滞，益膈上元阳。温脾土却疼，退目云去障。止翻胃呕，消积食膨。

6.《本草纲目》：治噎膈，除疟疾寒热，解酒毒。

7.《本草发挥》：荡散肺中滞气，宽膈，进饮食。[略]其用有五：肺经本药一也，散胸中滞气二也，感寒腹痛三也，温暖脾胃四也，赤眼暴发，白睛红者，用之少许五也。

【用法用量】

内服：煎汤（不宜久煎），一至二钱；或入丸、散。

【禁忌】

1.《本草约言》：去白睛翳膜，乃肺气虚寒故耳。若红膜不宜用，大抵胃冷宜服，胃火上炎而呕逆不可用，肺热禁用之。白入肺，自有清高之气，若草豆蔻，则专入脾胃，而其气味又燥烈于白者，虚弱人止宜用白为良。

2.《药性解》：肺胃中有火及虚者忌之。

3.《神农本草经疏》：其治在因寒呕吐反胃，其不因于寒及阳虚者，皆不得入。故凡火升作呕，因热腹痛，法咸忌之。

4.《医宗必读》：热腹痛者禁之。

5.《顾氏医镜》：凡腹痛呕吐，因火热者，忌之。

【选方】

1. 大仓丸（《本草述》）

[组成]白豆蔻、缩砂仁各二两，丁香一两，陈廪米一升。

[主治]脾虚反胃。

[用法用量]黄土炒焦，去土，姜汁和，丸梧子大。每服百丸，姜汤下。

2. 白豆蔻散一（《奇效良方》）

[组成]白豆蔻（去皮）三分，肉豆蔻（去壳）一分，高良姜、木香各一分，桂心（去粗皮）、附子（炮，去皮脐）、枳壳（炒）、陈橘皮（去白，炒）、人参、丁香、甘草（炙）各半两。

[主治]积聚，心腹胀满，宿食不消，泻泄，善噎，呕吐酸水，手足厥冷。

[用法用量]上为细末。每服二钱，食前用木瓜、生姜煎汤调下。

3. 白豆蔻散二（《太平圣惠方》）

[组成]白豆蔻半两（去皮），茴香子半两，槟榔半两，木香半两，干姜一分（炮裂，锉），附子半两（炮裂，去皮脐），吴茱萸一分（汤浸七遍，焙干，微炒），青橘皮半两（汤浸，去白瓤，焙），硫黄半两（细研入）。

[主治]肾脏积冷气攻，心腹疼痛，两胁胀满，不思饮食。

[用法用量]上为细散。每服一钱，不拘时候。

4. 白豆蔻散三（《太平圣惠方》）

[组成]白豆蔻一两（去皮），白术一两，陈橘皮三分（汤浸，去白瓤，焙），高良姜半两（锉），甘草一分（炙微赤，锉），厚朴一两（去粗皮，涂生姜汁炙令香熟）。

[主治]伤寒服冷药过多，寒气伤胃，呕哕不止。

[用法用量]上为粗散。每服四钱，以水一中盏，加生姜半分，煎至六分，去滓温服，不拘时候。

5. 白豆蔻散四（《赤水玄珠全集》）

[组成]白豆仁三钱。

[主治]胃口寒，作吐及作痛者；胃冷有积，吃食欲作呕吐者。

[用法用量]上为末。酒送下。

6. 白豆蔻散五（《仁斋直指小儿方论》）

［组成］白豆蔻仁、缩砂仁、青皮、陈皮、甘草（炙）、香附子、蓬莪术各等分。

［主治］盘肠气痛。

［用法用量］上为末。每服一钱，紫苏煎汤调下。

7. 白豆蔻散六（《博济方》）

［组成］白豆蔻二两（用仁，一半生，一半熟），枳壳半斤（去瓤，以浆水煮软，麸炒令香止），肉桂二两（去皮），橘皮二两（去瓤，炒，切细），诃子二两（去核，半生半熟），当归二两（洗）。

［主治］脾胃气不和，泄痢，妊娠下痢，腹痛肠鸣。

［用法用量］上为末。每服一钱，水一中盏，加生姜、大枣，同煎至七分，稍温服。如要丸，用好枣浆水煮，去皮核，细研为丸，如梧桐子大。每服十五丸，以姜擘破，炒令黑色，入水，煎汤送下。

8. 白豆蔻汤一（《圣济总录》）

［组成］白豆蔻（去皮）、人参、白术、芍药、白茯苓（去黑皮）、陈橘皮（汤浸，去白，焙）各一两，厚朴（去粗皮，生姜汁炙）二两，甘草（炙）三分，干姜（炮）、丁香各半两。

［主治］脾虚不进饮食。

［用法用量］上锉，如麻豆大。每服一钱半匕，水一盏，加生姜三片，大枣一个（擘），同煎至六分，去滓稍热服，不拘时候。

9. 白豆蔻汤二（《古今医统大全》）

［组成］黄连、葛根、天花粉、麦门冬各一钱，五味子、白豆蔻、陈皮各五分，黄柏、甘草各七分。

［主治］酒毒消渴。

［用法用量］水二盏，加竹叶二十片，煎一盏，温服。

10. 开胃丸（《太平圣惠方》）

［组成］半夏三两（汤洗七遍去滑，以生姜三两去皮同捣令烂，焙干），白豆蔻一两（去皮），白术一两，人参一两半（去芦头），陈橘皮一两（汤浸，去白瓤，焙）。

［主治］妇人呕吐不止；干呕，气逆不止；妇人吐血不止。

［用法用量］上为细末。以生姜汁煮枣肉，和搜为丸，如梧桐子大。每服二十丸，以粥饮送下，不拘时候。

11. 白豆蔻丸（《太平圣惠方》）

［组成］白豆蔻三分（去皮），桂心三分，丁香半两，陈橘皮三分（汤浸，去白瓤，焙），诃黎勒皮三分，木香半两，吴茱萸一分（汤浸七遍，焙干微炒）。

［主治］产后咳噫，心胸噎闷。

［用法用量］上为末，炼蜜为丸，如梧桐子大。每服二十丸，以橘皮汤送下；如人行三五里再服。

12. 治胃气冷，吃食欲吐方（《证类本草》）

［组成］白豆蔻子三枚。

［主治］胃气冷，吃食即欲吐。

［用法用量］捣筛更研细，好酒一盏，微温，调之。并饮二三盏。

13. 治寒痰作吐方（《本草经解要》）

［组成］白蔻、半夏、陈皮、生姜、白术、白茯。

［主治］寒痰作吐。

14. 治上焦滞气方（《本草经解要》）

［组成］白蔻、藿香、陈皮、木香。

［主治］上焦滞气。

15. 治胃冷翻食方（《药性单方》）

［组成］白豆蔻。

［主治］胃冷翻食。

［用法用量］为末。温酒调下二三钱。

16. 治小儿吐乳方（《本草纲目》）

［组成］白豆蔻仁十四个，缩砂仁十四个，生甘草二钱，炙甘草二钱。

［主治］小儿吐乳。

［用法用量］为末。常掺入儿口中。

17. 治产后呃逆方（《本草纲目》）

［组成］白豆蔻、丁香各半两。

［主治］产后呃逆。

［用法用量］研细。桃仁汤服一钱，少顷再服。

18. 治中酒呕吐方（《本草经解要》）

［组成］白蔻、扁豆、五味、橘红、木瓜。

［主治］中酒呕吐。

19. 减甘草白豆蔻散（《御药院方》）

［组成］白豆蔻仁、厚朴（生姜制）、白术、沉香、陈皮各等分。

［主治］脾胃虚寒，气痞胸膈，不思饮食。

［用法用量］上药各㕮咀。每服一两，以水二大盏，加生姜十片，同煎至七分，去滓，稍热服，不拘时候。

20. 治秋疟胃呕不食方（《本草经解要》）

［组成］白蔻、人参、白术、陈皮、生姜。

［主治］秋疟胃呕不食。

【各家论述】

1.《南方草木状》：豆蔻花［略］。旧说此花食之，破气消痰，进酒增倍，太康二年，交州贡一箧，上试之有验，以赐近臣。

2.《药性解》：白豆蔻辛宜入肺，温为脾胃所喜，故并入之。大抵辛散之剂，不能补益，《药性》称其补上焦元气，恐无是理。但不甚刻削耳，世俗不察而信之，误人不少。治寒气神效，肺胃中有火及虚者忌之。

3.《神农本草经疏》：白豆蔻感秋燥之令，而得乎地之火金，故其味辛，其气大温，其性无毒。好古：大辛热，味薄气厚，轻清而升，阳也，浮也。入手太阴，亦入足阳明经。味大辛也，气大温也，宜其主积冷气，及伤冷吐逆，因寒反胃也。暖能消物，故又主消谷。温能通行，故主下气。

4.《本草汇言》：白豆蔻，温中开胃。《开宝》：消食下气之药也。汤济庵稿：凡冷气哮喘，痰嗽无时；或宿食停中，呕吐腹胀；或瘴疟寒热，久发不休；或中酒中气，眩晕烦闷；或暴发赤眼，翳膜遮睛诸证，皆脾肺二脏之气，寒郁不和之故也。用白豆仁辛温开达，能行能运，李时珍：能消能磨，流行三焦，荣卫一转，诸证自平矣。

5.《分部本草妙用》：豆蔻开气甚速，故能去胸中滞气，感寒腹痛。但久服则元气暗消，反成痼疾。但取其流行三焦，荣卫一转，而诸症皆平也。

6.《本草乘雅半偈》：谷府之受盛水谷，以成酝酿，若釜中之靡烂有形也。其所以成酝酿者，藉肾间动气曰先天。又若釜底之灼然薪炭耳。更藉肺气吸呼曰后天。又若釜底薪炭，轮机动扇，乃得灼然薪炭耳。白者肺色，洁白以成休德也。豆者肾谷，受盛膍肉之釜器也。味大辛，气大温，宁非火然泉达之机乎？蔻者，寇也，当其完聚而即寇之也。是以酝酿成精气，当其完聚。肺即寇之转灌溉，朝百脉，留四脏，归权衡，成休德矣。主治证名，能以此反复推度，便可迎刃而解。

7.《本草述》：愚按：卢之颐曰，草实之中名豆蔻者凡三，形色功能各有同异，斯言是也。第草肉二豆蔻，本草俱言其辛温，白豆蔻亦言其辛，止谓其大温而已，在好古以草白二种为辛热。夫天地间唯是水火二气主之，寒热者水火之气，若温凉则水火之由渐而盛者也，是何可不细审？然气之所附者味，而味之所由生者气也，即味以细为酙量，则亦可以知其气矣。如草豆蔻、白豆蔻，俱言辛热。但白者味辛，而绝无苦意，是专乎金气也，细味之先香辣而散，后微辣而凉，辛而凉者，金之气也，此谓入手太阴肺，即香辣之味转为辛凉，则所谓大温者是，而犹非热也，故其治，入肺而效其温冷散滞之用；至草者先微苦而即辣，后辣中又微有淡甜，夫苦属火味，是不专乎金也，由火中之金气而有归于土之意，此谓入阳明胃、太阴脾，即苦而后辛，辛而不甚甘，则所谓热者或是，而似不止于温也，故其治，入中土而效其祛积寒除胃痛之用；若肉豆蔻则先苦多于辣，后辣盛于苦，苦尽带微辣微凉，是始而从火中之金气，终而专金中之肃气，此谓入手足阳明，而更切于大肠也，即其火始之，金终之，则止谓其辛温，不可谓其热也，故其治，由中土而大效其收令之用；至于草果之味，极其辛辣而不散，其气猛而臭，诚如时珍所云近斑蝥气者，即味与气谓之大辛大热也，又何疑焉？用以驱脾胃之寒湿郁滞，又非其对证之药乎？抑白豆蔻止入肺，何以亦兼温胃？缘胃气固上至于肺，而肺气亦即下入于胃也。总之，三种皆南方所产，其时宜形状未能历历实稽，聊就气味而区别之若此耳，然与前哲所云某种入某经者，似亦不爽矣。

愚按：白豆蔻，在《开宝本草》云主治积冷气，而东垣云散肺中滞气，至《海藏》更言其补肺气，益脾胃，理元气，收脱气。夫东垣之散滞气者，即

《开宝》治冷气之义,气固以冷而滞也。至如《海藏》所云补肺气,理元气者,得勿以散冷化滞即此便为补乎?以杨仁斋能消能磨,流行三焦,营卫一转,诸证自平数语合之,亦或庶几近之。第《海藏》收脱气一语,似乎与散冷化滞者有不相谋,此处可以细绎也。盖此味《海藏》云入手太阴,第审其味,乃先香辣而散,后微辣而凉,夫辛而凉者,金之气味也,正合于阳中之少阴由天而渐至于地之气也,如使能升散而不能降收,可谓得秋令之金气而能入手太阴乎?故方书因寒滞气而入此味于温补中者,义固然矣,是此味和其味之温补者以治虚寒也。然有剂合寒热而亦入此味者,则又以其能和寒热之气而无不宜也,是遵何道哉?盖正取其合于阳中之少阴,能升散而即能降收,故或逐队于升散之阳,而阴未尝不存乎其中,或逐队于降收之阴,而阳已先为主其内,即推而至于寒热之味并投,而措之无不时宜者,此《海藏》所以谓其补肺气,理脾胃元气,而且云收脱气也。若于此道深心者,试取陈藏器冬夏不凋一语稍为寻绎,兹味何以随冬夏而皆不凋也,是岂非寒热胥宜之义欤?彼锢于习说者何为不一致察乎哉?

8.《本草发挥》:白豆蔻别有清高之气,治金虚木盛,霍乱吐泻之疾用之,一转而五脏皆平。其制肝之功最捷,人皆忽之。

9.《医经允中》:白豆蔻开气暖胃甚速,去胸中冷滞,益膈上元阳,右寸脉横弦细紧出鱼际者,非此不治,但中病即止,多服恐戕元气。

10.《本草经解要》:白蔻气大温,禀天水火之气,入足厥阴肝经、手少阳相火三焦经;味辛无毒,得地西方燥金之味,入手太阴肺经、足阳明胃经。气味俱升,阳也。肺主气,积冷气,肺寒也;气温温肺,味辛散积,所以主之。食入反出,胃无火也;辛温暖胃,故止吐逆反胃。胃中寒则不能化水谷,肺寒则不能行金下降之令;白蔻辛温,所以胃暖则消谷,肺暖而下气也。

11.《本草求真》:白豆蔻本与缩砂密一类,气味既同,功亦莫别。然此另有一种清爽妙气,上入肺经气分,而为肺家散气要药。且其辛温香窜,流行三焦,温暖脾胃,而使寒湿膨胀、虚疟吐逆、反胃腹痛,并翳膜(必白睛见有白翳方用)目眦红筋等症悉除。不似缩砂密辛温香窜兼苦,功专和胃醒脾调中,而于肺肾他部则只兼而及之也。是以肺胃有火,及肺胃气薄切忌。故凡用药治病,最宜审谅气味,分别形质,以为考求,不可一毫忽略,竟无分别于其间耳。

12.《本草正义》:白豆蔻,《开宝本草》谓辛而温,治积冷气、止吐逆反胃、消食下气。盖温胃醒脾,固亦与草豆蔻、肉豆蔻异曲同工,其同得豆蔻之名,固亦以此。惟白豆蔻其气清芬,辛烈视彼为尤,而无涩口之味,则芳香之气尤善上行,开泄上焦气滞已与草果、肉果之专治中下者不同。东垣谓散肺中滞气。《海藏》谓补肺气,皆以其气独胜。辛升作用,功效必在上部,所以宽胸利膈,尤其独擅胜场。而苏恭竟谓气味俱薄,专入肺经,得毋误会。况乎此物气味皆极浓厚,必不可妄谓其薄,而咀嚼久之,又有一种清澈冷冽之气隐隐然沁入心脾,则先升后降,所以又能下气,亦与其他辛升者绝不相同。濒湖《纲目》谓之大温,颇嫌未允,此固蔻仁、砂仁二者之特异性情,升降阴阳,各臻其妙,所以通治肺、脾、肝、肾诸气,而为吹嘘鼓动之无上妙品,寒热虚实无往不宜。杨仁斋谓治脾虚疟疾、呕吐寒热,仍不外燥湿开痰、温煦以助脾家健运之义。

13.《本草述钩元》:白蔻仁散冷化滞,何以能收脱气?盖此味先香辣而散、而微辣、而凉。夫辛而凉者金,正合于阳中少阴,由天而渐至于地之气也。使能升散而不能降收,可谓得秋金之气而入肺乎?故因寒滞气,入此味于温补中,固为正治。即剂合寒热,而亦入此味者,以其能和寒热之气而无不宜(其草冬夏不凋,故寒热胥宜)。且正合于阳中少阴,能升散而即能降收。或逐队于升散之阳,而阴未尝不存乎其中。或逐队于降收之阴,而阳已先为主于内。推之寒热并投,而措无不宜。所以谓其补肺气,理脾胃元气,且收脱气也。

【考释】

"豆蔻"一词在中药名称中常有出现,常用品种有红豆蔻、草豆蔻、（白）豆蔻、肉豆蔻 4 种，《本草纲目》载："扬雄云，凡物盛多曰蔻。豆蔻之名，或取此义"。由此可见，豆蔻之名混乱自古有之，其原植物来源种经历了不同的变迁。

豆蔻之名始载于《名医别录》："豆蔻味辛，温，无毒。主温中、心腹痛、呕吐，去口气，生南海。"产地为南海（今台湾海峡西南，自福建南部到广东雷州半岛、海南省一带）。植物形态描述则首见于嵇含所著《南方草木状》，书中卷上草类载："豆蔻花，其苗似芦，其叶似姜，其花作穗，嫩叶卷之而生。花微红，穗头深色；叶渐舒，花渐出。"从其形态描述可见，豆蔻为姜科山姜属 *Alpinia* 植物。顶生的穗状花序、花蕾时包藏于佛焰苞状的总苞片中、唇瓣有美丽的色彩等都是山姜属植物的特征。从其产地可见，交州（今越南中、北部及中国广西南部）亦为其原产地之一。唐代《新修本草》载："豆蔻，苗似山姜，花黄白，苗根及子亦似杜若。"虽然杜若的原植物至今仍有存疑，但从历代杜若的绘图，可以看到均为顶生花序。豆蔻的苗根及子亦似杜若，因此就植物形态而言，豆蔻应当指姜科山姜属 *Alpinia* 植物。其产地为南海（今台湾海峡西南，自福建南部到广东雷州半岛、海南省一带）。宋代《本草衍义》《本草图经》皆云："豆蔻，草豆蔻也。此是对肉豆蔻而名之。"这一说法得到后世的肯定，此后近千年的本草著作中均指豆蔻与草豆蔻同义。至于产地，除南海外，岭南地区也成为豆蔻的主要产地。明代《本草纲目》对豆蔻有详细的描述："草豆蔻、草果虽是一物，然微有不同。今建宁豆蔻，大如龙眼而形微长，其皮黄白薄而棱峭，其仁大如缩砂仁而辛香气和。滇广所产草果，长大如诃子，其皮黑厚而棱密，其子粗而辛臭，正如斑蝥之气。彼人皆用笔茶及作食料，恒用之物。广人取生草蔻入梅汁，盐渍，令红，暴干荐酒，名红盐草果。其初结小者，名鹦鹉舌。元朝饮膳，皆以草果为上供。南人复用一种火杨梅伪充草豆蔻，其形园而粗，气味辛猛而不和，人亦多用之，或云即山姜实也，不可不辨。"李时珍认识到草豆蔻和草果从外形、大小和气味的区别，却误将两者作为同一物，以为这些区别是由于产地的不同造成。清代本草著作中关于豆蔻的各种记载大部分均引自之前的本草著作，指明豆蔻即草豆蔻。也有将草果与之混淆的，如《本草求原》中"草豆蔻……亦名草果，其实形用与草果略别"，"草果仁亦名豆蔻"。

中华人民共和国成立之后《中国药典》1953 年版收载豆蔻"本品为姜科植物小豆蔻 *Elettaria cardamomum* 的干燥种子"，此实乃误考，其主要原因，可能是在编写时转引了《美国药典》收载的品种。《美国药典》历来收载小豆蔻 *Elettaria cardamomum* 为豆蔻（Cardamom seed）的原植物种。1963 年版改为"本品为姜科植物白豆蔻 *Amomum cardamomum* 的干燥种子"，亦属误考。据 1952 年李承祜编著的《生药学》，白豆蔻 *Amomum cardamomum* 从描述和绘图来看应当指白豆蔻 *Amomum kravanh* 或爪哇白豆蔻 *Amomum compactum*。拉丁学名 *Amomum cardamomum* 实际上指的却是小豆蔻 *Elettaria cardamomum*。1977 年版未收载豆蔻。1985 年版根据市场实际使用豆蔻品种，确定了白豆蔻 *Amomum kravanh* Pierre ex Gagnep. 和爪哇白豆蔻 *Amomum compactum* Soland ex Maton 为《中国药典》豆蔻的正式来源种。豆蔻药用部位果实，10～12 月果实呈黄绿色尚未开裂时采收，除去残留的果柄，晒干。白豆蔻原产于柬埔寨、泰国；爪哇白豆蔻原产于印度尼西亚（爪哇），现今白豆蔻和爪哇白豆蔻在我国海南、广东、云南已有引种栽培。

牡　蛎

《神农本草经》

【异名】

蛎蛤（《神农本草经》），古贲（《异物志》），牡蛤（《名医别录》），左顾牡蛎（《补缺肘后方》），蛎房、蚝山、蚝莆（《本草图经》），母蛎（《类编朱氏集验方》），白牡蛎（《世医得效方》），蛎壳（《普济方》）。

【释名】

1.《神农本草经》：一名蛎蛤。生池泽。《名医》曰：一名牡蛤。生东海。采无时。案：《说文》云：蛎，蚌属，似，微大，出海中，今民食之。读苦赖。又云：蜃属，有三，皆生于海。蛤蛎，千岁雀所化，秦谓之牡蛎。

2.《国语》：凡陈之道，设右以为牝，益左以为牡。

3.《淮南子》：左牡而右牝。

4.《本草纲目》：陶弘景曰：道家方以左顾是雄，故名牡蛎，右顾则牝蛎也。或以尖头为左顾，未详孰是。

【产地分布】

1.《海药本草》：牡蛎按《广州记》云：生南海水中。

2.《本草图经》：牡蛎，生东海池泽，今海傍皆有之，而南海、闽中及通泰间尤多。

3.《本草纲目》：《别录》曰：牡蛎生东海池泽……弘景曰：今出东海、永嘉、晋安。

【性状】

《本草图经》：牡蛎，此物附石而生，魂礧相连

如房，故名蛎房（读如阿房之房）。一名蚝山。晋安人呼为蚝莆。初生海边才如拳石，四面渐长，有一二丈者，嶄岩如山。每一房内有蚝肉一块，肉之大小，随房所生，大房如马蹄，小者如人指面。每潮来，则诸房皆开，有小虫入，则合之，以充腹。海人取之，皆凿房，以烈火逼开之，挑取其肉，而其壳左顾者雄，右顾者则牡蛎耳。或曰以尖头为左顾。大抵以大者为贵，十一月采左顾者入药。

【炮制方法】

1. 净制　《食疗本草》：去壳。《圣济总录》：去黑鞭处。《三因极一病证方论》：米泔水浸去土。

2. 切制　《太平圣惠方》：为粉。《重修政和经史证类备用本草》：捣为粉。《医宗金鉴》：捣罗用。《普济方》：打碎。

3. 炮炙

（1）熬制　《金匮玉函经》：熬令黄色。

（2）煅制　①煮煅。《雷公炮炙论》：凡修事，先用二十个东流水盐一两煮一伏时后，入火中烧令通赤，然后入钵中研为粉用也。②煅。《太平圣惠方》：以湿纸裹后却以泥更裹，候干用大火烧通赤。《普济方》：用灰深培上，以三升米一煅，候尽，取八两为细末。《秘传证治要诀及类方》：用韭菜叶捣盐泥固济，火煅，取白者研细。《奇效良方》：白者三两，盛磁器盒子内，更用盐末一两。盖头铺底，以炭火约五斤烧半日，取出研

如粉。③煅飞。《类编朱氏集验方》：韭菜叶和泥煅水飞。

（3）炙制　《食疗本草》：火上炙令沸，去壳。

（4）煨制　《史载之方》：火煨通赤。《普济方》：盐泥煨烧。《普济方》：用黄泥固一指厚，于文武火煨干后，以炭火煅通红，去外黑者，用粉，研细。

（5）炒制　《伤寒总病论》：炒黄。《普济方》：炒赤色。《证治准绳》：炒成粉。《校注医醇賸义》：煅炒。

（6）童便制　①童便煅。《校注妇人良方》：二两童便浸四十九日，却用硫黄末一两涂，用纸裹之，米醋浸湿盐泥固济，用炭煅。②童便炒。《万氏女科》：童便炒。

（7）醋制　①醋煅。《普济本事方》：甘锅子内火煅用醋淬七次焙。《女科百问》：醋纸泥（疑缺"固"字）济，火煅。《普济方》：用好醋和为丸子，入火烧令通赤、放冷。《寿世保元》：火煅，通红。淬入醋中，如此七次研为飞面。②醋浸。《普济方》：用醋浸少时，生用。③醋煮。《女科要旨》：醋煮。

（8）酒制　《增广验方新编》：煅，酒炒。

【炮制作用】

1.《本草蒙筌》：入药拯疴，除甲并口，采服朏朏如粉之处，得左顾大者尤良。

2.《本草纲目》：按补阴则生捣用，煅过则成灰，不能补阴。

3.《本草便读》：咸寒入肾，能益阴潜阳。退虚热，软坚痰，煅之则燥而兼涩，又能固下焦，除湿浊，敛虚汗，则咸寒介类之功，有重镇摄下之意。

【性味归经】

1.《神农本草经》：味咸，平。

2.《名医别录》：微寒。无毒。

3.《证类本草》：味咸，平、微寒。无毒。

4.《汤液本草》：入足少阴经。

5.《神农本草经疏》：入足少阴、厥阴、少阳经。

6.《本草纲目》：咸，平、微寒。无毒。

【功用主治】

1.《海药本草》：主男子遗精，虚劳乏损，补肾正气，止盗汗，去烦热，治伤阴热疾，能补养，安神，治孩子惊痫。

2.《本草纲目》：伤寒寒热，温疟洒洒，惊恚怒气，除拘缓鼠，女子带下赤白。久服，强骨节，杀邪鬼，延年（《本经》）。除留热在关节营卫，虚热去来不定，烦满心痛气结，止汗止渴，除老血，疗泄精，涩大小肠，止大小便，治喉痹咳嗽，心胁下痞热（《别录》）。粉身，止大人、小儿盗汗。同麻黄根、蛇床子、干姜为粉，去阴汗（臧器）。治女子崩中，止热温疟，鬼交精出（甄权）。男子虚劳，补肾安神，去烦热，小儿惊痫，李瘵，一切疮肿，好古瘿疾结核（时珍）。

3.《本草乘雅半偈》：主伤寒寒热，温疟洒洒，惊恚怒气，除拘缓鼠瘘，女子带下赤白。久服强骨节，杀邪鬼，延年。

4.《本草择要纲目》：化痰耎坚，清热除湿，止心脾气痛，痢下赤白浊，消疝瘕积块瘿疾结核。以柴胡引之能去胁下硬；以茶引之能去顶上结核；以大黄引之能消股间肿；以地黄引之能益精收涩止小便多，乃肾经血分之药也。故成无己云，"牡蛎之咸，以消胸膈之满，以泄水气"。又云，"壮水之主，以制阳光"，则渴饮不思，故牡蛎又能止渴也。

5.《名医别录》：主除留热在关节荣卫，虚热去来不定，烦满，止汗，心痛气结，止渴，除老血，涩大小肠，止大小便，治泄精、喉痹、咳嗽、心胁下痞热。

6.《药性论》：主治女子崩中，止盗汗，除风热，止痛，治温疟。又和杜仲服，止盗汗。末蜜丸，服三十丸，令人面光白，永不值时气，主鬼交精出，病人虚而多热，加用之，并地黄小草。

7.《本草拾遗》：捣为粉，粉身，主大人小儿盗汗，和麻黄根、蛇床子、干姜为粉，去阴汗。

8.《开宝本草》：除留热在关节，荣卫虚热去来不定，烦满，止汗，心痛气结，止渴，除老血，涩大小肠，止大小便，疗泄精，喉痹，咳嗽，心胁下痞热。

9.《医学启源》：主伤寒、寒热、温疟，女子赤白带，止汗，止心痛，气结大小肠，治心胁痞。

10.《洁古珍珠囊》：软痞积，又治带下、温疟、疮肿。为软坚收涩之剂。

11.《本草衍义补遗》：软痞。又治带下、温疟、疮肿。为软坚收敛之剂。

12.《本草发挥》：成聊摄云：咸以软之，牡蛎之咸以消胸胁之满。又云：牡蛎之咸以泄水气。又云：牡蛎味咸，寒，加以则痞者消，硬者软。

13.《本草分经》：咸、微寒，涩，体用皆阴，入肝肾血分，软坚化痰，收脱敛汗，清热补水，固肠利湿止渴。

14.《医学衷中参西录》：止呃逆。

【用法用量】

内服：煎汤，三钱至一两；或入丸、散。外用：研末干撒、调敷或作扑粉。

【禁忌】

1.《本草经集注》：恶麻黄、茱萸、辛夷。

2.《神农本草经疏》：虚而有寒者忌之，肾虚无火，精寒自出者非宜。

【选方】

1. 牡蛎丸（《医学六要》）

［组成］牡蛎。

［主治］月水不止，众药不应者。

［用法用量］火煅研细，和醋为丸，再煅红候冷，研细出火毒，以醋调艾末，熬成膏，为丸，如梧桐子大。每服五十丸，调醋艾汤送下。

2. 牡蛎汤（《产论》）

［组成］桂枝、泽泻、龙骨、牡蛎各三钱，甘草一分。

［主治］子宫受寒，孕而遗精。

［用法用量］上㕮咀。以水二合半，煮取一合半服。

3. 牡蛎粉一（《小儿卫生总微论方》）

［组成］牡蛎粉二两，麻黄根、赤石脂、糯米粉各一两。

［主治］诸汗。

［用法用量］上为细末，入龙脑末一钱拌之。每用一匙头，新绵包扑有汗之处。

4. 牡蛎粉二（《金匮钩玄》）

［组成］牡蛎粉。

［主治］盗汗。

［用法用量］酒调服一二钱。

5. 牡蛎散一（《医心方》引《效验方》）

［组成］牡蛎三分，干姜三分。

［主治］男子阴下痒湿。

［用法用量］上为末。以粉敷之，一日二次。

6. 牡蛎散二（《外台秘要》引《古今录验方》）

［组成］牡蛎二分熬，石膏一分。

［主治］金疮。

［用法用量］上为末。以粉末敷疮上。

7. 牡蛎散三（《医心方》引《古今录验方》）

［组成］牡蛎二两，干姜二两，麻黄根二两。

［主治］产后虚劳，汗出不止。

［用法用量］上为末，杂白粉粉身，不过三四次便止。

8. 牡蛎散四（《太平圣惠方》）

［组成］白羊肺一具（切片），牡蛎二两（烧为粉），胡燕窠中草（烧灰）一两。

［主治］消渴。

［用法用量］上为细散。每服二钱，食后以新汲水调下。

9. 牡蛎散五（《圣济总录》）

［组成］牡蛎（煅，研），连翘（瓦上炒，捣）各一两。

［主治］五种瘰疬。

［用法用量］上为细散。每服一钱匕，临卧无灰酒调下。愈后更服一两，永不发。

10. 牡蛎散六（《圣济总录》）

［组成］牡蛎一个，虾蟆一个。

［主治］小儿脐风久不愈，肿出汁者。

［用法用量］上并烧为灰，细研如粉，每以少许敷脐中。

11. 牡蛎散七（《鸡峰普济方》）

［组成］厚朴（去皮，姜制）、牡蛎、白术各半两。

［主治］小便白浊。

［用法用量］上为细末。每服二钱，一日二三

次,空心米饮调下。

12. 牡蛎散八(《世医得效方》)

[组成]牡蛎一块(用破草生包缚,入火内煅令通红,去火候冷取出研)。

[主治]臁疮。

[用法用量]上随用时旋入枯飞过白矾少许拌和,敷疮口上。

13. 牡蛎散九(《世医得效方》)

[组成]牡蛎末。

[主治]不渴而小便失利。

[用法用量]取患人小便煎服。

14. 牡蛎散十(《世医得效方》)

[组成]牡蛎粉。

[主治]外肾肿大,茎物通明。

[用法用量]上为极细末。先以津唾涂肿处,次用掺敷。

15. 牡蛎散十一(《古今医统大全》)

[组成]牡蛎、白矾(枯)各等分。

[主治]遗尿。

[用法用量]上为细末。每服方寸匕,米饮调下。

16. 牡蛎膏(《朱氏集验方》)

[组成]白牡蛎。

[主治]痈肿未成脓者。

[用法用量]上为末。以水调涂,干则更涂。

【各家论述】

1.《本草经集注》:是百岁雕所化,以十一月采为好,去肉,二百日成。今出东海,永嘉、晋安皆好,道家方以左顾者是雄,故名牡蛎;右顾则牝蛎尔。生着石,皆以口在上,举以腹向南视之,口邪向东则是。或云以尖头为左顾者,未详孰是?例以大者为好。又出广州,南海亦如此,但多右顾不用尔。丹方以泥釜,皆除其甲口,止取胐胐如粉处尔。世用亦如之,彼海人皆以泥煮盐釜,耐水火而不破漏。

2.《本草纲目》:权曰:病虚而多热者,宜同

地黄、小草用之。好古曰:牡蛎入足少阴,为软坚之剂。以柴胡引之,能去胁下硬。以茶引之,能消项上结核。以大黄引之,能消股间肿。以地黄为使,能益精收涩,止小便,本肾经血分之药也。

3.《本草思辨录》:鳖甲、牡蛎之用,其显然有异者,自不致混于所施,惟其清热软坚,人每视为一例,漫无区分,不知此正当明辨而不容忽者……《本经》于鳖甲主心腹癥瘕坚积,于牡蛎主惊恚怒气拘缓。仲圣用鳖甲于鳖甲煎丸,所以破癥瘕。加牡蛎于小柴胡汤,所以除胁满……由斯以观,凡鳖甲之主阴蚀,痔核,骨蒸者,岂能代以牡蛎。牡蛎之主盗汗,消渴,瘰疬颈核者,岂能代以鳖甲。鳖甲去恶肉而亦敛溃痈者,以阴既益而阳遂和也。牡蛎治惊恚而又止遗泄者,以阳既戢而阴即固也。

4.《本草问答》:牡蛎,痰疟是湿积而成,常山苗能透达以吐之。疟母是痰与血合,鳖甲、牡蛎、山甲能破之,此湿之兼证也,未能尽详。

【考释】

牡蛎始载于《神农本草经》,曰:"一名蛎蛤。生池泽。"《名医别录》曰:"一名牡蛤。生东海。采无时。"《本草图经》云:"牡蛎,此物附石而生,磈礧相连如房,故名蛎房(读如阿房之房)。一名蚝山。晋安人呼为蚝莆。初生海边才如拳石,四面渐长,有一二丈者,崭岩如山。每一房内有蚝肉一块,肉之大小随房所生,大房如马蹄,小者如人指面。每潮来则诸房皆开,有小虫入则合之以充腹。海人取之,皆凿房,以烈火逼开之,挑取其肉,而其壳左顾者雄,右顾者则牡蛎耳。或曰以尖头为左顾。大抵以大者为贵,十一月采左顾者入药。"据上述本草著作中所言形态、生活环境及产地,古今所用牡蛎相符,即为牡蛎科动物长牡蛎 *Ostrea gigas* Thunberg、大连湾牡蛎 *Ostrea talienwhanensis* Crosse 或 近 江 牡 蛎 *Ostrea rivularis* Gould 的贝壳,其分布于我国沿海各地,全年均可采收,去肉,洗净,晒干备用。

余甘子

（《唐本草》）

【异名】

庵摩勒（《南方草木状》），余甘（《新修本草》），庵摩落迦果（《本草拾遗》），谏果（《齐东野语》），橄榄（《滇南本草》），庵罗果、香盖（《本草纲目》）。

【释名】

1. 《新修本草》：余甘。陈藏器云：《梵书》名庵摩勒，又名庵摩落迦果。

2. 《本草图经》：庵摩勒，余甘子也。其俗亦作果子啖之，初觉味苦，良久便甘，故以名也。

【产地分布】

1. 《唐本草》：生岭南。

2. 《本草图经》：生岭南交、广、爱等州，今二广诸郡及西川，蛮界山谷中皆有之。

【性状】

1. 《南方草木状》：庵摩勒，树叶细，似合昏花。黄实似李，青黄色，核圆作六七棱，食之先苦后甘。术士以变白须发，有验。出九真。

2. 《唐本草》：树叶细似合昏，花黄，实似李奈，青黄色，核圆，六七棱。中仁亦入药。

3. 《本草图经》：木高一二丈，枝条甚软。叶青细密；朝开暮敛如夜合，而叶微小，春生冬凋；三月有花，着条而生，如粟粒，微黄；随即结实作荚，每条三两子，至冬而熟，如李子状，青白色，连核作五六瓣，干即并核皆裂。

4. 《本草纲目》：叶细似合昏；花黄；实似李，青黄色。核圆作六七棱，食之先苦，后甘术士以

变白须，发有验出九真。

【性味归经】

1. 《本草纲目》：甘，寒。无毒。李珣曰：苦酸甘，微寒涩。

2. 《证类本草》：味苦、甘，寒。无毒。

【功用主治】

1. 《唐本草》：主风虚热气。

2. 《本草纲目拾遗》：补益强气，合铁粉一斤，用变白不老，取子压汁和油涂头，生发，去风痒，令发生如漆黑也。

3. 《海药本草》：主丹石伤肺，上气咳嗽。久服轻身延年，长生。服乳石人宜常食之。

4. 《本草衍义》：为末，点汤服，解金石毒。

5. 《本草纲目》：解硫黄毒。

【用法用量】

一至三钱，多入丸散服。

【选方】

1. 余甘子散（《太平圣惠方》）

[组成]余甘子三分，红雪三两，犀角屑一两，子芩半两，独活半两，葛根半两（锉），川升麻半两，防风半两（去芦头），甘草半两（生用）。

[主治]乳石发热，上攻头面，烦热，咽喉不利，舌粗语涩，大小便不通。

[用法用量]上为细散。每服二钱，用生地黄汁二合调下，不拘时候。

2. 麦门冬散（《太平圣惠方》）

[组成]麦冬一两（去心），地榆半两（锉），葳

蕤半两,赤茯苓一两,余甘子一两,甘草半两(生剉),黄芩半两,玄参半两。

[主治]乳石发动,四肢烦热,心中闷乱,不下饮食。

[用法用量]上件药,捣筛为散。每服四钱,以水一中盏,入生姜半分,小豆五十粒,竹叶二七片,煎至六分,去滓。不计时候,温服。

3. 水葫芦丸(《鸡峰普济方》)

[组成]余甘子三两,甘草一两,乌梅肉、白梅肉各半两,人参、干葛、麦冬各一两半,紫苏叶半两。

[主治]冒暑伏热欲渴引饮,口干无味。

[用法用量]上为细末,炼蜜和丸如樱桃大。含化一丸,不以时。

【各家论述】

1. 《证类本草》:《唐本》注云:树叶细似合欢。花黄,子似李、柰,青黄色,核圆作六七棱,其中仁亦入药用。今按陈藏器《本草》云:庵摩勒,主补益,强气力。合铁粉用一斤,变白不老。取子压取汁,和油涂头,生发去风痒,初涂发脱,后生如漆。人食其子,先苦后甘,故曰余甘。(《唐本》先附)《图经》曰:庵摩勒,余甘子也。生岭南交、广、爱等州,今二广诸郡及西川蛮界山谷中皆有之。木高一二丈,枝条甚软。叶青细密。朝开暮敛如夜合,而叶微小,春生冬凋。三月有花,着条而生,如粟粒,微黄。随即结实作莢,每条三两子,至冬而熟,如李子状,青白色,连核作五六瓣,干即并核皆裂,其俗亦作果子啖之。初觉味苦,良久更甘,故以名也。《海药》:生西国。大小如枳桔子状。梵云:庵摩勒果是也。味苦、酸、甘、微寒,无毒。主丹石伤肺,上气咳嗽。久服轻身,延年长生。凡服乳石之人,常宜服也。《衍义》曰:庵摩勒,余甘子也。解金石毒,为末,作汤点服。佛经中所谓庵摩勒果者是此,盖西度亦有之。

2. 《本草纲目》:苏恭曰:庵摩勒生岭南,交广爱等州。树叶细似合昏;其花黄;实似李柰,青黄色;核圆有棱,或六或七,其中仁亦入药用。李珣曰:生西国者,大小如枳橘子状。苏颂曰:余甘子,今二广诸郡及西川戎泸蛮界山谷皆有之。木高一二丈,枝条甚软,叶青细密,朝开暮敛。如夜合而叶微小,春生冬凋,三月有花,着条而生,如粟粒微黄,随即结实,作莚,每条三两子,至冬而熟,如李子状,青白色,连核作五六瓣,干即并核皆裂,俗作果子啖之。李时珍曰:余甘,泉州山中亦有之,状如川楝子,味类橄榄,亦可蜜渍盐藏。其木可制器物,按陈祈畅《异物志》云:余甘树,叶如夜合及槐叶,其枝如柘;其花黄;其子圆,大如弹丸,色微黄,有文理如定陶瓜;核有五六棱,初入口苦涩,良久,余水更甘。盐而蒸之,其说与两苏所言相合。而临海《异物志》云:余甘,子如梭形,大如梅子,其核两头锐,与橄榄一物异名也。然橄榄形长尖,余甘形圆,稍有不同,叶形亦异,盖二物也。又苏恭言,其仁可入药,而未见主治何病,岂亦与果同功耶?

【考释】

余甘子,原名庵摩勒。佛经中经常用来比喻明白可见之物,如《维摩诘经》云:"吾见此释迦牟尼佛土三千大千世界,如观掌中庵摩果。"余甘子也是印度医学中常用药物,如唐义净译《根本说一切有部毗奈耶杂事》云:"如佛所所言,有五种果若病无病时与非时,食无犯者。苾刍不知云何为五,佛言:所谓余甘子、诃黎勒、毗醯勒、毕钵梨、胡椒,此之五药,有病无病时与非时,随意皆食勿致疑惑。"因本品随佛教传入,故汉、藏药皆有使用。有关其形态,《南方草木状》云:"庵摩勒,树叶细,似合昏花。黄实似李,青黄色,核圆作六七棱,食之先苦后甘。术士以变白须发,有验。出九真。"《新修本草》曰:"庵摩勒生岭南交、广、爱等州。树叶细似合欢,花黄,实似李、柰,青黄色,核圆,作六七棱。中仁亦入药用。"《本草图经》载:"今二广诸郡及西川蛮界山谷中皆有之。木高一二丈,枝条甚软。叶青细密,朝开暮敛如夜合,而叶微小,春生冬凋,三月有花,着条而生,如粟粒,微黄;随即结实作莢,每条三两子,至冬而熟,如李子状,青白色,连核作五六瓣,干即并核皆裂。其俗亦作果子啖之,初觉味苦,良久便甘,故以名也。"《云南志》载:"泸水南岸有余甘子树,子如弹丸许,色微黄,味酸苦,核有五棱。其树枝如柘枝,叶如小夜合叶。"上述本草著作中所言产地、植物形态特征、果实味道等无疑与今之药食兼用之余甘子相符,即为大戟科植物余甘子 *Phyllanthus emblica* L. 的果实。其原植物分布于福建、台湾、广东、海南、广西、四川、贵州、云南等地海拔 300～1 200 m 的疏林下或山坡向阳处及东南亚、印度等地。药材主产于云南,四川、广东、广西亦产。一般冬季至次春果实成熟时采收,除去杂质,干燥备用。

龟　甲

（《神农本草经》）

【异名】

神屋（《证类本草》），败龟、败龟版、败将（《日华子本草》），神龟、漏天机（《宝庆本草折衷》），败龟板（《本草衍义补遗》）。

【释名】

1.《证类本草》：一名神屋。

2.《宝庆本草折衷》：龟甲，一名败龟，一名败将，一名神屋。又云：一名神龟，一名漏天机。张松立条名龟壳。

3.《本草品汇精要》：神屋、神龟。灼过者名败龟、败将、漏天机。

4.《本草纲目》：神屋（《本经》），败龟版（《日华》），败将（《日华》），漏天机（《图经》），时珍曰：并隐名也。

5.《本草崇原集说》：龟甲又名龟板，乃古今称谓不同，后人误以在上为甲，在下为板，实由形象傅会不足征信。

【产地分布】

1.《证类本草》：生南海池泽及湖水中。

2.《宝庆本草折衷》：生南海池泽，及湖、江、交州。今所在湖水中有之。

3.《本草元命苞》：出湖海池泽，以生脱为上。

4.《本草图经》曰：龟甲，乃水中神龟也。生南海池泽及湖水中，今江湖间皆有之。

【性状】

1.《本草图经》曰：其龟骨白而厚，色至分明，所以供卜及入药用，以长一尺二。

2. 寸为善。败龟，乃钻灼之多者。神龟，底壳当心前有一处四方透明，如琥珀色者是矣。其头方、壳圆、脚短者为阳龟；形长、头尖、脚长者为阴龟。

3.《本草乘雅半偈》：骨白肉厚，其色分明，供卜入药最良。

【炮制方法】

1. 净制　《类编朱氏集验方》：去肉，取壳。《本草通玄》：去胁用底，去黑皮。

2. 切制　《圣济总录》：镑末。《本草乘雅半偈》：修治，须用……龟板当心前一处，四方透明如琥珀色者最佳，锯去四边，石上磨净。

3. 炮炙

（1）炙制　《千金翼方》：炙。《太平圣惠方》：炙令黄焦。《太平圣惠方》：炙令赤。《寿世保元》：炙酥。

（2）酥炙　《太平圣惠方》：涂酥，炙令黄。《重修政和经史证类备用本草》：入药酥炙用。《本草发挥》：酥油猪脂，皆可炙之。《本草品汇精要》：甲酥炙令黄用。《本草品汇精要》：刮去皮酥涂炙黄研细入药。《本草蒙筌》：精制，择真酥油，或用猪脂醇酒荐涂荐炙，真待脆黄，杵细末作丸。《明医杂录》：酥炙透。《本草纲目》：经卜者更妙，以酥或酒炙黄用。《增补万病回春》：去边酥炙脆，微黄色。

（3）醋制　《苏沈良方》：醋炙。《重修政和经史证类备用本草》：米醋炙捣为末。《卫生家宝产科备要》：醋浸一宿，蘸醋炙令黄为度。《世医得效方》：米醋浸三日，炙黄色，再用醋淬。《卫生宝鉴》：醋炙去襕。《普济方》：醋洗，酥炙黄。

（4）酒制　《圣济总录》：酒浸炙。《类编朱氏集验方》：酒炙。《丹溪心法》：酒浸。《丹溪心法》：酒炒黑色。《增补万病回春》：酒洗。《医宗说约》：放炭火上炙焦，用白酒浆笔蘸涂上，反复炙涂三次，以焦黄为末。

（5）酒醋炙　《太平惠民和剂局方》：酒醋涂炙令黄。《本草汇》：取胁用底。刮去黑皮。或酒醋脂旋涂旋炙。或以酥、桃中熬黄，研极细。《本草备要》：酥炙或酒炙，醋炙，猪脂炙、煅灰用，洗净捶碎，水浸三日用桑柴熬膏良。

（6）煅制　《类编朱氏集验方》：去肉取壳，酸醋一碗，炙数次，醋尽为度。仍煅令白烟存性。用碗盖地出火毒。《疮疡》：火煅有性。《普济方》：煅红，好醋制净令黄色。

（7）童便制　《疮疡经验全书》：童便没七日，长流水洗净，醋煅酥润之。《疮疡经验全书》：童便浸七日，酥润炙黄。《本草汇》：童便煎。

（8）脂制　《医学入门》：猪脂炙。

（9）制炭　《本草纲目》：烧存性（酒服）。

（10）火炮　《本草纲目》：修治，须用……龟板当心前一处，四方透明如琥珀色者最佳，锯去四边，石上磨净，灰火包过，涂酥炙黄用，亦有酒炙，醋炙，猪脂炙，及炮灰用者，各有所宜。

（11）油制　《洞天奥旨》：麻油炙黄。

（12）熬制　《吴鞠通医案》：熬胶。《本草便读》：煎胶更良。

【炮制作用】

1.《重修政和经史证类备用本草》：米醋炙捣为末，米饮调……疗产前后痢。

2.《本草纲目》：疟疾不止，龟板烧存性（酒服）。

3.《握灵本草》：今惟取水中者自死肉败者力强……补阴丸用龟下甲酒炙……难产催生……用龟板一个酥炙……水煎服。

4.《本草必用》：若煅末入丸散，恐中湿则遂

其变化之性，成癥瘕于腹中。故《经》言，中湿有毒、煎胶用良。

【性味归经】

1.《证类本草》：味咸、甘，平。有毒。

2.《本草集要》：味咸、甘，气平。无毒。

3.《药性会元》：味咸，气甘。阴中阳也，无毒。

4.《药性解》：味咸、甘，气平。无毒。入心、脾、肝三经。

5.《医宗必读》：味咸，寒。有毒。入心、肾二经。

6.《本草乘雅半偈》：酸，平。无毒。

7.《本草汇》：味咸、甘，平。气味俱阴，阴中之阴，入足少阴经。

8.《玉揪药解》：味咸，性寒。入手少阴肾经。

【功用主治】

1.《证类本草》：主漏下赤白，破癥瘕痎疟，五痔阴蚀，湿痹四肢重弱，小儿囟不合，头疮难燥，女子阴疮，及惊志气、心腹痛，不可久立，骨中寒热，伤寒劳复，或肌体寒热欲死，以作汤，良。久服轻身不饥。益气资智，亦使人能食。

2.《药性要略大全》：坚筋骨，疗崩漏。大有补阴之功。

3.《本草要略》：大能补阴，又能补心。其阴虚发热骨蒸，骨痿劳倦，皆当用之。

4.《本草约言》：专补阴衰，借性气引达诸药；善滋肾损，仗功力复足真元。漏下崩带并敝，癥癖痎疟咸却。伤寒劳复，或肌体寒热欲死者殊功；腰背疼痛，及手足重弱难举者立效。治小儿囟门不合，理女人湿痒阴疮。逐瘀血积凝，续筋骨断绝。

5.《药性全备食物本草》：主内伤阴虚骨蒸寒热及劳倦，骨痿，伤寒劳复，肌体寒热欲死。力猛，能去瘀血，破癥瘕，痎疟五痔，血分湿痹，四肢重弱不能久立，妇人漏下赤白，阴疮，难崖及产前后痢，又治惊志气，心腹痛，腰背疼，兼治小儿囟不合，头疮不燥。

6.《分部本草妙用》：补阴，去瘀血，止血痢，

续筋骨,治腰脚痛,补心肾。治漏下赤白,阴蚀湿痹。治血麻痹,难产,消痈。灰,傅臁疮头癞。壳,主久嗽断疟。炙末酒服,主风脚弱。

7.《医宗必读》:补肾退骨蒸,养心增智慧。固大肠而止泻痢,除崩漏而截打而截疟疾。

8.《药镜》:上补心血有亏,因而降火。下补肾元不足,所以滋阴。攻痔漏,脓干肉长。治肠风,痛止血消。令健忘之多记,使不睡之安寝。续筋骨而门囟自合,逐瘀血而难催生。亦止血痢,兼治骨蒸。

9.《本草纲目》:治腰脚酸痛,补心肾,益大肠,止久痢久泄,主难产,消痈肿,烧灰傅臁疮。

10.《本草择要纲目》:主血滞麻痹,久嗽虚疟。

11.《药笼小品》:至阴之品,益肾滋阴,治真水不足,劳热骨蒸,腰脚疼痛之症。

【用法用量】

三至八钱,先煎。

【禁忌】

1.《医宗必读》:肾虚而无热者不用。

2.《本草品汇精要》:勿令中湿,中湿则有毒。十二月勿食龟肉,食之杀人。

3.《顾氏医镜》:肾虚而无热者忌之。孕妇亦忌。

【选方】

1. 龟甲汤一(《圣济总录》)

[组成]龟甲(醋炙)、虎骨(酥炙)各六两,海桐皮、羌活(去芦头)、丹参、独活(去芦头)、牛膝(去苗,酒浸,切,焙)、萆薢、五加皮、酸枣仁(炒)各三两,附子(炮裂,去皮脐)、天雄(炮裂,去皮脐)、天麻(去蒂)、防风(去叉)、威灵仙(去土)、芎藭各二两半,当归(切,焙)、桂(去粗皮)、紫参各三两,薄荷(焙干)六两,槟榔(煨)六两,菖蒲九节者(去须,米泔浸后切,焙)一两半。

[主治]中风手足不随,举体疼痛,或筋脉挛急。

[用法用量]上锉,如麻豆大。每服八钱七,水一盏,酒一盏,加生姜十片,同煎去滓,取一盏,温分二服,空心、日午、夜卧服;要出汗,并二

服。如人行五里,以热生姜稀粥投,厚衣覆,汗出。

2. 龟甲汤二(《圣济总录》)

[组成]龟甲(醋炙)、当归(切,炒)各半两,乱发一块(鸡子大,取产多者妇人发,于瓦上烧灰)。

[主治]产难,或子死腹中不下。

[用法用量]上先细研发灰,次入当归末,以水一大盏半,煎取八分,然后下龟甲末,放五七沸,分为三服;服后如人行四五里,更服。

3. 龟甲散一(《普济方》)

[组成]龟甲、牡蛎各三两。

[主治]崩中漏下,赤白不止,气虚竭。

[用法用量]上药治下筛。每服方寸匕,以酒送下,一日三次。

4. 龟甲散二(《太平圣惠方》)

[组成]龟甲二两(涂醋炙令黄)、蛇蜕皮一两(烧灰)、露蜂房半两(微炒)、麝香一分(研入)、猪后悬蹄甲一两(炙令微黄)。

[主治]五痔结硬,烦痛不止。

[用法用量]上为细散。每服一钱,食前以温粥饮调下。

5. 龟甲散三(《太平圣惠方》)

[组成]龟甲二两(炙微黄)、磁石(捣碎,水飞过)、败船茹、乱发灰、当归(锉,微炒)、赤芍药、木贼、延胡索、桑耳、黄芪(锉)、白瓷(细研,水飞过)各一两,麝香一钱(细研)。

[用法]上为细散。每服二钱,食前以粥饮调下。

[主治]妇人痔疾,肛门肿痛下血。

6. 龟甲散四(《太平圣惠方》)

[组成]龟甲一两(涂醋,炙令微黄)、当归一两(锉,微炒)、桑耳三分(微炒)、人参三分(去芦头)、狗脊半两(去毛)、禹余粮一两(烧,醋淬七遍)、白石脂二两、柏叶一两(微炙)、吴茱萸半两(汤浸七遍,焙干,微炒)、白芍药半两、桑寄生半两、桂心半两、厚朴一两(去粗皮,涂生姜汁,炙令香热)。

[主治]妇人白带下,腰膝疼痛。

[用法用量]上为细散。每服二钱,食前以粥饮调下。

7. 龟甲散五（《太平圣惠方》）

［组成］龟甲一两半（涂醋，炙令黄），桑耳一两（微炙），当归一两（锉，微炒），白芍药三分，乌贼鱼骨一两（烧灰），禹余粮二两（烧，醋淬七遍），吴茱萸半两（汤浸七遍，焙干，微炒），柏叶一两（微炒），桑寄生一两，芎䓖三分。

［主治］妇人久赤白带下，腰腿疼痛，面色萎黄，四肢少力。

［用法用量］上为细散。每服二钱，食前以温酒调下。

8. 龟甲散六（《太平圣惠方》）

［组成］龟甲二两（醋浸，炙令微黄），黑桑耳二两，鹿茸一两（去毛，涂酥，炙令黄），禹余粮一两（烧，醋淬三遍），当归一两（锉，微炒），柏子仁一两，吴茱萸半两（汤浸七遍，炒令微黄），芎䓖一两，白石脂一两。

［主治］产后崩中，下血过多不止。

［用法用量］上为细散。每服一钱，食前以温酒调下。

9. 龟甲散七（《太平圣惠方》）

［组成］龟甲一两（涂醋，炙令黄），当归三分（锉，微炒），干姜一分（炮裂，锉），阿胶半两（捣碎，炒令黄燥），诃黎勒一两（煨，用皮），龙骨一分，赤石脂半两，艾叶一两（微炒），甘草一分（炙微赤，锉）。

［主治］产后恶露不绝，腹内疠刺疼痛，背膊烦闷，不欲饮食。

［用法用量］上为细散。每服二钱，不拘时候，以热酒调下。

10. 龟甲散八（《圣济总录》）

［组成］龟甲（炙）、木通（锉）、远志（去心）、菖蒲各半两。

［主治］善忘。

［用法用量］上为细散。每服方寸匕，渐加至二钱匕，空腹酒调下。

11. 龟甲散九（《圣济总录》）

［组成］龟甲（醋炙）、虎骨（酒炙）各二两，漏芦、当归（切，焙）、芎䓖、桂（去粗皮）各半两，天雄（炮裂，去皮脐）一两半，羌活（去芦头）一两，没药

（研）半两，牛膝（酒浸，切，焙）一两。

［用法用量］上为散。每服二钱匕，温酒调下。

［主治］妇人血风攻注，身体骨节疼痛，或因打扑，瘀血不散，遇天阴雨冷，四肢疼痛，诸般风滞，经水不利。

【各家论述】

1.《宝庆本草折衷》：《唐本》注云：龟，取以酿酒，主大风缓急，四肢拘挛瘫。萧炳云：主风脚弱，炙末酒服。《药性论》云：烧灰治脱肛。《日华子》云：治血麻痹，入药酥炙。《图经》曰：壳圆者为阳龟，形长者为阴龟。阴人用阳，阳人用阴。今亦不复分别也。《尔雅》云：龟三足者名贲，以毒不入服食用。《经验方》：治产后产前痢，败龟一枚，米醋炙，捣末，米饮调下。《子母秘录》：令子易产，烧龟甲末，酒服方寸尺。寇氏曰：龟灵于物，故补心有验。续说云：《局方》乌犀元、返魂丹，悉用败龟。败龟者，日华子取钻下十遍者，此不能常有。今但以水龟，或斗噬，及为物伤而毙，其肠肉败尽，惟甲独存于水浒，收燥而不腥者入药足矣。

2.《本草元命苞》：畏狗胆，恶沙参，蝱蠊。入药用神龟。可以瘟。壳当心前，透明如琥珀。阳龟，头方壳圆脚短；阴龟，形长头尖脚长……依法采取，决病至灵。腊月食肉，损命杀人。主漏下赤白，破癥痕痃疟，治头疮难燥，及小儿囟门不合。疗伤寒劳复，或肌体寒热欲死。除湿痹四肢重弱，医阴蚀五痔脱肛。龟肉酿酒，主大风瘫痪。败龟酥炙，医血痹顽麻。带骨入山不迷。用秦龟前臑之骨。滴尿入耳，治聋。

3.《本草衍义补遗》：败龟板，属金而有水。阴中阳也。大有补阴之功而《本草》不言，惜哉。其补阴之功力猛，而兼去瘀血，续筋骨，治劳倦。其能补阴者，盖龟乃阴中至阴之物，禀北方之气而生，故能补阴，治阴血不足，止血，治四肢无力。酥、酒、猪脂皆可炙用。龟，以其灵于物，方家故用以补心，然甚有验。

4.《本草集要》：龟甲，恶沙参，畏狗胆。卜师钻过若名败龟版，大者良。入药用生脱者。勿

令中湿，中湿即有毒。凡用酥炙，猪脂、酒皆可炙。

5.《本草品汇精要》：败龟，乃钻灼之多者，一名漏天机，一说入药须用神龟。阴人用阳，阳人用阴，今医家当如此分别而用之。[时]生：无时。[用]壳。[色]黄黑。[味]咸、甘。[性]平，缓。[气]味厚于气，阴中微阳。[臭]腥。[主]滋阴。[反]恶沙参、蜚蠊，畏狗胆。[治]疗：《药性论》云，甲，烧灰涂，疗小儿头疮不燥及脱肛。血，亦主脱肛。《日华子》云：败龟板，治麻痹，入药酥炙用。《食疗》云：肉，主除温瘴蛊，风痹，身肿，蹉折。补：陶隐居云：肉，作羹臛，大补人。[合治]肉酿酒，主大风缓急，四肢拘挛，或久摊缓，不收摄者，并效。壳末合酒服，主风脚弱。败馆板末合酒服二钱，疗风疾。败龟板米醋炙，捣为末，米饮调下二钱匕，疗产前后痢。

6.《本草要略》：败龟板……或酥或酒，或猪脂炙用。东垣言其治崩强阴故也，《补遗》言其去瘀血，盖由阴强而气血调和，则瘀血自去也。

7.《本草约言》：龟甲，阴中之阳也……因其性灵于物，方家多用补心。补阴力猛，而兼去瘀血。夫龟禀北方阴气而生。为阴中至阴之物，故能大补阴，而治阴血不足，是以下焦滋补丸药多用为君。惟自败者血肉渗尽，性气全具，非特补足真元，抑且引达诸药，若钻灼过者，不足取也。凡用，酥炙或猪脂、醇酒皆可。

8.《折肱漫录》：败龟板，取其自死者，血肉尽渗甲中，气性全具，故佳耳。予闻之王宇泰先生云：龟性最恋驱壳，故死后其甲尚灵，可占吉凶。有人久服龟板腹中滋生小龟无数，以此病死，确有证验，故王先生用药多不用龟板。

9.《颐生微论》：龟甲北方之至阴，故能补阴。若入丸散，须研极细，恐着人肠胃，变为瘕也。夫龟鹿皆永年，龟首藏向腹，能通任脉，取下甲以补肾补血，皆阴也。鹿首反向尾，能通督脉，取上角以补火补气，皆阳也。《格物考》云：天有先春之震，山多自死之龟。龟听雷音，则口中所含以蛰者，便吐而昂首，时令尚早，无虫可食，多致饿死，血肉腐烂，渗入下甲，此真败龟板也。又

阳板龟壳圆板白，阴龟壳长板黄。阴人用阳，阳人用阴。

10.《药品化义》：龟甲，龟之性喜静，常居土中近水泽，遇阴水则出行，其头常缩，眼耳口鼻皆伏于地，得地之阴气最厚，取其底甲纯阴，气味百浊，为浊中浊品，专入肾脏。主治咽痛口燥，气喘咳嗽，或劳热骨蒸，四能发热，产妇阴脱发燥病，由肾水虚，致相火无依，此非气柔贞静者不能息其炎上之火，古云至静而能暂制群动，诚为妙理。又取其汁润滋阴，味咸养脉，主治朝寒夜热，盗汗遗精，神疲力怯，腰痛腿酸，瘫痪拘挛，手足虚弱，久虚血枯，小儿腮囟不合。

11.《本草汇笺》：为阴中之至阴，其底甲又属纯阴，气味厚浊，专入肾脏，方家用入补心药，盖以心藏神，而龟性有神，借其气以相通。且得水火既济之义，实非补心之正药也。其主咽痛口燥，干咳喘嗽，劳热骨蒸，及产妇阴脱发躁者，皆由肾虚相火无依，此作非气柔贞静者，不能息其炎上之火，所谓静能制动，诚为至理。其主潮热盗汗，遗精，腰痛腿酸，瘫痪拘挛，久疟血枯，小儿囟虚不合者，皆由真脏衰，致元阴不生，非此味厚纯阴者，不能补其不足之阴。所云寒养肾精，职是义耳。

12.《本经续疏》：龟甲，水族离水则殖，陆虫没水辄毙。惟龟常湛于水可生，终令居陆亦生，此所以能治水之病人，亦能治火之病人，并能治水火相啮而病人也。轻狡者迟重则殆，迟重者不能轻狡。惟龟背腹自迟重，首尾四支自轻狡，此所以能治中病应外，外病应中，并能治中外有病而不相谋也。衷甲者以其坚为蔽，以其裹为衡。惟龟虽有甲而纵横成理，片片可城……此《本经》之所脏也。若《别录》之所增骨中寒热，伤寒劳复，肌体寒热欲死……虽然举《本经》《别录》所列之证，均可不别其因，尽用龟甲治之欤，则非矣！

【考释】

龟甲首载于汉代《神农本草经》，列为上品，谓其"生南海池泽"，以后本草多有记载，有按栖息环境不同命名，如火龟、泽龟、山龟、海龟、陵龟（居丘陵）、水龟；有按产地不同命名，如秦龟、灵

龟(产涪陵);有按形态性状不同命名,如金钱龟、婴龟、乌龟、断板龟,有的按习性命名,如蛇龟、摄龟、神龟等,众说不一,名称各异,导致品种十分混乱。《本草经集注》云:"此用水中神龟,长一尺二寸者为善。"《蜀本草》云"江河湖水龟也。湖州、江州、交州者,皆骨白而厚,色分明,并堪卜,其入药者得便堪用。今所在皆有,肉亦堪酿酒也。"苏颂在《本草图经》中云:"入药须用神龟。神龟,底壳当心前处四方透明,如琥珀者足矣。"首次描述了龟下甲的生物学特征。"四方透明"即龟甲的内皮板。李时珍《本草纲目》载:"本经龟甲止言水中者,而诸注始用神龟,然神龟难得,今人唯取水中常龟入药,故今叫标水龟,而诸龟可该矣。"从历代本草著作记载来看,药用水龟为主,古人最早使用龟甲多数从《神农本草经》,上下甲同用。自元代朱丹溪创滋阴学说以后,使用龟甲出现了上、下之分。朱氏认为:"龟乃阴中至阳之物,属金而有水,阴中阳也。"他首次以"败龟板"取代"龟甲"立条目,他认为"龟下甲补阴,主阴血不足",且"补阴之功力猛而兼去瘀血,续筋骨,治劳倦",故"龟版"用于滋阴盛行。自此后人使用龟甲只取下甲,称之为龟板,而废弃了上甲。《中国药典》1963 年版收载龟板,亦只用乌龟的腹甲,至 1990 年版改为龟甲,基原为龟科动物乌龟 *Chinemys reevesii* (Gray)。包含背甲及腹甲,一直沿用至今,基原为龟科动物乌龟 *Chinemys reevesii* (Gray)。全年均可捕捉,以秋、冬二季为多,捕捉后杀死,或用沸水烫死,剥取背甲和腹甲,除去残肉,晒干。我国非药典品种龟甲的使用也非常普遍,目前多达 20 余种,我国已知龟科动物有 8 属 17 种,现代有关文献如《药材学》《中国动物药》《中国药用动物志》等都收载了许多种龟,并认为作用同正品龟甲相似,因此龟甲原动物并非仅指乌龟一种,而应该为乌龟属 *Chinemys* 和水龟属 *Clemmys* 的多种龟。

没 药

（《药性论》）

【异名】

末药（《本草纲目》），明没药（《药性切用》）。

【释名】

《本草原始》：没药，一名末药。没、末，皆梵言。或云：没，沦没也。木之膏液，没入地中，故名没药。

【产地分布】

1.《开宝本草》：生波斯国。

2.《本草图经》：生波斯国，今海南诸国及广州或有之。

3.《野菜博录》：生深山谷中。

4.《本草求真》：出南番，色赤类琥珀者良。

【性状】

1.《本草图经》：木之根株皆如橄榄，叶青而密，岁久者则有膏液流滴在地，凝结成块，或大或小，亦类安息香。

2.《海药本草》：按徐表《南州记》云：状如神香赤黑色，是彼处松脂也。

3.《汤液本草》：似安息香，其块大小不定，黑色。

4.《本草元命苞》：色赤黑通透。

5.《本草蒙筌》：黄黑类安息香，亦木脂液，逐日结凝成块；大小不侔，断碎光莹可爱。

6.《一统志》：没药树高大如松，皮厚一二寸。采时掘树下为坎，用斧伐其皮，脂流于坎，旬余方取之。

7.《本草汇言》：采时掘树下为坎，用斧伐其

皮，脂流于坎，一月方取。

8.《本草汇笺》：木类橄榄，岁久脂溢下地成块，色黑而香，状似安息。市肆多以松脂、沥青为作之。

9.《医林纂要探源》：木汁也。木状不可知。色赤透明者良。

10.《药笼小品》：色赤如琥珀者良。

【炮制方法】

1. 修制　《本草从新》：水飞过，用钵坐热水中，以灯心同研，则易细。

2. 炮炙

（1）炒制　《药性要略大全》：炒出油用。《药性蒙求》：制法如乳香，去油。

（2）焙制　《药性切用》：微焙用。

【性味归经】

1.《南州记》：味苦、辛，温。无毒。

2.《药性论》：味苦、辛。

3.《开宝本草》：味苦，平。无毒。

4.《本草集要》：味苦，辛，气平。无毒。

5.《本草品汇精要》：味苦，性平，泄。

6.《药性解》：味苦辛，性平。无毒。入十二经。

7.《神农本草经疏》：味苦，平。无毒。入足厥阴经。

8.《本草汇言》：味苦、辛，气温。无毒。入足厥阴经。

9.《本草新编》：味苦、辛，气平。无毒。入

脾、肾二经。

10.《顾氏医镜》：辛、苦，平。入肝经。

11.《冯氏锦囊秘录》：味苦、辛，微寒。无毒。入足厥阴经。

12.《六匀庵读本草快编》：苦，平。入手少阴，兼入肝胆血分。

13.《得配本草》：苦，平、微寒。入十二经血分。

14.《罗氏会约医镜》：味辛、苦，微寒。入肝经。

15.《本草再新》：味苦，性平。无毒。入心经。

16.《本草汇纂》：专入心，兼入肝。苦平兼辛，无毒。入十二经。

【功用主治】

1.《神农本草经》：主破血，止痛，疗金疮杖疮，诸恶疮，痔漏，卒下血，目中晕痛，肤赤。

2.《南州记》：主推陈置新，生好血，堕胎，心腹痛及产后血气痛。

3.《名医别录》：主堕胎及野鸡漏痔。

4.《海药本草》：主折伤马坠，研烂，以热酒调服。

5.《日华子本草》：破癥结宿血，消肿毒。

6.《本草元命苞》：能通滞血，善疗诸疮。治金刃所损痛不可忍，疗打磕伤折瘀血不消。主痔漏卒然下血，治诸风历节烦疼。产后血晕宜服，脐腹刺痛能止。

7.《本草蒙筌》：疗痈疽疮瘘溃腐。破血立效，止痛如神。

8.《药性会元》：疮科散血定痛之良药也。

9.《本草乘雅半偈》：久服舒筋膜，通血脉，固齿牙，长须发。

10.《握灵本草》：主散瘀血，消肿痛。

【用法用量】

内服：煎汤，一至三钱；或入丸、散。外用：研末调敷。

【禁忌】

1.《本草品汇精要》：妊娠不可服。

2.《医经允中》：疮疽已溃脓多，及孕妇弗服。

3.《神农本草经疏》：凡骨节痛与夫胸腹胁肋痛，非瘀血停留而因于血虚者，不宜用。产后恶露去多，腹中虚痛者，不宜用。痈疽已溃，不宜用。目赤浮翳非血热甚者，不宜用。

4.《顾氏医镜》：凡胸腹胁骨节筋痛，不由血瘀而因于血虚者，忌之。产后恶露去多，痈疽已溃，法宜禁之。孕妇勿服，以其堕胎也。

5.《得配本草》：痈疽已溃、血虚腹痛、孕妇，三者禁用。

6.《罗氏会约医镜》：身痛不由血瘀而因血虚，产后恶露去多，腹内虚痛，疮毒已溃，皆禁用之。

7.《本草撮要》：孕妇忌。

【选方】

1. 没药丸一（《太平圣惠方》）

［组成］没药半两，砒霜半两（细研），麒麟竭半两，朱砂半两（细研），硇砂半两。

［主治］产后血瘕积聚，攻刺腹胁，痛不可忍。

［用法用量］上为细末，糯米饭为丸，如绿豆大。每服二丸，空心以生姜汤送下。

2. 没药丸二（《圣济总录》）

［组成］没药（研）、丹砂（研）、牛膝（酒浸，焙，捣罗为末）各一两。

［主治］筋骨伤折疼痛。

［用法用量］上为末，面糊为丸，如梧桐子大。每服二十丸，午间以木瓜汤送下，一日一次。服五日后渐减丸数。

3. 没药丸三（《圣济总录》）

［组成］没药（研）、地龙（去土，炒）、乳香（研）、牛膝（酒浸，切，焙）、胡桃仁（研）各三分。

［主治］妇人血风下注，脚生疮。

［用法用量］上为末，酒糊为丸，如绿豆大。每服二十丸，食前以温酒送下，一日三次。

4. 没药丸四（《圣济总录》）

［组成］没药一两（研），桂（去粗皮）、当归（切，炒）、芫花（醋炒半焦）、干漆（炒烟透）各半两。

［主治］妇人腹内血结，气攻疼痛，行经脉。

[用法用量]上为末,醋煮面糊为丸,如梧桐子大。每服二十丸,以温酒或醋汤送下,不拘时候。

5. 没药丹(《宣明论》)

[组成]没药一钱,当归、大黄各一两,牵牛二两,轻粉一钱,官桂一分(上同研末),硇砂一钱(同研)。

[主治]产后恶血不下,月候不行,血刺腰腹急痛;或一切肠垢沉积,坚满痞痛,作发往来;或燥热烦渴,喘急闷乱,肢体痛倦。大小人心腹暴痛。

[用法用量]上为末,醋糊为丸,如小豆大。每服五丸至十丸,温服下,以快利取积,病下为度;虽利后病末痊者,后再加取利;止心腹急痛,煎乳香汤送下,取大便利。

6. 没药汤(《圣济总录》)

[组成]没药、姜黄、人参、当归(切、焙)、苏枋木(锉)、红蓝花、赤芍药各半两,附子(大者)一枚(炮裂,去皮脐),白茯苓(去黑皮)一两。

[主治]月水不调,气攻心腹,或断或续,或赤或白,面色萎黄,不思饮食。

[用法用量]上为粗末。每服三钱七,水一盏,煎至五分,加酒二分,再煎沸,去滓,空心,午食前稍热服。

7. 没药散一(《太平圣惠方》)

[组成]没药一两,半麒麟竭一两,川大黄一两(锉碎,微炒),川芒硝一两,生干地黄一两。

[主治]血灌瞳仁,疼痛不可忍。

[用法用量]上为细散。每服二钱,食后以温水调下。

8. 没药散二(《太平圣惠方》)

[组成]没药一两,当归一两(锉,微炒),麒麟血一两,蒲黄一两,牡丹一两,骨碎补一两,橘仁一两(微炒)。

[主治]从高坠下,伤损筋骨,打破皮肉,疼痛。

[用法用量]上为细散。每服二钱,以温酒调下,不拘时候。

9. 没药散三(《太平圣惠方》)

[组成]没药一两,芎劳一两,半鳖甲二两(涂醋炙令黄,去裙襴)。

[主治]妇人疢癖,气攻心腹,疼痛。

[用法用量]上为细散。每服一钱,以热葱酒调下,不拘时候。

10. 没药散四(《太平圣惠方》)

[组成]没药一两,木香二两,阿胶一两(捣碎,炒令黄燥)。

[主治]产后下痢不止,腹胃疼痛。

[用法用量]上为细散。每服二钱,以粥饮调下,一日三四次。

11. 没药散五(方出《太平圣惠方》,名见《普济方》)

[组成]没药一两。

[主治]血晕及脐腹攻刺疼痛。

[用法用量]上为极细末。每服一钱,以温酒调下,不拘时候。

12. 没药散六(《圣济总录》)

[组成]没药(研)半两,虎胫骨(酒炙,涂酥炙黄)三两。

[主治]历节风,或风邪走注,百节疼痛。

[用法用量]上为末。每服二钱匕,以温酒调下,不拘时候,一日三次。

13. 没药散七(《圣济总录》)

[组成]没药一两(研),地龙(微炒)、桂(去粗皮)各半两。

[主治]伤寒后腰痛不可忍。

[用法用量]上为细散。每服二钱匕,空心以温酒调下。

14. 没药乳香散(《施圆端效方》)

[组成]郁金半两,盆消二钱,雄黄、没药、乳香各一钱。

[主治]眼疼赤肿。

[用法用量]上为细末。鼻内嗜少许,三次疼止。

15. 没药自然铜散(《危氏方》)

[组成]当归、没药各半钱,自然铜一钱(火毁,醋淬末,又用水飞过)。

[主治]折骨筋,痛不可忍。

[用法用量]上为细末。以酒凋服。仍以手摩痛处。

【各家论述】

1.《本草图经》：没药……采无时。今方多用治妇人内伤痛楚，又治血量及脐腹刺者。没药一物，研细，温酒调一钱，便止。又治历节诸风，骨节疼痛，昼夜不可忍者。没药半两，研。虎胫骨三两涂酥炙黄色，先捣罗为散，与没药同研令细。温酒调二钱，日三服，大佳。

2.《证类本草》：《海药》：谨按徐表《南州记》，凡服皆须研烂，以热酒调服，近效。堕胎心腹俱痛及野鸡漏痔，产后血气痛，并宜丸散中服尔。

3.《本草衍义》：没药，大概通滞血打扑损疼痛，皆以酒化服。血滞则气壅淤则经络满急，经络满急故痛且肿。凡打扑着肌肉须肿胀者，经络伤，气血不行壅淤，故如是。

4.《宝庆本草折衷》：没药……寇氏曰：通滞血。血滞则气壅淤一作瘀，气壅淤经络满急，经络满急故痛且肿，如欲单为末，则依制乳香之法。详注乳香条内。续说云：没药以滋泽透明而芬馥者为真也。艾原甫谓有以五灵脂加红豆、益智，滴水梼制，伪为没药罔人者，虽无甚难，见亦当致辨尔。

5.《神农本经会通》：没药……东云：治疮散血。……即《局方》没药，主折跌金疮，血气相攻及诸疼。

6.《本草品汇精要》：没药无毒，植生……名医入录。[时]生：无时。采：无时。[收]阴干。[用]脂。[质]类安息香。[色]紫黑……[气]气薄味厚，阴中之阳。[臭]香。

7.《药性粗评》：没药保伤于众血。没药，木脂也……凡用多与乳香相辅。余说《本草》不载。

8.《本草蒙筌》：黄黑类安息香……亦木脂液，逐日结凝成块；大小不侔，断碎光莹可爱。擂细入药，制同乳香。

9.《本草纂要》：善走血分，若夫破血行血之剂，用治尤妙。吾尝效法：没药同乳香可以止痛生肌，没药同红花可以止痛和血，没药同灵脂可

以和血破气，没药同轻粉可以收敛疮毒，没药同香附可以和血止痛，没药同冰片可以清肌解热。又若散药之中，没难离乳；膏药之内，乳难离没。

10.《太乙仙制本草药性大全》：没药……今方多用治妇人内伤痛。补注：妇人内伤，痛楚血晕及脐腹刺，以一枚，研细，温酒调一钱便止。按《衍义》云：没药大概通滞血，打扑损疼痛，皆以酒化服。血滞则气壅淤，气壅淤则经络满急，经络满急故痛且肿。凡打扑着肌肉须肿胀者，经络伤气血不行，壅淤故如是。

11.《本草发明》：没药中品……发明曰：没药，疏经络、行气血之药……研烂，热酒调服，单用亦得。主打溢损，心腹血瘀，伤折透跌，筋骨瘀痛，金刃伤痛难忍，血量及脐腹疠刺痛，皆用，研细，酒调服。又破瘕结宿血，消肿毒。

12.《本草约言》：没药，阴中之阳，可升可降。内可治于脏腑，外可治于诸经，利诸血之壅滞，治诸血而难禁。江云：乳香、没药而定痛，服多损骨。《本草》云：亦疗妇人产后血气痛，入足阳明胃，与乳香同为定痛之药。能通宣气血，故与乳香同用，能止壅滞之痛。

13.《本草原始》：没药，一名末药。没、末，皆梵言。或云：没，沦没也。木之膏液，没入地中，故名没药……破瘕痕宿血，损伤瘀血，消肿痛。心胆虚，肝血不足。堕胎产后心腹血气痛，并入丸散服。散血消肿，定痛生肌。制同乳香。没药，宋《开宝》[图略]没药如琥珀色者佳。戏术：酒满过盏，空盏，先以没药抹其弦，斟酒高二二分，流不出。

14.《药性解》：制同乳香。按：没药与乳香同功，大抵血滞则气壅淤，气壅淤则经络满急，故痛且肿，得没药以宣通气血，宜其治矣。

15.《神农本草经疏》：[疏]没药禀金水之气以生……然平应作辛，气应微寒。气薄味厚，阴也，降也。凡恶疮痔漏，皆因血热瘀滞而成。外受金刃及杖伤作疮，亦皆血肉受病，血肉伤则瘀而发热作痛。此药苦能泄，辛能散，寒能除热。水属阴，血亦属阴，以类相从，故能入血分，散瘀血，治血热诸疮及卒然下血证也。肝开窍于目，

目得血而能视,肝经血热则目为赤痛浮翳,散肝经之血热则目病除矣。[主治参互]同延胡索、乳香、干漆、鳖甲、琥珀为末,治产后血晕,有神效。加人参、泽兰、生地、益母草、苏木,作汤送前药。治儿枕痛,及恶露未尽,腹痛寒热等证,立效。同乳香、白及、白蔹、紫花地丁、半枝莲、夏枯草、忍冬藤、连翘、甘菊、贝母,治一切痈疽疔肿。同乳香、当归、牡丹皮、牛膝、续断、川芎、番降香、穿山甲,治内伤胸肠骨痛。入一切膏药,能消毒止痛长肉……故为诸疮痈,及金疮、杖疮、跌扑伤损、腹中血结作痛之要药,而不主诸虚也。

16.《本草汇言》:气薄味厚,阴也,降也……如入药,修治制同乳香。没药:破血行瘀,化积聚,(李时珍)止腹痛之药也。(江鲁陶稿)凡金刃木石,或跌扑门打,堕压等伤,瘀血内冰,筋骨疼痛。并宜研细,热酒调服数钱,能推陈致新,活死血,和新血也。如产后恶血,宿垢不行,变态诸患,咸宜服之。此药大概其功长于通滞血……如金刃伤,木石伤,斗打堕压伤,产后血结伤,痈疡肿痛伤,咸需之耳。缪仲淳先生曰:没药,善通壅滞之血,治一切伤损……凡骨节间,与夫胸腹、胁肋、背胛、腰脊之痛,非属瘀血停留,而因于血虚者;胎前血虚血热,腹中痛者;产后恶露去多,腹中虚痛者;痈疽溃久,脓水清稀者;皆不宜用。

17.《分部本草妙用》:大糜通滞血,血滞则气壅,气壅则经络满急,经络满急故痛且肿。夫乳香生血,药散血,皆能止痛消肿,生肌,故二药每兼用有功。

18.《医宗必读》:制法同乳香。宣血气之滞,医疮腐之疼。可攻目翳,堪堕胎儿。血滞则气壅,故经络满急,发肿作痛。没药善通壅滞,则血行而气畅痛止也。

19.《本草乘雅半偈》:桀曰:没药,谐声也。水中有所取,曰没。屈伸俯仰,缀兆舒疾之文,出于中,散于外,曰乐。盖人身精血膏液,涕唾汗溺之属,皆归于水,如水中有眚,则灌溉之用不行,致筋不转,脉不摇,齿不生,发不长矣。亦即屈伸俯仰,缀兆舒疾之文,不出于中,不散于外矣。没药功力,能入水有取,若眚翳除,而筋转,而脉摇,

而齿生发长,成合自繇。岂复有罔发于中,失散于外,为癥瘕,为疮疡,为痔漏,为恶血,为翳膜肤赤之患。

20.《本草通玄》:破血攻瘀,止痛消肿,生肌明目。乳香活血,没药散血,故止痛生肌约略相同。外科往往相兼而用。

21.《本草汇笺》:没药,善通壅滞,与乳香相需而用。乳香活血,而没药散血也。又乳香气厚味薄,阳也,入气分。没药气薄味厚,阴也,入血分。乳香微温,没药微寒,寒能除热。水属阴,血亦属阴,以类相从,故能入血分,散瘀治热。

22.《本草述》:乳香、没药,医家类同用之。未能明其所以然,即李濒湖亦止言其一活血,一散血而已,犹之无当也。近缪希雍则谓乳香禀于木火,没药禀于金水,此义似为突出。然观其一取紫赤黑者,一取赤黑者,赤火黑水,又岂得滚同而论乎?则木火,金水之分,又似乎不妄也。《本草》有云:没药久服能固齿牙,长须发。夫齿牙能固,须发能长者,此冲任之阴能达之于在天之阳,而致之于极上也。如乳香之所谓下气益精,补腰膝,治肾气,非在天化阴之阳能归于在地之阴,以达之极下乎?从阳化者归阴,从阴化者际阳,是乃可谓之相济以奏功,而或不可以相离也。至病得乎阴阳之偏者,则又当分任而治之矣。抑乳香类言其消痈疽疮毒,没药亦言其治诸恶疮及痔漏卒下血,是其功用或不远。第没药又疗金疮杖疮,损伤瘀血,并女子堕胎,产后心腹血气痛,而乳香并未之及者,得勿二味之所主治犹有不可以糜者耶?须参之。《眼科论》曰:乳香定痛之药,须审其痛之由源而佐之以乳、没,则其效速也。如有风而痛者,用消风药中加乳没,则痛可止。如血滞而痛者,则用行血药中加之,其痛即止。如郁热而痛者,则用清热药中加之,而痛立止。今人不工于此,而惟恃乳没为止痛,服之而痛不止者,由也。服者乃讶其药之不效,弗思甚耳。

23.《本草汇》:没药即末药……散血止痛,消肿生肌。内可治于脏府,外可治于诸经。气痛得之舒,血泣见之泮。按:没药,禀金水之气,血肉受病,经络壅滞者,分散有功。血行气畅,瘀肿

自消,堪与乳香功用联璧也。

24.《本草择要纲目》:大概乳香活血,没药散旧而生新,皆能止痛消肿,故方药中每相兼而用之也。

25.《握灵本草》:没药,亦木脂凝成,断碎光莹可爱。擂细入药。

26.《本草新编》:消肿突恶疮、痈疽溃腐,破血止痛如神,疗坠堕跌打损伤最效。亦内、外可用之药,而外治更奇。没药亦有赝者,最难辩。辨法亦投之水中,立时色黯者为真,否则假物,无益于用,不如勿用。

27.《顾氏医镜》:散血止诸痛,凡胸腹肋骨节筋痛,不由血瘀而因于血虚者,忌之。通滞消诸肿。热瘀血滞则气壅,故经络满急,发肿作痛,善通壅滞,则血行而气畅,肿自消,痛自止,故为外科及折伤之圣药。去恶露,止血晕。善入血分而行瘀。可攻目翳,散肝经之血热,则赤痛除而翳退矣。堪除血痢。乳香活血,没药散血,皆能止痛消肿,消肿故每相兼用之。

28.《冯氏锦囊秘录》:夫恶疮痔漏,皆因血热瘀滞而成,金刀杖疮亦皆血肉受伤而致。此药苦能泄,辛能散,寒能除热。水属阴,血以类相从,故能入阴分,而散瘀血及治血热诸疮也。没药,散血止痛,一切金疮杖疮,恶疮痔瘘,损伤瘀血肿痛,及产后心腹血气刺痛。然乳香能活血,去风伸筋,没药能散瘀去腐,皆能止痛生肌者,令血勿凝泣也。产后恶露去多及痈疽已溃者,并忌之。

29.《六乙庵读本草快编》:盖乳香活血,没药散血,相须而行易于成功也。

30.《会颐生秘旨》:没药,疏经络,行血气之药也。能推陈致新,生好肉。金刀血晕,心腹痛,堕胎,产后血气痛,并宜丸散中服之。

31.《医林纂要探源》:功效略同乳香,而补心功多,以色赤也。布散血脉,通十二经,以行血中之气,通滞去瘀,定痛消肿,破癥瘕。疗痔瘘,治阴疮折伤,生肌活血,补心胯惊悸,安定神明。

32.《得配本草》:乳香功专活血而定痛,没药功专散血而消肿。配血竭、童便,去产后恶血。箸上烘去油,同灯心研则细……气血疼痛,疮毒壅肿,皆用乳没治之。盖血滞则气瘀,气瘀则经络满,故痛而且肿,得乳没以通其气血,肿痛自除。然气血之瘀滞,亦有气虚不行、血虚不动者。有邪气入于肌肉,致气血凝滞者。宜审其虚实,或补或散,以乳没为佐,勿专恃散血活血之剂以为功也。

33.《本草求真》:没药入心破血,宣瘀止痛。诸书亦载能补心胆与肝。盖谓瘀血不除,则新血安生。乳香,气味辛温,既能行气活血,又有没药之苦以破其瘀,则推陈致新,自有补益之妙。是以古方,乳香必同没药兼施。生肌散每每相兼而用,谓其可止疼痛,义由此也。今人不明药品气味,动以书载补益,岂不误甚?……治同乳香。

34.《罗氏会约医镜》:苦能泄,辛能散寒除热,散血平肝。破结气,通滞血,消肿解毒,定痛生肌。

35.《本草述钩元》:没药,通滞血,散瘀壅,滞血不去,其气壅瘀,则经络满急而痛且肿。同冰片用,能清肌解热同延胡、乳香、干漆、鳖甲、琥珀为末,治产后血晕,神效。加人参、泽兰、生地、益母草、苏木作汤,送前药,治儿枕痛及恶露未尽,腹痛寒热等证,立效。同乳香、白及、白蔹、紫地丁、半枝莲、夏枯草、忍冬藤、连翘、甘菊、贝母,治一切痈疽疔肿……粗工遇痛,但恃乳、没以止之,乌能应手愈耶。论:仲淳谓乳香禀于木火,没药禀于金水,观乎乳取紫赤,没取赤黑,赤火黑水,则木火金水之分,似乎不妄。《本草》有云:没药久服能固齿牙,长须发,此冲任之阴达于在天之阳而致于极上也。如乳香之下气益精,补腰膝,治肾气,非在天化阴之阳,归于在地之阴,以达之极下乎。从阳化者归阴,从阴化者际阳,乃能相济以奏功,而不可相离,至病得乎阴阳之偏者,又当分任而治之矣。且没药又疗金疮、杖疮,损伤瘀血,并女子堕胎,产后心腹血气痛,而乳香并未之及,得无乳、没固犹有不可概施者耶。孕妇不宜服。凡痛因血虚而非瘀血停留者,不宜。痈疽已溃者,不宜;目赤浮翳非血热甚者,不宜用仲淳。

36.《本草求原》：本金水之气以生，入冲任之阴，上达心肺之阳以散血。乳香色赤，本心肺化阴之阳以归于下，有相济之功。亦消肿、止痛、生肌，故每与乳香同用，血滞则气壅，气壅则经络满急，故肿且痛。补心胆虚，肝血不足，推陈即能致新。堕胎，破癥。虚痛，痈疽已溃及诸痛不因血瘀者，勿用。痛各有因，风痛以消风为主，虚痛以补血为主。郁热以清热为主。加乳没以行之，不得专恃乳没也。同虎骨炙为末，酒下，治历节痛。同乳香、米粉炒黄酒调，贴筋骨损伤。同乳香、童便酒下，治刃伤未透膜者。同胡索、乳香、干漆、鳖甲、血珀，治产后血晕。同乳香、芎、归、丹皮、牛膝、续断，治内伤胸肋骨痛。修治同乳香。

37.《本草汇纂》：宣血破瘀，散结止痛。若诸痛不由血瘀，而由血虚，产后恶露去多，腹中虚痛，痈疽已溃，法当咸禁。

38.《本草纲目易知录》：通血滞，行气壅，散血消肿，定痛生肌，补心胆虚，肝血不足。

【考释】

没药，《本草图经》曰："生波斯国，今海南诸国及广州或有之。木之根株皆如橄榄，叶青而密，岁久者则有膏液流滴在地，凝结成块，或大或小，亦类安息香，采无时。"《海药本草》谓："按徐表《南州记》云：生波斯国，是彼处松脂也，状如神香赤黑色。"《开宝本草》载："生波斯国，似安息香，其块大小不定，黑色。"《本草纲目》曰："按《一统志》云，没药树高如松，皮厚一二寸，采时掘树下为坎，用斧伐其皮，脂流于坎，旬余方取之。"按上述本草所言，无疑与今进口的没药相符，即为橄榄科植物地丁树 *Commiphora myrrha* Engl. 或哈地丁树 *Commiphora molmol* Engl. 的干燥树脂。其主产于索马里、埃塞俄比亚以及阿拉伯半岛南部。以索马里所产质量最佳，行销世界各地，以亚丁为集散地。我国进口的商品有两种：一种称为天然没药，另一种称胶质没药。

沉　香

（《名医别录》）

【异名】

蜜香、鸡骨香、黄熟香、栈香、青桂香、马蹄香、鸡舌香（《南方草木状》），沉水香（《桂海虞衡志》），沉木香（《岭外代答》），笺沉香（《宋史》），黄熟香、阿迦卢香（《本草纲目》）。

【释名】

《本草纲目》：沉水香，《纲目》蜜香。时珍曰：木之心节置水则沉，故名沉水，亦曰水沉。半沉者为栈香，不沉者为黄熟香。

【产地分布】

1. 《唐本草》：沉香、青桂、鸡骨、马蹄、煎香，同是一树，出天竺诸国。

2. 《本草图经》：沉香、青桂香、鸡骨香、马蹄香、栈香同是一本。旧不着所出州土，今唯海南诸国及交、广、崖州有之。

3. 《本草衍义》：沉香木，岭南诸郡悉有之，傍海诸州尤多。交干连枝，岗岭相接，千里不绝。

4. 《宝庆本草折衷》：生海南诸国山谷及南海即广地及罗州即化州。及岭南交、崖、管、窦、高、雷、秦、象、琼、南恩州。

【性状】

1. 《本草衍义》：沉香木，叶如冬青，大者合数人抱。木性虚柔，山民或以构茅庐，或为桥梁，或为饭甑尤佳。

2. 《本草图经》：其木类椿、榉，但多节而青，花白，子似槟榔，大如桑椹，紫色。

3. 《太乙仙制本草药性大全》：沉香，其木类椿、榉，多节，叶似橘，花白，子似槟榔，大如桑椹，紫色而味辛，交州人谓之蜜香。

4. 《唐本草》：木似榉柳，树皮青色。叶似橘叶，经冬不凋。夏生花，白而圆。秋结实似槟榔，大如桑椹，紫而味辛。

【炮制方法】

1. 切制　《肘后备急方》：令破如大豆粒。《外台秘要》：凡使，先别碎，捣罗为细末，方入药用。《史载之方》：磨细澄粉忌见火。《小儿药证直诀》：磅。以水磨粉晒干。《济生方》：研。

2. 炮炙

（1）酒制　①酒浸。《外台秘要》：酒渍一宿。②酒浸熬。《博济方》：用好酒三升，浸两伏时，银器中文武火熬成膏，乳钵内研成糊。③酒磨。《全生集》：酒磨。

（2）蜜制　《奇效良方》：一两，炼蜜半斤，煎五十沸，别贮。

（3）焙制　《外科启玄》：焙。

【炮制作用】

《本草纲目》：凡使沉香，须要不枯，如嘴角硬重沉于水下者为上，半沉者次之，不可见火。雷敩曰：欲入丸散，以纸裹置怀中，待燥研之；或入乳钵中以水磨粉，晒干亦可。若入煎剂，惟磨汁临时入之。

【性味归经】

1. 《名医别录》：微温。

2.《海药本草》：味苦，温。无毒。

3.《日华子本草》：味辛，热。无毒。

4.《本草纲目》：咀嚼香甜者性平，辛辣者性热。

5.《本草乘雅半偈》：辛，微温。无毒。

6.《珍珠囊补遗药性赋》：味辛，温。无毒。

7.《神农本草经疏》：入足阳明、太阴、少阴，兼入手少阴、足厥阴经。

8.《药品化义》：入肺、肾二经。

9.《雷公炮制药性解》：肾、命门二经。

10.《本草再新》：味辛苦，性温。无毒。入肝、脾二经。

11.《本草经解》：入足少阳胆经、足厥阴肝经、手太阴肺经。

【功用主治】

1.《名医别录》：治风水毒肿，去恶气。

2.《海药本草》：主心腹痛，霍乱，中恶邪鬼疰，清人神，并宜酒煮服之。诸疮肿，宜入膏用。

3.《日华子本草》：调中，补五脏，益精，壮阳，暖腰膝，去邪气，止转筋吐泻冷气，破癥癖，冷风麻痹，骨节不任，湿风皮肤痒，心腹痛气痢。

4.《珍珠囊补遗药性赋》：补肾，又能去恶气调中。

5.《本草发挥》：辛热，纯阳，补右肾命门。

6.《本草纲目》：治上热下寒，气逆喘息，大肠虚闭，小便气淋，男子精冷。

7.《医林纂要》：坚肾，补命门，温中、燥脾湿，泻心、降逆气，凡一切不调之气皆能调之。并治噤口毒痢及邪恶冷风寒痹。

8.《本草再新》：治肝郁，降肝气，和脾胃，消湿气，利水开窍。

9.《本草分经》：暖精助阳，温中平肝，下气而坠痰涎，降而能升，故又理气调中。

【用法用量】

内服：煎汤，半钱至一钱；磨汁或入丸、散。

【禁忌】

1.《神农本草经疏》：治冷气逆气，气郁气结，殊为要药。然中气虚，气不归元者，忌之。心经有实邪者，非命门真火衰，不宜入下焦药中用。

2.《本草汇言》：阴虚气逆上者切忌。

3.《本草从新》：气虚下陷，阴亏火旺者，切勿沾唇。

4.《本草害利》：凡冷气逆气，气郁气结，殊为要药。然而中气虚、气不归元、气虚下陷，忌之。心经有实邪者，忌之。非命门真火衰者，不宜入下焦药用，阴亏火旺者，切勿沾唇。

5.《得配本草》：中气虚，阴血衰，水虚火炎者，禁用。气虚，火盛，二者禁用。

【选方】

1. 沉香降气丸一（《太平惠民和剂局方》）

［组成］香附（炒，去毛）四百两，沉香十八两半，缩砂仁四十八两，甘草（爁）一百二十两。

［主治］胸膈痞塞，心腹胀满，喘促短气，干哕烦满，脚气上冲。

［用法用量］上为细末。每服一钱，入盐少许，沸汤点服，空心食。

2. 沉香化痰丸（《张氏医通》）

［组成］半夏曲八两（用姜汁一小杯、竹沥一大盏制），黄连二两（姜汁炒），木香一两，沉香二两。

［主治］胸中痰热，积年痰火，无血者。

［用法用量］为细末，甘草汤泛为丸。空心淡姜汤下二钱。

3. 沉香饼（《人己良方》）

［组成］砂仁三钱，香附三钱，沉香一钱半，丁香二钱，青皮二钱，木香二钱，陈皮二钱，薄荷二钱，明矾二钱，天麻二钱，郁金二钱半，百药煎二钱半，核桃二个，莲肉十粒，麝香二分。

［主治］小儿急惊风，吐乳泄泻，脐风天钓，惊痫痰喘，食少咳嗽。

［用法用量］上为细末，以大枣肉十枚，共捣为饼。以姜末汤送下。

4. 沉香煎（《圣济总录》）

［组成］沉香（锉）二钱，丁香二钱，酸石榴皮二钱，木香三钱，肉豆蔻（去壳）三钱，诃黎勒（炮，去核）三钱，无食子三钱，缩砂仁三钱，使君子（去皮）半两。

［主治］小儿疳痢，黄瘦焦枯，壮热胀满。

[用法用量]上为末,炼蜜调成煎。每服一豆大,以米饮化下。

5. 沉香汤(《圣济总录》)

[组成]沉香(锉)一两,鸡舌香一两,熏陆香半两(研),麝香一分(研,去筋膜)。

[主治]久心痛。

[用法用量]上为细末。每服三钱匕,水一中盏,煎至七分,去滓,食后温服。

6. 沉香丸一(《鸡峰普济方》)

[组成]沉香一钱,乌药三钱,茯苓、陈皮、泽泻、香附子各半两,麝香半钱。

[主治]脾肾久虚,水饮停积,上乘肺经,咳嗽短气,腹胁胀,小便不利。

[用法用量]上为细末,炼蜜和丸如梧子大。每服二三十丸,熟水下。

7. 沉香丸二(《圣济总录》)

[组成]沉香(锉)一两,青橘皮、陈橘皮(并汤浸去白,焙)、胡椒、茴香子(炒)、楝实(锉,炒)、荜澄茄(炒)各半两。

[主治]伤寒虚痞,气逆呕吐。

[用法用量]上七味粗捣筛。每服二钱匕,水半盏,酒半盏,入葱白一握,煎至半盏,去滓热服。

8. 沉香饮(《圣济总录》)

[组成]沉香半两,大腹(炮,锉)三分,木香半两,羌活(去芦头)半两,草薢三分,牛膝(去苗,酒浸)三分,黄芪(细锉)半两,泽泻半两,熟干地黄(焙)半两,桑螵蛸(炒)半两,当归(焙)一分,芍药(炒)一分,磁石(醋淬)一两,天雄(炮裂,去皮脐)一两,续断一两。

[主治]肾虚,小腹急满,骨肉干枯,阴囊湿痒。

[用法用量]上咬咀,如麻豆大。每服五钱匕,水一盏半,加生姜半分(切),煎至八分,去滓,食前温服,每日二次。

9. 白沉香散(《淳祐新添方》)

[组成]川白姜(炒)一两半,半夏曲一两半,白茯苓一两半,附子(炮熟,去皮)一两半,诃子肉一两半,干山药一两半,沉香一两半,白术(煨)一两半,木香一两半,人参(去芦)一两半,丁香半

两,甘草(炙)六钱。

[主治]一切冷气攻冲心腹,胁肋胀满,噫醋吞酸,胸膈噎塞,饮食减少。

[用法用量]上为细末。每服二大钱,水一中盏,加生姜三片,大枣三个,木瓜一片,煎七分,食前服。

10. 沉香饼子(《御药院方》)

[组成]京三棱、蓬莪术、青皮、陈皮、红豆、诃子(煨)、缩砂仁、半夏、芫花(醋炒)、干姜、槟榔、姜黄)、巴豆(和皮)、益智(去皮,为粗末,慢火炒令褐紫色)、桂(去皮)、木香、藿香叶、沉香、硇砂(另研细)各等分。

[主治]食饮停积,胸膈痞满,腹胁疼痛,呕吐不止。

[用法用量]上为细末,面糊为丸,如小豆大,捏作饼子。每服七至十饼子,食后以温生姜汤送下。

11. 沉香煮散(《圣济总录》)

[组成]沉香(锉)一两,木香一两,青橘皮(汤浸,去白,焙)一两,陈橘皮(汤浸,去白,焙)一两,人参一两,郁李仁(汤浸,去皮,研)一两,甘草(炙)一两,槟榔(锉)半两,草豆蔻(去皮)半两,桂(去粗皮)半两,干姜(炮)半两。

[主治]脾元不和,中焦痞闷,气滞噎塞,不进饮食。

[用法用量]上为散。每服三钱匕,水一盏,煎至七分,去滓温服,不拘时候。

12. 丁沉香丸(《鲍氏方》)

[组成]丁香、沉香、木香、青皮、肉豆蔻、胡椒、荜茇、槟榔一分,乳香半两,麝香一钱。

[主治]诸气攻心腹痛,及妇人气。

[用法用量]上为细末,研匀,醋糊为丸,如粟米大,朱砂为衣。每服十五丸,美酒送下。心疼,醋汤送下;气血痛,烧绵灰,酒送下。

13. 备急沉香散(《圣济总录》)

[组成]沉香半两,丁香(半生半炒)半两,干姜(炮)半两,京三棱(煨,锉)半两,蓬莪术(煨,锉)半两,藿香(用叶)一两,木香一两,肉豆蔻(去皮)一两,桂(去粗皮)一两,人参一两,赤茯苓(去

黑皮)一两,高良姜一分,胡椒一分,甘草(炮)
一分。

[主治]霍乱吐泻,气逆结胸,膈气刺痛。不
思饮食。

[用法用量]上为散,瓷盒盛。每服二钱匕,
入盐少许,如茶点服。不拘时候。

14. 沉香安神丸(《幼幼集成》)

[组成]官拣参一钱,漂白术五钱,真广皮陈
五钱,枳壳五钱,芽桔梗五钱,青礞石(煅)五钱,
炙甘草一钱,上沉香一钱,镜辰砂(飞)一钱,真川
连一钱五分。

[主治]小儿内因客忤,昏昏喜睡,痞不惺惺,
不思乳食。

[用法用量]上为细末,炼蜜为丸,如芡实大。
每服一至二丸,以麦冬汤送下。

15. 沉香百补丸(《丹溪心法》)

[组成]熟地六两,菟丝子四两,杜仲(炒)三
两,知母(炒)二两,黄柏二两(酒炒),人参二两,
山药三两,当归三两,苁蓉三两,沉香一两。

[主治]虚劳。

[用法用量]上为末,酒糊为丸。

16. 沉香百消丸(《良朋汇集》)

[组成]香附米(醋炒)半斤,五灵脂(拣去砂
石,酒拌,晒干)半斤,黑丑一斤,白丑一斤,沉香
五钱。

[主治]癖积成块,癥积攻痛,久成膨胀,腹大
坚硬及饮食过量,消化不良,呕吐嘈杂,胸膈胀
满,酒寒积聚。

[用法用量]上为末,醋糊为丸,如绿豆大。
每服三十五丸或钱许,食后姜汤送下;或茶清
亦可。

17. 沉香大补丸(《直指附遗》)

[组成]黄柏四两(酒浸,炒褐色),知母一两
半(酒浸,焙),熟地黄(酒浸)二两,芍药一两,陈
皮(去白)一两,牛膝(酒浸)一两,锁阳(酒浸)一
两,当归(酒浸)一两,败龟板(酥,炙)二两,虎胫
骨(酥炙)七钱半,山茱萸(肉)一两,山药一两,沉
香一两,白茯苓一两,牡丹皮一两,杜仲(酥炙)一
两,泽泻一两,大茴香一两,人参二两。

[主治]下焦虚弱。

[用法用量]上为细末,以酒煮黑羊羔肉熬为
膏,去骨,内加猪脊髓二付,再加火熬,和药为丸,
如梧桐子大。每服四十至五十丸,空心以好酒送
下,干物压之。

18. 沉香定痛丸(《万氏家抄方》)

[组成]沉香二钱,乳香二钱,没药五钱,大黄
(炒)五钱,延胡索(酒炒)三钱,莪术三钱,瓦楞子
一个(煅红,酒淬)。

[主治]胃脘痛,胸中满闷,停痰积块,滞气壅
塞,不拘远年近日。

[用法用量]上为末,醋糊为丸,如绿豆大。
每服九丸,壮实者十一丸,以白滚汤送下,行二
次,米饮补之即安。

19. 沉香归附散(《魏氏家藏方》)

[组成]沉香(不见火)半两,白豆蔻半两,人
参(去芦)、甘草三钱(炙黄),附子(炮,去皮脐,以
黑豆相拌,同蒸三次,候冷,拣去黑豆,只用附子)
一两,当归(去芦,洗净)一两。

[主治]气不升降。

[用法用量]上为细末。每服二钱,水一盏,
加生姜三片,大枣一枚,煎七分,食前温服。

20. 沉香活血丸(《普济方》)

[组成]沉香一两,广术一两,诃子(去皮)一
两,肉豆蔻一两,丁香一两,良姜一两,麝香一分
(别研),椒红一两,当归一两,白术一两,附子
(炮,去皮)一两。

[主治]血气不调,脏腑积冷,脐腹疼痛,肌体
日瘦。

[用法用量]上为末,加麝香令匀,酒糊为丸,
如梧桐子大。每服三十丸,以温酒送下。

【各家论述】

1.《南方草木状》:蜜香、沉香、鸡骨香、黄熟
香、栈香、青桂香、马蹄香、鸡舌香,按此八物,同
出于一树也。交趾有蜜香,树干似柜柳,其花白
而繁,其叶如橘,欲取香,伐之。经年,其根干枝
节各有别色也。木心与节坚黑,沉水者为沉香。
与水面平者,为鸡骨香。其根为黄熟香。其干为
栈香。细枝紧实未烂者,为青桂香;其根节轻而

大者，为马蹄香。其花不香，成实乃香，为鸡舌香。珍异之木也。

2.《岭表录异》：广、管、罗州多栈香树，身似柳，其花白而繁，其叶如橘，皮堪作纸，名为香皮纸，灰白色，有纹如鱼子笺，其纸慢而弱，沾水即烂，远不及楮皮者，又无香气。

3.《太平御览》：《金楼子》曰：扶南国，众香共是一木，根便是旃檀，节便是沉水，花是鸡舌，叶是藿香，胶是熏陆。《南州异物志》曰：沉水香，出日南。欲取，当先斫坏树着地，积久外皮朽烂，其心至坚者，置水则沉，名沉香。其次在心白之间，不甚坚精，置之水中，不沉不浮，与水面平者，名曰栈香。其最小粗白者，名曰系香。俞益期《笺》曰：众木共是一木，木心为沉香。

4.《证类本草》：然今人有得沉香奇好者，往往亦作鸡骨形，不必独是栈香也。其又粗不堪药用者为生结黄熟香。其实一种，有精粗之异耳。并采无时……又云：与沉香、鸡骨、黄熟虽同是一木，而根、干、枝、节，各有分别者是也。然此香奇异，最多品，故相丁谓在海南作《天香传》言之尽矣。云四香凡四十二状，皆出于一本。木体如白杨，叶如冬青而小。又叙所出之地云：窦、化、高、雷，中国出香之地也。比海南者优劣不侔甚矣。既所禀不同，复售者多而取者速，是以黄熟不待其稍成，栈沉不待似是，盖趋利戕贼之深也。非同琼管黎人，非时不妄剪伐，故木无夭札之患，得必异香，皆其事也。又熏陆香，形似白胶，出天竺、单于二国。《南方草木状》如熏陆出大秦国，其木生于海边沙上，盛夏木胶出沙上，夷人取得，卖与贾客，乳香亦其类也。《广志》云：南波斯国松木脂，有紫赤如樱桃者名乳香，盖熏陆之类也。今人无复别熏陆者，通谓乳香为熏陆耳。治肾气，补腰膝，霍乱吐下，冲恶中邪气，五痔，治血，止痛等药及膏煎多用之。然至粘难研，用时以缯袋挂于窗隙间，良久取研之乃不粘。又鸡舌香，出昆仑及交爱以南。枝、叶及皮并似栗，花如梅花，子似枣核，此雌者也。雄者着花不实，采花酿之以成香。按诸书传，或云是沉香木花，或云草花，蔓生，实熟贯之，其说无定。今医家又一说

云：按三省故事，尚书郎口含鸡舌香，以其奏事答对，欲使气芬芳也。而方家用鸡舌香疗口臭者，亦缘此义耳。今人皆于乳香中，时时得木实似枣核者，以为鸡舌香，坚顽枯燥，绝无气味，烧亦无香，不知缘何得香名，无复有芬芳也。又葛稚川《百一方》有治暴气刺心切痛者，研鸡舌香酒服，当瘥。今治气药借鸡舌香名方者至多，亦以鸡舌香善疗气也。或取以疗气及口臭，则甚乖疏又何谓也。其言有采花酿成香者，今不复见，果有此香，海商亦当见之，不应都绝。京下老医或有谓鸡舌香与丁香同种，花实丛生，其中心最大者为鸡舌香，击破有解理如鸡舌，此乃是母丁香，疗口臭最良，治气亦效。盖出陈氏《拾遗》，亦未知的否。《千金》：疗疮痈连翘五香汤方用丁香，一方用鸡舌香，以此似近之。《抱朴子》云：以鸡舌、黄连、乳汁煎，注之诸有百疹之在目，愈而更加精明倍常。又有詹糖香，出交广以南，木似桔。煎枝叶以为香，往往以其皮及蠹屑和之，难得淳好者，唐方多用，今亦稀见。又下苏合香条云：生中台川谷。苏恭云：此香从西域及昆仑来，紫色，与真紫檀相似，而坚实，极芬香。其香如石，烧之灰白者好，今不复见。此等广南虽有此而类苏木，无香气，药中但用如膏油者，极芬烈耳。陶隐居以为是师子矢，亦是指此膏油者言之耳。然师子矢，今内帑亦有之。其臭极甚，烧之可以辟邪恶，固知非此也。《梁书》云：天竺出苏合香，是诸香汁煎之，非自然一物也。又云：大秦国采得苏合香，先煎其汁，以为香膏，乃卖其滓与诸人，是以展转来达中国者，不大香也。然则广南货者，其经煎炼之余乎？今用膏油，乃其合治成者耳。或云师子矢，亦是西国草木皮汁所为，胡人欲贵重之，故饰其名耳。又有檀香，木如檀，生南海。消风热肿毒，主心腹痛，霍乱，中恶鬼气，杀虫。有数种，黄、白、紫之异。今人盛用之。真紫檀，旧在下品。亦主风毒。苏恭云：出昆仑盘盘国，虽不生中华，人间遍有之。檀木生江、淮及河朔山中。其木作斧柯者，亦檀香类，但不香耳。至夏有不生者，忽然叶开，当有大水，农人候之，以测水旱，号为水檀。又有一种，叶亦相类，高五六

尺,生高原地。四月开花正紫,亦名檀根。如葛,极主疮疥,杀虫,有小毒也。《海药》:沉香,按《正经》生南海山谷……当以水试乃知。子细没者为沉香,浮者为檀,似鸡骨为鸡骨香,似马蹄者为马蹄香,似牛头者为牛头香,枝条细实者为青桂,粗重者为笺香。以上七件并同一树。梵云波律,亦此香也。雷公云:沉香,凡使须要不枯者,如嘴角硬重沉于水下为上也,半沉者次也。夫入丸散中用,须候众药出即入拌和用之。《通典》:海南林邑国秦象郡林邑县出沉香、沉木,土人断之,积以岁年朽烂,而心节独在,置水中则沉,故名曰沉香。次不沉者曰栈香。海南北嵩国出好栈香、藿香及硫黄。其藿香树,生千岁,根本甚大,伐之四五年,木皆朽散,唯中节坚贞芬香独存,取以为香。《杨文公谈苑》:岭南雷州及海外琼崖山中多香树,山中夷民斫采卖与人。其一树出香三等,曰沉香、栈香、黄熟香。沉、栈皆二品。曰熟结、生结。熟结者,树自枯烂而得之。生结者,伐仆之久烂脱而剔取。黄熟,其破者为黄散香,夷民以香树为槽,以饲鸡狗。别说云:谨按,沉香种类极多,除掌氏《补神注》及《图经》所载多件外,又有如龙鳞、麻叶、竹叶之类,不啻一二十品。要之可入药者唯沉,而其中无空心者可用。若虽沉水而有空心,则是鸡骨也。谓中空而有朽路,若鸡骨中血眼而软嫩也。

5.《本草衍义》:沉香木,有香者百无一二。盖木得水方结,多在折枝枯干中,或为沉,或为煎,或为黄熟。自枯死者,谓之水盘香。今南恩、高、窦等州,唯产生结香。盖山民入山,见香木之曲干斜枝,必以刀斫成坎,经年得雨水所渍,遂结香。复以锯取之,刮去白木,其香结为斑点,遂名鹧鸪斑,燔之极清烈。沉之良者,唯在琼、崖等州,俗谓之角沉。黄沉乃枯木中得者,宜入药用。根据木皮而结者。谓之青桂,气尤清。在土中岁久,不待剔而成者,谓之龙鳞。亦有削之自卷,咀之柔韧者,谓之黄蜡沉,尤难得也。然《经》中只言疗风水毒肿,去恶气,余更无治疗。今医家用以保和卫气,为上品药,须极细为佳。今人故多与乌药磨服,走散滞气,独行则势弱,与他药相

佐,当缓取效,有益无损,余药不可方也。熏陆香木,叶类棠梨。南印度界,阿咤厘国出,今谓之西香。南番者更佳,此即今人谓之乳香,为其垂滴如乳。熔塌在地者,谓之塌香,皆一也。

6.《洁古珍珠囊》:沉香甘纯阳。补肾,又能去恶气,调中。东垣曰:能养诸气,上而至天,下而及泉。与药为使。

7.《本草元命苞》:沉香,微温,最宜为使。独行则势力弱,相佐则缓取功。清人神,上而心胸散滞气,下而脐腹疗风水毒肿。去恶气伏尸。

8.《药性粗评》:香列沉檀,沉下滋而檀上引。沉香树所生也。其形类椿,多节,叶似橘,花白,子似槟榔,大如桑椹,紫色。出海南诸国及交广崖州,土人欲取其香,先将积年老树伐倒在外,待日久皮干朽烂,所遗未朽者,乃其香也。内有四品不同,其细枝坚实者为青桂香,坚黑而沉水者为沉香,半沉半浮而内虚者为鸡骨香,最粗者为栈香。一云栈香中如鸡骨形者为鸡骨香,如马蹄形者为马蹄香,其实一种所出。并采无时,所使并所畏恶,《本草》不载。

9.《本草发明》:沉香,温养诸气,保和衡气,助阳消阴之要药。凡诸阴寒湿滞,能散之逐之。

10.《本草纲目》:香之等凡三:曰沉,曰栈,曰黄熟是也。沉香入水即沉,其品凡四:曰熟结,乃膏脉凝结自朽出者;曰生结,乃刀斧伐仆,膏脉结聚者;曰脱落,乃因水朽而结者;曰虫漏,乃因蠹隙而结者。生结为上,熟脱次之。坚黑为上,黄色次之。角沉黑润,黄沉黄润,蜡沉柔韧,革沉纹横,皆上品也。海岛所出,有如石杵,如肘如拳,如凤雀龟蛇,云气人物。及海南马蹄、牛头、燕口、茧栗、竹叶、芝菌、梭子、附子等香,皆因形命名尔。其栈香入水半浮半沉,即沉香之半结连木者,或作煎香,番名婆木香,亦曰弄水香。其类有刺香、鸡骨香、叶子香,皆因形而名。有大如笠者,为蓬莱香。有如山石枯槎者,为光香。入药皆次于沉香。其黄熟香,即香之轻虚者,俗讹为速香是矣。有生速,斫伐而取者。有熟速,腐朽而取者。其大而可雕刻者,谓之水盘头。并不堪入药,但可焚。叶廷珪云:出渤泥、占城、真腊者,

谓之番沉，亦曰舶沉，曰药沉，医家多用之，以真腊为上。蔡绦云：占城不若真腊，真腊不若海南黎峒。黎峒又以万安黎母山东峒者，冠绝天下，谓之海南沉，一片万钱。海北高、化诸州者，皆栈香尔。范成大云：黎峒出者名土沉香，或曰崖香。虽薄如纸者，入水亦沉。万安在岛东，钟朝阳之气，故香尤酝藉，土人亦自难得。舶沉香多腥烈，尾烟必焦。交趾海北之香，聚于钦州，谓之钦香，气尤酷烈。南人不甚重之，惟以入药。[正误]时珍曰：按李珣《海药本草》谓沉者为沉香，浮者为檀香。梁元帝《金楼子》谓一木五香：根为檀，节为沉，花为鸡舌，胶为熏陆，叶为藿并误也。五香各是一种。所谓五香一本者，即前苏恭所言，沉、栈、青桂、马蹄、鸡骨者是矣……[气味]辛，微温，无毒。珣曰：苦，温。大明曰：辛，热。元素曰：阳也。有升有降。

11.《本草约言》：沉香，味辛，气温，无毒。阳也，可升可降。上而至天，下而至泉之药也。行滞气有细密之功，调诸气无耗散之失，暖腰膝有壮阳之征，疗风水有消毒之义。入足少阴、手厥阴经。最能将痰。不见火用更妙。江云：坠气补肾，有降无升。

12.《药性解》：沉香属阳而性沉，多功于下部，命肾之所由入也。然香剂多燥，未免伤血，必下焦虚寒者宜之，若水脏衰微，相火盛炎者误用，则水益枯而火益烈，祸无极矣。今多以为平和之剂，无损于人，辄用以化气，其不祸人者几希。

13.《神农本草经疏》：沉香，微温。疗风水毒肿，去恶气。沉香禀阳气以生，兼得雨露之精气而结，故其气芬芳，其味辛而无毒。气厚味薄，可升可降，阳也。《本经》疗风水毒肿者，即风毒水肿也，风为阳邪，郁于经络，遇火相煽，则发出诸毒，沉香得雨露之精气，故能解风火之毒，水肿者，脾恶湿而喜燥，辛香入脾而燥湿，则水肿自消。凡邪恶气之中人必从口鼻而入，口鼻为阳明之窍，阳明虚则恶气易入，得芬芳清阳之气则恶气除而脾胃安矣……简误：沉香治冷气、逆气、气郁、气结，殊为要药。

14.《本草汇言》：味辛，气温，臭香，无毒。气厚味薄，可升可降，阳也。入足阳明、太阴、少阴，兼入手少阴、足厥阴经。咀嚼味香甜者性平，辛辣者性热（……卢氏曰：又奇南香，原属沉香同类。因树分牝牡，则阴阳、形质、臭味、情性，各有差别。其成沉之本，为牝为阴，故味苦厚，性通利，臭含藏，燃之臭转胜，阴体而阳用，藏精而起亟也。成奇南之本，为牡为阳，故味辛辣，臭显发，性禁止，系之闭二便，阳体而阴用，卫外而为固也。至若等分黄栈，品成四结，状肖四十有二则矣。第牝多牡少，独奇南世称至贵，即黄栈二等，亦得因之以论高下。沉本黄熟，固坎端棕透，浅而材白，臭亦易散。奇本黄熟，不惟棕透，而黄质邃理，犹如熟色，远胜生香。熟炙经旬，尚袭袭难过也。栈，即奇南液重者，曰金丝。其熟结、生结、虫漏、脱落四品，虽统称奇南结，而四品之中，又各分别油结、糖结、蜜结、绿结、金丝结，为熟、为生、为漏、为落，井然成秩耳。大都沉香所重在质，故通体作香，入水便沉。奇南虽结同四品，不惟味极辛辣，着舌便木。顾四结之中，每必抱木，曰油，曰糖，曰蜜，曰绿，曰金丝，色相生成，亦迥别也。雷氏曰：凡使沉香，须要不枯，如嘴角硬重，沉没水下者为上。用纸裹怀中，候暖，乳研易于成粉）。沉香，陈承氏：降气温中之药也。汤济庵稿：此剂得雨露清阳之气最久。其味辛，其气温，其性坚结，木体而金质者也。善治一切冲逆不顺之气。上而至天肺，下而及泉肾。故上气壅者可降。下气逆者，可和。与诸药为配，最相宜也。滑氏《本草》：治上热下寒，上盛下虚，或浊气不降，清气不升，为病逆气喘急，或大肠虚闭，小便不通，或男子精寒，妇人血冷。大能调中，利五脏，壮元阳，补肾命，方书屡用有效。然气味辛温香窜，治诸冷气、逆气、气郁、气结，殊为专功。如中气虚劳，气不归元者；心郁不舒，由于火邪者；命门真火衰，由于精耗血竭者，俱忌用之。前古谓能杀鬼邪，解中恶，清人神，消风水毒肿，并宜酒煮服之。此不过因其辛阳香散，辟此阴凝不正之气故也。如病阴虚气逆上者，切忌。

15.《分部本草妙用》：沉香虽辛而不燥，为气分要药。凡气逆，心气腹痛，及喘急壅格等症，予每用之屡验,妙在虚人不伤其神也。

16.《医宗必读》:调和中气,破结滞而胃开。温补下焦,壮元阳而肾暖。疗脾家瘀涩之血,去肌肤水肿之邪。大肠虚闭宜投,小便气淋须用。芬芳之气,与脾胃相投,温而下沉,与命门相契。怒则气上,肝之过也,辛温下降,故平肝有功。按:沉香降气之要药,然非命门火衰,不宜多用,气虚下陷者,切勿沾唇。

17.《仁寿堂药镜》:《元戎》谓强忍房事,致胞转不通,非沉香不治。盖以性沉下达,故下部多功。温中不助火,但多伪者,须焚而辨之。

18.《药镜》:沉香,补肾暖腰,散肿导滞。治中恶闷绝而调中气,定转筋吐泻而止腹疼。开豁食气于膈胸,功犹破竹。导决痰水于肠胃,妙拟通经。下焦虚寒用宜,相火炎盛忌用。

19.《药品化义》:沉香,属纯阳,体重实而坚,色黄而带黑,气香窜,味苦辛带微甘,性温,能升能降,力和诸气,性气厚而味薄,入肺肾二经。沉香纯阳而升,体重而沉,味辛走散,气雄横行,故有通天彻地之功,治胸背四肢诸痛,及皮肤作痒。且香能温养脏腑,保和卫气。若寒湿滞于下部,以此佐舒经药,善驱逐邪气。若跌扑损伤,以此佐活血药,能散瘀定痛。若怪异诸病,以此佐攻痰药,独降气安神。总之,流通经络,血随气行,痰随气转,凡属痛痒,无不悉愈。沉香坚重沉水,产广东色黑带黄者佳,色纯黑味酸不堪入药。合丸散,忌火。

20.《本草乘雅半偈》:《条》曰:沉,质,香,臭也,盖土爱稼穑,稼穑作甘,黍甘而香,故香从甘黍,宜入脾。脾味甘,脾臭香,脾谷黍故也。设土失黄中体,通理用者,咸可夺之,诚脾土之阳分药,方剂之对待法也。上列证名,不待诠释,当判然矣。主清人喉,益人心,即子令母实,若上实下虚,下寒上热,又当顾名思义。如骨节不任,便淋肠闭,亦属具体亡用,第加一转语耳。其奇南一品,本草失载,后人仅施房术及佩围紧握之供。取其气臭,尚而希奇,用其形味,想更特异。沉以力行行止为用,奇以力行止行为体。体中设用,用中具体,牝牡阴阳,互呈先后,可默会矣。

21.《本草通玄》:沉香温而不燥,行而不泄,扶脾而运行不倦,达肾而导火归元,有降气之功,无破气之害,洵为良品。

22.《本草述》:按诸香如木香之专调滞气,丁香之专疗寒气,檀香之升理上焦气,皆不得如沉香之功能,言其养诸气,保和卫气,降真气也。木香能疏导滞气,而沉之宜于气郁气结者,则有不同;木香能升降滞气,而沉之能升降真气者,则有不同;丁香能祛寒开胃,而沉之调中止冷者,则有不同;檀香能开发清阳,而沉之升降水火者,则有不同。

23.《本草备要》:沉香,重,宣,调气,补阳。辛、苦,性温。诸木皆浮,而沉香独沉,故能下气而坠痰涎(怒则气上,能平则下气)。能降亦能升,气香入脾,故能理诸气而调中(东垣曰:上至天,下至泉,用为使,最相宜)。其色黑、体阳,故入右肾命门,暖精助阳。行气不伤气,温中不助火。

24.《本草新编》:沉香,味辛,气微温,阳也,无毒。入命门。补相火,抑阴助阳,养诸气,通天彻地,治吐泻,引龙雷之火下藏肾宫,安呕逆之气,上通于心脏,乃心肾交接之妙品。又温而不热,可常用以益阳者也。沉香温肾而又通心。用黄连、肉桂以交心肾者,不若用沉香更为省事,一药而两用之也。但用之以交心肾,须用之一钱为妙。不必水磨,切片为末,调入于心肾补药中,同服可也。

25.《顾氏医镜》:辛温,入脾、胃、肝、肾四经。入丸散锉末,入煎磨汁,忌见火。黑润不枯硬,重沉于水下者佳,香甜者性平,辛辣者热。下逆气而调中气,其性下沉,故最降逆气,其气芬芳,故能调中气。开郁气而散结气。辛香能开郁散结。止心腹疼痛,调中开郁散结之功,中恶者尤宜,香能辟邪也。消水气肿胀。其宜气郁肿胀与消水肿者,辛香醒脾燥湿之功。益脾胃而止吐泻,脾胃喜香,喜温喜通也。暖腰膝而治精寒。温而下沉,能益命门之火,大肠气闭宜投,古方同肉苁蓉麻仁治之,小便气淋须用。气化则自然顺利。非命门火衰,不宜入下焦焦药用。

26.《冯氏锦囊秘录杂症痘疹药性主治合参》：禀阳气以生，兼得雨露之清气而结。故气芬芳，味辛而无毒。气浓味薄，可升，可降，阳也。入足阳明、太阴、少阴，兼入手少阴、足厥阴经。疗风水毒肿者，即风毒水肿也。风为阳邪，郁于经络，游火相煽，则发出诸毒。沉香得雨露之精气，故能解风火之毒，水肿者，脾湿也，脾恶湿而喜燥，辛香入脾，而燥湿则水肿自消，凡邪恶气中必得口鼻而入，口鼻为阳明之窍，阳明虚则恶气易入，得芳芬清阳之气，则恶气除而脾胃安矣。其主心腹痛，霍乱癖诸症，皆调气之力也。沉香，补肾顺气，抑阴助阳，治痢尤妙。吐泻兼疗邪恶气，风水肿毒，心腹痛霍乱中恶，五脏能调，鬼痓堪辟，暖腰膝，壮元阳，破癥癖，散郁结。凡冷气、逆气、郁气总调，乃保和卫气上品药也。香而冲和，可调脾胃，温而下沉，可暖命门，但未免香燥走泄。凡中气虚而气不归元，及阴亏火旺气虚下降并非所宜。

27.《本经逢原》：沉水香性温，秉南方纯阳之性，专于化气，诸气郁结不伸者宜之。温而不燥，行而不泄，扶脾达肾，摄火归源。主大肠虚秘，小便气淋及痰涎，血出于脾者，为之要药。凡心腹卒痛霍乱中恶，气逆喘急者并宜。酒磨服之，补命门三焦，男子精冷，宜入丸剂。同广藿香、香附治诸虚寒热。同丁香、肉桂治胃虚呃逆。同紫苏、白豆蔻治胃冷呕吐。同茯苓、人参治心神不足。同川椒、肉桂治命门火衰。同广木香、香附治妇人强忍入房，或过忍尿以致转胞不通。同肉苁蓉、麻仁治大肠虚秘。昔人四磨饮、沉香化气丸、滚痰丸用之，取其降泄也。沉香降气散用之，取其散结导气也。黑锡丹用之，取其纳气归元也。但多降少升，气虚下陷人不可多服，久服每致失气无度，面黄少食，虚证百出矣。一种曰蜜香，与沉香大抵类相，故《纲目》释名沉水香、蜜香，二者并称，但其性直者，毋论大小皆是沉水。若形如木耳者，俗名将军帽，即是蜜香，其力稍逊，仅能辟恶去邪气尸痓一切不正之气，而温脾暖胃、纳气归元之力不如沉香也。

28.《本草经解要》：沉香气微温，天初春之

木气，入足少阳胆经、足厥阴肝经；味辛无毒，得地西方之金味，入手太阴肺经。气味俱升，阳也。沉香辛温而香燥，入肝散风，入肺行水，所以疗风水毒肿也，风水毒肿，即风毒水肿也。肺主气，味辛入肺，而气温芳香，所以去恶气也。制方：沉香同人参、菖蒲、远志、茯神、枣仁、生地、麦冬，治思虑伤心。同木香、藿香、砂仁，治中恶腹痛，辟恶气。同苏子、橘红、枇杷叶、白蔻、人参、麦冬，治胸中气逆。乌药气温味辛，无毒。主中恶心腹痛，蛊毒，疰忤鬼气，宿食不消，天行疫瘴，膀胱肾间冷气攻冲背膂，妇人血气，小儿腹中诸虫。

29.《伤寒瘟疫条辨》：沉香（忌火）味苦辛，气温，可升可降，有阳有阴。其性缓，故抑阴扶阳，补助相火。其气香，故通天彻地，条达诸气。行气不伤气，温中不助火，除心腹疼痛，治禁口毒痢，坠痰涎平怒，调翻胃呕逆。

30.《本草纲目拾遗》：气结，出交趾、真腊、占城、琼海等处。单斗南云：此乃伽喃香树中空腹内所结，借伽喃芬烈之气，得日月雨露之精，凝结而成，故名气结。形亦同香块，而酥润松腻，不甚坚。大约伽喃得其质，此得其魂，亦如天生黄出汤泉，为硫气熏结而成者。然颇难得，世不多见。治噎膈，用一二厘，酒磨服下，咽即开。飞沉香《查浦辑闻》：海南人采香，夜宿香林下，望某树有光，即以斧斫之，记其处，晓乃伐取，必得美香。又见光从某树飞交某树，乃雌雄相感，亦斧痕记取之，得飞沉香，功用更大。此香能和阴阳二气，可升可降。外达皮毛，内入骨髓，益血明目，活络舒筋。

31.《本草述钩元》：保和卫气，为上品药，独行则势弱，与他药相佐，当缓取效，有益无损，余药不及。与乌药磨服，走散滞气。得木香、藿香、砂仁治中恶腹中疠痛，辟一切恶气。同苏子、橘红、枇杷叶、人参、麦冬、白蔻，治胸中气结，或气逆不快。同人参、菖蒲、远志、茯神、枣仁、生地、麦冬，治思虑伤心，心气郁结不舒者。心神不足，不降，水不升，健忘惊悸。

32.《本草思辨录》：沉香，肾中阳虚之人，水

上泛而为痰涎，火上升而为喘逆。沉香质坚色黑而沉，故能举在上之水与火，悉摄而返之于肾。其气香性温，则能温肾以理气，即小便气淋，大肠虚闭，亦得以通之，而要非以宣泄为通也。沉香之用以气，虽功在降摄，而凡气分中之病，仍能运转于中而不留滞。若滚痰丸以沉香佐礞石、大黄、黄芩，治实热老痰，则其知沉香也深矣。

【考释】

沉香，李时珍曰："木之心节置水则沉，故名。"其作为药物记载，最早见于梁代陶弘景《名医别录》。《南方草木状》谓："蜜香、沉香、鸡骨香、黄熟香、栈香、青桂香、马蹄香、鸡舌香，按此八物，同出于一树也。交趾有蜜香树，树干似柜柳，其花白而繁，其叶如橘。欲取香，伐之。经年，其根干枝节各有别色也。木心与节坚黑，沉水者为沉香。与水面平者，为鸡骨香。其根为黄熟香。其干为栈香。细枝紧实未烂者，为青桂香；其根节轻而大者，为马蹄香。其花不香，成实乃香，为鸡舌香。珍异之木也。"唐代《新修本草》对沉香树有更加具体的描述："沉香、青桂、鸡骨、马蹄、煎香等同是一树，叶似橘叶，花白，子似槟榔，大如桑葚，紫色而味辛。树皮青色，木似榉。"如上所述，无疑均与今之沉香相一致，即瑞香科植物白木香 *Aquilaria sinensis* (Lour.) Gilg 含有树脂的木材。其产地，如《本草衍义》所述："沉香木，岭南诸郡悉有之，傍海诸州尤多。交干连枝，岗岭相接，千里不绝。"

综上所述，历代本草著作中记载之沉香出自我国广东、海南及东南亚各国，其原植物白木香野生分布区主要为南亚热带到北热带季风区，向北可伸延到南亚热带北缘，稍超越北回归线，是热带南亚热带常绿季雨林和山地雨林的常见树种。在我国主要分布于海南、广东、广西、云南、福建、香港、台湾等地，福建未见野生品种，以广东、海南和广西野生资源较多。药用时全年均可采收，割取含树脂的木材，除去不含树脂的部分，阴干备用。

由于沉香价格昂贵，经济利润高，人们对白木香野生资源采伐过度，导致其种群数量遭到严重破坏，现已被列为国家Ⅱ级濒危保护植物。

诃 子
（《本草图经》）

【异名】
诃黎勒（《金匮要略》），诃黎（《千金方》），随风子（《传信方》）。

【释名】
1.《本草纲目》：诃黎勒，梵言，天主持来也。
2.《神农本草经百种录》：诃子，一名诃黎勒。

【产地分布】
1.《海药本草》：按徐表《南州记》云：生南海诸地。
2.《本草图经》：生交、爱州，今岭南皆有，而广州最盛。七八月实熟时采，六路者佳。

【性状】
1.《本草图经》：诃黎勒，株似木梂花白，子似栀子，青黄色；皮肉相着；七月、八月实熟时采。六路者佳，《岭南异物志》云：广州法性寺佛殿前，有四五十株，子极小，而味不涩，皆是六路。
2.《食物本草》：诃黎勒，树似木梂，花白，子形似橄榄，青黄色，皮肉相着。七八月实熟，六棱者佳。

【炮制方法】
1. 净制 《外台秘要》：去核。《圣济总录》：去壳。《普济方》：去瓤、黑核。
2. 切制 《汤液本草》：去核捣细用。《本草品汇精要》：剉碎用。《普济方》：磨两头。
3. 炮炙
（1）酒制 《雷公炮炙论》：凡修事，先于酒内浸，然后蒸一伏时，其诃梨勒以刀削路，细剉，焙干用之。《太平惠民和剂局方》：凡使，先于糖灰中炮，去核取肉，酒蒸一伏时，取出焙干，方入药用。《本草乘雅半偈》：凡使酒浸六时，蒸六时，刀削去路。用肉则去核，用核则去肉，并剉焙用。《本草汇》：酒蒸后蒸，去皮取肉，焙。
（2）煨制 《外台秘要》：去核煨。《证类本草》：面裹，糖灰火中煨之，令面黄熟，去核，细研为末。《证类本草》：湿纸裹煨。《小儿卫生总微论方》：去核，大麦面裹，慢火煨黄熟，勿令烟出。《证治准绳》：用面裹火煨熟，不要生亦不要焦，去面不用，就热咬破诃子，擘去核不用，只用皮焙干。
（3）火炮 《外台秘要》：炮去核。《颅囟经》：炮半熟去核。《史载之方》：逐个面裹，火炮熟，去核，只使皮。《世医得效方》：湿纸裹，炮，取皮用。
（4）熬制 《外台秘要》：去核，熬为末。
（5）炙制 《经效产宝》：酥炙令黄。
（6）蒸制 《经效产宝》：蒸去核焙。
（7）姜制 《陈氏小儿痘疹方论》：姜制。
（8）炒制 《小儿卫生总微论方》：微炒。《普济方》：炒。
（9）麸炒制 《普济方》：麸炒，去核；麸炒黑色。
（10）煅制 《普济方》：烧过，盏内盖少时。《本草纲目》：烧灰。
（11）醋制 《普济方》：醋浸一宿，去核晒。

【炮制作用】

1.《本草通玄》：生用则能清金行气，煨熟则能温胃固肠。《握灵本草》：诃子面裹糖火煨熟，去核（治气痢水泻，蜜丸）……诃子烧灰……（外用搽之，治妒精下疳）。《本草述钩元》：清痰生用，止泻煨用。

2.《本草从新》：核，止咳及痢。

【性味归经】

1.《药性论》：味苦、甘。

2.《唐本草》：味苦，温。无毒。

3.《海药本草》：味酸涩，温。无毒。

4.《雷公炮制药性解》：入肺、肝、脾、肾、大肠五经。

5.《本草求真》：入大肠、胃经。

【功用主治】

1.《南方草木状》：可作饮，变白髭发令黑。

2.《药性论》：通利津液，主破胸脯结气，止水道，黑髭发。

3.《唐本草》：主冷气心腹胀满，下宿物。

4.《海药本草》：主五膈气结，心腹虚痛，赤白诸痢及呕吐咳嗽，并宜使皮，其主嗽。肉炙治眼涩痛。

5.《日华子本草》：消痰，下气，除烦，治水，调中，止泻痢，霍乱，奔豚，肾气，肺气喘急，消食开胃，肠风泻血，崩中带下，五膈气。怀孕未足月人漏胎，及胎动欲生，胀闷气喘，并患痢人后分急痛，并产后阴痛，和蜡烧熏，及热煎汤熏，通手后洗。

6.《本草图经》：治痰嗽咽喉不利，含三数枚，殊胜。

7.《本草通玄》：生用则能清金行气，煨用则能暖胃固肠。

8.《本草分经》：泄气消痰，敛肺涩肠。生用清金行气，熟用温胃固肠。

9.《医学启源》：主腹胀满，不下饮食，消痰下气，通利津液，破胸膈结气，治久痢赤白、肠风。

【用法用量】

内服：煎汤，一至三钱；或入丸、散。外用：煎水熏洗。

【禁忌】

1.《本草品汇精要》：气虚人忌多服。

2.《医学入门》：气虚及暴嗽、初泻，不可轻用。

3.《神农本草经疏》：咳嗽因于肺有实热，泄泻因于湿热所致，气喘因于火热冲上，带下因于虚热而不因于虚寒，及肠澼初发，湿热正盛，小便不禁因于肾家虚火，法并忌之。

4.《景岳全书》：上焦元气虚陷者，当避其苦降之性。

5.《本草求真》：虚人不宜独用。

【选方】

1. 诃子人参汤（《证治准绳》）

［组成］诃子（煨，去核）、人参、白茯苓、白术、炙甘草、莲肉、升麻、柴胡各等分。

［主治］泻痢，产育气虚脱肛，脉濡而弦，大肠伏热，脱肛红肿。

［用法用量］加生姜，水煎服。

2. 诃子四柱散（《是斋百一选方》）

［组成］人参（去芦）、白茯苓（去皮）、附子（炮，去皮脐）各一两，木香（纸包，煨过）、诃子各半两（湿纸包，炮，取皮用）。

［主治］脏腑虚怯，本气衰弱，脾胃不快，不进饮食，时加泄痢，昼夜不息。

［用法用量］上为细末。每服二钱，加大枣一个、生姜二片，煎至六分服。

3. 诃皮生化汤（《经效产宝》）

［组成］川芎二钱，当归三钱，诃子皮八分，干姜（炙黑）五分，茯苓一钱五分，肉果霜五分，莲子十粒，桃仁（去皮尖，研）十四粒，甘草（炙）五分。

［主治］妇人产毕即泻。

［用法用量］两服后不止，加人参一钱五分；口渴，加麦冬一钱，五味子九粒，人参一钱。

4. 诃子丸一（《经效产宝》）

［组成］槟榔八分，芎䓖二分，吴茱萸三分，诃子皮三分（蒸）。

［主治］润胎益气，令子易生。

［用法用量］上为细末，炼蜜为丸，如绿豆大。每服十九丸、二十丸，空心以酒送下，自七八个月

服至分解。

5. 诃子丸二（《普济方》引《杨氏家藏方》）

[组成]诃子一两，藿香一两，肉豆蔻二个。

[主治]大人小儿泻。

[用法用量]上为末，炼蜜为丸。随大小以米饮送下。

6. 诃子丸三（《普济方》引《海岱居士秘方》）

[组成]诃子、龙骨各一两。

[主治]肾虚脱精。

[用法用量]上为末，滴水为丸，如小指头顶大，朱砂为衣。每服一丸，早晨空心葱汤送下。

7. 诃子汤（《黄帝素问宣明论方》）

[组成]诃子四个（半炮半生），桔梗一两（半炙半生），甘草二寸（半炙半生）。

[主治]失音不能言语。

[用法用量]上为细末。每服二钱，用童子小便一盏，同水一盏，煎至五七沸，温服。

8. 诃子饮（《普济方》引《卫生家宝方》）

[组成]诃子三两（去核），生姜一两（煨熟），灯心半两。

[主治]久嗽，无语，声不出。

[用法用量]上各为散，合一处。每服五钱，水一升，煎取半升，空心随意服之。

9. 诃子散（《幼科金针》）

[组成]诃子二两（煨），丁香一钱半，木香四钱（煨），干姜一两，肉桂少许。

[主治]小儿降生，遇严寒冰雪，或于冷湿之地良久，或于泡水之中，致令入腹；或浴迟而受冻，乃成脏寒，肠鸣泻水，足冷气逆，大哭不已。

[用法用量]上为末。以砂仁汤调服。

10. 诃子膏（《小儿卫生总微论方》）

[组成]诃子一两，甘草一分。

[主治]小儿咳嗽。

[用法用量]诃子每个分作两片，加甘草，水一大盏，煮至水尽为度，焙，轧为末，炼蜜和膏，如鸡头子大。每用一大豆许，以薄荷熟水化下，不拘时候。

11. 诃灰散（《普济方》引《全婴方》）

[组成]诃子（烧存性）。

[主治]小儿因疳，大便中有血。

[用法用量]上为末。三岁每服一钱，食前以米汤调下。

【各家论述】

1.《本草衍义》：诃黎勒，气虚人亦宜，缓缓煨熟，少服。此物虽涩肠，而又泄气，盖其味苦涩。

2.《本草衍义补遗》：诃子下气，以其味苦而性急喜降，《经》曰，肺苦急，急食苦以泻之，谓降而下走也。气实者宜之，若气虚者，似难轻服……随风子，治肺气因火伤极，遂郁遏胀满，盖其味酸苦，有收敛降火之功也。

3.《本草纲目》：诃子，同乌梅、五倍子用，则收敛；同橘皮、厚朴用，则下气；同人参用，则能补肺治咳嗽。东垣云，嗽药不用者，非矣，但咳嗽未久者不可骤用尔。嵇含《草木状》言作饮久服，令髭发白者变黑，亦取其涩也。

4.《神农本草经疏》：诃黎勒其味苦涩，其气温而无毒。苦所以泄，涩所以收，温所以通，惟敛故能主冷气，心腹胀满；惟温故下食。甄权用以止水道，萧炳用以止肠澼久泄，苏颂用以疗肠风泻血、带下，朱震亨用以实大肠，无非苦涩收敛，治标之功也。

5.《药品化义》：诃子能降能收，兼得其善，盖金空则鸣，肺气为火邪郁遏，以致吼喘咳嗽，或至声哑，用此降火敛肺，则肺窍无壅塞，声音清亮矣。取其涩可去脱，若久泻久痢，则实邪去而元气脱，用此同健脾之药，固涩大肠，泻痢自止。但苦能泄气，真气太虚者，宜少用之。

6.《本经逢原》：诃子，苦涩降敛，生用清金止嗽，煨熟固脾止泻，古方取苦以化痰涎，涩以固滑泄也。殊不知降敛之，虽云涩能固脱，终非甘温益脾之比。然此仅可施之于久嗽喘乏，真气未艾者，庶有劫截之能。又久嗽阴火上炎，久痢虚热下迫，愈劫愈滞，岂特风寒暴嗽、湿热下痢为禁剂乎？《长沙药解》：《金匮》诃黎勒散治气利，以肝脾郁陷，二气凝塞，木郁风动，疏泄失藏而为下利，利则气阻而痛涩，是为气利；诃黎勒行结滞而收滑脱也。肠滑而为利者，清气滞塞而不收也；

肺逆而为咳者,浊气壅塞而不敛也;诃黎勒苦善泄而酸善纳,苦以破其壅滞,使上无所格而下无所碍,酸以益其收敛,使逆者自降而陷者自升,是以咳利俱止也。其治胸满心痛、气喘痰阻者,皆破壅降逆之力;其治崩中、带下、便血、堕胎者,皆疏郁升陷之功也。

【考释】

诃子原名诃黎勒,最初从印度舶来,如《本草纲目》所言:"诃黎勒,梵言,天主持来也。"诃子一名始见于《海药本草》,云:"生南海诸国,方家使陆路诃黎勒,即六棱是也,波斯将诃黎勒、大腹等舶上防用不虞。"《新修本草》云:"树似木梡,花白,子形似栀子,青黄色,皮肉相著。七八月实熟,六棱者佳。"《本草图经》载:"诃黎勒,生交、爱州,今岭南皆有,而广州最盛。七八月实熟时采,六路者佳。"据上述本草著作中所言植物特征和产地分布,古时诃黎勒、诃子即为现今使君子科植物诃子 *Terminalia chebula* Retz. 的果实。其分布于云南西部和西南部,广东、广西有栽培。此外,20世纪50年代在云南发现大量野生诃子树,所产诃子数量雄冠全国,但云南诃子未载于历代本草,甚至地方性本草《滇南本草》亦示收载,且其果实干后表面皱缩、纵棱不明显、色深,与本草记载不尽相同。显然不是我国历史上使用之诃黎勒,而是中华人民共和国成立后发现的新药源,该诃子亦为《中国药典》收载,即使君子科植物绒毛诃子 *Terminalia chebula* Retz. var. *tomentella* Kurt. 的果实。其仅分布于云南,生于海拔800～1100 m的阳坡、林缘。入药于秋、冬二季果实成熟时采收,除去杂质,晒干备用。《中国药典》同时收载诃子 *Terminalia chebula* Retz.、绒毛诃子 *Terminalia chebula* Retz. var. *tomentella* Kurt. 作诃子使用。

补 骨 脂

（《雷公炮炙论》）

【异名】

胡韭子（《南州记》），婆固脂、破故纸（《药性论》），补骨鸱（《本草图经》），缩砂蜜（《普济方》）。

【释名】

1.《本草图经》：此物本自外番随海舶而来，非中华所有。番人呼为补骨鸱，语讹为破故纸也。

2.《本草纲目》：补骨脂（宋《开宝》）、破故纸（《开宝》）、婆固脂（《药性》）。时珍曰：补骨脂言其功也。胡人呼为婆固脂，而俗讹为破故纸也。胡韭子，因其子之状相似，非胡地之韭子也。

【产地分布】

1.《本草图经》：生广南诸州及波斯国，今岭外山间多有之，不及蕃舶者佳。

2.《本草乘雅半偈》：出波斯国，及岭南诸州。今岭外山坂间亦有之。

3.《证治准绳》：四川合州亦有，皆不及番舶者佳。

【性状】

《本草图经》：补骨脂，茎高三四尺，叶似薄荷，花微紫色，实如麻子圆扁而黑。九月采，或云胡韭子也。

【炮制方法】

1. 净制 《普济方》：水淘净。《奇效良方》：拣洗净。《证治准绳》：去毛。《医宗必读》：去衣。

2. 切制 《重修政和经史证类备用本草》：

为末。《普济方》：杵碎。《万氏》：捶。

3. 炮炙

（1）酒制 ①酒浸蒸。《雷公炮炙论》：凡使……用酒浸一宿后，漉出，却用东流水浸三日夜，却蒸，从巳至申出，日干用。《本草述》：酒浸一宿漉出用水浸三宿蒸三时久曝干。《增广验方新编》：炒酒浸蒸。②酒浸炒。《重修政和经史证类备用本草》：补骨脂一斤，酒浸一宿，放干，却用乌油麻一升和炒，令麻子声绝，即播去，只取补骨脂，为末。《类编朱氏集验方》：酒炒。《普济方》：入烧酒炒。《普济方》：酒浸炒。《本草纲目拾遗》：酒洗炒。③酒浸焙。《瑞竹堂经验方》：酒浸一宿，烙干。④酒蒸。《握灵本草》：酒蒸。⑤《得配本草》：酒炒蒸。⑥《本草纲目拾遗》：酒洗焙。

（2）炒制 《太平圣惠方》：微炒。《圣济总录》：炒令黄焦。《卫生宝鉴》：捣碎，纸上烧香。《普济方》：半生半炒。《寿世保元》：盐水洗，微炒。《济阴纲目》：瓦上炒香为末。

（3）盐制 《太平惠民和剂局方》：以盐同炒令香，去盐用。《济生方》：盐炒。《鲁府禁方》：盐水浸。《本草述》：一斤以食盐四两八滚汤乘热浸一宿晒干。《女科要旨》：补骨脂二两，青盐二钱汤泡。

（4）药汁制 ①芝麻制。《太平惠民和剂局方》：用芝麻同于银器内炒熟。《普济方》：芝麻同炒熟，去芝麻，拣净。《普济方》：芝麻同纸处一处炒香,去芝麻。②斑蝥制。《类编朱氏集验方》:用斑蝥炒。③泽泻制。《普济方》:泽泻一两,新瓦上焙一处,不用泽泻。④盐、酒、芝麻制。《仁术便览》:用东流水洗净,用盐酒浸一宿,同芝麻焙,声绝去麻。⑤蒜制。《证治准绳》:与蒜同焙。⑥盐、黄柏、酒制。《寿世保元》:二两,青盐三钱煎汤拌半日,搓去皮,黄柏五钱酒煎拌补骨脂。⑦胡桃制。《本草通玄》:揉去衣,以胡桃肉擦炒之。⑧麻仁制。《本草述钩元》:麻子仁炒。⑨胡麻、胡桃制。《得配本草》:胡麻、胡桃拌蒸。⑩芪、术、苓、甘制。《本草纲目拾遗》:骨脂一斤,用芪、术、苓、甘各五钱煎汁一碗拌晒,以汁尽晒燥炒。⑪米泔、黄柏、盐制。《增广验方新编》:一两先用淘米水泡一夜,晒干,再用黄柏二钱煎水泡一夜,晒干,再用食盐二钱加水泡一夜,晒干。

(5)醋制 《世医得效方》:醋炒。

(6)焙制 《普济方》:淘洗净,焙干,隔纸炒香,为末。

【炮制作用】

1.《雷公炮炙论》:凡使,性本大燥毒,用酒浸一宿后,漉出,却用东流水浸三日夜,却蒸,从巳至申出,日干用。《增补万病回春》:温腰膝酸痛与阳固精,盐酒炒用。《握灵本草》:小便无度,破故纸酒蒸……《得配本草》:暖上焦,酒炒蒸。

2.《握灵本草》:肾虚腰痛日久,破故纸一两盐炒为末,酒服三钱。《本草述钩元》:惟大燥,一法用盐水浸一日,取出晒干,再同盐炒过用。《得配本草》:暖肾,盐水炒。

3.《本草述钩元》:……紧急微炒用,止泻面炒,补肾麻子仁炒。

4.《得配本草》:蒸制恐其性燥,乳拌蒸。胡麻、胡桃拌蒸亦可。恐其热入心脏,童便浸蒸。

【性味归经】

1.《药性论》:味苦、辛。

2.《证类本草》:味辛,大温。无毒。

3.《雷公炮炙论》:性本大燥。毒。入肾经。

4.《本草汇言》:入手厥阴、足太阴及命门诸经。

5.《雷公炮制药性解》:入肾经。

6.《本草撮要》:味辛。入足少阴、厥阴经。

7.《本草新编》:味苦、辛,气温。无毒。入脾、肾二经。

8.《神农本草经百种录》:辛苦大温。入心包、命门。

9.《玉楸药解》:味辛、苦,气温。入足太阴脾、足少阴肾、手阳明大肠经。

10.《本草经解》:入足阳明胃经、手太阴肺经、足少阴肾经。

11.《要药分剂》:入脾、命门、心包三经。

【功用主治】

1.《日华子本草》:兴阳事,治冷劳,明耳目。

2.《药性论》:主男子腰疼膝冷,囊湿,逐诸冷痹顽,止小便利,腹中冷。

3.《开宝本草》:主五劳七伤,风虚冷痹,骨髓伤败,肾冷精流,及妇人血气堕胎。

4.《图经本草》:主卑湿伤于内外,众疾俱作,阳气衰绝,服乳石补益之药,百端不应。

5.《本草纲目》:治肾泄,通命门,暖丹田,敛精神。

6.《本草品汇精要》:固精气。

7.《本草蒙筌》:治男子劳伤,疗妇人血气,腰膝酸疼神效,骨髓伤败殊功。除囊湿而缩小便,固精滑以兴阳道。却诸风湿痹,去四肢冷疼。恶甘草须知。

8.《雷公炮制药性解》:主五劳七伤,阳虚精滑,腰痛膝冷,囊湿肾寒。按:破故纸,苦能坚肾,且性大温,故专走少阴。然气燥不宜多用,命门有火及津枯者忌之。

9.《本草征要》:补骨脂,兴阳事,止肾泄。固精气,止腰疼。一名破故纸。暖则水藏,壮火益土之要药也。

10.《神农本草经百种录》:补火生土,燥湿止泻。盐水炒用。多服、单服能下气。

11.《玉楸药解》:温暖水土,消化饮食,升达肝脾,收敛滑泄,遗精带下,溺多便滑诸证。

12.《本草分经》:补相火,以通君火,暖丹田,壮元阳,能纳气归肾。

13.《医林纂要》:治虚寒喘嗽。

【用法用量】

内服：煎汤，一钱半至三钱；或入丸、散。外用：研末擦或酒浸搽。

【禁忌】

1.《海药本草》：恶甘草。

2.《本草纲目》：忌芸薹及诸血，得胡桃、胡麻良。

3.《神农本草经疏》：凡病阴虚火动，梦遗，尿血，小便短涩及目赤口苦舌干，大便燥结，内热作渴，火升目赤，易饥嘈杂，湿热成痿，以致骨乏无力者，皆不宜服。

4.《本草征要》：补骨脂，恶甘草。忌羊肉、诸血，胡桃拌炒。按：补骨性燥，凡阴虚有热，大便闭结者戒之。

5.《得配本草》：阴虚下陷，内热烦渴，眩晕气虚，怀孕心胞热，二便结者禁。

6.《本草害利》：此性燥助火，凡病阴虚火动，阳道妄举，梦遗尿血，小便短涩，及目赤口苦舌干，大便燥结，内热作渴，火升嘈杂，湿热成痿，以致骨乏无力者，皆忌服。能堕胎。孕妇忌。

【选方】

1. 补骨脂煎（《圣济总录》）

[组成]补骨脂（炒）一两，安息香（研）一两，胡桃仁二两。

[主治]妇人带下并脚弱。

[用法用量]上为极细末，炼蜜调如稀饧。每服半匙，空心温酒调下。

2. 补骨脂散（《圣济总录》）

[组成]补骨脂（炒）一两，茴香子（炒）一两，葫芦巴（炒）一两，槟榔（锉）半两，青橘皮（去白，炒）三分，沉香（锉）半两。

[主治]膀胱久虚，便溲不禁，腹胁虚满，少腹疼痛。

[用法用量]上为散。每服二钱匕，盐酒或盐汤调下。

3. 补骨脂汤（《圣济总录》）

[组成]补骨脂（炒）一两，附子（炮裂，去皮脐）一两，人参一两，肉苁蓉（酒浸，切，焙）一两，五味子（去梗）一两。

[主治]骨虚酸痛多倦。

[用法用量]上咬咀，如麻豆大。每服三钱匕，水一盏，煎至七分，临熟入酒二分搅匀，去滓，食前温服。

4. 补骨脂丸一（《圣济总录》）

[组成]补骨脂（炒）一两，肉苁蓉（酒浸，切，焙）一两，麦冬（去心，焙）半两，菖蒲半两，远志（去心）半两，钟乳粉半两。

[主治]瘖痱。

[用法用量]上为末，炼蜜为丸，如梧桐子大。每服三十丸，空心、日午、临卧温酒或盐汤送下。

5. 补骨脂丸二（《太平惠民和剂局方》）

[组成]补骨脂四两（炒香），菟丝子四两（酒蒸），胡桃肉一两（去皮），乳香、没药、沉香（各研）三钱半。

[主治]下元虚败，脚手沉重，夜多盗汗。此药壮筋骨，益元气。

[用法用量]炼蜜丸如梧子大。每服二三十丸，空心盐汤温酒任下，自夏至起，冬至止，日一服。

6. 治肾漏方（《本草述》）

[组成]破故纸二两，韭子二两。

[主治]玉茎不痿，精滑无歇，时时如针刺，捏之则脆，此名肾漏。

[用法用量]为末。每用三钱，水二盏煎六分服，日三次，愈则止。

7. 补骨脂裹方（《圣济总录》）

[组成]补骨脂（微炒）二两。

[主治]打扑伤损。

[用法用量]上为末。用醋煮黄米粥，摊在纸上，封裹损处。

8. 补骨脂煎丸（《圣济总录》）

[组成]补骨脂（微炒，别捣）二两，附子（炮裂，去皮脐）一两，葫芦巴（微炒）一两，巴戟天（去心）一两，白槟榔（炮，锉）一两，桃仁一两（去皮尖双仁，以酒一升，别研如酪，于银石器中熬五至七沸，次入蜜二两，又煎五至七沸；入安息香半两，以酒半盏，研细滤入煎内；次入补骨脂末，熬成膏），沉香半两。

〔用法用量〕上为末,以煎膏为丸,如梧桐子大。每服三十丸,生姜盐汤送下。

9. 养血返精丸(《本草述钩元》)

〔组成〕破故纸炒二两,白茯苓一两(为末),没药五钱。

〔主治〕定心补肾。

〔用法用量〕以无灰酒浸,高一指,煮化,和末,丸梧子大。每服三十丸,白汤下。

10. 八味补骨脂丸(《圣济总录》)

〔组成〕补骨脂(炒)一两,巴戟天(去心)一两,桑螵蛸(炒)一两,菟丝子(酒浸三日,别捣)一两,牛膝(酒浸,切,焙)一两,熟干地黄(焙)一两,干姜(炮)半两,枳壳(麸炒,去瓤)三分。

〔主治〕小便滑数。

〔用法用量〕上为末,酒煮面糊为丸,如梧桐子大。每服二十丸,空心、食前温酒下;粟米饮亦得。

11. 五味补骨脂丸(《圣济总录》)

〔组成〕补骨脂(炒、研)五两,附子(炮裂,去皮脐)二两,桂(去粗皮)二两,胡桃仁(烫,去皮膜,研)三两,安息香二两(酒化,滤去滓,熬成膏)。

〔主治〕小便多利。

〔用法用量〕上药捣罗二味为末,与补骨脂、胡桃仁合研匀,用安息香膏和捣为丸,如梧桐子大。每服二十丸,空心,食前温酒送下;盐汤亦得,加至三十丸。

12. 二神丸(《普济本事方》)

〔组成〕破故纸四两(炒香),肉豆蔻二两(生)。

〔主治〕脾肾虚弱,全不进食。

〔用法用量〕上为细末,用大肥枣四十九个,生姜四两,切片同煮,枣烂去姜,取枣剥去皮核用肉,研为膏,入药和杵,丸如梧桐子大。每服三十丸,盐汤下。

13. 破故纸散(《补要袖珍小儿方论》)

〔组成〕破故纸一两(炒)。

〔主治〕小儿遗尿。

〔用法用量〕为末,每服一钱,热汤调下。

14. 返精丸(《魏氏家藏方》)

〔组成〕破故纸二两(隔纸炒令香熟),白茯苓一两(去皮)。

〔主治〕定心,补肾。

〔用法用量〕上二味为细末,用没药半两,捶破,以无灰酒浸,高没药一指许,候如稠汤状,搜前二味,丸如梧桐子大。每服三五十丸,随食汤下;如没药性燥难丸,再以少酒糊同搜丸,食前服。

15. 破故纸丸(《魏氏家藏方》)

〔组成〕破故纸(大者盐炒)、茴香(盐炒)。

〔主治〕肾气虚冷,小便无度。

〔用法用量〕上等分为细末,酒糊为丸如梧桐子大。每服五十丸或百丸,空心温酒、盐汤下。

16. 通气散(《伤寒保命集》)

〔组成〕破故纸、胡桃肉。

〔主治〕妊娠腰痛,状不可忍。

〔用法用量〕破故纸不以多少,瓦上炒香熟,为末,嚼胡桃肉一个,空心温酒调下三钱。

17. 青娥丸(《太平惠民和剂局方》)

〔组成〕胡桃(去皮膜)二十个,蒜(熬膏)四两,破故纸(酒浸炒)八两,杜仲(去皮,姜汁浸炒)十六两。

〔主治〕肾气虚弱,风冷乘之;或血气相搏,腰痛如折,起坐艰难,俯仰不利,转侧不能;或因劳役过度,伤于肾经;或处卑湿,地气伤腰;或坠堕伤损,或风寒客搏,或气滞不散,皆令腰痛;或腰间似有物重坠,起坐艰辛者,悉能治之。

〔用法用量〕上为细末,蒜膏为丸。每服三十丸,空心温酒下;妇女淡醋汤下。

【各家论述】

1.《图经本草》:今人多以胡桃合服。此法出于唐郑相国。自叙云:予为南海节度,年七十有五。越地卑湿,伤于内外,众疾俱作,阳气衰绝,服乳石补益之药,百端不应。元和七年,有诃陵国舶主李摩诃,知予病状,遂传此方并药。予初疑而未服,摩诃稽颡固请,遂服之。经七八日而觉应验。自尔常服,其功神验。十年二月,罢郡归京,录方传之。破故纸十两,净择去皮洗过,捣筛令细,用胡桃瓤二十两,汤浸去皮,细研如泥,即入前末,更以好蜜和,搅令匀如饴糖,盛于瓷器中。旦日以暖酒二合,调药一匙服之,便以饭压。如不饮人,以暖熟水调亦可。服弥久则延年益气,悦心明目,补添筋骨。但禁食芸薹、羊血,余无忌。

2.《本草纲目》:按白飞霞《方外奇方》云,破故纸收敛神明,能使心胞之火与命门之火相通,故元阳坚固,骨髓充实,涩以治脱也。胡桃润燥养生,血属阴恶燥,故油以润之,佐破故纸有木火相生之妙。故语云,破故纸无胡桃,犹水母之无虾也。又破故纸恶甘草而《瑞竹堂经验方》青蛾丸内加之何也?岂甘草能和百药,恶而不恶耶?又许叔微《本事方》云,孙真人言补肾不若补脾。予曰,补脾不若补肾,肾气虚弱则阳气衰劣,不能熏蒸脾胃,脾胃气寒,令人胸膈痞塞,不进饮食,迟于运化,或腹胁虚胀,或呕吐痰涎,或肠鸣泄泻,用破故纸补肾,肉豆蔻补脾,二药虽兼补,但无斡旋,往往常加木香以顺其气,使之斡旋空虚仓廪,仓廪空虚则受物矣。

3.《珍珠囊补遗药性赋》:补骨脂名破故纸,扶肾冷,绝梦泄精残。补骨脂,味辛大温无毒,主血气劳伤,禁惊热,杀疳虫。

4.《神农本草经疏》:能暖水脏;阴中生阳,壮火益土之要药也。其主五劳七伤,盖缘劳伤之病,多起于脾肾两虚,以其能暖水脏、补火以生土,则肾中真阳之气得补而上升,则能腐熟水谷、蒸糟粕而化精微。脾气散精上归于肺,以荣养乎五脏,故主五脏之劳,七情之伤所生病。风虚冷者,因阳气衰败,则风冷乘虚而客之,以致骨髓伤败,肾冷精流,肾主骨而藏精,髓乃精之本,真阳之气不同,即有证见矣,固其本而阳气生,则前证自除。男子以精为主,妇人以血为主,妇人血气者,亦犹男子阳衰肾冷而为血脱气陷之病,同乎男子之肾冷精流也。

5.《本草汇言》:补骨脂,味辛、气香、性热无毒。阳中微阴,降多升少……补骨脂:补肾命,暖丹田。方龙潭:壮精髓之药也。沈孔庭稿:夫肾与命门,水火真阳之所司也。何也?第肾有两枚,而命门又居两肾之中,脊骨十四椎之间,与脐相对,人身真阳之精,于此藏焉。之源也,取象于坎。以一阳居于二阴之间耳。阴阳和平,则水火交济而无患矣。阴阳离决,人变病焉。如阳虚肾冷,精道不固而自流;或脾肾衰败,大便虚泻而久泄;或肝肾流湿,阴囊湿漏而浸淫;或风湿冷痹,腰膝不用而痿躄等证,用补骨脂辛香而热,以盐酒浸炒香熟,使盐入肾经,酒行阳道。香则通气,熟则温补,故四神、补肾诸丸内,加此药以治脾肾虚寒者,用无不验。凡病阴虚火动者,阳事妄举者,梦遗尿血者,小便短赤者,口苦舌干者,大便燥结者,内热作渴者,升目赤者,心嘈易饥者,温热成痿,以致骨乏无力者,均不宜用。杨士行先生曰:古书言,今人多以胡桃肉合服,用补骨脂十两,如前法修制,捣筛令细,用胡桃肉二十两,汤炮去皮,细研如泥,以饴糖和丸梧子大,温酒服之,久则益气明目,悦颜色,延寿年,补健筋骨。但禁芸薹菜、羊血,余无所忌。按白飞霞方云:补骨脂属火,收敛神明,能使心胞之火与命门之火相通,使元阳坚固,骨髓充实。涩以治脱也。胡桃属木,益命门,补三焦,油润以利血脉也。佐破故子,有木火相生之妙。孙真人言补肾不若补脾,又云补脾不若补肾。肾气虚弱,则阳气衰少,不能熏蒸脾胃。脾胃气寒,令人胸膈痞塞,饭食难入。虽强进,终迟于运化。或腹胁虚胀,或呕吐痰涎,或肠鸣泄泻,譬之釜中之物,无力,虽终日不能腐熟。故《济生》二神丸,治脾胃虚寒泄泻,用补骨脂补肾,肉豆蔻补脾。二药虽皆补二脏之阳,但无斡旋培养之力。加木香以顺其气,使之斡旋运动。或加人参,以充其气,使之培养元基,则仓廪开通,水谷行运,而脾胃自能受物消物矣。缪仲淳先生曰:胃犹釜器也,肾命犹火薪也。补骨脂禀火土之气而生,专暖水脏,壮火土,能补肾命真阳之气。真阳之气得补而上升于胃,则能腐熟水谷;下应于脾,则能蒸糟粕而运化精微,以荣养五脏之阳。如脾之阴湿而不食,肾之寒冷而精流,心之怯悸而默默,大肠虚陷而溏泄,妇人血冷水带而腹疼,皆无阳也。此药辛香燥烈,能起脾肾命门之阳气,则五脏诸寒之病自除矣。若施于肾虚阴虚、血虚火盛者，反致取咎，岂云五劳七伤，概可用乎？集方：凌旦峰家珍，治阳虚肾冷，精道不固。用补骨脂酒浸一宿，青盐炒各一两，菟丝子酒炒三两，黄芪、白术、肉桂、石斛各一两，萆薢四两，共为末，炼蜜丸，每早服三钱。同前：治脾胃两虚，天明溏泄、久泄。用补骨脂酒制，肉豆蔻去油，白术土拌炒，诃子肉去油，吴茱萸汤炮二次、去苦味，肉桂、炙甘草各一两。同前：治肝肾虚寒，湿气下流，阴囊湿漏多水。用补骨脂酒浸宿，炒，于白术、土拌炒各四两，苍术、米泔水浸炒一两，小茴香三两。同前：治风湿寒气，袭于足三阴经，腰膝痿躄。用补骨脂酒浸一宿，萆薢、防风、牛膝、木瓜、虎骨、当归、川芎、羌活、白术、苍术、姜黄、甘草、海桐皮、桂枝，酒煎温和服。郭侍郎传：治妇人阳气不足，精神疲败，白带白淫。用补骨脂酒浸炒四两，当归、白术、人参各一两，肉桂、藁本、白芍药、枸杞子各二两，龙骨细末八钱。《本事方》：治肾气虚寒，小便无度。用补骨脂酒浸一宿，小茴香盐水炒各一两，共为末，每服三钱，丸散汤三法皆可治。御制方：肾虚牙痛日久。用补骨脂三两，青盐一两，共炒匀为末。每服二钱，丸散汤三法随用。《传信方》：治风虫牙痛，上连头脑。用补骨脂五钱，乳香二钱，炒研擦之。或为丸塞孔内。《直指方》：治打坠腰痛，瘀血凝滞。用补骨脂三两，酒浸半日，晒干炒，大茴香炒三两，肉桂一两，不见火，共为末。每用二钱，热酒同服。《广笔记》云：肾司二便，久泄不止，下多亡阴，当求责肾。补骨脂、白豆蔻、肉果、大茴香、北五味之属，不可废也。白术、陈皮，虽云健胃除湿，救标则可；若多服反能泻脾，以其燥能损津液故也。

6.《颐生微论》：胡桃肉拌炒。达命门，兴阳事，固精气，理腰疼，止肾泄。（新补）按：补骨脂暖补水脏，壮火益土之要剂，宜丸不宜煎。但性过于燥，阴虚火动，大便秘结者戒之。

7.《景岳全书》：能固下元，暖水脏，治下焦无火，精滑带浊，诸冷顽痹，脾肾虚寒而为溏泄下痢。以其暖肾固精，所以能疗腰膝酸疼，阴冷囊湿，缩小便，暖命门小腹，止腹中疼痛肾泄。以其

性降，所以能纳气定喘，惟其气辛而降，所以气虚气短，及有烦渴眩晕者，当少避之，即不得已，用于丸中可也。

8.《药品化义》：补骨脂属阳，体干而细，色皮黑肉黄，气炒香，味辛带苦，性温，能沉，力温肾，性气与味俱厚，入肾脾二经。补骨脂气香透骨，味辛入肾，专温补足少阴经络。主治阳道痿而精自流，丹田弱而尿不禁，小腹寒而阴囊湿，下元虚而腰膝软，此皆少阴经虚寒所致。藉此辛温以暖之，则元阳坚固，骨髓充实矣。盖肾主二便，若五更时大泻一次者为肾泻，以此入四神丸温补肾经。又取内黄气香，更能醒脾，则腹泻自止，脾气自健。但性味辛温，少年色欲劳损，阴虚内热者不宜用。

9.《轩岐救正论》：愚以为此亦惟禀阴藏而命火不充，下元虚冷，一切症属沉寒者宜之。若阳藏而肠胃燥热者，则反为害耳。是在人之有宜有不宜，若以为燥毒，则谬论也予每用此与参附治元气上脱，脉浮沉无力者不拘阴阳屡验，可知其为纳气归源温补真阳之善药也。

10.《本草乘雅半偈》：骨者形之一，肾之合也。盖形之所由生，必先骨髓始，次及筋肉血脉皮毛，曰五形，即脏之所由生，亦必先肾之肝，肝之脾，脾之心，心之肺曰五脏。脏藏神，形载气也。肝者筋之合；脾者肉之合；血脉者心之合；皮毛者肺之合。合则神与脏俱，气与形俱矣。第肾独有两，左曰水，右曰命门火；水即髓之源，火即生之本。本于阴阳，其气五脏五形，皆通乎生气。失其所，则折寿而不彰，此寿命之本也。固色黑从肾，宜归于左；辛温从火，又当偏向于右矣。是以两脏咸交，驱水火之精气，补神骨髓。髓者，骨之脂也。复从骨髓，淫气于骨，散精于肾，次第森荣，互为变化，则凡五脏化薄，致五形离决，而为劳为伤；五形化薄，致五气消亡，而为极为痹，仍可使之次第森荣，互为变化。所谓骨气以精，谨道如法，长有天命。

11.《本草汇笺》：补骨脂，温暖水脏，阴中生阳，壮火益水之要药也。凡肾气虚弱，则阳气衰劣，不能熏蒸脾胃，脾胃气寒，令人胸膈痞塞，饮

食迟于运化，或腹胁虚胀，或呕吐痰涎，或肠鸣泄泻，此二神丸以故纸补肾，肉豆蔻补脾；加木香以转运之，是为三神丸也。凡虚劳症，多起于脾肾两伤，以故纸补火生土，则肾中真阳之气得补上升，则能腐熟水谷，蒸糟粕而化精微，于是脾气散精，上归于肺，以荣养乎五脏也。丹溪云：久患气症，气不归元，服药无效者，以破故纸为君，则效。若今人则动欲以附子归元矣……按破故纸属火，收敛神明，能使心包之火与命门之火相通，故元阳坚固，骨髓充实，涩以治脱也。胡桃属木，润燥养血，血属阴、恶燥，故油以润之，佐破故纸，有水火相生之义。凡肾气虚弱，风冷乘之，或血气相抟，腰痛如折，俯仰不利，或因劳役伤肾，或湿痹伤腰，或堕跌损伤，或风寒客搏，或气滞不散，皆令腰痛，或腰间如物重坠。用破故纸(酒浸、炒)一斤，杜仲(去皮、切、姜汁炒)一斤，胡桃肉(去皮)二十个，为末，以蒜捣膏一两，和丸梧子大，空心，温酒服二十丸，妇人淡醋汤下，是为青娥丸仿，治打坠腰痛，瘀血凝滞，用破故纸(炒)、茴香(炒)、辣桂等分为末，每热酒服二钱。慎斋云：破故纸，温肾且行气，同小茴香，治腰痛及小腹涩痛，可以行阴中之气滞。其性温气燥，若命门火炽及津枯者，未可混用。小儿遗溺，膀胱冷也，夜属阴，故小便不禁，用破故纸(炒)，为末，每夜热汤服五分。凡小便无度，总属肾气虚寒，用破故纸十两(酒蒸)，茴香十两(盐炒)，为末，酒糊丸梧子大，每服百丸，盐酒下；或以末掺猪肾，煨食之。

12.《本草述》：补骨脂之名，即本草谓其主治骨髓伤败也。第先哲谓此味能使心包之火与命门火通，乃冷元阳坚固，骨髓充实，却先言其能收敛神明，乃得如是。盖缘人之神明主于心，而心固火之主也，夫气为火之灵，如得主火者能收敛其神明，而离之为坎主者又何元阳之不坚固乎？第所云骨髓充实者，即由元阳坚固所致，道家所谓气盛则精盈，精盈则气盛者，如斯义也。经曰水之精为志，之精为神，又曰志者骨之主也，又曰肾主骨(肾为作强之官，故主骨也)，骨者髓之府，髓者骨之充也，又曰髓者地气之所生，又曰人始生，先成精，精成而脑髓生。合而绎之，髓所

以充骨，而精所以生髓，乃志先为骨之主，以为水精，而神更为志之先，以裕水化，能使天气之火精静敛，乃致地气之水精充盈，是水火原为同宫而神志自为相应，有如斯乎，即人身一切皆听命于君主者，于是可窥一斑，而阳为阴先之义亦足征也。如骨髓原属至阴之液所化，乃至阴之所以化液为髓者，则阴中之阳。志固阴中之阳欲出地者也(《本草》以"风、虚、冷"三字冠于骨髓伤败之前，明指阴中之阳虚，盖风者出地之阳也)，唯兹味煞能即水摄火，即火运水，乃得阴阳相付，而后气扔归于肾之形，形乃归于肾之器(肾之器，即骨是也)，阴精乃得化髓以填骨空。盖其收摄精气者，皆即水摄火之元机；其补益形器者，又即火运水之妙理也(即水摄火，是火降于水中，则阴得阳化以益形；即火运水，是水升于火中，则阳得阴和以益气。故下而益阴者，须得阳之动；上而益阳者，须得阴之静)。或曰：诸本草主治五劳七伤，男子腰疼膝冷，囊湿，逐诸冷痹顽，是为形器之补益者非小也，是皆补骨髓之明效欤？曰：是固然矣。请更畅之，盖此味能摄气归元，是《内经》所谓气归精也，气归精，是气生精也，即此便得如《内经》所云精归化矣，精归化者，又《内经》所云精化为气也，即此又便得如《内经》所云气生形，形归气矣，又何有骨髓衰败而病于五劳七伤，如腰疼诸证之不瘳耶？第世医但知能补下焦阳虚耳，大为卤莽。

13.《本草新编》：补骨脂，即破故纸也。治男子劳伤，疗妇人血气，止腰膝酸疼，补髓添精，除囊涩而缩小便，同精滑而兴阳事，去手足冷疼，能定诸逆气。但必下焦寒虚着，始可久服。倘虚火太旺，止可暂用，以引火归原，否则，日日服之，反助其浮游之火上升矣。古人用破故纸，必用胡桃者，正因其性过于燥，恐动相火，所以制之使润，非故纸必须胡桃也。或问补骨脂既不可轻用，而青娥等丸，何以教人终日吞服，又多取效之神耶？不知青娥丸，治下寒无火之人也。下寒无火者，正宜久服，如何可禁其少用乎。命门火衰，以致腰膝之酸疼，手足之逆冷，甚则阳痿而泄泻。苟不用补骨脂，急生其命门之火，又何以回阳而

续命乎。且补骨脂尤能定喘，肾中虚寒，而关元真气上冲于咽喉，用降气之药不效者，投之补骨脂，则气自归原，正藉其温补命门，以回阳而定喘也。是补骨脂，全在审其命门之寒与不寒而用之耳，余非不教人之久服也。或问破故纸虽善降气，然亦能破气，何子未言也？曰：破故纸，未尝破气，人误见耳。破故纸，乃纳气归原之圣药，气之不归者，尚使之归，岂气之未破者而使之破乎？惟是性过温，恐动命门之火，火动而气动，气动而破气者有之。然而用故纸者，必非单用，得一二味补阴之药以济之，则火且不动，又何能破气哉？或问补骨脂治泻有神，何以脾泻有宜有不宜乎？不知补骨脂，非治泻之药，不治泻而治泻者，非治脾泄，治肾泄也。肾中命门之火寒，则脾气不同，至五更痛泻者，必须用补骨脂，以温补其命门之火，而泻者不泻矣。若命门不寒而脾自泻者，是有火之泻，用补骨脂正其所恶，又安能相宜哉。或问补骨脂无胡桃，犹水母之无虾，然否？嗟乎。破故纸何藉于胡桃哉。破故纸属火，收敛神明，能使心包之火与命门之火相通，不必胡桃之油润之，始能入心入肾也。盖破故纸，自有水火相生之妙，得胡桃仁而更佳，但不可谓破故纸，必有藉于胡桃仁也。或疑破故纸阳药也，何以偏能补肾？夫肾中有阳气，而后阴阳有既济之美。破故纸，实阴阳两补之药也，但两补之中，补火之功多于补水。制之以胡桃仁，则水火两得其平矣。或问破故纸补命门之火，然其气过燥，补火之有余，恐耗水之不足。古人用胡桃以制之者，未必非补水也。不知胡桃以制破故纸者，非制其耗水也，乃所以助肾中之火也。盖肾火非水不生，胡桃之油最善生水，肾中之水不涸，则肾中之火不寒，是破故纸得胡桃，水火有两济之欢也。

14.《顾氏医镜》：补骨脂，辛大温，入肾经。盐水浸三日，胡桃油炒。兴阳事，补助相火之功也。固精气，取其辛大温之气，以壮真阳，使之涵乎阴精而不走。止肾泄，命门火衰，不能熏蒸脾胃，腐熟水谷。以致五更溏泄，丹田得暖，而泄自除。治腰疼。肾气虚弱，或风冷乘之，或寒湿浸之，或因气滞不散，或因跌扑瘀凝，皆取其辛散温

行，而又有补水脏之功。补水脏，壮水益土之要药。大温而燥，凡阴虚内热之人及大便闭结者，戒用。

15.《冯氏锦囊秘录》：按：破故纸，属火，收敛神明，能使心包之火与命门之火相通，故元阳坚固，骨髓充实，涩以治脱也。胡桃属木润燥养血，血属阴，恶燥，故油以润之，佐破故纸有木火相生之妙，故语云：破故纸无胡桃，犹水母之无虾也。按：补骨脂，色黑，北方之正，味辛，暖水脏之阳，故能达命门，兴阳事，固精气，理腰疼，止肾泄，壮土益火之要剂。但性过于燥，阴虚火动，大便秘结者戒之。

16.《本草经解要》：补骨脂大温，天阳明之火气，入足阳明胃经；味辛无毒，得地西方之金味，入手太阴肺经；色黑而形如肾，入足少阴肾经。气味俱升，阳也。其主五劳七伤者，五脏之劳，食、忧、饮、房室、饥劳，经络营卫七者之伤，莫不伤损先天后天真气而成也；补骨入肾，补真阳以生土，先天与后天相接，腐水谷而化精微，则劳者可温，而伤者可益。风虚冷者，邪风乘虚而入，以致患冷也；其主之者，辛温可以散风祛冷也。肾主骨，骨髓伤败，肾虚寒也，肾既虚寒，则气不足摄精，精自流矣。补骨温益阳气，辛能润髓，所以主之。妇人血气，妇人血冷气寒也；补骨温肺，肺主气，而为津液之化源，所以治血冷气寒也。胎者大气举之也，补骨辛温，温能活血，辛能散气，气血活散，所以堕胎也。

17.《玉楸药解》：阳衰土湿之家，中气埋郁，升降失位，金上逆，水木下陷。夜而阴旺湿增，心肾愈格。子半阳生之际，木气萌生，不得上达，温气下郁，遂兴阳而梦泄。此宜燥土泻湿，升脾降胃，交金木而济水火。道家媒合，婴儿姹女，首重黄婆，玄理幽妙，医工不解也。方书称其延年益寿，虽未必信，然要亦佳善之品也。盐酒拌润，炒，研，晒干用。同青盐、乳香，搽日久牙痿。

18.《得配本草》：辛、苦，大温。入命门、手厥阴经。暖肾脏以壮元阳，补相火以通君火。治肾冷精滑，带浊遗尿，腹冷溏泄，腰膝酸疼，阴冷囊湿。得肉果、大枣为丸，治脾肾虚泄。或加

木香。得山栀、茯神,治上热下寒。配茴香、肉桂,治血瘀腰疼。配胡桃、杜仲,治风寒腰痛。暖上焦,酒炒蒸。暖肾,盐水炒。恐其性燥,乳拌蒸,胡麻、胡桃拌蒸亦可。恐其热入心脏,童便浸蒸。

19.《本草求真》:凡五痨曰志痨、心痨、思痨、忧痨、瘦痨。七伤曰阴寒、阴痿、里急精枯、精少、精清、下湿小便数、临事不举。因于火衰而见腰膝冷痛、肾冷流精、肾虚泄泻及妇人肾虚脱滑,用此最为得宜……若认症不真,或因气陷气短而见胎堕,应用参芪。水衰火盛而见精流泄泻,应用滋润,兼以清利。妄用补骨脂止脱,则杀人惨于利器矣。

20.《本草正义》:补骨脂[发明],补骨脂始见于甄权《药性论》,名婆固脂。濒湖谓是胡语,盖本是波斯国产。《开宝本草》遂称破故纸。李氏《纲目》则曰:补骨脂,亦因旧暗近似而言其功用耳。味辛气温而燥,肾家阳药。甄权谓治男子腰疼膝冷,逐诸冷痹顽,止小便,腹中冷,皆胜寒温肾而言。又谓治囊湿,则肾膀之湿外溢,此物温燥,故能治之。然亦惟偏寒者宜之,而湿火外溢者又当别论。《开宝》谓治风虚冷、骨髓伤冷、肾冷精流,皆是温涩之用。又谓治五劳七伤,斯过甚言之。且古之所谓虚劳,固专以虚寒言也。又谓治妇人血气堕胎,则太嫌浑漠,几不可解,盖言血气虚寒之不能固护者耳。《大明》谓兴阳事。濒湖谓治肾泄,通命门,暖丹田,其旨皆同。若《大明》又谓明耳目,濒湖又谓敛精神,则因其固涩而充分以言之矣。

21.《本草述钩元》:补骨脂色黑,宜归左肾,而辛温偏向命门。两脏咸交,驱水火之精气,补脾骨髓……又命门元阳,乃水中之火也,主静而不动。三焦乃阴化阳静而动之初气,故《难经》谓为元气之别使。观《海藏》补肾与三焦之虚者,同用苁蓉、故纸,而补命门止用桂附,此亦足征三焦与命门之所以异矣。

22.《本经续疏》:骨髓肾精皆水属也。凡水遇寒则凝,得热斯流。今曰肾冷精流,于理已不合,加之骨髓伤败而冠以风虚冷。风虚冷者果能

使骨髓伤败肾冷精流乎?夫惟风虚冷乃能为骨髓伤败肾冷精流固也。然有二义焉,一者风冷而水遂涸也,一者风虚而水不涨也。风冷而水遂涸,验之于四时之序。风虚而水不涨,验之于潮汐之候。夫风从西北者为冷风,风从后来者曰虚风,一岁之中,热则水涨,寒则水消,一潮之上,东南风则水涨,西北风则水不涨,盖凝则成形,释则成气者,阳也。凝则成气,释则成形者,阴也。故曰:阳化气,阴成形,此水所以盛于夏减于冬也,至阴之气,当冬令闭密严厉,则水凝为寒也,转瞬春融,不必霖雨,水自能盈,则寒释为水也。天气且然,何况人身。当五劳七伤之余,遭萧索飘零之局,髓之充于骨,精之藏于肾者,何能不化而为肃杀严厉以应之。于是静而不动者为之伤败焉,动而不静者为之流散焉。于斯时也,得不以温和之气踞于水中,转冷风为融风,自然伤败者复完,冷流者复聚。此则必有取于花紫而实黑,且味辛气热之补骨脂矣。补骨脂何以能踞水中而转融风,夫花紫固已赤黑相兼,水火相入,且黑实正是水色,而味辛气热即伏其中,则辛之通热之行,直如风自东南来,解冻泽物,转寒气为温气也。妇人血气堕胎者,承上之词,亦以血气虚冷伤败,而不能系胎元也。此物当与天雄之治阴寒精自出,巴戟天之治大风邪气阴痿不起互参也。

23.《本草思辨录》:按《开宝》补骨脂主治,以五劳七伤冠首而踵以风虚冷,是风虚冷由五劳七伤而致也。再继之以骨髓伤败,肾冷精流,又由风虚冷而致也。夫肾家之风,有因热而生者,如天麻丸之用萆薢、玄参、生地黄也。此则因虚冷而生风,故宜以味辛大温之补骨脂拯之。

24.《神农本草经读》:《开宝》云堕胎者,言其人素有堕胎之病,以此药治之,非谓此药堕之也。盖胎藉脾气以长,藉肾气以举,此药温补脾肾,所以大有固态之功。数百年来,误以黄芩为安胎之品,遂以温药碍胎,见《开宝》有"堕胎"二字,遂以"堕"字不作病情解,另作药功解。或问《本经》牛膝本文,亦有"堕胎"二字,岂以堕字作药功解乎?曰:彼顶"逐血气"句来,惟其善逐,所

以善堕,古文错综变化,难于执一(而论)。

【考释】

《开宝本草》始称"补骨脂",曰:"一名破故纸,生广南诸州及波斯国。树高三四尺,叶小似薄荷。其舶上来者最佳。"对原植物形态做了简要的介绍,认为进口品种质量较佳。《本草图经》谓:"补骨脂,生广南诸州及波斯国,今岭外山坂间多有之,不及蕃舶者佳。茎高三四尺,叶似薄荷。花微紫色,实如麻子,圆扁而黑。九月采,或云胡韭子也。胡人呼婆固脂,故别名破故纸。"清代《四川通志》载:"补骨脂,合州(今重庆合川)出。"《药物出产辨》云:"故约产四川为最,河南安徽次之。"从其详细的植物形态描写,产地及"梧州补骨脂"的附图,补骨脂由进口而逐渐国产,其与今之我国广为栽培的豆科植物补骨脂 *Psoralea corylifolia* L. 相符,现今除东北、西北地区外,全国均有分布,但主要来源于家种,主产于四川西昌、简阳、金堂,以及重庆合川、河南、安徽、陕西等地。其药用于 7～10 月秋季果实陆续成熟,分批采收。

阿　魏

（《唐本草》）

【异名】

熏渠(《唐本草》)，魏去疾(《药谱》)，阿虞、形虞(《酉阳杂俎》)，哈昔泥、熏渠、稳展、央匮(《本草纲目》)。

【释名】

1.《本草纲目》：阿虞(《纲目》)、熏渠(《唐本》)、哈昔泥。时珍曰：夷人自称曰阿，此物极臭，阿之所畏也。波斯国呼为阿虞，天竺国呼为形虞，《涅经》谓之央匮。蒙古人谓之哈昔泥，元时食用以和料。其根名隐展，云淹羊肉甚香美，功同阿魏。

2.《本草原始》：阿曰呢，魏曰哒，西番语也。一云：阿，我也；魏，畏也。此物极臭，阿之所谓也。

【产地分布】

1.《名医别录》：出伽阇郍国。

2.《本草图经》：出西蕃及昆仑，今唯广州有之。

3.《本草乘雅半偈》：出西番及昆仑，今云南长河中亦有。

【性状】

1.《酉阳杂俎》：阿魏木，呼为阿虞木，长八九尺，皮色青黄；三月生叶，似鼠耳，无花实，断其枝，汁出如饴，久乃坚凝，名阿魏。

2.《续博物志》：熏渠者，婆罗门云阿魏，苗、根似白芷。

3.《本草乘雅半偈》：苗叶根茎，酷似白芷，

或如草，或如木，此风土不同，禀质则异。咸属草类，非有草木两种也。同根捣汁，暴令干者次之。

4.《明一统志》：阿魏。有草根株独立，枝叶如盖，臭气逼人，生取其汁熬煎，名阿魏。

5.《本草纲目》：苏恭曰：阿魏，苗、叶、根、茎酷似白芷，捣根汁，日煎作饼者为上，截根穿暴干者为次。

6.《西域图志》：阿魏名星恭，出天山麓。根株独立，枝叶如盖，臭气逼人，生取其汁熬膏。有羊刺草上，生刺，蜜味甚甘美。

【炮制方法】

1. 净制　《洪氏集验方》：去砂石。

2. 切制　《太平圣惠方》：研。《瑞竹堂经验方》：别研。《本草蒙筌》：研作粉霜。《外科正宗》：切薄片。

3. 炮炙

(1) 酒制　《雷公炮炙论》：先于静钵中研如粉了，于热酒器上裹过，任入药用。《圣济总录》：酒化去沙石面和作饼子炙。

(2) 醋制　《太平圣惠方》：一两以醋一碗煎成膏。《丹溪心法》：醋化，醋煮，醋浸。《普济方》：醋面作饼，炙干。

(3) 面煨　《太平圣惠方》：面裹煨，面熟为度。《太平圣惠方》：用白面一两拌搜作饼子，爆令黄焦。《普济方》：用麸裹，煨令熟。

(4) 焙制　《苏沈良方》：薄切微焙。

(5) 蜜制　《圣济总录》：入蜜研细。

（6）童便制　《类编朱氏集验方》：小便先洗。

（7）泔制　《普济方》：米泔浸令软，以醋为糊用。

（8）炒制　《寿世保元》：棉纸包，水浸，炒干为度。

（9）复制　《修事指南》：李时珍曰：凡使阿魏，须用真阿魏，好丹砂各两，研匀和丸，皂子大，每空心人参汤化服一丸即愈。又能治癞疝疼痛，用阿魏二两醋合乔麦面作饼裹之，煨熟，用大槟榔二枚，钻孔溶乳香填满，亦以乔麦面裹之，煨熟，入硇砂末一钱，赤芍药末一两，合丸如梧子大，每食前酒下三十丸神效。

【性味归经】

1.《证类本草》：味辛，平。无毒。

2.《本草集要》：味辛，气平，热。无毒。

3.《本草征要》：味辛，温。无毒。入脾、胃二经。

4.《雷公炮制药性解》：入胃经。

5.《神农本草经疏》：入足太阴、阳明经。

6.《本草正》：味苦辛，性热。有毒。

7.《玉楸药解》：入足太阴脾、足厥阴肝经。

8.《本草新编》：味辛，气平，热。无毒。入脾、胃、大肠。

9.《本草撮要》：味辛。入足太阴、厥阴经。

【功用主治】

1.《海药本草》：主心腹中冷。

2.《日华子本草》：治传尸，破癥癖，冷气，辟温，治疟，兼主霍乱心腹痛，肾气，温瘴，御一切蕈菜毒。

3.《唐本草》：主杀诸小虫，去臭气，破癥积，下恶气。

4.《千金翼方》：主一切尸疰恶气。

5.《本草征要》：杀诸虫，破癥积，除邪气，化蛊毒。

6.《本草通玄》：截疟，止痢，解毒，止臭。

7.《本草会编》：解自死牛、羊、马肉诸毒。

8.《本草分经》：消肉积，去臭气，杀虫臭，烈伤胃，西番木脂熬成，今以胡蒜白伪之。

9.《本草撮要》：得丹砂为丸能截疟。得灵脂黄狗胆治噎膈痞积。

【用法用量】

外用：熬制药膏或研末入膏药内贴。内服：入丸、散，三至五分。

【禁忌】

1.《神农本草经疏》：脾胃虚弱之人，虽有痞块坚积，不可轻用。

2.《医林纂要》：多服耗气昏目。

3.《本草求真》：胃虚食少人得之，入口便大吐逆，遂致夺食泄泻，因而羸瘦怯弱。

4.《本草撮要》：阿魏，惟臭烈恐伤胃气。虚者须忌用。

【选方】

1. 阿魏丸一（《医学纲目》）

［组成］阿魏（醋浸一宿，研如泥）半两，黄连（炒）半两，花碱（研如粉）三钱，山楂肉一两，连翘一两半，半夏（皂角浸一宿）一两。

［主治］小儿食积，腹如蜘蛛状，肚痛，小便白浊。

［用法用量］上为末，炒神曲糊丸，如萝卜子大。每服二十丸，空心米饮下。

2. 阿魏丸二（《济生方》）

［组成］木香（不见火）、槟榔各半两，胡椒、阿魏（用醋化开）各二钱半。

［主治］气积，肉积，心腹膨满，结块疼痛，或引胁肋疼痛，或痛连背膂，不思饮食。

［用法用量］上为细末，用阿魏膏子，并粟米饭，杵和为丸，如桐子大。每服四十丸，不拘时候，生姜皮汤下。

3. 阿魏丸三（《妇人大全良方》）

［组成］当归（炒）、桂心、青皮、附子（炮）、阿魏（面裹煨，其面熟为度）、白术、川芎各一两，吴茱萸（炮）、木香、干姜各三分，槟榔、肉豆蔻（煨）、延胡索、莪术各一两，朱砂（细研）半两。

［主治］妇人血气攻心疼痛，及一切积冷气。

［用法用量］上为末，先以醋一升，煎阿魏成膏，和药末，捣一二百杵，丸如梧桐子大。每服二十丸，食前热酒下。

4. 阿魏丸四（《奇效良方》）

[组成]阿魏（酒浸化，旋入）、官桂（不见火）、莪术（炮）、萝卜子（炒）、麦蘖（炒）、神曲（炒）、青皮（去白）、干姜（炮）、白术各半两，百草霜三钱，巴豆（去壳油）三七粒。

[主治]脾胃怯弱，食肉食面，或食生果，停滞中焦，不能克化，致令胀满，肚腹疼痛，呕吐不食，或利或秘。

[用法用量]上件为细末，和匀，薄糊为丸，如绿豆大。每服二十丸，用姜汤送下。面伤用面汤送下，伤生果用麝香汤送下。

5. 阿魏丸五（《博济方》）

[组成]阿魏一两半，当归一两半（细切，醋炒），官桂半两，陈皮半两（去白，细切，醋炒），白及三分，吴白芷半两，蓬术一两，延胡索半两（锉碎，醋炒），木香三分，吴茱萸半两（醋炒），川芎半两，（醋炒），附子半两（炮，去皮脐），干姜一两（炮），肉豆蔻、朱砂各三分（研细末）。

[主治]男妇一切气，攻刺疼痛，呼吸不得，大肠滑泄。

[用法用量]上除阿魏、朱砂外，同杵为细末，以头醋半升，浸阿魏，经宿，用生绢袋取汁，煮面糊为丸，如梧桐子大。以朱砂为衣。每服五丸，温酒下，橘皮汤亦可，妇人醋汤下。

6. 扼虎膏（《圣济总录》）

[组成]胭脂、阿魏各一大豆许，同研。

[主治]疟疾。

[用法用量]以大蒜肉研和为膏，用大核桃一枚，劈开去仁，取一片以药膏子填在核内。疟发时，用药核桃覆在手虎口上，男左女右，令药着肉，以绯帛系定，经宿乃去。

7. 阿魏散（《太平圣惠方》）

[组成]阿魏一分（麸裹煨，面熟为度），川大黄半两（锉碎，微炒），槟榔一两，木香一分，桃仁三分（汤浸去皮尖双仁，麸炒微黄）。

[主治]骨蒸热，四肢烦疼，大便秘涩，无问远近。

[用法用量]上为细散，研麝香一钱，和桃仁更研令匀。每服二钱，食前暖青蒿汁半合、生姜汁半合、童便三合调下。以溏利为度。

8. 阿魏搐鼻法（《张氏医通》）

[组成]阿魏三钱，鸡内金一钱，冰片三分。

[主治]星翳。

[用法用量]蜜和拈着头上，令中空通气，外裹乌金纸，去着。每夜塞鼻中。

9. 阿魏积块丸（《证治宝鉴》）

[组成]三棱、莪术、雄黄、蜈蚣、自然铜、蛇含石、木香、铁华粉、辰砂、沉香、冰片、芦荟、阿魏、天竺黄、全蝎。

[主治]虫积腹痛，多嗜肥甘，唇红，脉滑。

[用法用量]上为末，入猪胆汁，炼蜜为丸。口服。

10. 阿魏通经丸（《经验良方》）

[组成]铁粉十钱，阿魏三钱，芦荟三钱，没药三钱。

[主治]子宫冲逆，因经闭者。

[用法用量]上为末，取二厘为一丸。每服十五丸，一日数次。

11. 阿魏雄黄丸（《圣济总录》）

[组成]阿魏（研）半两，雄黄（研）半两，柳枝（取向东者一至七茎，每茎长一尺，锉，焙，捣为细末），桃枝（取向东者一至七茎，每茎长一尺，锉，焙，捣为细末），丹砂（研）一分。

[主治]鬼疟经久不愈。

[用法用量]上再研为细末，用三家粽子角为丸，如梧桐子大，别研丹砂为衣。发时用净盏摩一丸，涂鼻尖并人中上，或未退，以冷水服一丸。须五月五日午时合。

12. 神效阿魏散（《摄生众妙方》）

[组成]天竺黄二钱，阿魏两钱两分，芦荟两钱，番木鳖一个，白僵蚕两钱，孩儿茶三钱，甘草三钱，大黄一两，穿山甲七片（炒焦）。

[主治]痞疾，积聚。

[用法用量]上为极细末。每服三钱，好酒调服。如重车行十里许时浓血化即愈。

13. 通气阿魏丸（《中藏经》）

[组成]阿魏二两，沉香一两，桂心半两，牵牛末二两。

[主治]诸气不通，胸背痛，结塞闷乱者。

［用法用量］上先用醇酒一升，熬阿魏成膏，入药末为丸，如樱桃大，朱砂为衣。每服一丸，酒化下。

【各家论述】

1.《海药本草》：谨按《广志》云，生石昆仑国，是木津液，如桃胶状。其色黑者不堪，其状黄散者为上。其味辛、温。善主于风邪鬼疰，并心腹中冷服饵。又云南长河中亦有阿魏，与舶上来者滋味相似一般，只无黄色。

2.《证类本草》：今人曰煎蒜白为假者，真者极臭，而去臭为奇物。今下细虫极效……或云：取其汁和米、豆屑，合酿而成乃与今广州所上相近耳。

3.《雷公炮炙论》：雷斅曰：凡使多有讹伪，其有三验。一将半铢安于熟铜器中一宿至明，沾阿魏处白如银，永无赤色；二将一铢置于五斗草自然汁中浸一夜至明，如鲜血色；三将一铢安于柚树上，树立干便是真。

4.《本草纲目》：时珍曰：阿魏有草、木二种。草者出西域，可晒可煎，苏恭所说是也。木者出南番，取其脂汁，李珣、苏颂、陈承所说是也。按《一统志》所载有此二种。云出火州及沙鹿、海牙国者，草高尺许，根株独立，枝叶如盖，臭气逼人，生取其汁名阿魏。出三佛齐及暹逻国者，树不甚高，土人纳竹筒于树内，脂满其中，冬月破筒取之。云其脂最毒，人不敢近。每采时，以羊系于树下，自远射之。脂之毒着羊，羊毙即为阿魏。观此，则其有二种明矣。盖其树低小如枸杞、牡荆之类，西南风土不同，故或如草如木也。系羊射脂之说，俗亦相传，但无实据。谚云：黄芩无假，阿魏无真。以其多伪也。刘纯诗云：阿魏无真却有真，臭而止臭乃为珍。炳曰：人多言煎蒜白为假者……阿魏消肉积，杀小虫，故能解毒辟邪，治疟、痢、疳、劳、尸注、冷痛诸症。按王《百一选方》云：夔州谭逵病疟半年。故人窦藏叟授方：用真阿魏、好丹砂各一两，研匀，米糊和，丸皂子大。每空心人参汤化服一丸，即愈。世人治疟，惟用常山、砒霜毒黄连、木香汤下，疟、痢亦多起于积滞故尔。

5.《本草约言》：阿魏，主传尸而破虫积。银屑安五脏而可镇惊。阿魏散邪气，消坚积。入手足阳阴经。体性极臭，而能止臭，亦奇物也。

6.《药性解》：阿魏辛热之性，与胃腑相宜，故独入之。产波斯国阿虞木内之脂也。《唐本》云：体性极臭，而能止臭，亦奇物也。今市家多煎蒜白假充，不可不辨。真者置热铜器中一日夜，其沾阿魏处，白如银。

7.《神农本草经疏》：阿魏禀火金之气，而兼得乎天之阳气，故其味辛平温而无毒。气味俱厚，阳也。入足太阴、阳明经。其气臭烈殊常，故善杀诸小虫，专辟恶气。辛则走而不守，温则通而能行，故能消积利诸窍，除秽恶、邪鬼蛊毒也。苏恭曰：体性极臭，而能止臭，亦奇物也。［主治参互］同人参、橘红、京三棱、蓬莪术、砂仁，治一切肉食坚积。入膏药，同麝香、硫磺、苏合油，贴痞块。同安息香、百部、青黛、丹砂，治尸疰恶气。［简误］阿魏之气臭烈，人之血气闻香则顺，闻臭则逆，故凡脾胃虚弱之人，虽有痞块坚积，不可轻用。当先补养胃气，胃气强则坚积可渐磨而消矣。故古人治大积大聚，消其大半而止，正此谓也。

8.《本草汇言》：化积，堕胎（《唐本草》），杀虫疗蛊之药也。其气辛烈而臭，元人入人食料中，能辟一切禽兽、鱼鳖、腥荤诸毒。凡水果、蔬菜、米麦、壳豆之类，停留成积者，服此立消。故汪氏方治瘴疠瘟疫、霍乱、疟疾、尸虫、痞结等候，咸取其气息极辛极臭之物，以除此不正之气以致疾耳。气味虽有秽恶，然不大损胃气，故方脉科每需用而弃也。

9.《分部本草妙用》：阿魏消肉积，杀小虫，解毒辟邪，消癖，治疟痢等症如神。夫消癖之药，复能治疟痢者，何也？疟痢皆起于积滞，消积而病去矣，何疟痢之不可治乎？治疟，以无根水下；治痢，皆香连汤下。

10.《景岳全书》：其气辛臭，乃能辟夺臭气，逐瘟疫瘴疟，传尸鬼气恶气。疗霍乱隔噎颓疝，心腹疼痛，杀诸小虫牙虫。破癥积，消癖块，除蛊毒，及一切蕈菜、牛、羊、鱼、肉诸毒。或散或丸，随意可服。

11.《识小录》：阿魏，《本草》只言其杀虫，破癥积，去臭气，下恶辟瘟，治疟治痢，辟鬼除邪，去败精恶血及癖块噎膈。汪道人云：此物久服强阳壮阴，消食强脾，三年之后，鬼神退避。其治法：用磁碗将醋煮一时，醋干退火取出，至半冷温为丸，每服五粒，久之神气异常。但忌醋与诸菜。西洋人每日服此与阿芙蓉二物，一日不服，便欲失精，犹西番不能一日去茶也。

12.《本草乘雅半偈》：谥法称克威健行曰魏，亦巍然独立貌也。阿，倚也，衡也，上倚下以取平，权轻重，度长短，故主诸疾，倚之各取其平，偏于幽独掩昧者，功能捷如影响。第臭恶特甚，巍然独立而世无偶，故君子必慎其独（极臭之物，当与极香同旨，故得以臭止臭，如入五浊恶世，转作香积国土）。

13.《明史》：实喇哈雅，西有大沙洲，可二百里无水，间有之咸不可饮，牛马误饮之辄死。地生臭草，高尺余，叶如盖，煮其液成膏，即阿魏。

14.《正杨》：阿魏，药也。一云与渠，方芦菔根未出土，臭气闻于远近，荤而非辛，阿魏是也。于与渠，梵语稍讹。正云，形俱余国不见，回至于阗方得见也。根蘸如细蔓菁根而白，其臭如蒜，彼国人种，取根食也。于时冬天到彼，不见枝叶。

15.《通雅》：阿魏，草木汁也。又按：高昌即车师地。元时号畏兀儿，产阿魏，有草本者，根株独立，枝叶如盖，臭气逼人，生取其汁熬煎成之。此与僧弯说合，但草木异耳。

16.《本草述》：阿魏以极臭之性质，反能止臭，如《本草》止言消其症积，下恶气，杀细虫，而以臭止臭之微义，后来莫能究之。讵知其有能使气化者，气化则形化，所以消癥积也。不下正气而下恶气，此尤其异处。盖虫亦恶气之所化也。愚阅方书，治伤饮食者用之，疗积聚者用之，是皆气化而形化，所谓消癥积之类也。其治蛊胀者用之，治传尸劳及治疬风者用之，是皆下恶气为之先导，所谓杀诸虫之类也。即《本草》所谓辟瘟瘴，主霍乱心腹痛，何莫不可以下恶气推之？总之，能化气而逐恶，为是物之所独禀，诚如先哲谓为奇物也。试观耳聋外治亦用，岂非藉其气化，

而漫责其功于有形者哉？附方：治血鳖流走无定，一发痛不可忍，将鳖所到之处紧紧捏住，不使得走，随将真阿魏抹于所捏处，即以厚绵纸糊其上，不使药气走泄，令之直入患所，其手捏仍不可放，令鳖受药气，主攻不得走避，如是攻之三个时候，其鳖虽放手亦不走动，是即死矣，久之自化，而病愈也。此在皮裹膜外，汤丸所不及，奏效者乃然。此方亦外治可参。希雍曰：阿魏之气臭烈，人之血气闻香则顺，闻臭则逆，故凡脾胃虚弱之人，虽有痞块坚积，不宜轻用，当先补养胃气，胃气强则坚积可渐磨而消矣。愚按：阿魏从来云多伪者，如雷公三验法，恐亦未必尽然。第就其以臭止臭，是以奇珍，刘统之诗不妄也。体性极臭，故婆罗门谓之熏渠，乃戎人常食之，云去臭气，而元时食用以和料，然则极臭而能止臭者，岂不信然哉？用者即以是验真伪可也。且是物在苏颂云近惟广州有之，是木膏液滴酿而成。又有云其汁毒甚，以羊系树下，自远射树，流脂着羊，羊毙即成阿魏者。此说时珍以为无据，然余戚两在粤东，谓曾取是物，悉如前用羊之说也。第思木汁既毒，何以汁尽于羊乃成此味，而人用之不毒，必于羊有相剂以为用者矣？《饮膳正要》云：其根名稳展，用腌羊肉，转更香美，盛暑亦不变色。即斯言之，则此味之功可参矣。修治：状如桃胶，色黑者力微，黄散者为上。又曰：润软者佳。其坚硬枯结者伪。凡使，先于净钵中研粉了，于热酒器上裹过用。

17.《宝命真诠》：阿魏，杀诸虫，破癥瘕，消肉积，辟邪截疟，化蛊毒，止利止臭。虚人勿轻用。

18.《本草新编》：阿魏以臭者为佳，无臭者皆假。然亦有臭者不可用，乃取蒜捣为汁而乱人者也，然我有辨真假之法，臭阿魏投之水中，半沉半浮者上也，浮者次之，沉者假物，不堪入药。

19.《池北偶谈》：陈诚《西域录》载：沙尘海牙在撒马儿罕之东五百余里，有草春生秋死，臭气逼人，取其汁熬以成膏，即阿魏也。

20.《夕庵读本草快编》：阿魏味辛而气恶，消肉积、杀小虫之胜药也。有毒而能解毒，气烈

而能辟邪，故疟痢痔劳、尸疰冷痛、牛马、蕈毒、气结癥瘕，凡病之起于积滞者，无不宜之。以其能磨能涤也。但伪者颇多，刘纯有云：阿魏无真却有真，臭而止臭乃为珍。信矣。

21.《玉楸药解》：阿魏生西番昆仑地，是木汁坚凝成冰，松脂渍胶，臭恶异常。炒研入碗，磁面崩损，成片而下，其克伐剥蚀之力，无坚不破，化癖磨瘕，此为第一。但可入膏药敷贴，不宜汤丸服饵也。炒焦，研细。

22.《医林纂要探源》：阿魏，辛，温。木汁熬成。木状不可知。出西戎诸国。气味极荤臭，而能解臭秽，佩此入厕，不觉秽气。色紫黑，取少许，安铜器一宿，粘处白如银锡。释家列于无荤。盖羌戎人食之也。今以大蒜合捣羊脂伪之。补肝和胃，开郁解毒。消食积，去秽恶，解菌蕈及诸自死牛马肉毒。温中，治心腹寒痛，杀尸虫，疳蜃。亦治瘴疟痢。多服耗气昏目。

23.《本草纲目拾遗》：青烟白鹤草。汪连仕云：草生海岛，其性最行气，味甚猛烈，色绿如翠，能入气分血分，消积气，散郁血，续筋骨，土人以煎膏疗病，治内外一切症。其汁即阿魏，近日方士于后营打枝巷叶家园取树脂伪充射利，又有以秦皮代充者，真者亦稀见矣。

24.《本草正义》：阿魏，苦辛，热，有毒。辛臭能辟臭逐秽，鬼气恶气，杀牙虫，尤消癥积癖块。或丸或散，可服。

25.《植物名实图考》：阿魏，《唐本草》始著录。《酉阳杂俎》作阿虞，波斯树汁凝成。《觚剩》云：滇中蜂形甚巨，结窝多在绝壁，垂如雨盖。人于其下，掘一深坎，置肥羊于内，令善射者飞矢，落其窝，急覆其坎，二物合化，是名阿魏，按岩蜂在九龙外，螫人至毙，则此物亦非内地所产。

26.《冷庐医话》：许辛木云：阿魏最难得真，诸书皆言其臭，恐防作吐，盖肆中皆以胡蒜白伪造也。余有友人贻以塔而巴哈台阿魏精，其色黑中带黄，并不甚臭，舐之气味极清，不作恶心，乃知真品，因自不同，江浙去西番万里，而肆中所售阿魏甚贱，其伪可知，且极臭伤胃，有损无益，勿用可也。余谓药之无真，如桑寄生、川郁金、化州

陈皮之类，求之肆中，悉皆他物，以之治病，必不见效，均当勿用。

27.《增订伪药条辨》：炳章按《新疆杂记》云：阿魏，伞形科之多年生草本也。高三四尺，茎径寸许，叶淡红色，五六月间，花丛生于顶如茴香，气非常之臭，偶一沾之，数日不能去。其液名阿魏精，人取之贩卖，每斤价钱八钱。根茎如萝卜，径三四寸，长尺余，人取之以熬膏，每斤价钱三四钱，此即真阿魏也。《五杂俎》云：黄金无假，阿魏无真。《本草纲目》则云：黄芩无假，阿魏无真。皆状其得之之难。而不知新疆塔城、伊犁镇西，以及乌鲁木齐之孚远、奇台等处，偏野漫山，直有用之不竭之势，牵羊、毒羊之说，尤为谬妄矣。且产于伊犁者，其味特香，尤为奇品。《觚剩》云：诸皋载波斯国出阿虞，长八九尺，皮色青黄，三月生叶似鼠耳，断其枝汁如饴，久而坚凝名阿魏。本草亦从之。近有客自滇中来，言彼处蜂形甚巨，结窝多在绝壁，垂如雨盖。滇人于其下掘一坎，置肥羊于内，令善射者飞骑发矢，落其窝，急以物覆坎，则蜂与羊共相刺扑，二者合并，取出杵用，是名阿魏。所闻特异，此说谬妄，不能取信，附录以待考正。掳诸家本草亦多从植物类而生，并无此议。考近今市用色黄溏者曰溏魏，佳。黑者名砂魏，次。

28.《要药分剂》：萧炳曰：世人治疟，多用常山、砒霜毒物。不知阿魏平易无害，且有效。方用阿魏、丹砂各一两。研匀，米糊丸皂子大，每空心服一丸即愈。此方治疟，以无根水下。治痢，以黄连木香汤下。疟痢多起于积滞故而。

【考释】

阿魏始载于《新修本草》，云："生西蕃及昆仑，苗叶根茎酷似白芷，根捣汁，日煎作饼者为上，截根穿暴干者为次，体性极臭，而能止臭，亦为奇物也。"《本草纲目》曰："阿魏有草、木二种。草者出西域，可晒可煎，苏恭所说是也……"《明一统志》："阿魏，出火州及沙鹿、海牙国者，草高尺许，根株独立，枝叶如盖，臭气逼人，生取其汁熬煎，名阿魏。"《西域图志》载："阿魏名星恭，出天山麓。根株独立，枝叶如盖，臭气逼人，生取其

汁熬膏。有羊刺草上,生刺,蜜味甚甘美。"《药物出产辨》载:"阿魏产孟买,架喇吉打运来,无砂,净白者名肉魏;一产印度之阿佛千,取该树蕊汁制成,有红白彩色者名为彩魏。"上述所言其形态、产地均与现今所用阿魏相符,即为伞形科植物新疆阿魏 *Ferula sinkiangensis* K. M. Shen 或阜康阿魏 *Ferula fukanensis* K. M. Shen 的树脂。并知阿魏古代主要从中亚一些国家进口。现今阿魏药材主产于新疆伊宁,其原植物新疆阿魏主要分布于新疆伊宁、尼勒克等地,阜康阿魏分布于新疆阜康等地的戈壁滩荒漠地区,带砾石的黏质土壤和石质化干旱坡地。药用从开花初期至结果期均可采收,但以盛花期采收为佳,分次由茎上部往下斜割,收集渗出的乳状树脂,阴干。

现因生境退化,种群数量稀少等原因,阜康阿魏、新疆阿魏被中国珍稀濒危植物名录列为国家Ⅱ级保护物种,世界自然保护联盟(IUCN)评估分别为"濒危"(EN)、"极危"(CR)等级。

鸡 血 藤

(《本草纲目拾遗》)

【异名】

血风藤(《本草求原》)。

【释名】

1.《滇游杂记》：云南顺宁府阿度里地方有一山，亘数十里，产藤甚异，粗类椽梁，细似芦苇，中空如竹，剖断流汁色赤若血，故土人名之为鸡血藤，每岁端阳日携带釜甑入山斫取，熬炼成膏泡酒饮之，大补气血与老人妇女更为得益。或不饮酒者，早晚用开水化服亦能奏效。

2.《本草纲目拾遗》：鸡血藤胶，产猛缅，去云南昆明计程一月有余，乃藤汁也，土人取其汁，如割漆然，汁之殷红似鸡血作胶最良。近日云南省亦产，其藤长亘蔓地上或山崖，茎长数十里，土人得之，以刀斫断，则汁出如血，每得一茎可得汁数升。彼处有店市之，价亦不贵，干者极似山羊血，取药少许投入滚汤中，有一线如鸡血走散者真。

【产地分布】

1.《倚云轩医案医话医论》：云南府出鸡血藤膏，治妇女血枯经闭有效。其藤生大箐中，不见天日，年深日久故专能补益阴血。广西镇安亦出。

2.《植物名实图考》：滇南惟顺宁有之，产阿度吾里者尤佳。今省会亦有贩者，服之亦有效。

【性状】

《植物名实图考》：《顺宁府志》：枝干年久者，周围四五寸小者，亦二三寸一，叶类桂叶而

大，缠附树间，伐其枝津液滴出入水煮之，色微红。

【性味归经】

1.《本草再新》：味辛、苦，性寒。有微毒。入心、脾二经。

2.《本草求原》：甘，平。

3.《饮片新参》：苦、涩、香、微甘。

4.《本草正义》：温。

【功用主治】

1.《云南志》：熬膏可治血症。

2.《滇志》：鸡血藤胶，治风痛湿痹，性活血舒筋，患在上部饱食后服，在下部，空心酒服，不饮酒者，滚水调服。其色带微绿，有清香气，酒服亦能兴阳。

3.《本草纲目拾遗》：活血，暖腰膝，已风瘫。

4.《本草再新》：补中燥胃。

5.《滇游杂记》：熬成膏，泡酒饮之，大补气血，与老人妇女更为得益；或不饮酒者早晚用开水化服亦能奏效。壮筋骨，已酸痛，和酒服，于老人最宜。治老人气血虚弱，手足麻木瘫痪等症。男子虚损，不能生育，及遗精白浊。男妇胃寒痛。妇女经血不调，赤白带下。妇女干血劳，及子宫虚冷不受胎。

【用法用量】

内服：煎汤，三至五钱(大剂一两)；或浸酒。

【选方】

1. 吐血神方(《医门补要》)

[组成]鸡血藤膏二钱,三七一钱,茜根半钱。

[主治]吐血。

[用法用量]煎服,轻者一帖,重者三帖,除根。

2. 治风邪中络,口眼㖞斜,肌肤不仁方(《时病论》)

[组成]全当归三钱(酒炒)、川芎一钱五分、白芍一钱(酒炒)、秦艽一钱五分、冬桑叶三钱、鸡血藤胶一钱,加橘络二钱。

[主治]风邪中络,口眼㖞斜,肌肤不仁。

[用法用量]煎服。

3. 治腰痛方(《凌临灵方》)

[组成]金毛狗脊、赤白芍、鸡血藤、西秦艽、全当归、川断肉、明乳香(七分)、麻皮、绵杜仲、粒红花、炒甲片。

[主治]腰痛。

[用法用量]煎服。

【各家论述】

1.《滇志》:尤明府佩莲云:此胶治跌打如神,其太夫人一日偶闪跌伤,臂痛不可忍,用山羊、血参三七治之,多不验,有客教服,此胶冲酒一服其疾,如失其性捷,走血分可知。顺宁土人加药料煎熬鸡血膏,其煎膏之时,忌有孕妇看见,决熬不成亦神物也。统治百病,能生血、和血、补血、破血,又能通七孔,走五脏宣筋络。

2.《滇游杂记》:按顺宁刊售药单云:顺宁府顺宁县阿度吾山产此。又云阿度吾里万名山寺龙潭箐所产,载于郡志,有二种,其一种起鼓丁刺者尤佳,或盘屈于地,或附树而生伐之中通细窍,汁凝如脂煮之有香者真。或云:两种糯者为唯放者为雄……吾杭龚太守官滇,带有鸡血藤,回里予亲见之,其藤皮细洁作淡黄色,切开中心起六角棱如菊花样,色红,四围仍白色。干之,其红处辄突出二三分许,竟成红菊花一朵,亦奇物也。闻其藤最活血,暖腰膝,已风瘫,戊申,长儿景炎在四川叙州府,与滇之昭通接界,因嘱其往觅此藤,所寄来者,外形不殊,而中心惟作小红点,干之亦不突起。据来书云,实金沙江土司山中所得,然与龚太守所带来者绝不相类,岂此藤亦有

二一种耶,附记于此,以俟考。辛亥,予在临安,患臂痛,胡春熙明府长君名什曾,宦滇南归里,蒙赠鸡血藤胶,皆方块,每块两不等,外涂以蜃灰作白色,剖视其内,皆黑色如膏药胶状,云风瘫痹痛有效,其外灰见水即脱去。据言其藤产腾越州铜壁关外新街所属地,遍山谷皆是。新街守弁,每岁辄命卡兵斫取熬膏,除馈遗各上司及僚友外,余剩者转市客商,贩入中土,藉沾微利,以为守资,渠所有即售自彼处也。外必以蜃灰饰之,庶久藏不坏。因带归以示儿子景炎,则又全非其所见。景炎曾馆昭通大关司马白公家,见其所藏鸡血藤胶,猩红成瑰严如赤玉,光润可爱。今胡公所赠,内作黑色或系年久色黯,抑系新街所产与大关有别,惜不能亲历其地,为之细核附笔于此,以俟后之君子考订焉。

3.《植物名实图考》:佐以红花当归糯米熬膏,为血分之圣药……人或取其藤以为杖,屈挐古劲,色淡红,其旧时赤藤杖之类乎。

4.《药性蒙求》:五钱半鸡血藤胶,补血和血。风湿为疼,舒筋壮骨。藤汁殷红,似鸡血,作胶最良泡酒饮之,大补气血与老人妇女尤良。不饮酒者,开水化服。壮筋骨,已酸痛,老人气血弱,手足麻木,瘫痪等症。又治风痛湿痹,跌打如神。惟活血舒筋,患在上部,饱食后服;在下部空心服。奇效。色带微绿,有清香气。服此胶忌食酸冷。妇人干血劳,及子宫虚冷,不受胎服之验。

【考释】

鸡血藤,藤汁殷红状如鸡血,因此得名。鸡血藤的记载最早见于《本草纲目拾遗》:"鸡血藤胶,产猛缅,去云南昆明计程一月有余,乃藤汁也,土人取其汁,如割漆然,汁之殷红似鸡血作胶最良。近曰云南亦产,其藤长亘蔓地上或山崖,茎长数十里,土人得之,以刀斫断,则汁出如血,每得一茎可得汁数升。彼处有店市之,价亦不贵,干者极似山羊血,取药少许投入滚汤中,有一线如鸡血走散者真。"《植物名实图考》引《顺宁府志》云:"鸡血藤,枝干年久者周围阔四五寸,小者二三寸,叶类桂叶而大,缠附树间,伐其枝,津液滴出,入水煮之色微红……滇南惟顺宁有之,产

阿度吾里尤佳。今省会亦有贩者,服之亦有效,人或取其藤以为杖,屈挈古劲,色淡红,其旧时赤藤杖之类乎。"上述植物形态、科地、药效及《植物名实图考》所绘鸡血藤之图,均与五味子科植物内南五味子 *Kadsura interior* A. C. Smith 及其近缘植物基本相符。顺宁府即今云南凤庆,云南凤庆鸡血藤膏是著名中药制剂,现在仍有生产,据杨竞生和曾育麟调查考证,认为其原植物为内南五味子 *Kadsura interior* A. C. Smith、异型南五味子 *Kadsura heteroclita*(Roxb.)Craib 及黄龙藤 *Schisandra propinqua*(Wall.)Baill var. *intermedia* A. C. Smith。1960 年版《中药志》以豆科植物白花油麻藤 *Mucuna birdwoodiana* Tutcher 为鸡血藤正品;而 1977 年版《中药大辞典》收载的鸡血藤正品为豆科植物密花豆 *Spatholobus suberetus* Dunn;《广州植物志》和《中国植物高等图鉴》则将网络崖豆藤 *Millettla reiculata* Benth. 作为鸡血藤原植物。可见鸡血藤是一个多来源的中药品种,其原植物一直较为复杂。《中国药典》从 1977 年版以来,收载的鸡血藤为豆科植物密花豆 *Spatholobus suberetus* Dunn 的干燥藤茎。其主要分布于云南、广东、广西、福建等地。一般秋季采收其藤茎,除去枝叶,切段,晒干备用。

使 君 子

（《开宝本草》）

【异名】

留求子（《南方草木状》），史君子（《药谱》），史君子（《桂海虞衡志》），留求子（《本草纲目》）。

【释名】

1.《南方草木状》：谓之留求子，疗婴孺之疾。则自魏、晋已用，但名异耳。

2.《开宝本草》：形如栀子，棱瓣深而两头尖，亦似诃黎勒而轻。俗传始因潘州郭使君疗小儿多是独用此物，后来医家因号为使君子也。

【产地分布】

1.《本草图经》：生交、广等州，今岭南州郡皆有之。生山野及水岸。

2.《本草纲目》：原出海南、交趾。今闽之绍武，蜀之眉州，皆栽种之，亦易生。

【性状】

1.《本草图经》：其叶青，如两指头，长二寸。其茎作藤，如手指，三月生花，淡红色，久乃深红，有五瓣。七八月结子如拇指，长一寸许，大类栀子而有五棱，其壳青黑色，内有仁，白色，七月采实。

2.《桂海虞衡志》：史君子花蔓生，作架植之，夏开一簇，一二十葩，轻盈似海棠。

3.《日用本草》：形如栀子，棱瓣深而两头尖。

4.《质问本草》：使君子，一名留求子。藤大如指，绕树而生，叶长二寸许，两两相对，一朵二十余花，各有蒂，其花单瓣，五出，初淡红色，

全变深红，袅袅有海棠之情态。子大如拇指，长寸许，而两头尖，绝类厄子。壳嫩则青黄，老则紫黑。

5.《药性粗评》：使君子蔓生如千指，叶青，如两指头，长二寸，三月生花淡红色，久变深红，有五瓣，七八月结子如拇指，长寸许，形如栀子、诃黎勒辈，紫黑色，四棱，亦有五棱，内有仁，白色，味如椰子。

【炮制方法】

1. 净制　《小儿卫生总微论方》：去壳。《传信适用方》：去皮。《婴童百问》：汤浸，去黑皮。

2. 切制　《小儿卫生总微论方》：为末。《活幼心书》：薄切。《普济方》：切。《普济方》：捣为极细。《寿世保元》：剉。

3. 炮炙

（1）制炭　《太平圣惠方》：烧令焦。《普济本事方》：烧存性。《普济方》：灯上烧成炭。

（2）面煨制　《博济方》：以面裹，于慢火煨，候面熟为度去面。

（3）蒸制　《史载之方》：蒸三度，蒸四五回，焙。《医宗说约》：半生半熟蒸用。

（4）焙制　《史载之方》：焙。

（5）火炮　《圣济总录》：用水和生面裹，炮以面熟为度。《太平惠民和剂局方》：先于热灰中和皮炮，却去皮取仁，焙干入药用。《太平惠民和剂局方》：麸炮为末。《药性会元》：热灰中炮去壳并皮，取肉用之。

（6）煨制 《传信适用方》：煨去皮。《医宗粹言》：慢火煨香熟用。

（7）炒制 《婴童百问》：炒熟。

（8）煮制 《审视瑶函》：用白煮，去油。

【性味归经】

1.《开宝本草》：味甘，温。无毒。

2.《本草汇言》：味甘，酸，气寒。无毒。

3.《景岳全书》：味甘，气温。有小毒。

4.《雷公炮制药性解》：入脾、胃二经。

5.《本草新编》：入脾、胃、大肠。

6.《本草经解》：入足厥阴肝经、足太阴脾经。

7.《得配本草》：入足太阴、阳阴经。

【功用主治】

1.《开宝本草》：主小儿五疳，小便白浊，杀虫，疗泻痢。

2.《本草蒙筌》：去白浊，除五疳，杀蛔虫。

3.《本草原始》：主治小儿五疳，小便白浊，杀虫，疗泻痢。健脾胃，除虚热。治小儿百病。

4.《药镜》：健脾而化乳停，开胃而散湿热。故疳积消而便浊者能清，泻痢诸虫总除却也。

5.《本草通玄》：杀虫，退热，健脾，止泻。杀虫之药，多是苦辛，此独味甘，亦可异矣。且能扶助脾胃，收敛虚热，为小儿要药。

6.《本草分经》：杀虫，治小儿疳积，多食伤脾，食后饮热茶作泻。

7.《本草正义》：能助饮食之运化，而疏导肠中积滞，且富有脂液，所以滑利流通。

【用法用量】

内服：煎汤，三至五钱；或入丸、散。

【禁忌】

1.《本草纲目》：忌饮热茶，犯之即泻。

2.《神农本草经疏》：忌食热物。

3.《本草汇言》：脾胃虚寒之子，又不宜多用，多食则发呃……苟无虫积，服之必致损人。

4.《得配本草》：无食积者禁用。

5.《药性摘录》：但忌与热茶同服，恐防作泄。

【选方】

1. 使君散（《寿世保元》）

［组成］使君子（去壳）一钱，槟榔一钱，雄黄五分。

［主治］虫痛。

［用法用量］上为末。每服一钱，苦楝根皮煎汤调下。

2. 使君子散（《幼科准绳》）

［组成］使君子十个（瓦上炒，为末），甘草一分（胆汁浸一夕），白芜荑一分，苦楝子五个（炮，去核）。

［主治］小儿疳蛔。

［用法用量］上末之，每服一钱，水煎服。

3. 使君子丸一（《太平惠民和剂局方》）

［组成］厚朴一分（去皮，姜汁炙），陈皮一分（去白），川芎一分，使君子仁（浸，去黑皮）一两。

［主治］小儿五疳，脾胃不和，心腹膨胀，时复疠痛，不进饮食，渐致羸瘦。

［用法用量］上为细末。炼蜜丸如皂子大。三岁以上一粒，三岁以下半粒，陈米饮化下。

4. 使君子丸二（《太平圣惠方》）

［组成］使君子一分（末），雄黄一分，牛黄一钱，麝香一钱，蟾酥一钱，熊胆一分。

［主治］小儿蛔疳出虫。

［用法用量］上为末，用软饭为丸，如麻子大。如小儿疳极者，先用桃柳汤浴儿，后以粥饮送下三丸。

5. 使君子丸三（《普济方》）

［组成］使君子十个（炒），田父三个（微炒），雄黄一钱（研），麝香一分（研），黄连半两，朱砂一钱（研）。

［主治］小儿惊疳，遍体生疮。

［用法用量］上为末，以糯米饮为丸，如绿豆大，一岁儿每服一丸，以粥饮送下。每日三次。

6. 使君子丸四（《幼科类萃》）

［组成］使君子肉一两，陈皮五两半，厚朴五两半（姜制）。

［主治］惊风。

［用法用量］上为末。炼蜜为丸，如皂子大。每服三岁一丸，二岁以下服半丸，米汤化下。

7. 小使君子汤（《鸡峰普济方》）

［组成］使君子一两,苍术三分,芍药半两,人参半两,茯苓半两,黄橘皮一分,白芜荑一分。

［主治］齿疳。

［用法用量］上七味为末,空心以米饮调下二钱。

8. 使君子饼(《普济方》)

［组成］使君子四十个(去壳),雷丸半两,定粉二分,轻粉半钱,青葙子一分,鹤虱一分。

［主治］因吃食粗肉,肥甘生热,肌瘦体虚,口吐清涎,唇间紫色,腹中绞痛,口鼻中出黑色虫不治。

［用法用量］上为末,用鸡、鸭卵和蒸为饼,先将此药隔日夜五更服,后将葱汤丸(巴豆二十五粒,用水漫一宿,五更初去水,后去皮壳心膜,不去油,另研,轻粉半钱,滑石五钱,鹰粪五钱)取下。

9. 使君子膏(《袖珍小儿方》)

［组成］使君子肉一两(浸去皮),陈皮厚朴各五钱半(姜制)。

［主治］诸疳。

［用法用量］上为末,炼蜜丸大,如皂子大。三岁一丸,二岁以下服半丸,米汤化下。

10. 小儿脾疳方(《儒门事亲》)

［组成］使君子、芦荟等分。

［主治］小儿脾疳。

［用法用量］为末。米饮每服一钱。

11. 治小儿痞块方(《简便单方》)

［组成］使君子仁三钱,木鳖子仁五钱。

［主治］小儿痞块:腹大,肌瘦面黄,渐成疳疾。

［用法用量］为末,水丸龙眼大。每以一丸,用鸡子一个破顶,入药在内,饭上蒸熟,空心食之。

12. 治一切疳疾方(《盖翁幼科方》)

［组成］使君子肉、芦荟、芜荑、麦芽、厚朴、陈皮各等分。

［主治］一切疳疾。

［用法用量］每用一钱白汤调服。

13. 治小儿蛔痛方(《全幼心鉴》)

［组成］使君子仁。

［主治］小儿蛔痛,口流涎沫。

［用法用量］为末,米饮更调服一钱。

14. 治黄病异食方(《万病回春》)

［组成］使君子肉二两(切碎微炒),槟榔二两,南星三两。

［主治］黄病,爱吃生米、茶叶、桴炭、泥土、瓦屑之类。

［用法用量］俱用姜汁拌炒,共为末,红曲打糊为丸,如梧桐子大。每服百余丸,乌梅花椒汤送下。

15. 治小儿头面、阴囊虚肿方(《本草原始》)

［组成］使君子仁五钱,蜜五钱。

［主治］小儿头面、阴囊虚肿。

［用法用量］炙尽,为末,每食后米汤服一钱。

16. 打虫法(《药性要略大全》)

［组成］使君子。

［主治］小儿虫症。

［用法用量］每月十五日以前,虫头向上,可服此下之。十五日后,其虫头向下,虽服无效。必须于月初十日前服。其数照依小儿年纪,每岁服二枚。一生、一炮熟。先以壳煎汤,饮一二口,然后吃使君肉。其儿每一岁服二枚,二岁服四枚。二枚生、二枚熟。儿大者,照年岁加之。服后其虫自下。

【各家论述】

1.《开宝本草》:所谓小便白浊者,即指疳积症而言。凡小儿腹膨有积,每每小便如粉浆,此盖背中输尿之路,分泄不清,即以饮食所化之精液,并入小溲而出,所见最多,非大人之赤白浊,不可误认。又谓其主泻痢,亦是疳积中之一症,惟其消化失职,以致大便改常,或为泄泻,或为积滞,此物又能助消化,且去积滞,故并治之,即濒湖所谓能益脾胃,除虚热,治小儿百病之意也。

2.《本草衍义》:使君子,紫黑色,四棱高,瓣深。今《经》中谓之棱瓣深,似令人难解。秋末冬初,人将入鼎、澄。其仁味如椰子肉。《经》不言用仁,为复用皮。今按文味甘即是用肉,然难得仁,盖绝小,今医家或兼用壳。

3.《神农本经会通》：史君子，始因郭使君疗小儿用此物，后因名之。形如栀子，有五棱，瓣深而两头尖。七月采实，用仁，或兼用壳。《局》云：热灰中和皮炮，去皮取仁用。味甘，气温，无毒。《建》云：主幼子诸疳，杀虫，治泻痢，小便白浊。《本经》云：主小儿五疳，小便白浊，杀虫，疗泻痢。《局》云：使君子乃医虫药，疗泻攻疳益小儿。因郭使君专用此，后来故以此名之。史君子，杀虫药，疳泻如仙。

4.《本草蒙筌》：新采香润，陈久干枯。用须慢火微煨，去壳便可嚼食。或和诸药凭作散丸。去白浊，除五疳，杀蛔虫，止泻痢。

5.《本草纲目》：健脾胃，除虚热，治小儿百病疮癣……凡杀虫药多是苦辛，惟使君、榧子甘而杀虫，亦异也。凡大人小儿有虫病，但每月上旬侵晨空腹食使君子仁数枚，或以壳煎汤咽下，次日虫皆死而出也。或云：七生七煨食亦良。忌饮热茶，犯之即泻。此物味甘气温，既能杀虫，又益脾胃，所以能敛虚热而止泻痢，为小儿诸病要药。俗医乃谓杀虫至尽，无以消食，鄙俚之言也。树有蠹，屋有蚁，国有盗，福耶祸耶？修养者先去三尸，可类推矣。

6.《本草约言》：使君子，味甘，气温，无毒。用须慢火微煨，去壳，便可嚼食，或和诸药凭作散丸。去白虫而除五疳，杀蛔虫而止泻痢……专治小儿疳积虫积，故主小儿五疳，小便白浊如泔，杀虫治泻痢。

7.《本草正》：使君子，凡小儿食此，亦不宜频而多，大约性滑，多则能伤脾也。但使君子专杀蛔虫，榧子专杀寸白虫耳。

8.《景岳全书》：味甘，气温，有小毒，性善杀虫。治小儿疳积，小便白浊。凡大人小儿有虫病者，但于每月上旬，侵晨空腹食数枚，或即以壳煎汤咽下，次日虫皆死而出也。或云七生七煨食，亦良，或云一岁食一枚。食后忌饮热茶，犯之即作泻。凡小儿食此，亦不宜频而多，大约性滑，多则能伤脾也。

9.《神农本草经疏》：使君子，为补脾健胃之要药。小儿五疳，便浊、泻痢及腹虫，莫不皆由脾虚胃弱，因而乳食停滞，湿热瘀塞而成。脾健胃开，则乳饮自消，湿热自散，水道自利，而前证俱除矣。不苦不辛，而能杀疳蛔，此所以为小儿上药也。

10.《本草汇笺》：使君子，不苦不辛，而能杀疳蛔，所以为小儿上药。盖凡五疳，便浊泻利，及腹虫，莫不皆由脾虚胃弱，因而乳食停滞，湿热瘀塞。此药味甘气温，令胃气开，脾气健，而兼有杀虫之功。故与疳症相宜。相传潘州郭使君疗小儿独用此物，医家因号为使君子，本名留求子。主用杀虫，宜于月之上旬，侵晨空腹食数枚，即以其壳煎汤，咽下，次日虫皆死而出。或云七生七煨，同食，忌食热物及饮热茶，犯之即泻。

11.《本草备要》：补脾，杀虫、消积。甘、温。健脾胃，除虚热，杀脏虫。治五疳便浊，泻痢疮癣。为小儿诸病要药。《经疏》曰：五疳便浊，泻痢腹虫，皆由脾胃虚弱，因而乳停食滞、湿热瘀塞而成。脾胃健，则积滞消，湿热散，水道利，而前症尽除矣。时珍曰：凡能杀虫之药，多是苦辛，独君子、榧子，甘而杀虫，每月上旬，虫头向上。中旬头横，下旬向下。

12.《本经逢原》：凡杀虫药都是苦辛，惟使君子甘而杀虫，不伤脾胃，大人小儿有虫病者，每月上旬清晨空腹食数枚或为散，肥汤服之，次日虫从大便出。忌饮热茶，犯之即泻。凡虫皆脾胃虚弱，饮食停滞而生此物。甘温既能杀虫，又益脾胃，所以能敛虚热而止泻，为小儿虫积上药。

13.《本草求真》：使君子（专入脾、胃）。味甘气温。功专补脾杀虫除积。凡人症患五疳便浊，泻痢腹虫，皆脾胃虚弱，因而乳停食滞，湿热瘀塞而成。服此气味甘温以助脾胃，则积滞消，湿热散，水道利，而前症尽除矣（温脾燥胃，杀虫除积）。

14.《本草新编》：去白浊，除五疳，杀蛔虫，止泻痢。用之以治小儿伤食生虫者实妙，以其不耗气也。然而大人用，未尝不佳。但宜用鲜，而不宜用陈；用熟，而不宜用生。入药之时，宜现煨熟，去壳口嚼咽下，以汤药送之，始能奏功也。或问使君子杀虫，小儿食之，往往虫从口出,杀虫者固如是乎？曰：虫在上焦,则虫犯使君子之气味,必上窜而越出。虫从口出,正杀虫之验也,奈何疑之乎。夫杀虫分上、中、下也。虫在上焦者则吐,虫在中焦者则和,虫在下焦者则泻焉也。

15.《南越笔记》：小儿患食积者,煨熟与之食,以当干果食,辄下虫而疾愈。语曰：欲得小儿喜,多食使君子。

16.《对山医话》：使君子之名,相传有潘州郭使君,疗小儿腹痛,每用此取效,因有是称。按小儿腹痛,虫患为多,而凡杀虫药多苦辛,惟使君子味甘,孩提服饵,不损脾胃,故尤相宜也。至世俗谓虫无尽杀,尽则无以消食,此真愚俗之言。

【考释】

使君子原产印度,中国古籍最早于晋代嵇含《南方草木状》以"留求子"之名始载："留求子,形如栀子,棱瓣深而两头尖,似诃黎勒而轻。及半黄已熟,中有肉,白色,甘,如枣核大。治婴孺之疾。南海交趾俱有之。"后宋代刘翰、马志《开宝本草》正式作为药物收载,云："俗传始因潘州郭使君疗小儿,多是独用此物,后来医家因号为使君子也。"此后,各本草、医经、方论等文献也均以"使君子"之名记载,此名沿用至今也均未发生变化和混乱。历代本草文献对使君子的原植物习性、形态,药材性状的文字描述与图片也比较一致。宋代《本草图经》云："其叶青,如两指头,长二寸。其茎作藤,如手指。三月生花,淡红色,久乃深红,有五瓣。七八朋结子,如拇指,长一寸许,大类栀子而有五棱。其壳青黑色,内有仁,白色。七月采实。"无论《南方草木状》形容留求子果实的形状,还是《本草图经》及其后如明代《本草纲目》《本草乘雅半偈》、清代《本草述钩元》《本草易读》、民国《眉山县志》《合川县志》等文献对使君子大同小异的植物习性与形态描述,与现今《中国药典》收载使君子一致,其为使君子科植物使君子 Quisqualis indica L. 干燥成熟果实,秋季果皮变紫黑色时采收,除去杂质,干燥。产地在宋代以前为两广地区,据晋代《南方草木状》称使君子最早栽种于"南海、交趾",直到宋代,使君子仍主要产于两广地区。《开宝本草》《图经本草》云其"生交广等州,今岭南州郡皆有之"。《本草纲目》准确记载"原出海南、交趾,今闽之邵武,蜀之眉州皆栽种之,亦易生"。这明确说明使君子的主产地在明代已逐渐由两广变迁到福建与四川。现今,使君子产四川、贵州至南岭以南各处,长江中下游以北,无野生记录；主产福建、台湾（栽培）、江西南部、湖南、广东、广西、四川、云南、贵州。分布于印度、缅甸、菲律宾。

乳　香

（《名医别录》）

【异名】

熏陆香(《名医别录》)，马尾香、乳头香(《海药本草》)，塌香(《梦溪笔谈》)，西香(《本草衍义》)，天泽香、摩勒香、多伽罗香、浴香(《本草纲目》)。

【释名】

1.《名医别录》：乳香。

2.《证类本草》：沈存中：乳香即熏陆香也。如乳头者为乳香，塌地者为塌香。

3.《梦溪笔谈》：熏陆，即乳香也。本名熏陆，以其滴下如乳头者，谓之乳头香；熔塌在地上者，谓之塌香。如腊茶之有滴乳、白乳之品，岂可各是一物。

4.《本草蒙筌》：乳香……亦出波斯国土，赤松木脂所成。垂滴成珠，缀木未落者，名珠香；滴下如乳，镕塌地面者，名塌香。珠香圆小光明，塌香大块枯黯。

5.《本草纲目》：释名马尾香(《海药》)，天津香(《内典》)，摩勒香(《纲目》)，多伽罗香。藏曰：熏陆即乳香，为其垂滴如乳头也。又谓之多伽罗香，又曰杜噜香。李珣言：熏陆是树皮，乳是树脂。陈藏器言：乳是熏陆之类。寇宗藏言是一物。陈承言：熏陆是总名，乳是熏陆之乳头也。

【产地分布】

《南方异物志》：熏陆出大秦国，在海边，有大树，枝叶正如古松，生于沙中。

【性状】

《广群芳谱》：其树类松，以斤斫树，脂益于外，结而成香，聚而成块。上品为拣香，圆大如乳头，透明，俗呼滴乳，又曰明乳；次为瓶香，以瓶收者；次为乳塌，杂沙石者；次为黑塌，黑色；次为水湿塌，水渍色败气变者；次为斫削，杂碎不堪；次为缠末，播扬为尘者。

【炮制方法】

1. 净制　《洪氏集验方》：温水浴过。《外科启玄》：明净。《寿世保元》去砂石用。《外科正宗》：净末。

2. 切制　《经效产宝》：研。《仙授理伤续断秘方》：别研。《重修政和经史证类备用本草》：细研为末。《圣济总录》：剉如皂子大。《普济本事方》：挂帘孔中风干研，或用人指甲研，或以乳钵坐水盆中研。《太平惠民和剂局方》：凡使，并须别研，令极细，方可入药用。《三因极一病证方论》：柳木捶研。《校正集验背疽方》：碾。《普济方》：用井水磨为膏。《医学入门》：入丸散微炒杀毒则不粘，或捣碎纸包，席上眠一宿，另研。一法用时以绘纸袋挂于窗隙间，良久取研之，乃不粘。《外科正宗》：去油为末。《济阴纲目》：水研。《本草汇纂》：水飞过用钵坐热水中，以灯心同研。

3. 炮炙

(1) 炒制　《重修政和经史证类备用本草》：入丸散微炒杀毒，得不粘。《圣济总录》：盏子内熔过研。《圣济总录》：炒软候冷研。《产育宝庆集》：微火上炒勿令焦。《普济本事方》：慢火于银石器中炒，手指搅使干可捻急倾出在纸上用扇扇冷便研极令极细用。《传信适用方》：轻炒令熔，候冷研细。《普济方》：于银石器内，慢火炒令焦，只留一二分性，出火毒。《寿世保元》：入砂锅内，微火炒，出其烟，研细末。《外科大成》：炒香化再入。

(2) 姜制　《圣济总录》：一两以姜自然汁一盏煮乳香令软于乳钵内研细滤去滓入面少许银器内慢火熬成膏。《普济方》：生姜汁内煮软，候冷白，研如膏。

(3) 米制　《圣济总录》：到如皂子大，用生绢袋盛内黄米内蒸如胶候冷研。《普济方》：用糯米数粒，同乳香一处研细。

(4) 醋制　《太平惠民和剂局方》：细研入米醋一碗熬令熟香。

(5) 酒制　《洪氏集验方》：酒少许，化开，晒三日，再用火焙熔令干，研为末。《本草纲目》：或言乳香入丸药，以少酒研如泥，以水飞过，晒干用。《寿世保元》：用陈酒浸过一宿。《本经逢原》：酒洗如泥，水飞晒干，箬上焙去油，同灯心研易碎。

(6) 药汁制　①竹叶制。《卫生家宝产科备要》：以竹叶盛，又以竹叶复上，熨斗略熨过，即研成末。《类编朱氏集验方》：杵碎，用香炉盛火（箬）叶一片，虚架在香炉口上，约去火二寸许，次将乳香置箬叶上候炙熔滚，用水润湿小竹篦子，炒搅觉滚定，取出候冷研。《疮疡经验全书》：（箬）叶上慢火炙黄同滑石研方细。《串雅内编》：箬包烧红，用砖压出油。《串雅内编》：箬皮上烘取油。《本草纲目拾遗》：箬叶烘出汗。②黄连制。《普济方》：用黄连水飞过。

(7) 去油　《扁鹊心书》：去油。《痧胀玉衡》：出汗尽。

(8) 熨制　《世医得效方》：火熨。《世医得效方》：以蒻（箬）叶或芦叶盛，盖火熨，摊冷研。

(9) 煮制　《普济方》：净棉裹，用沸汤急滚过，研。《一草亭百科全书》：用铜杓滚水煮之成

块，在箬上炙煅去油。

(10) 煅制　《普济方》：作细块，火上烧，放于通风处吹。《本草纲目》：《外丹本草》云：乳香以韭实葱、蒜，煅伏成汁，最柔五金。《丹房镜源》云：乳香哑铜。《证治准绳》：用荷叶于炭火上炙，令半熔，放地上碗盖另研。

(11) 灯心制　《奇效良方》：用灯心研末。《本草蒙筌》：箬盛烘燥，灯草同擂，若合散丸，罗细和入，倘煎汤液，临熟加调。《仁术便览》：粘则难研，同灯草研或隔纸略焙研。《外科证治全生集》：每斤用灯心四两同炒，炒至圆脆可为粉为度，扇去灯心磨粉用。《傅青主女科》：灯心炒去油。《增广验方新编》：五钱，用灯心一钱二分同炒枯，去灯心不用。

(12) 焙制　《寿世保元》：瓦焙。

(13) 炙制　《景岳全书》：炙。《本草纲目拾遗》：炙研。《本草纲目拾遗》：炙去油。

(14) 乳制　《炮炙大法》：云皆易细总不如研细和人乳略蒸再研匀晒干，研如飞尘为妙、药将沉下，一二沸即起，勿多煮。《先醒斋医学广笔记》：打碎，人乳浸烂，研匀。《修事指南》：李时珍曰：凡使乳饼，诸乳皆可造，今惟以牛乳者为胜尔，仙神隐书云，造乳饼法以牛乳一斗，绢滤入釜煎五沸水解之，用醋点入如豆腐法，渐渐结成，滤出以布裹之，用石压或入盐瓮底收之。又造乳团法，用酪五升，煎滚入冷浆水半升，必自成块，未成更入浆一盏至成，以帛包搦如乳饼样收之。

(15) 童便酒制　《医宗金鉴》：童便酒炒。

【炮制作用】

1.《证类本草》：入丸散，微炒杀毒，得不黏。

2.《本草正义》：煎膏止痛长肉。

【性味归经】

1.《日华子本草》：味辛，热。微毒。

2.《景岳全书》：味苦辛，性温，微热。

3.《神农本草经疏》：入足太阴、手少阴，兼入足厥阴经。

4.《本草新编》：入脾、肺、心、肝、肾五脏。

【功用主治】

1.《日华子本草》：止霍乱，心腹痛，煎膏，止

痛,长肉。

2.《本草拾遗》:疗耳聋,中风,口噤,妇人血气,能发酒,理风冷,止大肠泄澼,疗诸疮令内消。

3.《本草发挥》:补肾及定诸经之痛。

4.《珍珠囊补遗药性赋》:定经之痛。

5.《本草蒙筌》:疗诸般恶疮及风水肿毒,定诸经卒痛并心腹急疼。亦入敷膏,止痛长肉。更催生产,且理风邪。

6.《景岳全书》:辟邪恶诸气,治霍乱,通血脉,止大肠血痢疼痛,及妇人气逆血滞,心腹作痛,消痈疽诸毒,托里护心,活血定痛,舒筋脉,疗折伤。煎膏止痛长肉。

7.《本草分经》:善窜入心,通行十二经。调气活血,去风舒筋,托里护心。香彻疮孔,能使毒气外出,消肿,止痛,生肌。

8.《本草从新》:治癫狂,止泻痢。

【用法用量】

内服:煎汤,一至三钱;或入丸、散。外用:研末凋敷。

【禁忌】

1.《神农本草经疏》:痈疽已溃不宜服,诸疮脓多时,未宜遽用。

2.《本经逢原》:疮疽溃后勿服,脓多勿敷,胃弱勿用。

【选方】

1. 乳香丸一(《太平圣惠方》)

[组成]乳香半分,硇砂一分,琥珀半两,松脂半两。

[主治]咽喉生谷贼。

[用法用量]上为末,化黄蜡为丸,如鸡头子大,常含一丸,咽津。以愈为度。

2. 乳香丸二(《博济方》)

[组成]乳香二两,沉香二两,没药二两,木香二两,朱砂二两(细研),枳壳二两,乌头二两(炮),蓬莪术二两,槟榔二两,芫花半两(醋炒令赤),狼毒半两(醋熬),干漆半两(炒),阿魏一分,青皮三分。

[主治]散滞气,消酒食,利胸膈,化痰,和顺元气,止冷气攻刺。

[用法用量]同杵为末,以硇砂一两半,用水飞过,去砂石,以川楝子肉四两为末,同以好醋熬成膏,入在前末,和匀,为丸如豌豆大。

3. 乳香丸三(《卫生宝鉴》)

[组成]乳香五钱(另研),穿山甲五钱,当归五钱,猪牙皂角七钱,木鳖子七钱。

[主治]诸般恶疮疖。

[用法用量]上用松枝,火烧存性为细末。入乳香研匀,炼蜜丸如弹子大。每服一丸,温酒化下,食前。

4. 乳香没药丸(《风科集验名方》)

[组成]乳香三两(另研),没药三两(另研),骨碎补三两,威灵仙三两,缩砂仁三两,白附子三两(炒),甜瓜子三两(炒),牛膝三两(酒浸),当归三两(去芦),干木瓜三两,木鳖子三两(去油),白牵牛三两(炒),地龙三两(去土)。

[主治]湿气攻注,脚膝肿痛,不能屈伸者。

[用法用量]上为细末,酒糊为丸如梧桐子大。每服三四十丸,木瓜汤送下,酒亦得,不拘时候,日进二服。

5. 乳香散一(《博济方》)

[组成]乳香、猪牙皂角、穿山甲各二两,蛇蜕一条(头尾全者),箬叶四两(去两头粗硬尖者),黄牛角尖一对(可长二寸以来)。

[主治]风毒痔疮。

[用法用量]以上药都入砂罐子内,盖口,用盐泥固济,晒干,用十斤炭火煅,候碧焰子出,去火,放冷,取出细研,每服二钱,用胡桃肉一个,细研,以酒半盏入药,同调,空心服,五服后见效。

6. 乳香散二(《太平圣惠方》)

[组成]乳香半两,降真香一两,石胆一分。

[主治]风痫,时久不愈。

[用法用量]上为细散,每服一钱,以真黄牛乳一小盏,热暖,空心调下,如人行三五里再服。如此三服,以吐为度。

7. 乳香散三(《普济方》)

[组成]松节一两(细到如米),乳香一钱。

[主治]脚转筋,疼痛挛急者。凡是筋病,皆治之。

［用法用量］上于银石器内,慢火炒令焦,只留一二分性,出火毒,研细。每服一钱至二钱,热木瓜酒调下。

8. 乳香硫黄散(《伤寒全生集》)

［组成］乳香、硫黄、艾各二钱。

［主治］阴寒呃忒不止。

［用法用量］为细末,用好酒一钟,煎数沸,乘热气,使病人鼻嗅之。外用捣生姜擦胸前。

9. 抽刀散(《摄生众妙方》)

［组成］胡椒四十九粒,乳香一钱。

［主治］急心痛。

［用法用量］为末。男用姜汤下,女用当归汤下。

10. 乳香汤(《霉疠新书》)

［组成］乳香一钱,没药六分,樟脑二钱,芦荟一钱。

［主治］痛疮,渐渐浸蚀,不可止遏者。

［用法用量］上药以烧酒二合,煮取一合半,频频渳患处。

11. 托里汤(《圣济总录》)

［组成］乳香一两(通明者,用水外浸,以乳钵研细),真绿豆粉(研)一两。

［主治］发背脑疽,和一切恶疮内溃及诸恶毒冲心呕痛。

［用法用量］二味合研极细,每服一钱匕,新水调下,水不可多,要药在胸膈上也。

12. 乳香饼(《古今医统大全》)

［组成］乳香一钱,蓖麻子十四粒。

［主治］气攻头痛,不可忍者。

［用法用量］上同捣烂,作饼,贴太阳穴上。如痛定急去之,解开头发出气。

13. 活络效灵丹(《医学衷中参西录》)

［组成］当归五钱,丹参五钱,生明乳香五钱,生明没药五钱。

［主治］气血凝滞,疼癖癥瘕,心腹疼痛,腿酸臂疼,内外疮疡,一切脏腑积聚,经络湮淤。

［用法用量］四味作汤服,若为散,一剂分作四次服,温酒送下。

14. 乳香膏一(《幼幼新书》)

［组成］乳香一两(研),腻粉半两,松脂半两,密陀僧半两(各研),生地黄汁半合。

［主治］诸疮痈疖。

［用法用量］上药拌匀,用好油一两、黄蜡二两,炼熟,下诸药熬成膏,入麝香一钱,取出阴一宿。每用看疮疖大小摊膏药贴之,每日一二次。

15. 乳香膏二(《胎产指南》)

［组成］乳香五钱,没药五钱。

［主治］产后腰痛,胁痛,不可忍者。皆有败血流入二经,以致作痛。

［用法用量］上为细末,酒、醋各一杯,熬膏。布摊贴。

16. 治心气疼痛不可忍方(《瑞竹堂经验方》)

［组成］乳香三两,真茶四两。

［主治］心气疼痛不可忍。

［用法用量］为末,以腊月鹿血和丸,弹子大。每温醋化一丸服之。

17. 辰砂散(《灵苑方》)

［组成］辰砂一两,乳香、枣仁各五钱。

［主治］癫狂。

［用法用量］酒下,恣饮沉醉,听睡一二日勿动,惊醒则不可治。

18. 治梦寐遗精方(《医林集要》)

［组成］乳香一块,拇指大。

［主治］梦寐遗精。

［用法用量］卧时嚼,含至三更,咽下。三五服。

【各家论述】

1.《海药本草》:谨按《广志》云:生南海,是波斯松树脂也,紫赤如樱桃者为上。仙方多用辟谷,兼疗耳聋,中风口噤不语,善治妇人血气。能发粉酒。红透明者为上。

2.《神农本草经疏》:风水毒肿,邪干心脾,恶气内侵,亦由二经虚而邪易犯。瘾疹痒毒,总因心脾为风湿热邪所干致之。脾主肌肉,而痛痒疮疡皆属心火,此药正入二经,辛香能散一切留结,则诸证白瘳矣。《日华子》云,煎膏止痛长肉;陈藏器云,治妇人血气,疗诸疮,令内消。则今人用以治内伤诸痛,及肿毒内服外敷之药,有自来矣。

3.《本草纲目》：乳香香窜，入心经，活血定痛，故为痈疽疮疡、心腹痛要药。《黄帝内经素问》云：诸痛痒疮疡，皆属心火是矣。产科诸方多用之，亦取其活血之功尔。杨清叟云：凡人筋不伸者，敷药宜加乳香，其性能伸筋。

4.《本草汇言》：乳香，活血去风，舒筋止痛之药也。陈氏《发明》云：香烈走窜，故入疡科，方用极多。又跌扑斗打，折伤筋骨；又产后气血攻刺，心腹疼痛，恒用此。咸取其香辛走散，散血排脓，通气化滞为专功也。故痈疡可理，折伤可续，产后瘀血留滞可行，癥块痞积，伏血冷瘕可去矣。但性燥气烈，去风活血，追毒定痛，除痈疡产后及伤筋骨之外，皆不须用。

5.《得配本草》：辛、苦，温。入手少阴经气分。去风伸筋，活血除痈，并疗痘后余毒，并治跌打损伤。得胆矾，烧研，敷甲疽胬肉。得鹿血、真茶，治心腹气痛。配绿豆、朱砂，研调水服，托里护心（毒气外出不致内侵）。佐枣仁，治胆虚不眠。佐枳壳，令胎滑易产。

6.《本草新编》：疗诸般恶疮及风水肿毒，定诸经卒痛并心腹急疼。亦入散膏，止痛长肉。更催生产，且理风邪，内外科皆可用。大约内治止痛，实为圣药，研末调服尤神。或问诸痛皆属于火，而乳香性温，宜与痛病不相合，何以定诸经之卒痛耶？盖乳香气虽温，而味实苦，温为热，苦为寒。气温，则先入于火之中，相合而不相碍；味苦，则后居于痛之内，相制而不相违。此所以能定诸痛，而无不宜也。

7.《本草述钩元》：气微温，尝之无味。纯阳善窜，入手少阴兼入足厥阴、足太阴经。主治活血伸筋定痛，疗风水腰膝不死凡（肌同延和空心，酒下三十丸，难产催生，乳香朱砂等分，为末，麝香少许，酒服一钱，良久自下）。［论］乳香系南番树脂，得木气而兼火化。其气微温，而《日华子》谓为辛热。洁古且云纯阳，即以致大肠泄阳，而归血生化，谓治肾由血，而痈疽已溃，不宜服。诸疮脓多时，未宜遽用（仲淳）。［辨治］紫赤色者良，恐不可得，取黄色明莹者，箬盛烘燥，灯草同擂，若合丸散。

8.《本草备要》：宣，活血，伸筋。香窜入心，苦温补肾，辛温通十二经。能去风伸筋（筋不伸者，敷药加用），活血调气。托里护心（香彻疮孔，能使毒气外出，不致内攻）。生肌止痛。治心腹诸痛，口噤耳聋，痈疽疮肿，产难折伤（皆取其活血止痛）。亦治癫狂，亦能去风散瘀。

9.《本经逢原》：乳香，香窜能入心经，活血定痛，故为痈疽疮疡要药，诸痛痒疮皆属心火也。产科诸方多用之，亦取其活血调血之功耳。凡人筋不伸者，熏洗敷药，宜加乳香，其性能伸筋也。

10.《本草求真》：血因气逆，则血凝而不通，以至心腹绞痛；毒因气滞，则血聚而不散，以至痛处异常。乳香香窜入心，既能使血宣通而筋自伸，复能入肾温补，使气与血互相通活，俾气不令血阻，血亦不被气碍，故云功能生血，究皆行气活血之品耳。非如没药气味苦平，功专破血散瘀，止有推陈之力，而无致新之妙。

11.《医学衷中参西录》：乳香、没药，二药并用，为宣通脏腑、流通经络之要药，故凡心胃胁腹肢体关节诸疼痛皆能治之。又善治女子行经腹疼，产后瘀血作痛，月事不以时下。其通气活血之力，又善治风寒湿痹，周身麻木，四肢不遂及一切疮疡肿疼，或其疮硬不疼。外用为粉以敷疮疡，能解毒、消肿、生肌、止疼，虽为开通之品，不至耗伤气血，诚良药也……乳香、没药，最宜生用，若炒用之则其流通之力顿减，至用于丸散中者，生轧作粗渣入锅内，隔纸烘至半熔，候冷轧之即成细末，此乳香、没药去油之法。

【考释】

乳香始载于《名医别录》。《证类本草》云："乳香即薰陆香也。如乳头者为乳香，榻地者为榻香。"《梦溪笔谈》云："薰陆，即乳香也。本名薰陆，以其滴下如乳头者，谓之乳头香；熔塌在地上者，谓之塌香。如腊茶之有滴乳、白乳之品，岂可各是一物。"《海药本草》云："乳头香，谨按《广志》云，生南海是波斯松树脂也，紫赤如樱桃者为上。"《本草蒙筌》曰："乳香……亦出波斯国土，赤松木脂所成。垂滴成珠,缀木未落者,名珠香;滴下如乳,镕榻地面者,名榻香。珠香圆小光明,榻香大块枯黯。"由上述记载可知,古时本草认为乳香与薰陆为一类,但所述产地和来源均不够准确,难以准确考证其基原植物。但对其树脂形态和色泽的描述却与今所用乳香药材相似,现用乳香来源于橄榄科植物乳香树 *Boswellia carterii* Birdw、鲍达乳香树 *Boswellia bhawdajiana* Birdw 树皮渗出的树脂。分布于红海沿岸至利比亚、苏丹、土耳其等地,入药春、夏均可采收,以春季为盛产期。

降　香
(《本草纲目》)

【异名】

紫藤香(《卫济宝书》),降真(《真腊风土记》),降香(《本草纲目》),降真香(《证类本草》)。

【释名】

1.《本草纲目》:降真香(《证类》)、紫藤香(《本草纲目》)、鸡骨香。珣曰:《仙传》:拌和诸香,烧烟直上,感引鹤降。醮星辰,烧此香为第一,度篆功力极验。降真之名以此。时珍曰:俗呼舶上来者为番降,亦名鸡骨,与沉香同名。

2.《本草乘雅半偈》:降真,紫香,可降神也。降真,新绛也,推陈出新。降者大赤。《易》:干为赤,坎为大赤,贯流先天一炁者欤。主利率类以从阳,远于绝类以从阴也。烧之真降,诠名降真。

3.《神农本草经百种录》:降真香,一名紫金藤。

4.《药性蒙求》:烧之能降诸真,故名降真香。

【产地分布】

1.《海药本草》:生南海山中及大秦国。

2.《溪蛮丛话》:鸡骨香,即降香,本出海南。今溪峒僻处所出者,似是而非,劲瘦不甚香。

3.《经史证类备急本草》:降真香出黔南。

4.《本草纲目》:广东、广西、云南、汉中、施州、永顺、保靖,及占城、安南、暹罗、渤泥、琉球诸地皆有之。

【性状】

1.《真腊记》云:降香生丛林中,番人颇费砍

斫之功,乃树心也。其外白皮,浓八九寸,或五六寸。焚之气劲而远。

2.《南方草木状》云:紫藤香,长茎细,叶根极坚,实重重有皮,花白。子黑,其茎截置烟焰中,经久成紫香,可降神。

【炮制方法】

1.切制　《小儿卫生总微论方》:剉。《普济方》:捶碎。《普济方》:降真香:三两半,剉,酒三(一)升煮干。《景岳全书》:细剉。

2.炮制

(1)制炭　《证治准绳》:烧存性。

(2)炒制　《先醒斋医学广笔记》:紫糖色者真,切如豆大,炒略焦研再炒。《外科大成》:剉豆大炒焦黑为末。《外科证治全书》:炒油干碾细。

【性味归经】

1.《海药本草》:温,平。无毒。

2.《本草品汇精要》:甘,温平。无毒。

3.《本草纲目》:辛,温。无毒。

4.《本草经解》:入足厥阴肝经、手太阴肺经。

5.《玉楸药解》:入足太阴脾、手少阴心经。

6.《要药分剂》:入肝经。通入十二经。为散邪之品。

7.《本草再新》:味辛,性温。无毒。入肝、脾二经。

【功用主治】

1.《海药本草》:烧之,辟天行时气,宅舍怪

异。小儿带之,辟邪恶气。

2.《本草纲目》:疗折伤金疮,止血定痛,消肿生肌。

3.《得配本草》:入血分而降气,治怒气而止血。杀鬼辟邪,疗金疮,生肌肉,消肿毒,治肋痛。取红者研用。

4.《本经逢原》:降真香色赤入血分而下降。故内服能行血破滞,外涂可止血定痛。又虚损吐红,色瘀味不鲜者,宜加用之,其功与花蕊石散不殊。

5.《本草再新》:治一切表邪,宣五脏郁气,利三焦血热,止吐,和脾胃。

6.《本草通玄》:内服能行血破滞,外涂可止血定痛,焚之祛邪,佩之辟鬼。

7.《玉楸药解》:疗梃刃伤损,治痈疽肿痛。

【用法用量】

内服:煎汤,八分至一钱半;或入丸、散。外用:研末敷。

【禁忌】

1.《本经逢原》:血热妄行、色紫浓厚、脉实便秘者禁用。

2.《本草从新》:痈疽溃后,诸疮脓多,及阴虚火盛,俱不宜用。

3.《药性切用》:降真禁忌同紫白二檀。

4.《本草求原》:血热者忌,忌火焙。

【选方】

1. 降真香散(《太平圣惠方》)

[组成]降真香、木香、麒麟竭、白芷、白蔹、黄连(去须)、黄柏各等分。

[主治]封闭疮口,主恶疮。

[用法用量]敷疮口,不拘时候。

2. 治上部有伤,淤血停积方(《太平圣惠方》)

[组成]降真香,锋刀刮末。

[主治]上部有伤,淤血停积,按之胸膈作痛,此吐血候也。

[用法用量]白汤调服,立时消散。

3. 治金刃或打扑伤损,血出不止方(《是斋百一选方》)

[组成]降真香末、五倍子末、铜末(是削下镜面上铜,于乳钵内研细)。

[主治]金刃或打扑伤损,血出不止。

[用法用量]等分或随意加减用之。上拌匀敷。

4. 大紫金皮散(《奇效良方》)

[组成]紫金皮、降真香、补骨脂、无名异(烧红,酒淬七次)、川续断、琥珀(另研)、牛膝(酒浸一宿)、桃仁(去皮尖)、当归(洗,焙)、蒲黄各一两,大黄(湿纸裹煨)、朴硝(另研)各一两半。

[主治]打扑伤折,内损肺肝。

[用法用量]上为细末。每服二钱,食前浓煎苏木当归酒调服。

5. 降椒酒(《古今医统大全》)

[组成]降真香二两(剉细),川椒一两(去梗及合口者)。

[主治]瘴气,兼治风湿脚气,疝气冷气,及背面恶寒风疾。

[用法用量]上用绢囊贮,浸无灰酒中约二斗。每日饮数杯,寻常宜服之。

6. 治金疮出血方(《医林集要》)

[组成]降真香、五倍子、铜花等分为末。

[主治]金疮出血。

[用法用量]敷之。

7. 治外伤出血方(《医林集要》)

[组成]降真香(以锋刀刮下细末)。

[主治]折跌,并金疮血出不止,或溃烂不收。

[用法用量]敷之,缚定。内服数钱,乳香汤调服。甚效。

8. 治痈疽恶毒方(《濒湖集简方》)

[组成]番降末、枫、乳香,等分。

[主治]痈疽恶毒。

[用法用量]为丸,熏之,去恶气甚妙。

9. 珍珠龙脑生肌散(《仁术便览》)

[组成]降真香五钱(用香油滚七次),儿茶五钱,牙末二钱,枯矾二分,珍珠二分,片脑二分。

[主治]下疳、牙府、诸色疳疮。

[用法用量]上为极细末,瓷罐收,黄蜡封口。用清米泔水洗净拭干,掺上。

10. 避瘟丹(《松峰说疫》)

[组成]苍术、乳香、甘松、细辛、芸香、降真香（等分）。

[主治]烧之能避一切秽恶邪气。

[用法用量]糊为丸，豆大。每用一丸焚之，良久又焚一丸，略有香气即妙。

11. 降香桃花散（《痧胀玉衡》）

[组成]降香五钱，牛膝二两，桃花七钱，红花七钱，大红凤仙花七钱，白蒺藜一两。

[主治]痧毒中肾。

[用法用量]上为末，黑砂糖调，童便冲服。

12. 治怒气伤肝吐血方（《本草经解》）

[组成]降香、白芍、甘草、北味、丹皮、白茯、生地。

[主治]怒气伤肝吐血。

13. 苍降反魂香（《泻疫新论》）

[组成]苍术、降真香各等分。

[主治]除秽，祛疫。

[用法用量]上为末，揉入艾叶内，绵纸卷筒。烧之。

【各家论述】

1. 《海药本草》：主天行时气，宅舍怪异，并烧悉验。又按《仙传》云：烧之，或引鹤降。醮星辰，烧此香甚为第一。度箓烧之，功力极验。

2. 《神农本草经疏》：降真香，香中之清烈者也，故能避一切恶气，入药以番舶来者，色较红，香气甜而不辣，用之入药殊胜，色深紫者不良。上部伤，瘀血停积胸膈骨，按之痛，或并胁肋并痛，此吐血候也，急以此药刮末，入药煎服之良。治内伤，或怒气伤肝吐血，用此以代郁金，神效。

3. 《本草纲目》：降香，唐宋本草失收，唐慎微始增入之而不着其功用，今折伤金疮家多用其节，云可代没药、血竭。按《名医录》云：周崇被海寇刃伤，血出不止，筋如断，骨如折，军士李高用花蕊石散不效。紫金散掩之，血止痛定，明目结痂如铁，遂愈，且无瘢痕。叩其方，则用紫藤香，瓷瓦刮下研末尔，云即降真之最佳者。曾救万人。罗天益卫生宝鉴，亦取此方，云甚效也。

4. 《本草乘雅半偈》：盖真者，仙变通乎天，提挈天地，把握阴阳，独立守神，命曰真神。故主天行时气，宅舍怪异，辟邪恶气。远于生阳，显诸死阴之属者，敛曰消灭，顾赤心在中，重皮巩固，宛若卫外为固之为阳，藏精起亟之为阴也。仲景先生祖剂，主利脉革之半产漏下，佐以葱茎前通乎阳隧。君以旋覆，诚营血之师帅。旋者周旋，旌旗之指麾，覆者伏兵，奉旌旗之指麾者。而后新降起亟乎阴，卫外乎阳则行者留，留者行矣。《本草》失列品类，时珍补入《纲目》，疗金疮折跌出血不止者，此遵祖剂之行留而推广之。副名降真，良有以也。颐更推广之，不但系小子妇人吉，犹可系丈人之失与亡。

5. 《本草征要》：降真香，味辛、温，无毒。色红者良。行瘀滞之血如神，止金疮之血至验。理肝伤吐血，胜似郁金，理刀伤出血，过于花蕊。降香色鲜红者，行血下气有功，若紫黑色者，不堪用也。

6. 《本草经解》：降香气温。禀天春和之木气，入足厥阴肝经。味辛无毒。得地西方之金味，入手太阴肺经。气味俱升，阳也，烧之能降天真气。所以辟天行时气，宅舍怪异也。小儿带之能辟恶气者，气温味辛，辛温为阳，阳能辟恶也。色红味甜者佳。

7. 《本经逢原》：降真香色赤，入血分而下降，故内服能行血破滞，外涂可止血定痛。又虚损吐红，色瘀昧不鲜者，宜加用之，其功与花蕊石散不殊。

8. 《要药分剂》：仲淳曰：入药以色红香气甜而不辣者佳，深紫者不良。上部伤瘀血停积，胸膈骨按之痛，或并胁肋痛，此吐血候也，急以此刮末入药煎服之良。亦治内伤，或怒伤肝吐血，用此代郁金神效。

9. 《药性纂要》：折伤出血者，形损而血漏也。降香节不但外治，磨汁配入群队药，作煎饮之，以止吐血便血颇效。盖诸木质浮而性上行，在人肝气应之，肝主疏泄也。惟降真香质坚而重，故能降逆气，入血分，而芳香辛温，又于降中能运，且色紫有油，故入血分。而节则文理旋转，坚结不松，故节制于外，使气往来交通，惟归经内，不致外泄，此所以止血定痛也。

10.《本草求原》：降真香即紫藤香。辛，温，无毒。入血分下行，破瘀，上部瘀积胸膈，按之痛。或怒伤肝、吐血色暗者宜。为末，加入药服，功与花蕊散同。外敷，治伤折、金疮、止血、定痛、消肿、生肌。同血竭为末，治血流不止。明目，即结痂无瘢，胜于花蕊石。熏痈疽恶毒，同乳香用，去恶气，辟邪。甘则活血，而不辣。紫而润者良。血热者忌。忌火焙。

11.《药性蒙求》：降香辛温，和营定痛。辟恶疗伤，生肌退肿。士材曰：行瘀滞之血如神，止金疮之血至验。

12.《增订伪药条辨》：降真香，以舶上来者为番降，色紫而润，最为真品。近市肆竟以苏木煨半透伪充。苏木虽似降真，但降真气味辛温，能止血；苏木气味甘平，能破血。性既相反，功又悬殊，用者宜细辨之。炳章按：朱辅山云：真降本出南海山中。今溪峒僻处所出者，似是而非，劲瘦不甚香。《真腊记》云：降香生丛林中，番人颇费砍斫之功。乃树心也，其外白皮厚八九寸，或五六寸，焚之气劲而远。稽含《草木状》云：紫藤长茎细叶，梗极坚实，重重有皮，花白子黑，其截置烟焰中，经久成紫香，可降神，故名降香。按稽氏所说，与前说稍异，岂即朱氏所谓似是而非者乎？抑中国出乎，与番降不同乎？郑君所云或南降乎？惟苏木混充，恐非事实。盖降香色紫黑坚致，气香有辛辣气。苏木色黄微红，质脆松，气

微香如柏树气。形色气味，皆有不同。且降香出货亦多，价值低廉，恐不易混充耳。

【考释】

降香入药约始于唐代，《海药本草》引《南州记》云："生南海山中及大秦国，其香似苏方木，烧之初不甚香，得诸香和之则特美，入药以香降紫而润者良。"《本草纲目》曰："今广东、广西、云南、汉中、施州、永顺、保靖，及占城、安南、暹罗、渤泥、琉球诸地皆有之。"《溪蛮丛话》载："鸡骨香，即降香，本出海南。今溪峒僻处所出者，似是而非，劲瘦不甚香。"《真腊记》云："降香生丛林中，番人颇费砍斫之功，乃树心也。其外白皮，浓八九寸，或五六寸。焚之气劲而远。"《本草乘雅半偈》云："降真，紫香，可降神也。降真，新绛也，推陈出新。降者大赤。"《南方草木状》云："紫藤香，长茎细，叶根极坚，实重重有皮，花白。子黑，其茎截置烟焰中，经久成紫香，可降神。"从上述记载可知，古代降香药材有进口与国产之别。进口降香主要为豆科植物印度黄檀 *Dalbergia sissoo* 的心材，今多用产于海南的同属植物降香檀 *Dalbergia odorifera* T. Chen 的树干或根部心材，亦为《中国药典》所收载。其分布于海南中部和南部，广东、广西及福建有引种。入药一年四季均可采收，将砍伐的树段或根削去外皮和边材（白色部分），取心材劈成小块，晾干备用。

玳 瑁

（《开宝本草》）

【异名】

蟕蟗（《桂海虞衡志》）。

【释名】

《本草纲目》：玳瑁。时珍曰：其功解毒，毒物之所瑁嫉者，故名。

【产地分布】

1.《本草拾遗》：玳瑁生岭南海畔山水间。

2.《桂海虞衡志》：玳瑁生海洋深处。

3.《图经本草》：生岭南山水间。今亦出广南，盖龟类也。

【性状】

1.《食性本草》：其身似龟，首嘴如鹦鹉。

2.《本草拾遗》：大如扇，似龟，甲中有纹。

3.《桂海虞衡志》：状如龟鼋，而壳稍长，背有甲十二三片，黑白斑文相错而成。其裙边如锯齿。无足而有四鬣，前长后短，皆有鳞，斑纹如甲。

4.《图经本草》：惟腹背甲皆有红点斑纹，有大者有如盘。

5.《证类本草》：大如帽，似龟甲，中有纹。

6.《三才图会》：玳瑁身似龟，首嘴如鹦鹉。腹背甲皆有红点斑纹，大者有如盘。应劭曰：雄曰玳瑁，雌曰蟕蟗。

【炮制方法】

切制 《太平圣惠方》：细锉。捣罗为末。《旅舍备要方》：水磨浓汁。《本草品汇精要》：剉碎。《证治准绳》：研。

【炮制作用】

《本草辑要》：入药生者良。

【性味归经】

1.《开宝本草》：寒。无毒。

2.《本草品汇精要》：味咸，性寒。

3.《本草纲目》：甘，寒。无毒。

4.《本草汇言》：入手少阴、足厥阴经。

【功用主治】

1.《食性本草》：疗心风邪，解烦热。

2.《日华子本草》：破癥结，消痈毒，止惊痫。

3.《证类本草》：主解岭南百药毒。俚人刺其血饮，以解诸药毒。

4.《本草衍义》：治心经风热。生者入药，盖性味全也。

5.《增广和剂局方药性总论》：主解岭南百药毒。

6.《本草纲目》：解痘毒，镇心神，急惊客忤，伤寒热结，狂言。

7.《本草述钩元》：破癥结，消痈肿，止惊痫。

8.《本草简要方》：（消）痈毒，止惊痫，疗心风，解烦热，行气血，利大小肠。

【用法用量】

内服：煎汤或磨汁，一至二钱；或入丸、散。

【禁忌】

虚寒证无火毒者禁服。

【选方】

1. 玳瑁丸一（《太平圣惠方》）

［组成］生玳瑁五两（捣罗为末），安息香五两（用酒煮似糊，用绢滤去滓），朱砂二两（细研，水飞过），雄黄半两（细研），琥珀一两（细研），麝香一两（细研），龙脑一钱（细研）。

［主治］急风及中恶，不识人，面青，四肢逆冷。

［用法用量］上药研匀，以安息香糊和丸，如鸡头实大。用童子小便三合，生姜自然汁半合，相合暖过，研下三丸，不计时候。

2. 玳瑁丸二（《太平圣惠方》）

［组成］生玳瑁屑一两，生金屑半两（细研），自然铜半两（细研），不灰木一两（用牛粪火烧通），珍珠末一两，琥珀一两（细研），犀角屑一两，铁粉三分（细研），牛黄一分（细研），朱砂三分（细研，水飞过），龙脑一分（细研），姜香一分（细研）。

［主治］妇人血风，心神烦热，恍惚多惊，不得睡卧。

［用法用量］上为末入研了药，重研令匀，以炼蜜为丸，如鸡头实大，每服五丸，煎麦冬汤嚼下，不拘时候。

3. 玳瑁丸三（《太平圣惠方》）

［组成］玳瑁一两，麒麟竭半两，乳香半两，没药半两，须灰（故锦）三分，续断一两，安急香半两。

［主治］妇人赤带，下不止。

［用法用量］上为末，以蜜及安息香熬炼，和诸药末为丸，如绿豆大。每服二十丸，食前以温酒送下。

4. 玳瑁丸四（《圣济总录》）

［组成］玳瑁（镑）、丹砂（研）、雄黄（研）、白芥子各半两，麝香（研）一分。

［主治］中风不语，精神瞀闷及中恶不语。

［用法用量］上五味，捣罗为末，再同研匀，别以银石器酒煎安息香一两为膏，和丸如绿豆大。每服十丸，温童子小便下，不拘时候服。

5. 玳瑁散一（《太平圣惠方》）

［组成］玳瑁屑、延胡索、当归（剉，微炒）、赤鲤鱼鳞（烧灰）、麝香（细研）各三分，琥珀、水蛭（炒令黄）、牡丹、蒲黄、益母草子、香墨以上各半两。

［主治］产后败血冲心，运绝。

［用法用量］上件药，捣细罗为散，入研了药令匀。每服，不计时候，以温酒调下一钱。

6. 玳瑁散二（《圣济总录》）

［组成］玳瑁（镑）三分，蒲黄、琥珀（别研如粉）、好墨、牡丹（去心）各半两，赤龙鳞（烧灰，即鲤鱼皮也）、芎䓖、延胡索、当归（微炙）各三分。

［主治］产后败血不下上冲，心闷腹痛。

［用法用量］上九味捣罗为散，每服二钱匕，用暖生姜酒调下，淡醋汤亦得，不拘时服。

7. 玳瑁散三（《古今医统大全》）

［组成］生玳瑁、生犀角各以冷水浓磨汁二合。

［主治］痘疹，天行时热未发，可令内消，已发解热，不致太盛。

［用法用量］上二汁同搅匀，每服半合，日二三服为佳。

8. 玳瑁散四（《小儿斑疹备急方论》）

［组成］生玳瑁（水磨浓汁）一合，獖猪心一个（从中取血一皂子大）。

［主治］疮疹热毒内攻，繁黑色，出不快。

［用法用量］同研。上以紫草嫩茸浓煎汤调，作一服。

9. 玳瑁散五（《普济方》）

［组成］面末、独头蒜。

［主治］狐尿疮。

［用法用量］上同杵，用玳瑁簪头内疮孔中。虫出愈。

10. 玳瑁汤（玳瑁散，《奇效良方》）

［组成］生玳瑁、生犀（各以冷水浓磨汁）各二合。

［主治］时行豌豆疮及赤疮疹子，未发者令内消，已发者，解利毒气，令不太盛。

［用法用量］同搅令匀，每服半合，微温，一日四五服为佳。

11. 返魂丹（《太平圣惠方》）

［组成］生玳瑁半两，朱砂半两，雄黄半两，白芥子半两。

[主治]猝中风不语。

[用法用量]上件药,同研如面,于银器中,酒煎安息香一两为膏,和丸如绿豆大。每服,不计时候,以童子小便下五丸。

12. 真珠丸(《太平圣惠方》)

[组成]真珠一两(细研如粉),玳瑁一两,雄黄半两(细研如粉),虎睛一对(酒浸一宿,微炙),胡黄连半两,远志半两(去心),乌犀角屑半两,朱砂一两(细研,水飞过),牛黄半两(细研如粉),马牙消半两,铁粉半两(细研),龙脑一钱(细研),麝香一钱。

[主治]心脏风邪,恍惚,夜卧惊恐,不得眠卧。

[用法用量]细研上件药,捣罗为末,入研了药,都研令匀,炼蜜和捣三二百杵,丸如绿豆大。每服不计时候,温酒下十丸。

13. 花光散(《圣济总录》)

[组成]玳瑁屑(二两半),蓝实(炒)一两半,安息香(别研)、丹砂(别研)、琥珀各一两,牛黄(别研)、人参、麝香(别研)、贯众各半两。

[主治]服药过剂,反伤正气,致八邪干心,或三虫变蛊,或乘虚中恶,或变为五淋,或致子为惊痫,或筋挛脉结,或产血运,或胸停客热。

[用法用量]上九味除别研外,捣罗为细末拌匀,每服一钱匕,温酒调下,早晚食后服,小儿半钱匕,日再服。

14. 至宝丹(《圣济总录》)

[组成]玳瑁(镑)、雄黄(研)、丹砂(研)、安息香(酒化,重汤熬成煎)、白芥子各一两。

[主治]中恶鬼疰,解一切毒。

[用法用量]上五味除安息香外,捣研为末,以安息香煎丸如绿豆大,温酒研下十丸。

【各家论述】

1.《图经本草》:玳瑁,入药须生者乃灵,带之亦可以辟虫毒。凡遇饮食有毒,则必自摇动,死者则不能神矣。昔唐嗣薛王之镇南海,海人有献生玳瑁者,王令揭取上甲二片系于左臂欲以辟毒。玳瑁甚被楚毒,复养于使宅后池,伺其揭处复生,还遣送旧处,并无伤矣。今人多用杂龟筒

作器皿,皆杀取之,又经煮拍,生者殊不易得。顷有自岭表罢官,得生玳瑁畜养且久,携以北归,北人多有识者。

2.《本草衍义》:玳瑁,治心经风热,生者入药,盖性味全也。既入汤火中即不堪用,为器物者是矣,与生熟犀其义同。

3.《增广和剂局方药性总论》:陈士良云:主诸风毒,行气血,去胸膈中风痰,镇心脾,逐邪热,利大小肠,通妇人经脉。甲壳似肉,同疗心风邪,解烦热。《日华子》云:破癥结,消痈毒,止惊痫等疾。

4.《食物本草》:又顾玠《海槎录》云:大者难得,小者时时有之。但老者甲厚而色明,小者甲薄而色暗。世言鞭血成斑,谬矣。取时必倒悬其身,用滚醋泼之,则甲逐片应手落下。《南方异物志》云:其身、首似龟,嘴如鹦鹉。大者如篷篴,背上有鳞大如扇,取下乃见其文,煮柔作器,治以鲛鱼皮,莹以枯木叶,即光辉矣。玳瑁肉,味甘、平,无毒。治诸风毒,逐邪热,去胸膈风痰,行气血,镇心神,利大小肠,通妇人经脉。血解诸药毒,刺饮之。甲,味甘、寒,无毒。主解岭南百药毒。破癥结,消痈毒,止惊痫,疗心风,解烦热,行气血,利大小肠,功与肉同。磨汁服,解蛊毒。生佩之,辟蛊毒。煮服,解痘毒,镇心神,急惊客忤,伤寒热结狂言。

5.《神农本草经疏》:玳瑁,龟类也。气寒,无毒,而解一切热毒。其性最灵,凡遇饮食有毒,则必自摇动。然须用生者乃灵,死则不能矣。岭南人善以诸毒药造成蛊,人中之则昏愦闷乱,九窍流血而死,惟用活玳瑁,刺其血饮,或生者磨浓汁服之可解。陈士良:主心风邪、解烦热、行气血、利大小肠。以其性禀纯阴,气味至寒,故治如是病也。又能解痘毒,神效。

6.《本草简要方》:……伤寒结热狂言,辟蛊毒,解岭南百药毒(刺血浸尤良)。玳瑁丸:玳瑁、续断各一两,安息香、血竭、乳香、没药各五钱,故锦灰七钱五分。研末,以蜜及安息香熬和丸绿豆大。每服二十丸,食前温酒下。治赤白带下。又方:生玳瑁、生犀角各以冷水磨浓汁二合。搅匀

每服五勺,微温服月四五次。治瘟疫、蛊瘴、痈肿、疹子,能通血脉,解百毒。

7.《本草述钩元》:玳瑁……禀水中至阴之气,故气寒而解热。玳瑁生同磨地。缪氏:痘疮虚寒不起发者。不宜服。

8.《本经逢原》:甘,寒,无毒。入药生者良。玳瑁入心主血,有解毒解热之功。故苏颂以之磨汁服解蛊毒。《日华》破癥瘕结,消痈毒,止惊痫。士良疗心风,解烦热,行血气,利大小肠。时珍治伤寒热结狂言,解毒清热之功,等于犀角,同犀角解痘毒。痘疮黑陷,乃心热血凝,用生犀、玳瑁磨汁,入猪心血少许,紫草汤调服,则热解血和而陷豆起矣。但虚寒而陷者勿用。

【考释】

玳瑁始载于《本草纲目拾遗》,云:"大如扇,似龟,甲中有纹,生岭南海畔山水间。"《食性本草》曰:"身似龟,首、嘴如鹦鹉。"《桂海虞衡志》云:"玳瑁生海洋深处。状如龟鼋而壳稍长。背有甲十三片,黑白斑纹相错而成。其裙边缺如锯齿。无足而有四鬣,前长后短,皆有鳞,斑纹如甲。海人养以盐水,饲以小鱼。"《本草纲目》引《海槎余录》云:"大者难得,小者时时有之。但老者甲厚而色明,小者甲薄而色暗。世言鞭血成斑,谬矣。取时必倒悬其身,用滚醋泼之,则甲逐片应手落下。"《南方异物志》云:"其身、首似龟,嘴如鹦鹉。大者如篷簝,背上有鳞大如扇,取下乃见其文,煮柔作器,治以鲛鱼皮,莹以枯木叶,即光辉矣。"上述所言形态特征与今用玳瑁相符,即海龟科动物玳瑁 Eretmochelys imbricata (Linnaeus)的甲片。其分布于山东、江苏、浙江、福建、台湾、广东、广西及海南西沙群岛等地。常栖息于热带和亚热带海洋中。入药全年均可捕获。捕得后,将其倒悬,用沸醋浇泼,其甲即能逐片剥下,去净残肉,洗净备用。

我国将玳瑁 Eretmochelys imbricata 列为国家Ⅱ级保护动物。

荜 茇

（《雷公炮炙论》）

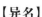

【异名】

荜拨（《唐本草》），荜拨梨、阿梨诃陀（《酉阳杂俎》），椹圣（《药谱》），毕勃（《本草拾遗》），蛤蒌（《赤雅》），逼勃（《本草纲目》）。

【释名】

《本草纲目》：荜拨，时珍曰：荜拨当作荜茇，出《南方草木状》，番语也。陈藏器《本草》作毕勃，《扶南传》作逼拨，《大明会典》作毕茇。又段成式《酉阳杂俎》云：摩伽陀国呼为荜拨梨，拂菻国呼为阿梨诃陀。

【产地分布】

1.《酉阳杂俎》：出摩伽陁。

2.《本草图经》：出波斯国，今岭南有之。

3.《本草蒙筌》：出藩国中，产竹林内。

【性状】

1.《唐本草》：丛生，茎叶似蒟酱，其子紧细。味辛烈于蒟酱，胡人将来入食味用也。

2.《本草图经》：荜拨，多生竹林内，正月发苗作丛，高三四尺，其茎如箸，叶青圆，阔二三寸，如桑，面光而厚。三月开花，白色在表。七月结子，如小指大，长二寸已来，青黑色，类椹子。九月收采，灰杀，暴干，南人爱其辛香，成取叶生茹之。

【炮制方法】

1. 净制　《雷公炮炙论》：去挺。《扁鹊心书》：去蒂。《普济方》：洗。

2. 切制　《重修政和经史证类备用本草》：

捣为末。《普济方》：剉碎。

3. 炮炙

（1）醋制　《雷公炮炙论》：凡使，先去挺，用头醋浸一宿，焙干，以刀刮去皮粟子令净方用。

（2）焙制　《博济方》：微焙。

（3）炒制　《重修政和经史证类备用本草》：炒，为末。《扁鹊心书》：去蒂炒。《普济方》：洗，碎，炒燥。

（4）乳制　《传信适用方》：牛乳半盏慢火煎，干焙。

（5）盐制　《世医得效方》：盐炒。

（6）胆汁制　《丹溪心法》：以猪胆汁拌匀，入胆内悬待阴干用。

【炮制作用】

《雷公炮炙论》：凡使（荜拨），先去挺用头，醋浸一宿，焙干，以刀刮去皮粟子令净方用，免伤人肺，令人上气。

【性味归经】

1.《珍珠囊补遗药性赋》：味辛，大寒。无毒，温中下气。

2.《医宗必读》：入肺、脾二经。

3.《本草纲目》：入手、足阳明经。

4.《景岳全书》：味辛，大热。阳也，浮也。入手足阳明，亦入肝肾。

5.《雷公炮制药性解》：入肺、脾、胃、膀胱四经。

6.《本草再新》：入肝、脾、肾三经。

7.《本草择要纲目》：辛,大温。无毒。阳也,浮也。

8.《本草求真》：专入胃,兼入脾、膀胱。

9.《玉楸药解》：入足太阴脾、足阳明胃经。

【功用主治】

1.《海药本草》：主老冷心痛,水泻,虚痢,呕逆醋心,产后泄利。

2.《日华子本草》：治霍乱,冷气,心痛血气。

3.《本草拾遗》：荜拨,温中下气,补腰脚,消食,除胃冷,阴疝,痃癖……荜拨没,主冷气呕逆,心腹胀满,食不消,寒疝核肿,妇人内冷无子,治腰肾冷,除血气。

4.《本草衍义》：走肠胃中冷气,呕吐,心腹满痛。多服走泄真气,令人肠虚下重。

5.《本草图经》：黄牛乳煎其子,治气痢,神良。

6.《天宝本草》：治跌打损伤,腰脚痛。

7.《药性会元》：荜拨,主温中下气,补腰脚,消食,治胃冷,除转筋霍乱,心疼痛连巅顶;又能下气,消阴疝痃癖。其根名荜拨没。主五劳七伤,除阴汗,消核肿。

8.《本草纲目》：治头痛、鼻渊、牙痛。

9.《药性要略大全》：荜拨,温中暖胃,止心腹冷泻及阴疝肾气。治霍乱。

10.《神农本草经百种录》：逐胃冷,祛痰涎,下气,散浮热,止牙痛、头痛。

11.《握灵本草》：荜拨,主温中下气,为头痛、鼻渊、水泻、虚痢、呕逆、齿痛要药。

12.《本草正义》：荜茇,善温中暖胃,辟阴寒,疗霍乱,除心腹痛疼,吞酸呕逆,因寒泻痢。研末搐鼻,可解偏风头痛;擦牙,可杀牙虫,止牙痛。

【用法用量】

内服：煎汤,半钱至一钱;或入丸、散。外用：研末搐鼻或纳蛀牙孔中。

【禁忌】

1.《本草衍义》：多服走泄真气,令人肠虚下重。

2.《医宗必读》：荜拨辛热耗散,能动脾肺之火,多用损目耶。

3.《饮食须知》：荜茇,能动脾肺之火。多食令人目昏,食料不宜用之。

4.《本经逢原》：然辛热耗散能动脾肺之火,多用令人喘咳、目昏、肠虚下重,以其走泄真气也。

【选方】

1. 已寒丸(《太平惠民和剂局方》)

[组成]荜茇、肉桂各二钱半,高良姜、干姜各三钱半。

[主治]暴泄身冷：自汗,甚则欲呕,小便清,脉微弱。

[用法用量]为末,糊丸梧子大。每服三十丸,姜汤送下。

2. 荜茇散一(《圣济总录》)

[组成]荜拨半两,肉豆蔻(去壳,半生半煨)一两,干姜(炮)半两,诃黎勒(半生半煨,去核)一两,白术三分,甘草(半生半炙,锉)半两,木香(半生半炒)一两。

[主治]飧泄气痢,腹胀满,不下食。

[用法用量]上为散,每服二钱匕,空心米饮调下,一日二次。

3. 荜茇散二(《鸡峰普济方》)

[组成]荜茇、肉豆蔻各三分,赤石脂、诃黎勒各一两,丁香、白茯苓、阿胶、当归、桂心、陈橘皮各二分,白龙骨、缩砂、人参、厚朴各三分,甘草一分。

[主治]虚劳,大肠久冷,泄痢不止。

[用法用量]上为细末。每服艾粥饮调下二钱,空心及晚食前服。

4. 荜茇丸一(《圣济总录》)

[组成]荜拨、木香、附子(炮裂,去皮脐)、胡椒、桂(去粗皮)、干姜(炮)、诃黎勒皮(焙)各半两,厚朴(去粗皮,生姜汁炙)一两半。

[主治]脾虚呕逆,心腹常痛,面色青黄,腰胯冷疼。

[用法用量]上为末,炼蜜为丸,如梧桐子大。每服十五丸,空心粥饮送下,一日三次。

5. 荜茇丸二(《妇人大全良方》)

[组成]荜茇一两(盐炒,去盐,为末),蒲黄一两(炒)。

[主治]妇人无时月水来,腹痛。及妇人血气不和,作痛不止。

[用法用量]上为细末,炼蜜为丸,如梧桐子大。每服三四十丸,食后用盐、米饮吞下。

6. 荜茇粥(《医方类聚》)

[组成]荜茇一分,胡椒一分,桂心一分,米三和。

[主治]心腹冷气刺痛,妨胀不能下食。

[用法用量]上煮作粥,下荜茇等末,搅和,空心食之。

7. 治胃冷口酸,流清水,心下连脐痛方(《余居士选奇方》)

[组成]荜茇半两,厚朴姜汁浸炙一两。

[主治]胃冷口酸,流清水,心下连脐痛。

[用法用量]为末,入热鲫鱼肉,研和丸绿豆大。每米饮下二十丸,立效。

8. 荜芫汤(《辨证录》)

[组成]荜茇二钱,芫花二钱。

[主治]牙齿痛。

[用法用量]水一碗,煎半盏,漱口。

9. 治冷痰饮恶心方(《太平圣惠方》)

[组成]荜拨一两。

[主治]冷痰饮、恶心。

[用法用量]捣为末,于食前清粥饮调半钱服。

10. 治风虫牙痛方(《圣济总录》)

[组成]荜茇、胡椒等分。

[主治]风虫牙痛。

[用法用量]为末,化蜡丸麻子大,每以一丸塞孔中。

11. 治偏头疼方(《经验后方》)

[组成]荜拨(为末)。

[主治]偏头疼,绝妙。

[用法用量]令患者口中含温水,左边疼,令左鼻吸一字;右边疼,令右鼻吸一字,效。

12. 治癖气成块,在腹不散方(《永类钤方》)

[组成]荜茇一两,大黄一两(并生为末,入麝香少许)。

[主治]癖气成块,在腹不散。

[用法用量]炼蜜丸梧子大,每冷酒服三十丸。

13. 治牙痛方(《本草权度》)

[组成]荜茇末、木鳖子肉。

[主治]牙齿痛。

[用法用量]研膏化开,嚏鼻。

【各家论述】

1.《海药本草》:谨按徐表《南州记》:本出南海,长一指,赤褐色为上。复有荜拨,短小黑,味不堪。舶上者味辛,温。又主老冷心痛,水泻,虚痢,呕逆,醋心,产后泻痢,与阿魏和合良。亦滋食味。得诃子、人参、桂心、干姜,治脏腑虚冷,肠鸣泄痢神效。

2.《齐民要术》:胡炮肉法:肥白羊肉,生始周年者,杀,则生缕切如细叶,脂亦切。着浑豉、盐、擘葱白、姜、椒、荜拨、胡椒,令调适。净洗羊肚,翻之。以切肉脂内于肚中,以向满为限,缝合。作浪中坑,火烧土赤,却灰火。内肚着坑中,还以灰火覆之。于上更燃,炊一石米顷,便熟。香美异常,非煮、炙之例。作和酒法:酒一斗,胡椒六十枚,干姜一分,鸡舌香一分,荜拨六枚,下筛,绢囊盛,内酒中。一宿,蜜一升和之。

3.《珍珠囊补遗药性赋》:荜拨味如良姜辣,转筋霍乱,心痛连颠(颠即头顶也)。

4.《本草蒙筌》:荜拨……五月开花,白色在表。七月结子,小指般长。秋末收子阴干,辛烈过于蒟酱。岭南海舶,贸易常多。老黑者不堪,紫褐者为上。消宿食下气,除胃冷温中。疝癖阴疝痛并驱,霍乱冷气疼立却。禁水泄虚痢,止呕逆醋心。得诃子、人参、桂心、干姜为丸,治脏腑虚冷、肠鸣、泄痢神效。仍杀腥秽,食味堪调。久服走泄真阳,令人肠虚下重。根名荜拨没,黑硬近似柴胡;能治诸劳伤,阴汗寒疝核肿。

5.《本草纲目》:段成式言青州防风子可乱荜拨,盖亦不然。荜拨气味正如胡椒,其形长一二寸,防风子圆如胡荽子,大不相侔也。

6.《本草正》:荜拨,其味大辛,须同参、术、归、地诸甘温补剂用之尤效。

7.《景岳全书》：其味大辛，须同参、术、归、地诸甘温补剂用之尤效。为末搐鼻，可解偏风头痛。揩齿可杀牙痛牙虫。又牛乳煎，治唐太宗气痢方详列痢疾门。

8.《本草汇笺》：荜拨走肠胃，冷气呕吐，心腹满痛者宜之。然辛热耗散，能动脾肺之火，多用令人目昏。其治头痛，鼻渊，牙疼等症，亦取其辛温能入阳明经散浮热也。周慎斋云：荜拨温肺而发表，荜澄茄温胃而去湿。

9.《本草便读》：荜拨，大辛大热，味类胡椒，入胃与大肠，阳明药也。温中散寒，破滞气，开郁结，下气除痰，又能散上焦之浮热，凡一切牙痛、头风、吞酸等症，属于阳明湿火者，皆可用此以治之。

10.《本草择要纲目》：与阿魏和合良。得诃子、人参、桂心、干姜，治脏腑虚冷，肠鸣神效。治头痛鼻渊牙痛。但荜茇走肠胃，冷气、呕吐、心腹满痛者宜之。多服走泄真气，令人肠虚下重。

11.《本草正义》：荜拨，脾肾虚寒之主药。惟濒湖谓是头痛、鼻渊要药，取其辛热能入阳明而散浮热。按头痛固有真寒一症之宜用大辛大温者，但鼻渊、牙痛，本皆火症，古人偶用辛散之药，盖亦反佐之义，用作向导，濒湖竟以为散浮热，恐是误会，石顽和之，非也。

12.《本草洞诠》：第辛热耗散，能动脾肺之火，多服令人目昏，肠虚下重。又为头痛、鼻渊、牙疼要药，取其辛温能入阳明，散浮热也。唐太宗患气痢久未瘥，下诏求方，有卫士进黄牛乳煎荜茇方，御用有效。后屡试于虚冷者，必效。

13.《本草求真》：气味辛热，凡一切风寒内积，逆于胸膈而见恶心呕吐（阳明胃府）；见于下部而见肠鸣冷痢水泻（太阳膀胱经）；发于头面而见齿牙头痛鼻渊（阳明胃经）；停于肚腹而见中满痞塞疼痛（太阴经），俱可用此投治。以其气味辛温，则寒自尔见除。其曰鼻渊头痛（涕脓而臭者为渊，涕清而不臭者为鼽，鼻渊有肉痛极而不下垂者为息肉，下垂而不痛者为鼻痔），亦是取其辛热能入阳明以散浮热之意。是以病患偏头痛风，须先口含温水，随左右以此末吹鼻最效。牙疼必同干姜、细辛调治，亦取能以除寒之意（热痛，石膏牙硝；风痛，皂角僵蚕蜂房二乌；虫痛，石灰雄黄）。总之，气味既辛，则凡病属寒起，皆可以投，然亦泄人真气，不可任意多服，以致喘咳目昏，肠虚下重，丧其真气也！

【考释】

荜茇，始载于《雷公炮炙论》。《酉阳杂俎》云："荜拨出摩伽陁国，呼为荜拨梨，拂林国呼为阿梨诃陀。苗长三四尺，茎细如箸，叶似蕺叶，子似桑椹，八月采。"《海药本草》引《南州记》云："荜拨本出南海，长一指，赤褐色为上。"《新修本草》载："丛生，茎叶似蒟酱，其子紧细。味辛烈于蒟酱，胡人将来入食味用也。"《本草图经》曰："荜拨，今岭南有之，多生竹林内。正月发苗作丛，高三四尺，其茎如箸，叶青圆，阔二三寸如桑，面光而厚。三月开花，白色在表。七月结子如小指大，长二寸已来，青黑色，类椹子。九月收采，灰杀暴干，南人爱其辛香，或取叶生茹之。"《本草纲目》云："荜拨气味正如胡椒，其形长一二寸。"据上述本草所言，与今之所用荜茇相符，即为胡椒科植物荜茇 *Piper longum* L. 的干燥近成熟或成熟果穗，其分布于云南东南至西南部，福建、广东和广西有栽培。药用当果穗由绿变黑时采收，除去杂质，晒干备用。

荜 澄 茄

（《开宝本草》）

【异名】
澄茄（《南州记》），毗陵茄子（《开宝本草》），毕茄（《本草求真》）。

【释名】
1.《证类本草》：生佛誓国，似梧桐子及蔓荆子，微大，亦名毗陵茄子。

2.《昆虫草木略》：荜澄茄，亦曰毗陵茄子。

3.《本草纲目》：毗陵茄子。李时珍曰：皆番语也。

4.《植物名实图考》：《广西志》有山胡椒。或谓即毕澄茄也。

【产地分布】
1.《本草图经》：荜澄茄，生佛誓国，今广州亦有之。

2.《花夷花木鸟兽珍玩考》：荜澄茄出爪哇。

3.《药性粗评》：本生佛誓国，今广南州郡亦有之。

【性状】
1.《本草原始》：春夏生叶，青滑可爱，结实似梧桐子蔓荆子微大。八月、九月采之。

2.《本草述》：毕澄茄……蔓生，春开白花，夏结黑实，与胡椒一类二种，正如大腹之与槟榔相近耳。结实似梧桐子，微大，柄粗而蒂圆。

【炮制方法】
1. 净制　《雷公炮炙论》：去柄及皱皮。《世医得效方》：去蒂。

2. 切制　《雷公炮炙论》：细杵。

3. 炮炙

（1）酒制　《雷公炮炙论》：凡使荜澄茄，采得后，去柄及皱皮了，用酒浸蒸，从巳至酉出，细杵任用。《玉楸药解》：酒浸炒用。

（2）炒制　《博济方》：炒。

（3）蒸制　《炮炙全书》：蒸。

【性味归经】
1.《证类本草》：味辛，温，无毒。

2.《滇南本草》：入脾、肾二经。

3.《得配本草》：入足太阳经气分。

4.《要药分剂》：入脾、胃、肾、膀胱四经。

【功用主治】
1.《日华子本草》：治一切气并霍乱，泻胀腹痛，并肾气膀胱冷。

2.《开宝本草》：主下气消食，皮肤风，心腹间气胀，令人能食。

3.《珍珠囊补遗药性赋》：白豆蔻、荜澄茄，温脾健胃，能消食宽膨。

4.《本草集要》：荜澄茄，主下气消食，腹间气胀，心腹冷痛，霍乱吐泻，肾气膀胱冷。古方偏用染发。

5.《本草择要纲目》：下气消食，去皮肤风，心腹间气胀，令人能食。疗鬼气。能染发及香身。治一切冷气痰癖，并霍乱吐泻肚腹痛，肾气膀胱冷，暖脾胃，止呕吐。

6.《医经允中》：主治去皮肤风，心腹冷气，暖脾止呕。

7.《本草求原》：治反胃吐黑绿水。

【用法用量】

内服：煎汤，半钱至一钱；或入丸、散。外用：研末擦牙或搐鼻。

【禁忌】

《本经逢原》：阴虚血分有热，发热咳嗽禁用。

【选方】

1. 荜澄茄丸一（《普济方》）

［组成］用荜澄茄半两，薄荷叶三钱，荆芥穗一钱半。

［主治］鼻塞不通。

［用法用量］上为细末，糖霜蜜和丸。如樱桃大。每服一丸，时时嚼化咽津。

2. 荜澄茄丸二（《宣明论方》）

［组成］荜澄茄半两，良姜二两，神曲一两（炒），青皮一两（去白），官桂一两（去皮），阿魏半两（醋面裹，煨熟）。

［主治］中焦痞塞，气逆上攻，心腹疞痛，吐逆不利，不思饮食。

［用法用量］上为末，醋面糊为丸，如梧桐子大。每服二十丸，生姜汤送下，不拘时候。

3. 荜澄茄散一（《扁鹊心书》）

［组成］荜澄茄、高良姜、肉桂、丁香、厚朴（姜汁炒）、桔梗（去芦）、陈皮、三棱（泡，醋炒）、甘草各一两五钱，香附（制）三两。

［主治］脾胃虚满，寒气上攻于心，心腹刺痛，两胁作胀，头昏，四肢困倦，吐逆，发热，泄泻，饱闷。

［用法用量］为细末。每服四钱，姜三片，水一盏，煎七分，和渣服。

4. 荜澄茄散二（《鸡峰普济方》）

［组成］荜澄茄、白豆蔻、丁香、人参、厚朴、诃黎勒各三分，沉香、木香、良姜、干姜、桂、半夏各半两，白术、陈皮各一两。

［主治］脾胃气虚，不思饮食，胸中气满，四肢不和，食即呕吐。

［用法用量］上为粗末。每服三钱，水一盏，生姜半分，枣三个，煎至六分去滓，非时温服。若以水煮，面糊为丸亦佳。

5. 荜澄茄散三（《魏氏家藏方》）

［组成］荜澄茄一两，延胡索一两（炒），白茯苓一两（去皮），人参一两（去芦），蓬莪术半两（炮），附子一只（七钱者，炮，去皮脐），木香一分（湿纸包，煨）。

［主治］肾痹五聚积气，上冲满闷，气噎不通。

［用法用量］上为细末。每服三钱，水一盏，生姜三片，枣子一枚，煎至五分，去滓温服，不拘时候。

6. 荜澄茄子（《鸡峰普济方》）

［组成］荜澄茄三两，白豆蔻三两，缩砂仁三两，青橘皮三两，陈橘皮三两，莱菔子一两，肉豆蔻一两，茴香一两，桂一两，丁香半两，木香半两。

［主治］助养脾胃，快气消食。主脾胃不和，饮食迟化，胸膈噎痞，噫气难通，呕逆恶心，脐腹胀痛，大便不调，或泄或秘。

［用法用量］每服三十丸，橘皮汤送下，不拘时候。

7. 沉香荜澄茄汤（《洪氏集验方》）

［组成］沉香半两，南木香四钱，丁香四钱，檀香四钱，荜澄茄半两，片子白姜黄半两，陈橘红三钱，青皮（去白）三钱，粉大甘草七钱，藿香（去净土）四钱，白豆蔻仁半两，天台乌药半两，人参一两，缩砂仁三钱。

［主治］腰腿间寒湿作痛。

［用法用量］上为细末。每服一二钱，入盐点服。

8. 木香荜澄茄丸（《鸡峰普济方》）

［组成］荜澄茄、川楝子、木香、舶上茴香、桃仁各一两，蝎一分。

［主治］疝气及下部湿冷，脐腹疼痛。

［用法用量］上为细末，酒蒸，面糊和丸如豌豆大。每服二三十丸，空心温酒或盐汤下。

9. 治反胃吐食方（《要药分剂》）

［组成］荜澄茄。

［主治］病有反胃吐食。甚至吐出黑汁。治之不愈者。

［用法用量］米糊丸。姜汤下三十丸。日一。自愈。但愈后须服平胃散三百帖遂可。

10. 治伤寒咳逆,日夜不定方(《本草品汇精要》)

[组成]荜澄茄,高良姜各三分。

[主治]伤寒咳逆,日夜不定者。

[用法用量]为末,每服二钱,水六分,煎十余沸,入醋少许,搅匀,和滓服之。

11. 治脾胃虚弱方(《严氏济生方》)

[组成]荜澄茄不拘多少。

[主治]脾胃虚弱,胸膈不快,不进饮食。

[用法用量]上为细末,姜汁打神曲末煮糊为丸,如梧桐子大,每服七十丸,食后,淡姜汤吞下。

【各家论述】

1.《海药本草》:荜澄茄谨按《广志》云:生诸海,嫩胡椒也。青时就树采摘造之,有柄粗而蒂圆是也。其味辛、苦、微温,无毒。主心腹卒痛,霍乱吐泻,痰癖冷气。古方偏用染发,不用治病也。

2.《药性要略大全》:荜澄茄,散冷,助脾胃,治心腹卒痛,霍乱吐泻,痰癖,冷气胀满。洁古云:下气消食,令人能食。又能染发及香身。味辛,性热,无毒。云即嫩胡椒带青采取者也。

3.《本草纲目》:海南诸番皆有之。蔓生春开白花,夏结黑实。与胡椒一类二种。正如大腹之与槟榔,相近耳。

4.《药性粗评》:烹茄于荜澄,饱吃惠州之饭。荜澄茄一名毗陵茄子……味辛,性温,无毒。主治皮肤风气,心腹胀满,霍乱吐泻,腰肾冷痹,宽中下气,养胃消食,补精壮阳,暖水脏,年老相宜。

5.《本经逢原》:主治与胡椒相类,而热性稍逊。治反胃吐出黑汁,诸药不效,用此一味为丸,姜汤服之。痘疮入目,为末,以少许吹鼻中,三五次效。鼻塞不通,用此半两,同薄荷叶三钱、荆芥穗二钱半、蜜丸芡实大,时时含咽之。但阴虚血分有热、发热咳嗽禁用。

6.《本草述钩元》:荜澄茄疗肾气膀胱冷。少类于蜀椒。治阴逆下气塞。少类于吴萸。以温为补。洵属夫所观治鼻塞之荜澄茄丸。则其归肾而温及膀胱也。乃阳出地中。所谓根于极下。际于极上者。

7.《本草撮要》:荜澄茄,功专治膀胱冷气。得白豆蔻治噎食不纳,得高良姜治寒呃,得薄荷、荆芥治鼻塞不通,得荜拨为末擦牙,治齿浮热痛,若娱蚣咬伤,荜澄茄研末调敷。

【考释】

荜澄茄本是外来药,《开宝本草》云:"生佛誓国。似梧桐子及蔓荆子,微大,亦名毗陵茄子。"《本草原始》亦云:"春夏生叶,青滑可爱,结实似梧桐子蔓荆子微大。八月、九月采之。"这无疑是胡椒科植物荜澄茄 *Piper cubeba* L.。而《滇南本草》所载"山胡椒",《植物名实图考长编》引《广西通志》云:"山胡椒,夏月全州人以代茗饮,大能清暑益气,或以为即荜澄茄。"因山鸡椒果实的形状和气味与胡椒科植物荜澄茄 *Piper cubeba* L. 的果实相似,我国南部以其作 *Piper cubeba* L. 使用。可见我国实有两类荜澄茄存在,一为胡椒科荜澄茄,一为樟科植物山鸡椒 *Litsea cubeba* (Lour.) Pers. 的干燥成熟果实。现今《中国药典》以樟科植物山鸡椒为荜澄茄的唯一正品来源,其分布于我国西南和华东、华南地区,生长于海拔 500～3 200 m 的向阳山地或灌丛。山鸡椒果实采收季节性很强,当果实外皮青色,有白色斑点,用手捻碎有强烈生姜味时即可采收。

草 豆 蔻

【异名】

漏蔻（《南方异物志》），豆蔻仁（《传信适用方》），草豆叩（《本草蒙筌》），草蔻仁（《医方集解》），草蔻（《本草从新》），草豆蔻（《开宝本草》）。

【释名】

《本草纲目》：按扬雄《方言》云，凡物盛多曰蔻，豆蔻之名，或取此义，豆象形也。《南方异物志》作漏蔻，盖南人字无正音也。今虽不专为果，犹入茶食料用，尚有草果之称焉。《金光明经》三十二品香药，谓之苏乞迷罗（细）。

【产地分布】

1. 《本草乘雅半偈》：曰：豆蔻生南海，及交址，今岭南、八闽亦有，生成已详参内。

2. 《本草图经》：生南海，今岭南皆有。

3. 《本草原始》：草豆蔻始生南海，今岭南皆有之。

【性状】

1. 《海药本草》：豆蔻，其根似益智，皮壳小厚，核如石榴，辛且香，蒳草树也。叶如芄兰而小，三月采其叶，细破阴干之，味近苦而有甘。

2. 《异物志》：豆蔻，其根似姜而大，从根中生，形似益智，皮壳小厚，核如石榴，辛且香，形似益智，皮壳小厚，核如石榴，辛且香。

3. 《蜀本草》：豆蔻苗似杜若；春花在穗端，如芙蓉，四房生于茎下，白色，花开即黄；根似高良姜；实若龙眼而无鳞甲，中如石榴子；茎、叶、子皆味辛而香。十月收。

4. 《本草图经》：草豆蔻……苗似芦，其叶似山姜杜若辈，根似高良姜，二月开花，作穗，房生于茎下，嫩叶卷之而生，初如芙蓉，花微红，穗头深色，其叶渐广，花渐出，而色渐淡，亦有黄白色者，南人多采花以当果，尤贵其嫩者，并穗入盐同淹，治叠叠，作朵不散，又以木槿花同浸，欲其色红耳，其结实若龙眼子而锐，皮无鳞甲，皮中子如石榴瓣，夏月熟时采之，暴干，根苗微作樟木香，根茎子并辛香。

5. 《本草汇言》：草豆蔻、草果虽是一物，细分辨，微有不同。今建宁所产草豆蔻，大如龙眼而形微长，其皮黄白，薄而有棱峭。其仁大如缩砂仁。其气辛香而和。滇、广所产草果，长大如诃子。其皮黑厚而棱密，其仁粗而味辛，臭如斑蝥之气。广人取生草豆蔻入梅汁、盐渍令红，暴干荐酒。其初结小者名鹦哥舌。元朝饮膳，皆以草豆蔻为上供。南人复用一种山姜实，伪充草豆蔻。其形圆而粗，气味辛猛而不和，不可不辨。

6. 《本草害利》：形如龙眼而微长，皮黄白，薄而棱峭。仁辛香，气和。

【炮制方法】

炮炙

（1）炒制　《濒湖炮炙法》：凡使须去蒂，取向里子及皮，用茱萸同于鏊上缓炒，待茱萸微黄黑，即去茱萸，取草豆蔻皮及子杵用之。《本草害利》：去膜微炒用。

（2）煨制 《药类法象》：（草豆蔻）面包煨熟，去面用。《本草纲目》：今人惟以面裹火煨熟，去皮用之。

【性味归经】

1.《名医别录》：味辛，温。无毒。

2.《医学启源》：气热，味大辛。

3.《本草乘雅半偈》：辛，温，涩。无毒。

4.《雷公炮制药性解》：味辛，性热。无毒，入脾、胃二经。

5.《汤液本草》：入足太阴、阳明经。

6.《本草再新》：入心、脾、肺三经。

【功用主治】

1.《名医别录》：温中，心腹痛，呕吐，去口臭气。

2.《药性论》：可单用，能主一切冷气。

3.《开宝本草》：下气，止霍乱，一切冷气，消酒毒。

4.《本草衍义》：性温而调散冷气，力甚速。

5.《本草衍义补遗》：治风寒客邪在胃，痛及呕吐，一切冷气，面裹煨用。

6.《日华子本草》：下气，止呕逆，除霍乱，调中补胃气，消酒毒。

7.《珍珠囊补遗药性赋》：益脾胃；去寒，又治客寒心胃痛。

8.《本草纲目》：治瘴疠寒疟，伤暑吐下泄痢，噎膈反胃，痞满吐酸，痰饮积聚，妇人恶阻带下，除寒燥湿，开郁破气，杀鱼肉毒。

9.《本草发挥》：洁古云：治风寒客邪在胃口之上，善去脾胃客寒，令人心胃痛。

10.《本草分经》：暖胃健脾，祛寒燥湿，辛燥，犯血忌。

11.《神农本草经百种录》：草豆蔻，辛温气散，燥湿散滞，温胃祛风。

12.《本草择要纲目》：风寒客邪。散滞气，利膈上痰。若身受寒邪，口食寒物，胃寒作痛，用之如鼓应桴。若热郁者，则不可用，恐其积温成热，有偏胜之患也。

13.《本草原始》："补脾胃，磨积滞，调散冷气甚速，虚弱不能饮食者最宜，兼解酒毒。"

【用法用量】

内服：煎汤，一至二钱，宜后下；或入丸、散。

【禁忌】

1.《本草衍义》：虚弱不能食者宜此。

2.《神农本草经疏》：凡疟不由于瘴气；心痛胃脘痛由于火而不由于寒；湿热瘀滞，暑气外侵而成滞下赤白，里急后重，及泄泻暴注口渴，湿热侵脾，因作胀满，或小水不利，咸属暑气湿热，皆不当用。

3.《本草备要》：忌铁。

4.《本经逢原》：阴虚血燥者忌之。

5.《本草害利》：〔害〕辛燥犯血，阴不足者远之。凡疟不由瘴气，心胃痛由于火而不由于寒，泄泻暴注口渴，而由于暑气湿热，法咸忌之。

6.《得配本草》：疟不由于瘴疠，气不实，邪不盛者，禁用。

【选方】

1. 草豆蔻散（《太平圣惠方》）

〔组成〕草豆蔻（去壳）、陈橘皮（汤浸，去白瓤，焙）、当归（剉，微炒）、白术、前胡（去芦头）各三分，附子（炮裂，去皮脐）、人参（去芦头）半两，木香半两，桂心半两，半夏（汤浸七遍去滑）半两，甘草（炙微赤，剉）半两。

〔主治〕产后脾胃虚寒，或时呕逆，不下饮食。

〔用法用量〕以上各半两上件药，捣粗罗为散。每服四钱，以水一中盏，入生姜半分，煎至六分，去滓。不计时候温服。

2. 豆蔻丸（《圣济总录》）

〔组成〕草豆蔻（去皮）、白术各一两，人参一两半，陈橘皮（去白，焙）一两，半夏半两（入生姜半两捣烂，焙）。

〔主治〕妊娠呕逆不下食。

〔用法用量〕上五味捣罗为末，用枣肉为丸梧桐子大，每服二十丸，生姜汤下，不计时候服。

3. 豆蔻汤一（《圣济总录》）

〔组成〕草豆蔻（去皮）、半夏（汤洗去滑，切，焙）各半两，陈橘皮（汤浸去白，焙）三分。

〔主治〕冷痰呕逆，胸膈不利。

〔用法用量〕上三味粗捣筛，每服三钱匕，水一盏,入生姜五片,煎至七分,去滓,温服,不拘时候。

4.豆蔻汤二(《魏氏家藏方》)

[组成]草豆蔻仁八两,生姜一斤(连皮,切片),甘草四两(剉)。

[主治]脾胃虚弱,不思饮食,吐逆满闷,胸膈不利,心腹刺痛。

[用法用量]上和,入银器内用水浸过三指许,慢火熬干,取出焙干为末,每服一钱,沸汤点服。夏月煎作冷汤服亦妙。

5.大安散(《女科百问》)

[组成]草豆蔻七个(和皮细切),厚朴半两,乌梅十个(去核仁),甘草、人参各一分,大枣十枚,肥姜一分(连皮),陈皮七个(全者洗浮切),良姜一分。

[主治]脾寒如疟,发热无时。

[用法用量]上共剉拌匀,分作五裹,先以盐水蘸纸湿,裹煨香熟。第一服一裹,水一碗,煎一碗,温服;第二服用二裹,并煎滓,以水二碗,煎一碗,温服;第三服用三裹,并煎滓,以水三碗,煎一碗,作两服,并空心食前温服。

6.治胃弱呕逆不食方(《备千金要方》)

[组成]草豆蔻仁二枚,高良姜半两,水一盏。

[主治]胃弱呕逆不食。

[用法用量]煮取汁,入生姜汁半合,和白面作拨刀,以羊肉汁煮熟,空心食之。

7.治霍乱烦渴方(《普济方》)

[组成]草豆蔻、黄连各一钱半,乌豆五十粒,生姜三片。

[主治]霍乱烦渴。

[用法用量]水煎服之。

8.治九种胃气疼痛方(《滇南本草》)

[组成]草果药(新瓦焙)二两,木香三钱。

[主治]九种胃气疼痛,面寒背寒疼,痞块积滞疼痛。

[用法用量]共为细末。每服一钱,热烧酒服。

【各家论述】

1.《本草求真》:草豆蔻,辛热香散,功与肉蔻相似,但此辛热燥湿除寒,性兼有涩,不似肉蔻涩性居多,能止大肠滑脱不休也。又功与草果相同,但此止逐风寒客在胃口之上,症见当心疼痛,不似草果辛热浮散,专治瘴疠寒疟也。故凡湿郁成病,而见胃脘作疼,服之最为有效。若使郁热内成,及阴虚血燥者,服之为大忌耳。

2.《本草备要》:治瘴疠寒疟(佐常山能截疟。或与知母同用,取其一阴一阳,治寒热瘴疟。盖草果治太阴独胜之寒,知母治阳明独胜之火),寒客胃痛(散滞气,利膈痰,因滞因寒者多效),霍乱泻痢,噎膈反胃,痞满吐酸,痰饮积聚。解口臭气、酒毒、鱼肉毒(故食料用之)。过剂助脾热,耗气损目。

3.《本草分经》:辛温香散,暖胃健脾,祛寒燥湿,辛燥犯血忌。

4.《得配本草》:杀诸鱼肉毒。同知母,治寒热瘴疟(草果治太阴独胜之寒,知母治太阴独胜之热)。同熟附子、姜、枣,治脾寒疟疾(寒多热少,或单寒不热,或大便泄,小便多,不能食)。

5.《本草撮要》:功专散滞气。消隔上痰。得热附子治寒疟。得乌梅治久疟不止。含之去口臭。一名草蔻。

6.《本草择要纲目》:若身受寒邪,口食寒物,胃寒作痛,用之如鼓应桴。若热郁者,则不可用,恐其积温成热,有偏胜之患也。

7.《玉楸药解》:燥湿调中,运行郁浊,善磨饮食,能驱痰饮,治胃口寒湿作痛,疗腹中腐败成积,泄秽吞酸俱效,蛮烟瘴雨皆医,疟疾堪疗,霍乱可愈,反胃噎膈之佳药,呕吐泄利之良品,化鱼骨肉停留,断赤白带下。

8.《本草从新》:治寒客胃痛,霍乱泻痢,噎膈反胃,痞满吐酸,解口臭、酒毒、鱼肉毒(故食料用之)。辛燥犯血,忌阴不足者远之。形如龙眼而微长,皮黄白、薄而棱峭,仁如砂仁。辛香气和,去膜微炒,香口去臭,同细辛末含之。

9.《本草洞诠》:辛、涩、温,无毒,入足太阴阳明经。主温中,治心腹冷痛,呕吐,开郁破气,杀鱼肉毒。若身受寒邪,口食寒物,胃脘作疼,用之如鼓应桴,或湿痰郁结者亦效。若热郁者不可用,恐积温成热也。南地卑下,山岚烟瘴,饮啖酸咸,脾胃常多寒湿郁滞之病,故食料与之相宜,然过多亦助脾热,伤肺损目。或云与知母同用,治瘴疟寒热,取其一阴一阳,无偏胜之害。盖草果治太阴独胜之寒,知母治阳明独胜之火也。

【考释】

草豆蔻在本草著作中作为豆蔻的别名,常收载于豆蔻项下,为豆蔻的同物异名,如宋代《本草衍义》曰:"豆蔻,草豆蔻也。"《本草图经》曰:"豆蔻,即草豆蔻也。苗似芦,叶似山姜、杜若辈,根似高良姜,微有樟木气。花作穗,嫩叶卷之而生,初如芙蓉,穗头深红色,叶渐展,花渐出,而色渐淡,亦有黄白色。其实若龙眼子而锐,皮无鳞甲,中子若石榴瓣。南人采当果,实尤贵。其嫩者并穗入盐同淹治,叠叠作朵不散落……生南海,今岭南皆有之。"此处记述的植物形态与《南方草木状》和《新修本草》类似,从其顶生的穗状花序、花蕾时包藏于佛焰苞状的总苞片中、唇瓣有美丽的色彩等,当属姜科山姜属 *Alpinia* 植物。《本草蒙筌》载:"交趾多生,岭南亦有。苗类杜若梗,根似高良姜;花作穗,嫩叶卷之而生,叶渐舒,花渐出,如芙蓉淡红;实结苞,至秋成壳而熟,秋方老,壳

方黄,似龙眼微锐,外皮有棱,如扼子棱,无鳞甲,中子连缀,亦似白豆蔻多粒,甚辛香。"这里的形态特征描述,对果实描述较为详细,指出草豆蔻的果皮有棱,如栀子棱,其子连缀,类似白豆蔻。从以上本草著作对草豆蔻的产地、植物形态描述可以看出,本草著作中记载的草豆蔻与山姜属植物艳山姜 A. *zerumbet*(Pers.)Burtt & Smith 是一致的,艳山姜成为我国古代草豆蔻的主流品。1957 年,木村雄四郎研究草豆蔻时根据海南本地人的称谓,最早收载草豆蔻的学名定为 *Alpinia katsumadai* Hayata,此后我国就沿用了这个学名。草豆蔻已收载入《中国药典》,为姜科植物草豆蔻的近成熟种子,夏、秋二季采收,晒至九成干,或用水略烫,晒至半干,除去果皮,取出种子团,晒干。分布于广东、海南、广西等地。生于山地、疏林、沟谷、河边及林缘湿处。但草豆蔻来源比较混乱,姜科山姜属其他植物如长柄山姜 *Alpinia kwangsiensis* T. L. Wu & Senjen、毛瓣山姜 *Alpinia malaccensis*(Burm.)Rosc. 等数十种植物的成熟种子在不同的地区仍作草豆蔻使用。而古人使用的草豆蔻的主流品艳山姜 *Alpinia zerumbet*,最早记载于《广州常见经济植物》,目前在我国广西部分地区仍作草豆蔻使用。

草　果

（《宝庆本草折衷》）

【异名】

草果仁（《太平惠民和剂局方》），草果子（《小儿卫生总微论方》），豆蔻（《证类本草》），草豆蔻（《景岳全书》），草蔻（《本草述钩元》）。

【释名】

1.《本草原始》：此草结实类果，故名草果。

2.《本草纲目》：今虽不专为果，犹入茶食料用，尚有草果只称焉。

【产地分布】

1.《本草蒙筌》：惟生闽、广。

2.《本草从新》：草果，滇、广所产。

3.《本草汇笺》：草果产滇、贵、南粤。

【性状】

1.《本草品汇精要》：[苗]草果形如橄榄，其皮薄，其色紫，其仁如缩砂仁而大。又云南出者名云南草果，其形差小耳。[用]仁。[质]如橄榄。[色]皮紫，仁白。

2.《本草汇言》：长大如荔枝。其皮黑厚，有直纹。内子大粒成团。

3.《本草原始》：八月采实。内子大粒成团，外壳紧厚多皱，凡资入剂，去壳取仁。

4.《本草述钩元》：其形长大如诃子，其皮黑厚（紧厚而黑皱，异于草蔻之黄白而薄）。而棱密，其子大粒成团。其性甚烈，其气辛臭，正如斑蝥之气。合诸药同煎，气独熏鼻。

5.《植物名实图考》：根苗与高良姜相类而根肥，苗高三四尺。[略]草果茎或青或紫；叶长

纹粗，色深绿；夏从叶中抽葶卷箨，绿苞渐舒，长萼分绽，尖杪淡黄，近跗红赭，坼作三瓣白花：两瓣细长，翻飞欲舞；一瓣圆肥，中裂为两，黄须三茎，萦绕相纠，红蕊一缕，未开如钳，一花之中，备红黄白赭四色。

【炮制方法】

1. 净制　《普济本事方》：去皮。《扁鹊心书》：去壳生用。《世医得效方》：去皮膜，净洗。《普济方》：去壳并白皮。《仁术便览》：去皮膜。

2. 切制　《普济方》：切碎。《本草品汇精要》：去皮杵仁。《本草蒙筌》：凡资入剂，取子剉成。《医宗说约》：捣末用。《医宗金鉴》：研。

3. 炮炙

（1）煨制　《太平惠民和剂局方》：面裹煨，面裂为度。《普济方》：面裹煨香熟，去皮，取净肉，须是刮尽皮膜。《类编朱氏集验方》：黄泥裹煨干去皮。《医学入门》：去内外壳取仁，或用面裹煨熟。《景岳全书》：宜以面裹，微火煨熟用之，或面拌炒熟亦可。

（2）火炮　《小儿卫生总微论方》：炮过用。《小儿卫生总微论方》：炮，去壳取仁。《鲁府禁方》：火炮。

（3）炒制　《扁鹊心书》：去壳炒。《温热暑疫全书》：去皮膜，净洗，炒黄。

（4）制炭　《奇效良方》：炒存性。

（5）药汁制　①麝香制。《医学纲目》：一

个,去皮,入麝香一小块,用面饼裹,火烧焦黄留性,取出和面用之。②茴香制。《证治准绳》:一两以舶上茴香一两炒,除去同炒之药。

（6）焙制　《仁术便览》:去皮膜,切焙。

（7）醋制　《嵩崖尊生全书》:醋煮。

（8）姜制　《幼幼集成》:姜汁炒极熟。《增广验方新编》:姜制。

【性味归经】

1.《本草品汇精要》:无毒。

2.《本草蒙筌》:味辛,气温。升也,阳也。无毒。

3.《本草汇言》:味辛、苦涩,性热。无毒。浮也,阳也。入足太阴、阳明经。

4.《医宗必读》:味辛,温。入胃经。

5.《饮膳正要》:味辛,性温。无毒。

6.《本经逢原》:辛,温,涩。无毒。

7.《本草从新》:辛,热。

8.《雷公炮制药性解》:入脾、胃二经。

9.《本草品汇精要》:气之厚者,阳也。臭香。

10.《药性切用》:性味辛烈。

【功用主治】

1.《景岳全书》:能破滞气,除寒气,消食,疗心腹疼痛,解酒毒,治瘴疠寒疟,伤暑呕吐,泻痢胀满,反胃吐酸,开痰饮积聚噎膈,杀鱼肉毒,开郁燥湿,辟除口臭,及妇人恶阻气逆带浊。

2.《本草汇言》:治脾胃寒湿。

3.《本草约言》:消宿食,除胀满,去邪气,却冷痛。

4.《医宗必读》:破瘴疠之疟,消痰食之愆。

5.《本草汇》:散脾胃之寒,消久停之食。截老疟痰,止呕吐疾。释气膨,除果积。

6.《药性通考》:暖胃健脾,破气开郁,燥湿祛寒,除痰化食。治瘴痢、寒疟、寒咳、胃痛、霍乱、泻痢、噎膈、反胃、痞满、吐酸、痰饮、积聚,解口臭、酒毒、鱼肉毒,故食料用之,过服助脾热,耗气损目。

7.《饮膳正要》:治心腹痛,止呕,补胃,下气。

8.《本经逢原》:除寒,燥湿,开郁,化食,利膈上痰,解面食、鱼、肉诸毒。

9.《本草求原》:治水肿,滞下,功同草蔻。

10.《宝庆本草折衷》:主温中,去恶气,止呕逆,定霍乱,消酒毒,快脾暖胃。

11.《本草品汇精要》:消宿食,导滞逐邪,除胀满,去心腹中冷痛。截诸般疟疾,治山岚瘴气。

【用法用量】

内服:煎汤,一至二钱;或入丸、散。

【禁忌】

1.《医宗必读》:疟不由于岚瘴,气不实,邪不盛者,并忌。

2.《本草蒙筌》:大耗元阳,老弱虚羸,切宜戒之。

3.《神农本草经疏》:凡疟不由于瘴气;心痛胃脘痛由于火而不由于寒;湿热瘀滞,暑气外侵而成滞下赤白、里急后重及泄泻暴注、口渴;湿热侵脾因作胀满或小水不利,咸属暑气温热,皆不当用。

4.《本草备要》:忌铁。

5.《本草汇言》:凡疟疾由于阴阳两虚,不由于瘴气者;心痛胃脘痛,由于火而不由于寒湿饮食瘀滞者;泄泻暴注、口渴由于暑热,不由于鱼腥生冷伤者;痢疾赤白、后重里急,小水不利因作胀满,由于暑气湿热,不由于暑气湿寒者,皆不当用,用之增剧。

6.《本草从新》:辛燥犯血,忌阴不足者远之。

7.《本草纂要》:若元虚不足之人,宜少用。

【选方】

1. 草果丸（《普济方》）

[组成]草果二钱(去瓤),三棱(烧)一钱,砂仁二钱,槟榔二钱,黑牵牛(去白)一钱,青皮(去瓤)二钱,巴豆一钱(去油)。

[主治]小儿疳浮,脾胃虚弱。

[用法用量]上为末,面糊为丸。每服十五丸,汤饮送下。

2. 草果饮一（《太平惠民和剂局方》）

[组成]紫苏叶、草果仁、川芎、白芷、高良姜

(炒)、青橘皮(去白,炒)、甘草(炒)各等分。

[主治]疟疾。脾寒疟疾,瘴疟头疼身痛,脉浮弦寒热,寒热疟疾初愈,产后疟疾,寒热往来,或热胜于寒。

[用法用量]上为末。每服二大钱,水一盏,煎至七分,去滓热服,二滓并煎,当发日连进三服。

3. 草果饮二(《传信适用方》)

[组成]草果子、甘草、地榆(炒)、枳壳(去瓤,麸炒)各等分。

[主治]肠胃冷热不和,下痢赤白,及伏热泄泻,脏毒便血。

[用法用量]上为粗末。每服二钱,用水一盏半,煨姜一块拍碎,同煎七分,去滓服,不拘时候。

4. 草果饮三(《普济方》)

[组成]草果一两,厚朴二两,甘草、枣子各半两,生姜四两(不去皮,同杵,淹一宿,焙)。

[主治]小儿寒热,盗汗,不思饮食,面黄腹急。

[用法用量]上咬咀。三岁一钱,水半盏,煎至三分,去滓。

5. 草果熟水(《吴氏集验方》)

[组成]乌梅三两,草果一两,干葛一两,白茯苓一两,甘草一两(炙),干姜一两半,缩砂仁半两。

[主治]消暑止咳。

[用法用量]上咬咀。每服半两,水二碗,煎一碗,去滓,冷、热任意服。

6. 三炒丹(《是斋百一选方》)

[组成]吴茱萸一两(去枝梗,洗净,以破故纸一两,慢火炒,候香熟,去破故纸),草果仁一两(以舶上茴香一两炒,候香熟,去茴香),葫芦巴一两(以山茱萸一两炒,候香熟,去山茱萸)。

[主治]脾肾病。

[用法用量]上为细末。酒煮面糊为丸,如梧桐子大。每服六十丸,盐汤送下。

7. 消磨散(《丹台玉案》)

[组成]蓬术、三棱、陈皮、山楂、草果(去壳)各一两。

[主治]小儿诸食所伤,以致肚腹膨胀,面色黄瘦。

[用法用量]上为末。每服二钱,姜汤调下。

8. 草果子汤(《卫生总微》)

[组成]草果子三个,甘草五寸,大枣七个。

[主治]脾寒发疟。

[用法用量]上锉。分三服,水一盏,煎至半盏,放温服,更量大小加减。

9. 草果建中汤(《普济方》)

[组成]人参、草果、桂各半两,白芍药一两,甘草三分。

[主治]小儿诸疟。

[用法用量]上为散。大佻水煎,日进多服。

10. 草果平胃散(《世医得效方》)

[组成]生料平胃散四两,草果、大腹皮、槟榔、青皮各二两。

[主治]脾虚作疟,不问寒热先后,饮食不进。

[用法用量]上为末。每服五钱,水一盏半,加生姜三片,大枣二个,煎七分,空心多服收效。

11. 草果养脾汤(《魏氏家藏方》)

[组成]草果仁、茯苓(白者,去皮)、缩砂仁各半两,桔梗一分,甘草一两半(炙),生姜六两(用白面四两同拌和,罨一宿,炒黄)。

[用法用量]上为细末。每服一钱,沸汤点下。

12. 冲和汤(《杨氏家藏方》)

[组成]生姜四两(切、焙),草果仁(去皮)七钱半,甘草七钱半(炙),半夏曲二钱半(炙),白盐一两(炒)。

[主治]醒酒快膈,消痰助胃。

[用法用量]上为细末,入盐和匀,每服二钱,沸汤点服。

13. 草果知母汤(《温病条辨》)

[组成]草果一钱五分,知母二钱,半夏三钱,厚朴二钱,黄芩一钱五分,乌梅一钱五分,花粉一钱五分,姜汁五匙(冲)。

[主治]背寒,胸中痞结,疟来日晏,邪渐入阴。

［用法用量］水五杯，煮取二杯，分二次温服。

14. 治气虚瘴疟方（《本草述钩元》）

［组成］草果仁、熟附子等分，生姜七片，枣一枚。

［主治］气虚癔疟，热少寒多，或单寒不热，或虚热不寒。

［用法用量］水一盏，煎半盏。服。

15. 治虚寒泄泻方（《本草述钩元》）

［组成］草果仁一两，同舶茴香一两（炒香，去茴不用），吴茱萸一两（汤泡七次，同破故纸一两炒香，去故纸不用），葫芦巴一两（同山萸肉一两炒香，去萸肉不用）。

［主治］脾肾不足，虚寒泄泻。

［用法用量］三味为末，酒糊丸。每盐汤下六七十丸。

【各家论述】

1. 《本草汇言》：草果仁，陈廷采先生曰：但其气熏人，最辛烈。夏月造生鱼鲊，每多用此酿成。故食馔大料方中，必仗此为要品也。方龙潭：逐瘴疠之药也。费五星稿：盖脾胃喜温而恶寒，喜燥而恶湿，喜利而恶滞，喜香而恶秽。草果气味香辛而热，香能达脾，辛能破滞，热能散寒与湿，故凡湿郁于中，胸满腹胀；湿积于脾，吞酸吐酸；湿聚于胃，呕吐恶心；湿蒸于内，黄疸黄汗，是皆湿邪之为病也。又有避暑受凉，而为脾寒瘴疟；或中寒感寒，而为腹痛吐利；或食瓜桃鱼腥生冷，而为冷积泄泻，是皆寒与湿之为病也。用草果并能治之。又思东南土地卑下，每多山岚雾瘴。又因饮啖鱼腥、水果、酒、茶、粉、面，脾胃常多寒湿郁滞之病，故服食草果，与之相宜。或云：草果治湿之功大，治脾之效速，常与知母同用，治瘴疟寒热有验。盖草果治太阴独胜之寒，知母治阳明独胜之热，正以一阴一阳合用，无偏胜之虞也。

2. 《颐生微论》：草果气猛而浊，如仲由未见孔子时气象。若气不实，邪不甚者，不必用之。

3. 《本草纲目》：彼人皆用笔茶及作食料，恒用之物。广人取生草蔻入梅汁，盐渍令红，暴干荐酒，名红盐草果。其初结小者，名鹦哥舌，元朝饮膳，皆以草果为上供。南人复用一种火杨梅偶充草豆蔻，其形园而粗，气味辛猛而不和，人亦多用之，或云即山姜实也。不可不辨。

4. 《本草纂要》：草果，味辛，温，无毒入太阴脾经，治脾之要药也。盖脾喜燥而恶湿，草果气味辛温，能胜湿也。吾见湿郁于中，胸满腹胀；湿积于胃，吞酸吐酸；湿聚于脾，呕吐恶心；湿蒸于内，黄疸黄汗，是皆湿之为症，惟草果可以治之。又有元本不足，偶感山岚瘴气；或空腹早行，亦遇烟雾杀厉之气；或避暑受凉，而为疟痢脾寒；或中寒感寒，而为腹痛吐利；或受四时疫气，而为湿温风温；或食瓜桃生冷，而为痰涎积聚，亦皆湿之为症也，惟草果并皆治之。大抵草果之剂味辛，辛能散湿也。治湿之功甚大，而治脾之效甚速，由其性之烈也。

5. 《本草汇》：同砂仁温中，同青皮泄肝邪，佐常山截疫疟。然辛烈过甚，大耗元阳，虚人及胃火者，禁之。《本草》载与草蔻同条，不分主治。然虽为一物，治微有不同，今特详之。产滇、广。长大如诃子，皮黑厚而棱密，子粗而辛臭。草蔻产建宁，大如龙眼，而形微长，皮黄白，薄而棱峭，其仁大如缩砂，而辛香气和也。取仁面裹，煨熟用。

6. 《本草述钩元》：或臣或佐，大者俱兼补益而行。与知母同用，治瘴疟寒热，取其一阴一阳无偏胜之害。盖草果治太阴独胜之寒，知母治阳明独胜之火也。

7. 《植物名实图考》：白草果，与草果同而花白瓣肥，中唯一缕微黄。土医以为此真草果。豆蔻即草果，《桂海虞衡志》诸书，详晰如绘。岭南尚以为食料，唯《南越笔记》以为根叶辛温，能除瘴气。云南山中多有之。根苗与高良姜相类而根肥，苗高三四尺。高良姜根瘦苗短，数十茎丛生，叶短，面背光润，纹细，叶淡绿。草果［略］《图经》诸说既不详胪，而含胎充果，又与良姜之红豆蔻、獦子姜之软红麦粒互相胶轕，若以三种并列，则花实几无一肖，余就滇人所指名而名之，不识岭外所产与此同异。［略］今人多用为香料，调剂饮食甚良。又能祛除蛊毒，辟夷人药毒，佩之能远患也。

【考释】

草果入药始载于《太平惠民和剂局方》。《本草品汇精要》载:"草果生广南及海南。形如橄榄,其皮薄,其色紫,其仁如缩砂仁而大。又云南出者名云南草果,其形差小耳。"李时珍误以为草果与草豆蔻为同一物,仅略有差别,而将草果并入"草豆蔻"条。《植物名实图考》曰:"根苗与高良姜相类而根肥,苗高三四尺。茎或青或紫;叶长纹粗,色深绿;夏从叶中抽葶卷箨,绿苞渐舒,长萼分绽,尖杪淡黄,近跗红赭,坼作三瓣白花:两瓣细长,翻飞欲舞;一瓣圆肥,中裂为两,黄须三茎,紫绕相纠,红蕊一缕,未开如钳,一花之中,备红黄白赭四色。"《本草纲目》云:"滇广所产草果,长大如诃子,其皮黑厚而棱密,其子粗而辛臭,正如斑蝥之气,彼人皆用茗茶及作食料,恒用之物。"上述所言形态特征与今用草果相符,即姜科植物草果 *Amomum tsao-ko* Crevost et Lemaire 的干燥成熟果实。其主要出产于云南、广西。如《药物出产辨》云:"草果产云南、广西龙州等处。"云南种植草果已有 300 多年历史,现以云南红河州金平县、绿春县及怒江州福贡县为主产地,占全国总产量 80% 以上。一般秋季果实变红褐色或灰褐色而未开裂时采收整个果穗,再将鲜果置沸水中烫后取出,晒干,再堆放室内 5～7 日,使其颜色变为棕褐色即可。

胡 椒

（《唐本草》）

【异名】

昧履支（《酉阳杂俎》），浮椒（《东医宝鉴》），玉椒（《通雅》）。

【释名】

1.《酉阳杂俎》：出摩伽陁国，彼人呼为昧履支。

2.《本草纲目》：因其辛辣似椒，故得椒名。实非椒也。

3.《本草蒙筌》：番人呼为昧履支，中国称曰胡椒子。

4.《本草省常》：一名昧履支，俗名古月。

【产地分布】

1.《日用本草》：出摩伽陀国，呼为昧履（支）。

2.《本草元命苞》：生西戎、南海诸国。

3.《本草纲目》：今南方番诸国及交趾、滇南、海南诸地皆有之。

4.《本草蒙筌》：来从南广，出自西戎。

5.《农政全书》：今其种已遍中国，为日用之物矣。

【性状】

1.《酉阳杂俎》：其苗蔓生，茎极柔弱，叶长寸半。有细条与叶齐，条条结子，两两相对。其叶晨开暮合，合则裹其子于叶中。形似汉椒。

2.《草木子》：胡椒出南海，其苗蔓生，极柔弱，叶长半寸，有细条与叶齐，条上结子，两两相向。其叶晨开暮合，合则裹其子于叶中。至辛辣，六月采，今食料用之。

3.《本草纲目》：蔓生附树，及作棚引之。叶如扁豆、山药辈。正月开黄白花，结椒累累，缠藤而生，状如梧桐子，亦无核，生青熟红。

【炮制方法】

1. 净制　《雷公炮炙论》：拣。《串雅内编》：去粗皮。

2. 切制　《雷公炮炙论》：每修拣了，于石槽中碾碎成粉用。《太平圣惠方》：捣碎。

3. 炮炙

（1）药汁制　①半夏制。《小儿卫生总微论方》：与半夏同炒紫黑色。②茴香制。《奇效良方》：茴香炒，去茴香。

（2）炒制　《传信适用方》：炒。《良朋汇集》：炒焦。

（3）制炭　《普济方》：烧过。

（4）醋制　《本草纲目》：醋浸，日干，如此七次，为末。

（5）盐制　《本草汇纂》：与盐火煅。

（6）酒制　《博物志》：酒浸，令极干，以麻油蒸之，后曝三日，筛椒屑，以意多少合投之。

【性味归经】

1.《证类本草》：味辛，大温。无毒。

2.《汤液本草》：气温，味辛。无毒。

3.《神农本草经疏》：其味辛，气大温。性虽无毒，然辛温太甚，过服未免有害，气味俱厚，阳中之阳也。入手、足阳明经。

4.《本草汇言》：味辛，气大热。有小毒。气味俱厚，可升，可降，阳也。入足太阴、少阴、厥阴经。

5.《本草蒙筌》：味辛，气大温。蜀火有金。无毒。

6.《本草征要》：味辛，大热。有毒。入胃、大肠二经。

7.《要药分剂》：味辛，性大温。无毒，入胃、大肠二经。

8.《本草述钩元》：大辛，气热，纯阳。无毒。气味俱浓，阳中之阳，入手足阳明经。

【功用主治】

1.《海药本草》：去胃口气虚冷，宿食不消，霍乱气逆，心腹卒痛，冷气上冲，和气。

2.《日华子本草》：调五脏，止霍乱，心腹冷痛，壮肾气，主冷痢，杀一切鱼、肉、鳖毒。

3.《新修本草》：主下气，温中，去痰，除脏腑中风冷。

4.《食疗本草》：治五脏风冷，冷气心腹痛，吐清水，酒服之佳。亦宜汤服。若冷气，吞三七枚。

5.《本草衍义》：去胃中寒痰吐水。食已即吐，甚验。过剂则走气。大肠寒滑亦用，须各以他药佐之。

6.《珍珠囊补遗药性赋》：胡椒能下气逐风冷，兼除霍乱昏迷。

7.《增广和剂局方药性总论》：主下气，温中去痰，除脏腑中风冷。

8.《本草纲目》：暖肠胃除寒湿，反胃虚胀冷，积阴毒牙齿，浮热作痛。

9.《本草便读》：又能治上焦浮热，口齿诸病。

10.《本草原始》：主治下气，温中，去痰，除脏腑中风冷。去胃口虚冷气，宿食不消，霍乱气逆，心腹卒痛，冷气上衡。调五脏，壮肾气，治冷痢，杀一切鱼、肉、鳖、蕈毒。去胃寒吐水，大肠寒滑。暖暖胃，除寒湿，反胃、虚胀，冷积阴毒，牙齿浮热作痛。

11.《神农本草经疏》：其主下气、温中、去

痰，除脏腑中风冷者，总因肠胃为寒冷所乘，以致脏腑不调，痰气逆上，辛温暖肠胃而散风冷，则痰气降，脏腑和，诸证悉瘳矣……凡胃冷呕逆，宿食不消，或霍乱气逆，心腹冷痛，或大肠虚寒，完谷不化，或寒痰积冷，四肢如冰，兼杀一切鱼、肉、鳖、蕈等毒，诚为要品。

12.《分部本草妙用》：专治胃中寒痰，食已吐水，大肠寒滑之症。多食即走气。

13.《本草便读》：能宣能散，开豁胸中寒痰冷气，虽辛热燥散之品，而又极能下气，故食之即觉胸膈开爽。又能治上焦浮热，口齿诸病。

14.《本草述钩元》：下气快膈。主心腹冷痛、霍乱呕吐、胃口虚寒、冷气刺痛，宿食不消、大肠寒滑亦可用（须以他药佐之，过剂则走气）。杀一切鱼、肉、鳖、蕈毒，故食料多用之。去胃中寒痰，食已则吐水（或寒痰冷积，四体如冰）。甚验。辛走气，热助火，惟宜于肠胃寒湿之病。

15.《本草分经》：温中快膈，下气消痰解毒。治胃寒吐水齿痛，最能僭上。

16.《药性切用》：暖中快膈，燥湿除寒，为胃寒吐水，阴冷腹痛之专药。白胡椒专定气分而性更烈。

【用法用量】

内服：煎汤，一至三两；或入丸、散。外用：适量，研末调敷，或置膏药内外贴。

【禁忌】

1.《海药本草》：不宜多服，损肺。

2.《饮食须知》：多食损肺，令人吐血助火，昏目发疮。有实火及热病人食之，动火伤气，阴受其害。病咽喉齿及肠红痔漏者，忌之。

3.《本草纲目》：热病人食之，动火伤气，阴受其害。予自少嗜之，岁岁病目，而不疑及也。后渐知其弊，逆痛绝之，目病亦愈。才食一二粒，即便昏涩。此乃昔人所未试者。盖辛走气，熟助火，此物气味俱厚故也。病咽喉口齿者，亦当忌之。

4.《神农本草经疏》：然而血有热，与夫阴虚少热，咳嗽吐血，咽干口渴，热气暴冲，目昏口臭，齿浮鼻衄，肠风脏毒，痔漏泄澼等证，切勿轻饵，

误服之,能令诸病即时作剧,慎之慎之。

5.《本草备要》:多食发疮痔、脏毒、齿痛目昏。

6.《随息居饮食谱》:多食动火燥液,耗气伤阴,破血堕胎,发疮损目,故孕妇及阴虚内热,血证痔患,或有咽喉口齿目疾者皆忌之。绿豆能制其毒。

【选方】

1. 胡椒丸一(《古今录验》)

[组成]胡椒三两,荜茇三两,干姜三两,白术二两,桂心二两,高良姜二两,人参二两,款冬花二两,紫菀二两,甘草(炙)二两。

[主治]咳嗽上气,胸满,时复呕沫。

[用法用量]上为细末,蜜和为丸,如梧子大。每服五丸,一日二服。不知,增之,以知为度。

2. 胡椒丸二(《圣济总录》)

[组成]胡椒一两,高良姜一两,乌头一两(炮裂,去皮脐)。

[主治]心痛,精神闷乱。

[用法用量]上为细末。米醋三盏,熬令硬软得所,丸如皂子大。每服一丸,盐汤嚼下;妇人醋汤下。

3. 胡椒丸三(《普济方》)

[组成]胡椒末一两,木瓜汁一升,硇砂一钱(研极细)。

[主治]霍乱转筋,诸药不除。

[用法用量]上将木瓜汁,浸椒、砂二末,搅匀,微火熬令稠和,丸如梧桐子大。每服十丸,藿香汤送下。

4. 白术胡椒丸(《鸡峰普济方》)

[组成]白术一两,胡椒一两,高良姜一两,半夏一两,干姜一两,茯苓半两,陈皮半两。

[主治]痰助胃。

[用法用量]每服五十丸,食前生姜、橘皮汤送下。

5. 胡椒汤一(《圣济总录》)

[组成]胡椒一分,干姜半两(炮),诃黎勒皮一两(炒),甘草三分(炙)。

[主治]产后霍乱,吐利不止,腹痛。

[用法用量]上为粗末。每服三钱匕,水一盏,煎至七分,去滓,空心、食前温服。

6. 胡椒汤二(《太平惠民和剂局方》)

[组成]红豆、肉桂(不见火)各一两,胡椒六两,干姜(炒)三两,桔梗(焙)三十两,甘草(炒)七两。

[主治]脾胃受寒,胸膈不利,心腹疼痛,呕逆恶心。常服温暖脾胃,去寒顺气。

[用法用量]上为细末。每服一大钱,入盐少许,沸汤点服,不拘时。

7. 胡椒理中丸(《鸡峰普济方》)

[组成]胡椒、荜茇、干姜、良姜、细辛、款冬花、甘草、黄橘皮各一两,白术一两一分。

[主治]肺胃俱寒,咳嗽上气,咽膈痞噎,呕吐痰沫,腹胁膨满,或时下利,肩背疼倦,饮食减少。

[用法用量]上为细末,炼蜜和丸如梧桐子大。每服十丸,米饮下不以时服。

8. 胡椒饼(《证治准绳》)

[组成]胡椒。

[主治]箭头及竹木刺入肉,不得出者。

[用法用量]贴伤处。不过一至二饼,即出。

9. 阿伽陀丸(《普济方》)

[组成]胡椒、紫檀香、郁金、茜根、小柏皮等分。

[主治]妇人血崩。

[用法用量]为末,水丸梧桐子大。每服二十丸,阿胶汤下。

10. 二拗散(《普济方》)

[组成]胡椒、朴硝等分。

[主治]沙石淋痛。

[用法用量]为末。每服用二钱,白汤下,日二。

11. 治心腹冷痛方(《食疗本草》)

[组成]胡椒三七枚。

[主治]心腹冷痛。

[用法用量]清酒吞之。或云一岁一粒。

12. 治心下大痛方一(《寿域方》)

[组成]椒四十九粒,乳香一钱。

[主治]心下大痛。

［用法用量］研匀。男用生姜,女用当归酒下。

13. 治心下大痛方二(《寿域方》)

［组成］椒五分,没药三钱。

［主治］心下大痛。

［用法用量］研细。分二服,温酒下。

14. 治心下大痛方三(《寿域方》)

［组成］胡椒、绿豆各四十九粒。

［主治］心下大痛。

［用法用量］研烂,酒下神效。

15. 治霍乱吐泻方(《备急千金要方》)

［组成］胡椒三十粒。

［主治］霍乱吐泻。

［用法用量］以饮吞之。

16. 治霍乱吐泻方(《仁斋直指方》)

［组成］胡椒四十九粒,绿豆一百四十九粒。

［主治］霍乱吐泻。

［用法用量］研匀,木瓜汤服一钱。

17. 治反胃吐食方(《证治要诀类方》)

［组成］胡椒。

［主治］反胃吐食。

［用法用量］用胡椒醋浸,晒干,如此七次。为末,酒糊丸梧桐子大。每服三四十丸,醋汤下。

18. 治反胃吐食方(《太平圣惠方》)

［组成］胡椒七钱半,煨姜一两。

［主治］反胃吐食。

［用法用量］水煎,分二服。

19. 治反胃吐食方(《是斋百一选方》)

［组成］胡椒、半夏(汤泡)等分。

［主治］反胃吐食。

［用法用量］为末。

20. 治夏月冷泻及霍乱方(《卫生易简方》)

［组成］胡椒。

［主治］夏月冷泻及霍乱。

［用法用量］用胡椒碾末,饭丸梧桐子大。每米饮下四十丸。

21. 治赤白下痢方(《李时珍濒湖集简方》)

［组成］胡椒、绿豆各一岁一粒。

［主治］赤白下痢。

［用法用量］为末,糊丸梧桐子大。红用生姜、白用米汤下。

22. 治大小便闭,关格不通方(《圣济总录》)

［组成］胡椒二十一粒(打碎,水一盏,煎六分,去滓),芒硝半两。

［主治］大小便闭,关格不通,胀闷二三日则杀人。

［用法用量］煎化服。

23. 塌气丸(《小儿药证直诀》)

［组成］胡椒一两,蝎尾半两,莱菔子半两。

［主治］小儿虚胀。

［用法用量］为末,面糊丸粟米大。每服五七丸,陈米饮下。

24. 磨积丸(《济生方》)

［组成］胡椒二百五十粒,蝎尾四个,生木香二钱半。

［主治］虚寒积癖在背膜之外,流于两胁,气逆喘急,久则营卫凝滞,溃为痈疽,多致不救。

［用法用量］为末,粟米饭丸绿豆大。每服二十丸,橘皮汤下。

25. 治房劳阴毒方(《孙氏集效方》)

［组成］胡椒七粒,葱心二寸半,麝香一分。

［主治］房劳阴毒。

［用法用量］捣烂,以黄蜡溶和,做成条子,插入阴内,少顷汗出即愈。

26. 治惊风内钓方(《太平圣惠方》)

［组成］胡椒、木鳖子仁等分。

［主治］惊风内钓。

［用法用量］为末,醋调黑豆末,和杵,丸绿豆大。每服三四十丸,荆芥汤下。

27. 发散寒邪方(《伤寒蕴要》)

［组成］胡椒、丁香各七粒。

［主治］发散寒邪。

［用法用量］碾碎,以葱白捣膏,和涂两手心,合掌握定,夹于大腿内侧,温覆取汗则愈。

28. 治伤寒咳逆方(《太平圣惠方》)

［组成］胡椒三十粒(打碎),麝香半钱。

［主治］伤寒咳逆,日夜不止,寒气攻胃也。

［用法用量］酒一钟,煎半钟,热服。

29. 治风虫牙痛方（《卫生易简方》）

[组成]胡椒、荜茇等分。

[主治]风虫牙痛。

[用法用量]为末，蜡丸麻子大。每用一丸，塞蛀孔中。

30. 治风虫牙痛方（《韩氏医通》）

[组成]胡椒九粒，绿豆十一粒。

[主治]风、虫、客寒，三般牙痛，呻吟不止。

[用法用量]布裹捶碎，以丝绵包作一粒，患处咬定，涎出吐去，立愈。

31. 治风虫牙痛方（《普济方》）

[组成]胡椒一钱半。

[主治]风虫牙痛。

[用法用量]以羊脂拌打四十丸，擦之追涎。

32. 治蜈蚣咬伤方（《多能鄙事》）

[组成]胡椒。

[主治]蜈蚣咬伤。

[用法用量]嚼封之，即不痛。

33. 治九种心痛方（《临证指南医案》）

[组成]丁香（去顶盖）、广木香、雄黄、巴豆（去油净）、白胡椒各三钱，枳壳、红花、五灵脂各一两。

[主治]九种心痛。

[用法用量]共为细末，好酒发为丸，如菜子大，候干收贮瓶内，每服八厘，唾津送下，忌生冷油腻，半月除根。

34. 白痧药（《种福堂公选良方》）

[组成]白胡椒一两，牙皂一钱。火消、檀香末、丁香、蟾酥各三钱，北细辛二钱，冰片、麝香各五分，金箔量加。

[主治]一切痧症，霍乱吐泻，腹痛，中暑昏倒，心胸胀痛等。

[用法用量]上药共十一味，共研极细末，置于乳钵内，乳至无声为度，再下后三味，再乳半小时，充分研匀即成，瓷瓶收贮封口，勿令走气。每用一二分吹鼻取嚏，再用一二钱，姜汁对白开水冲服。

【各家论述】

1.《本草衍义》：朱震亨：胡椒性燥，食之快膈，喜食者众，大伤脾胃肺气，久则气大伤，凡病气疾人，益大其祸也。

2.《本草纲目》：按张从正《儒门事亲》云，噎膈之病，或因酒得，或因气得，或因胃火，医氏不察，火里烧姜，汤中煮桂，丁香未已，豆蔻继之，荜拨未已，胡椒继之，虽曰和胃，胃本不寒，虽曰补胃，胃本不虚。况三阳既结，食必上潮，止宜汤丸小小润之可也。时珍窃思此说虽是，然亦有食入反出，无火之证，又有痰气郁结，得辛热暂开之证，不可执一也。

3.《神农本草经疏》：胡椒，其味辛，气大温，性虽无毒，然辛温太甚，过服未免有害，气味俱厚，阳中之阳也。其主下气、温中、去痰，除脏腑中风冷者，总因肠胃为寒冷所乘，以致脏腑不调，痰气逆上，辛温暖肠胃而散风冷，则痰气降，脏腑和，诸证悉瘳矣。……凡胃冷呕逆，宿食不消，或霍乱气逆，心腹冷痛，或大肠虚寒，完谷不化，或寒痰积冷，四肢如冰，兼杀一切鱼、肉、鳖、蕈等毒，诚为要品；然而血有热，与夫阴虚少热，咳嗽吐血，咽干口渴，热气暴冲，目昏口臭，齿浮鼻衄，肠风脏毒，痔漏泄澼等证，切勿轻饵，误服之，能令诸病即时作剧，慎之慎之。

4.《本草求真》：胡椒比之蜀椒，其热更甚。凡因火衰寒入，痰食内滞，肠滑冷痢，及阴毒腹痛，胃寒吐水，牙齿浮热作痛者，治皆有效，以其寒气既除，而病自可愈也。但此止有除寒散邪之力，非同桂、附终有补火益元之妙。况走气动火，阴热气薄，最其所忌。

5.《本草便读》：胡椒，能宣能散，开豁胸中寒痰冷气，虽辛热燥散之品，而又极能下气，故食之即觉胸膈开爽。又能治上焦浮热，口齿诸病。至于发疮助火之说，亦在用之当与不当耳。

6.《要药分剂》：时珍曰：噎膈症或因酒得。或因气得。或因胃火得。张从正痛切戒用姜、桂、丁香、豆蔻、荜拨、胡椒等。此见固是。然亦有食入反出无火之症。又有痰气郁结。得辛热暂开之症。不可执一。

7.《药性切用》：胡椒，味辛大热，暖中快膈，燥湿除寒，为胃寒吐水，阴冷腹痛之专药。白胡椒专定气分而性更烈。

8.《本草纲目拾遗》：白胡椒。《通雅》云：广舶胡椒，有一种玉椒，色白，味独辛于他椒，今宁波洋货店颇多，其色如雪，以内外通白者为上，皮白内黄者劣。解鱼虾毒，入房术用。蓬莱李金什言：洋舶带来白胡椒，据彼中人云，即用胡椒之嫩者，生去其皮，晒干即如白玉色，非别有他种。《物理小识》胡椒出番国，亦是蔓生，有白色者，或曰即荜澄茄。

【考释】

胡椒，原产于印度，汉代时由丝绸之路传入中国，李时珍在《本草纲目》中解释："因其辛辣似椒，故得椒名也。"其入药始载于《新修本草》，云："胡椒生西戎，形如鼠李子，调食用之，味辛辣。"《证类本草》引《酉阳杂俎》云："胡椒，出摩伽陁国，彼人呼为昧履支。其苗蔓生，茎极柔弱，叶长寸半。有细条与叶齐，条条结子，两两相对。其叶晨开暮合，合则裹其子于叶中。子形似汉椒，至辛辣，六月采，今作胡盘肉食，皆用之也。"《本草纲目》载："胡椒，仿南番诸国及交趾，滇南、海南诸地皆有之。蔓生附树及作棚引之。叶如扁豆、山药辈。正月开黄白花，结椒累累，缠藤而生，状如梧桐子，亦无核，生青熟红。青者更辣。四月熟，五月采收，曝干乃皱。今遍中国食品，为日用之物也。"据上述本草著作中对胡椒的形态描述可知，古今所用胡椒一致，即为胡椒科植物胡椒 *Piper nigrum* L. 的果实。现广植于热带地区。我国福建、台湾、广东、海南、广西、云南等地有栽培。胡椒入药因其果实成熟不一致，应随熟随采。

荔　枝

（《本草拾遗》）

【异名】

离支（《上林赋》），荔支（《齐民要术》），丹荔、离枝（《本草纲目》），火山荔（《生草药性备要》），丽枝（《本草纲目拾遗》），荔枝子（《本草品汇精要》），荔枝肉（《本草蒙筌》），钉坐真人（《农政全书》）。

【释名】

1.《岭南异物志》：荔支为果，多汁，味甘绝口，又小酸，所以成其味，可饱食，不可使厌。

2.《扶南记》：此木以荔枝为名者，以其结实时，枝弱而蒂牢，不可摘取，以刀斧劙取其枝，故以为名耳。

3.《本草纲目》：荔枝（宋《开宝》）、离枝（《本草纲目》）、丹荔。

4.《本草蒙筌》：因其枝弱蒂牢，人难摘取；必以锋刀利斧劙断其枝，故以荔枝名也。

【产地分布】

1.《广州记》：生岭南及波斯国，嘉州已下渝州并有。

2.《华阳国志》：江州有荔枝园。

3.《本草图经》：荔枝生岭南及巴中。今闽之泉、福、漳州、兴化军，蜀之嘉、蜀、渝、涪州，及二广州郡皆有之。其品以闽中为第一，蜀川次之，岭南为下。

4.《寰宇记》：乐温县产荔枝，其味犹胜诸岭。涪州城西五十里，唐时有妃子园，中有荔枝百余株，颗肥，为杨妃所喜，当时以马驰载，七日夜至京，人马多毙。然荔枝，叙、泸之品为上，涪州次之，合州又次之。今止嘉定州有数株，余州少有植者。

5.《荔枝谱》：荔支之于天下，唯闽粤、南粤、巴蜀有之。汉初南粤王尉佗以之备万物，于是始遍中国。

6.《本草元命苞》：荔枝，生岭南巴郡，今福建漳、泉。

7.《新着本草精义》：荔枝，生岭南及巴中，今泉、福、漳、嘉、蜀、渝、涪州，兴化军及二广州皆有之。

8.《植物名实图考》：荔支，《开宝本草》始着录。以闽产者佳，江西赣州所属定南等处，与粤接界，亦有之。

【性状】

1.《南方草木状》：荔枝树高五六丈余，如桂树，绿叶蓬蓬，冬夏荣茂。青华朱实，实大如鸡子。核黄黑似熟莲，实白如肪。甘而多汁，似安石榴。有甜酢者，至日将中，翕然俱赤，则可食也。一树下子百斛。

2.《荔枝图序》：荔枝生巴、峡间。树形团团如帷盖，叶如冬青。花如橘而春荣，实如丹而夏熟。朵如蒲桃，核如枇杷。壳如红缯，膜如紫绡。瓤肉洁白如冰雪，浆液甘酸如醴酪。大略如彼，其实过之。若离本枝，一日而色变，二日而香变，三日而味变，四五日外，色香味尽去矣。

3.《证类本草》：其树高一二丈，叶青阴，凌冬不凋。形如松子大,壳朱若红罗纹,肉青白若水精,甘美如蜜。四五月熟,百鸟食之,皆肥矣。

4.《医林纂要探源》:荔枝,产南方,色赤,夏至熟,得火之正,生必双,壳如阴囊,核实黑如睾丸。

5.《花木小志》:荔支树形如盖,叶似冬青,小白花,结子多双实,壳有皱纹如罗,肉如肪玉,味甘多汁。其名百种,红色居多。

【炮制方法】

1. 净制　《串雅外编》:去皮。

2. 切制　《增补万病回春》:砍碎。《景岳全书》捣碎、为末。

3. 炮制

(1) 炭制　《本草衍义》:以核慢火烧存性为末。《校注妇人良方》:烧存性用。《疮疡经验全书》:煅灰。《滇南本草》:火烧。《类证治裁》:烧灰。

(2) 火炮　《校注妇人良方》:炮。

(3) 炒制　《瑞竹堂经验方》:炒焦黄。《增补万病回春》:炒黄为末,炒黄色,烟尽为度,置土上碗复之,少时取出研末。

(4) 煨制　《景岳全书》:煨熟,捣碎。煨焦。《本草述钩元》:煨存性。《本草正义》:治心胃痛疼,别用火煨熟。

(5) 盐制　《嵩崖遵生全书》:盐水浸炒。

(6) 焙制　《本草必用》:研碎焙。

【炮制作用】

1.《本草蒙筌》:慢火烧存性为末,温酒调服,治心痛及小肠疝气。

2.《本草辑要》:连壳煅研,呃逆。

3.《本草正义》:治心胃痛疼,制用火煨熟。

【性味归经】

1.《证类本草》:味甘,平,无毒。

2.《本草纲目》:甘,平,无毒。曰:甘、酸,热。入厥阴。

3.《神农本草经疏》:入肝、肾。

4.《滇南本草》:味甘、微酸,性温,无毒。

5.《玉楸药解》:入足太阴脾、足厥阴肝经。

6.《本草求真》:荔枝(专入肝脾),味甘而酸,气温。

7.《本草蒙筌》:味甘、微酸,气温。

【功用主治】

1.《本草衍义》:治心痛及小肠气。

2.《日用本草》:生津,散无形质之滞气。

3.《饮膳正要》:荔枝,止渴生津,益人颜色。

4.《滇南本草图说》:荔枝,止烦渴,美颜色,通神健气。

5.《药性要略大全》:荔枝,定魂定魄,益智和中。

6.《药性会元》:荔枝,主治心痛,小肠气,阴囊湿,疝气,能散无形质之滞气,故消瘤赤肿。其肉止渴,益人颜色。

7.《本草备要》:散滞气,辟寒邪,治胃脘痛,妇人血气痛。

8.《食鉴本草》:荔枝,通神健气,美颜色。多食发虚热。

9.《本草便读》:荔枝,烧灰存性,为末,酒服,治心痛及小肠气。

10.《本草述》:荔枝核,主治心痛,小肠气痛,癥疝,妇人血气刺痛。

11.《药性切用》:荔枝核,甘涩性温,散寒行滞,为癥疝囊肿专药。荔枝肉,甘酸性热,止呃除烦。多食令人热,壳发痘疮。花皮根汁,能治喉痹。

12.《随息居饮食谱》:荔枝,通神益智,填精充液,辟臭,止疼,滋心,养肝血。

13.《药性摘录》:核,入肝肾,散滞澼,治疝气。壳,可托痘。建产者良。

14.《医林纂要探源》:补肺,宁心,和脾。开胃。治胃脘寒痛,气血滞痛。

15.《玉楸药解》:暖补脾精,温滋肝血。

16.《本草从新》:解烦渴,止呃逆。

【用法用量】

内服:煎汤,五至十枚;烧存性研末;或浸酒。外用:适量,捣烂敷;或烧存性研末撒。

【禁忌】

1.《海药本草》:食之多则发热疮。

2.《食疗本草》:多食则发热。

3.《饮食须知》：荔枝，多食发热、烦渴、口干、衄血，鲜者尤甚，令即龈肿口痛。患火病之人，尤忌之。

4.《本草纲目》：鲜者食多，即龈肿口痛，或衄血。病齿蜃及火病人尤忌之。

5.《本草从新》：无寒湿滞气者勿服，病齿及火病者尤忌之。

【选方】

1. 蠲痛散（《妇人大全良方》）

[组成]荔枝核（烧存性）半两，香附子（炒）一两。

[主治]妇人血气刺痛。

[用法用量]为末，每服二钱，盐汤、米饮任下。

2. 四物丸（《鸡峰普济方》）

[组成]荔枝核、橘子核、茴香各一两，牵牛子半两（黑者）。

[主治]癩。

[用法用量]上为细末，水煮面糊为丸如梧桐子大。每服十五丸，空心米饮下。

3. 荔枝膏（《普济方》）

[组成]荔枝肉一两，轻粉半钱，麝香半钱，川芎半钱，白豆蔻半钱，砂仁半钱，朱砂一钱，龙骨一钱，血竭一钱，乳香一钱，全蝎五个。

[主治]瘰疬。

[用法用量]上将荔枝肉擂碎，以软米饮和为膏。看疮大小摊贴。如有三五个者，止去贴为头者，妙。

4. 荔枝散（《仙拈集》）

[组成]荔枝七个（连皮烧存性）。

[主治]呃逆不止。

[用法用量]上为末。白滚汤下。

5. 治赤白痢方（《普济方》）

[组成]荔枝壳、橡斗壳（炒）、石榴皮（炒）、甘草（炙）各等分。

[主治]赤白痢。

[用法用量]每以半两，水一盏半，煎七分，温服，日二服。

6. 治诸疝举作疼痛方（《丹溪治法心要》）

[组成]荔核（炒）、青皮子（炒）、山栀子（炒）各一钱，茱萸十四粒（炒）。

[主治]诸疝举作疼痛不可忍者。

[用法用量]各为细末，每服二钱，长流水煎一滚，空心服，效。

7. 治疝气一切坚痛方（《方脉正宗》）

[组成]荔枝核同牛膝、补骨脂、延胡索、茴香、木瓜、杜仲、橘核、萆薢、黄柏、肉桂各一两。

[主治]疝气，一切坚痛。

[用法用量]俱酒炒研末。每服二钱，空心白汤调服。

8. 治疝气肿方（《卫生易简方》）

[组成]荔枝核（炒黑色）、大茴香（炒）等分。

[主治]疝气肿。

[用法用量]为末。每服一钱，温酒下。

9. 治疔疮恶肿方（《济生秘览》）

[组成]荔枝肉、白梅各三个。

[主治]疔疮恶肿。

[用法用量]捣作饼子。贴于疮上，根即出也。

10. 治风牙疼痛方（《普济方》）

[组成]荔枝连壳（烧存性）。

[主治]风牙疼痛。

[用法用量]研末，擦牙即止。乃治诸药不效仙方也。

11. 治喉痹肿痛方（《海上方》）

[组成]荔枝并根共十二分。

[主治]喉痹肿痛。

[用法用量]以水三升，煮，去滓，细细咽之，瘥止。

【各家论述】

1.《桂海果志》：荔枝，自湖南界入桂林才百余里，便有之亦未甚多，昭平出看详细字形核临贺出绿色者尤胜，自此而南诸郡皆有之悉不宜干，肉薄味浅不及闽中所产。

2.《本草纲目》：荔枝，炎方之果，性最畏寒，易种而根浮，其木甚耐久，有经数百年犹结实者。其实生时肉白，干时肉红，日晒、火烘、卤浸、蜜煎，皆可致远，成朵晒干者，调之荔锦。

3.《神农本草经疏》：荔枝子，南方果也。感天之阳气，得地之甘味，《本经》虽云平，而其气实温也，鲜时味极甘美多津液，故能止渴。甘温益血，助荣气，故能益人颜色也。多食令人发热，或衄血、齿痛者，以其生于炎方，熟于夏月，故善助火发热耳，入药甚稀，无主治，简误。核味甘温，主心痛小肠气痛癥疝，妇人血气刺痛。以一枚煨，存性研末，酒调服。盖其气温而通行入肝肾，散滞气辟寒邪，所以能疗如上诸证也。

4.《本草纲目拾遗》：保和枝，产泉郡北陈岩山莲花峰，实大色黄，可消胸膈烦闷，调逆气，导营卫；其核烧灰酒下，可已痢，止腹痛。回春果，产漳郡康仙祠，叶大如掌，色翠与众荔殊，其实味苦涩酸辣，不可口，采以浸酒，能已风去疬，治癫，叶亦然。紫玉环，产四川泸州，曝干，啖一枚，可除瘴疬，即早行大雾中，岚气不得侵也。玉露霜，产广东新会崖门山，白壳丹肉，不摘经冬不落，其味甘酸，啖之止嗽，降肺火，疗怯症。按荔枝名品最多，有绿皮者，绿核者，有黄皮者，白皮者，三月、四月、七月熟者，然其性大约相同，惟此数品治疗各异。

5.《本草求真》：味甘气温，专入肝肾，散滞辟寒，双核形似睾丸，尤治疝卵肿，以其形类相似有感而通之义也。治疝气如斗，用荔枝炒黑与茴香、青皮各炒为末，用酒送下。

6.《本草问答》：荔枝南北水火，其显分者也，况阴阳摩荡，南未尝不得北气，北未尝不得南气。至于东西循环，中央四达，其气错行，故可不分。然亦有可分别者，如青礞石、化红皮荔枝核，皆秉东方木气者也。或能平肝以行痰，或能散肝以解郁。荔枝生东南，味甘酸，故归脾，与肝而温补。总之味甘皆入脾，又审其所兼之味，以兼入别脏，则主治可得而详矣。橘核、楂核、荔枝核皆专治下焦之气，性之速者，如大黄、巴豆、牛膝则直走下焦，同一行气又别其轻重浮沉，用之得当，自无谬差。是以牵牛子、车前子皆兼降利，荔枝核、山楂核皆主降散；白蔻仁、西砂仁味虽辛，而究在温中以降气；柏子仁、酸枣仁功虽补，而要在润心以降火。至于杏仁之降气，桃仁之降血，又

其显焉者也！

7.《本草通玄》：荔枝核，甘温而涩。治疝气癥肿，疗肾阴如斗。按：荔枝性热，主散无形质之滞气，其核温通行肝肾，其结实必双而核肖睾丸，故治癥疝卵肿，类象形之意也。卒心痛，以一枚煅性，研末酒服。痘疮出不快，荔壳煎汤饮。

8.《玉楸药解》：荔枝，甘温滋润，最益脾肝精血，阳败血寒，最宜此味。功与龙眼相同，但血热宜龙眼，血寒宜荔枝。干者味减，不如鲜者，而气质和平，补益无损，不至助火生热，则大胜鲜者。

9.《神农本草经百种录》：荔枝核，甘涩性温，散寒行滞，为癥疝囊肿专药。荔枝肉：甘酸性热，止呃除烦。多食，令人热。壳：发痘疮。花、皮、根、汁：能治喉痹。

10.《本草述钩元》：荔枝生于炎方。冬青春荣。迨夏至将中，则翕然丹乃在夏至将中时者。阳气之用，遇阴将进而圆成也。夫得阴以成阳之用，《本草》所谓健气驱寒，正入阴达阳之证。丹溪主散无形受滞于阴者，如瘰赘疣，赤肿疔肿。固皆阴之围阳，以为此证火，亦即入阴而达阳之义。至述类象形，义取诸核能入肝肾治乎，其治心痛及小肠痛，乃阳虚而阴乘之痛。非阳盛而阴微之痛味正入血以化气耳。《经》曰：气虚者寒也。又曰：长气于阳。此以更即入阴以化之。是之谓驱寒，是之谓散滞，固不可以他味之辛热之味同。其入阴以散气分之寒，大不与纯补阳者相类。是所独生者多食发热烦渴，可知止渴亦惟阳虚不能化阴，而津液不生者则为倒施矣。

【考释】

荔枝，为一热带水果。《岭南异物志》载："荔支为果，多汁，味甘绝口。"《本草蒙筌》云："因其枝弱蒂牢，人难摘取；必以锋刀利斧劙断其枝，故以荔枝名也。"有关其植物形态，历代文献多有记载，如《南方草木状》曰："荔枝树高五六丈余，如桂树，绿叶蓬蓬，冬夏荣茂。青华朱实，实大如鸡子。核黄黑似熟莲，实白如肪。甘而多汁，似安石榴。有甜酢者，至日将中，翕然俱赤，则可食也。一树下子百斛。"而《本草图经》的描述尤为

详尽,云:"荔枝生岭南及巴中。今闽之泉、福、漳州、兴化军,蜀之嘉、蜀、渝、涪州,及二广州郡皆有之。其品以闽中为第一,蜀川次之,岭南为下。其木高二三丈,自径尺至于合抱,颇类桂术、冬青之属,叶蓬蓬然,四时荣茂不凋……其花青白,状若冠之蕤缨。实如松花之初生者,壳若罗文,初青渐红。肉淡白如肪玉,味甘而多汁。五六月盛熟时,彼方皆燕会其下以赏之。"《本草纲目》及《植物名实图考》附有荔枝图。据上述本草著作记载可知古今荔枝来源一致,即为无患子科植物荔枝 *Litchi chinensis* Sonn. 的假种皮或果实。分布于华南和西南等地,尤以广东和福建南部、台湾栽培最盛。通常于6～7月果实成熟时采摘,鲜用或晒干备用。荔枝核为荔枝的干燥成熟种子。夏季采摘成熟果实,除去果皮和肉质假种皮,洗净,晒干。

砂 仁

（《本草原始》）

【异名】

缩砂仁、缩砂蜜（《药性论》），缩砂蓄、缩砂（《海药本草》），阳春砂（《南越笔记》），缩砂壳（《朱氏中医世家学验秘传》），缩砂密（《本草品汇精要》），砂仁壳（《奇效良方》），连皮缩砂（《良朋汇集》），西砂仁（《幼幼新书》）。

【释名】

1.《本草蒙筌》：皮紧厚多皱，色微赤黄，子八漏一团，粒如黍米，故名缩沙蜜也。

2.《本草便读》：密藏于根，能引诸气归束于下，故有缩砂密之名，令人用以制熟地，不特使之不腻，且有归束密藏之意，合于肾耳。

3.《本草原始》：仁类砂类……俗呼砂仁。

【产地分布】

1.《海药本草》：今按陈氏，生西海及西戎诸地。

2.《本草图经》：缩纱蜜，出南地，今惟岭南山泽间有之。

3.《本草蒙筌》：产波斯国中，及岭南山泽。

4.《食物本草》：缩砂蜜，一名砂仁。生西海及西戎波斯诸国。今临南多有之。

【性状】

1.《本草图经》：苗茎作高良姜，高三四尺；叶青，长八九寸，阔半寸以来；三月、四月开花在根下；五六月成实，五七十枚作一穗，状似益智，皮紧厚而皱如栗纹，外有刺，黄赤色。皮间细子一团，八漏可四十余粒，如黍米大，微黑色，七月、八月采。

2.《证类本草》：苗似廉姜，形如白豆蔻，其皮紧浓而皱，黄赤色，八月采。

【炮制方法】

1. 净制　《太平圣惠方》：去皮。《洪氏集验方》：去壳。《类编朱氏集验方》：去膜皮。《普济方》：去壳，汤泡洗，再去膜。《本草品汇精要》：去皮土。《增广验方新编》：研去膜。

2. 切制　《世医得效方》：研末。《卫生宝鉴》：捣细用。《本草备要》：研碎用。《增广验方新编》：研去膜。

3. 炮炙

（1）熬制　《重修政和经史证类备用本草》：熬，末。

（2）炒制　《普济本事方》：略炒吹去衣研用。《太平惠民和剂局方》：凡使先和皮燠火炒令热透，去皮取仁入药用。《类编朱氏集验方》：和壳炒六七分焦，去壳用仁。《医学入门》：带皮同炒，勿令焦黑，取仁为末。《仁术便览》：去皮、熨斗内微火炒用行气，研碎，有生用者。《济阴纲目》：于新瓦上炒香。《玉楸药解》：去壳炒研。《医宗金鉴》：带壳炒熟，研用。《本草害利》：采炒去衣，研入药，砂仁壳力缓。

（3）制炭　《类编朱氏集验方》：火煅存性。《世医得效方》：灰。《奇效良方》：煅灰。《济阴纲目》：新瓦炒黑为末。《良朋汇集》：炒黑去皮。《本草经解要》：连壳炒黑末。

（4）焙制　《朱氏中医世家学验秘传》：去膜皮，轻焙。《本草乘雅半偈》：去壳，焙燥研细用。

（5）煨制　《婴童百问》：煨。

（6）酒制　《先醒斋医学广笔记》：酒炒。《增广验方新编》：去壳，烧酒洗焙干。

（7）姜制　《嵩崖尊生全书》：姜汁拌。《良朋汇集》：姜汁炒。

（8）盐制　《得配本草》：盐水浸透，炒黑用。

（9）药汁制　①熟地制。《得配本草》：熟地汁拌蒸用。②萝卜制。《得配本草》：萝卜汁浸透，焙燥用。

【炮制作用】

1.《仁术便览》：去皮，熨斗内微火炒用行气，研碎，有生用者。

2.《景岳全书》：欲其温燠，须用炒研，入肺、肾、膀胱，各随使引。

3.《玉楸药解》：去壳炒研汤冲服则气足。

4.《得配本草》：安胎，带壳炒熟，研用。阴虚者宜盐水浸透，炒黑用。理肾气，熟地汁拌蒸用。痰膈胀满，萝卜汁浸透，焙燥用。

5.《本草便读》：密藏于根，能引诸气归束于下，故有缩砂密之名，令人用以制熟地，不特使之不腻，且有归束密藏之意，合于肾耳。

【性味归经】

1.《海药本草》：味辛，平，咸。

2.《药性论》：味苦、辛。

3.《开宝本草》：味辛，温。无毒。

4.《汤液本草》：入手足太阴、阳明、太阳经，足少阴经。

5.《本草纲目》：辛，温，涩。无毒。

6.《本草蒙筌》：味辛、苦，气温。无毒。

7.《神农本草经疏》：入足太阴、阳明、少阴、厥阴、手太阴、阳明、厥阴。

8.《雷公炮制药性解》：砂仁为行散之剂，故入脾胃诸经。

9.《本草分经》：辛，温，香，燥。

10.《本草新编》：入脾、肺、膀胱、大小肠。

11.《本经逢原》：缩砂属土，醒脾调胃，为脾、胃、肺、肾、大小肠、膀胱七经之气药，能引诸

药归宿丹田。

12.《得配本草》：入手足太阴、阳明、足少阴经。

13.《本草再新》：入心、脾二经。

【功用主治】

1.《日华子本草》：治一切气，霍乱，心腹痛。又云：止休息痢，其名缩砂蜜也。

2.《药性论》：主冷气腹痛，止休息气痢劳损，消化水谷，温暖脾胃。

3.《本草拾遗》：主上气咳嗽，奔豚鬼疰，惊痫邪气。

4.《本草衍义补遗》：安胎、止痛，行气故也。

5.《本草发挥》：治脾胃气结滞不散。主虚劳，冷泻，心腹痛，下气消食。

6.《本草蒙筌》：止恶心，却腹痛。治虚劳冷泻并宿食不消，止赤白泄痢及休息痢证。

7.《本草纲目》：补肺醒脾，养胃益肾，理元气，通滞气，散寒饮胀痞，噎膈呕吐，止女子崩中，除咽喉口齿浮热，化铜铁骨鲠。

8.《本草分经》：和胃醒脾，快气调中，通行结滞，消食醒酒。治痞胀，散浮热，得檀香、豆蔻入肺。得人参、益智入脾。

【用法用量】

一至二钱，后下。

【禁忌】

1.《神农本草经疏》：凡腹痛属火，泄泻得之暑热，胎动由于血热，咽痛由于火炎，小儿脱肛由于气虚，肿满由于湿热，上气咳嗽由于火冲迫肺而不由于寒气所伤，皆须详察鉴别，难以概用。

2.《药品化义》：肺有伏火忌之。

3.《得配本草》：气虚肺满禁用。孕妇气虚，血热胎动，肺热咳嗽，气虚肿满，四者禁用。

【选方】

1. 缩沙散方（《圣济总录》）

［组成］缩砂仁、木香、丁香、牵牛（炒，一半熟，一半生用）各一两，腻粉一分。

［主治］小儿腹胀，手足渐细，精神昏冒，不欲乳食。

［用法用量］上五味捣罗为散，每服一字匕，

酒调下。

2. 砂仁散（《普济方》）

［组成］砂仁一分，白豆蔻一钱，橘红一钱，木香一分（炮），神曲一分（炒），麦蘖一钱（炒），甘草一钱（炙）。

［主治］小儿乳哺过饱，呕吐。

［用法用量］上为末。每服半钱，紫苏汤泡饭饮调下。

3. 砂仁汤（《赤水玄珠》）

［组成］砂仁、黄连、木贼各等分。

［主治］大肠虚，脱肛，挟热红肿者。

［用法用量］上为末。每服二钱，米饮送下。

4. 砂仁粥（《老老恒言》）

［组成］粳米、砂仁（炒，为末）。

［主治］醒脾胃，通滞气，散寒饮，温肝肾。呕吐，腹中虚痛，上气咳逆，胀痞。脾胃虚寒性腹痛泻痢，消化不良，脘腹肿满，食欲不振，气逆呕吐。

［用法用量］先以粳米煮粥，待粥成后，调入砂仁细末服。

5. 砂仁熟水（《遵生八笺》）

［组成］砂仁三五颗，甘草一二钱。

［主治］消壅膈，去胸膈郁滞。

［用法用量］碾碎入壶中，加滚汤泡服。

6. 缩砂仁汤（《新刻华佗内照图》）

［组成］黄芪三钱，白术八分，子芩三钱，川芎六分，黄连川楝子（炒）六分，芍药六分，生地黄、缩砂仁各三钱。

［主治］胎前产后，血崩不止，脐下急痛。

［用法用量］上为散，每服五钱，水一茶盅，煎至七分。去滓温服，食前服之。

7. 安胎止痛方（《本草经解要》）

［组成］砂仁。

［主治］安胎止痛。

［用法用量］连壳炒黑末。热酒下二钱。

8. 蛤蟆砂仁散（《医学从众录》）

［组成］大蛤蟆一只，大砂仁。

［主治］气臌。

［用法用量］将大蛤蟆（一只）破开，用大砂仁填满腹中，黄泥封固，炭上煅红，冷定去泥研末，

陈皮汤调服，放屁即愈。

9. 萝卜砂仁散（《医学从众录》）

［组成］萝卜子二两捣研，以水滤汁。用砂仁一两，浸一夜，炒干。

［主治］气臌、气胀。

［用法用量］又浸又晒，凡七次，为末，每米汤送下一钱。

10. 砂仁葱白汤（《苍生司命》）

［组成］砂仁（捶碎）一钱，葱白十根。

［主治］娠妇腹痛，因气血滞涩者。

［用法用量］葱汤吞下。

11. 砂仁丁藿散（《幼科经验良方》）

［组成］砂仁（去壳，童便炒三四次为末）三钱，丁香（研末）一分，藿香（研末）半分。

［主治］小儿呕吐。

［用法用量］每和匀。生姜汤下一匙。

12. 砂仁益黄散（《医方考》）

［组成］陈皮二钱，青皮二钱，诃子一钱，丁香五分，木香五分，砂仁五分。

［主治］食伤胃寒，呕吐而泻者。痘疮。

【各家论述】

1.《证类本草》：孙尚药治妇人妊娠偶因所触或坠高伤打，致胎动不安，腹中痛不可忍者。缩盛，慢火炒令热透，去皮用仁，捣罗为末，每服二钱，用热酒调下。须臾觉腹中胎动处极热，即胎已安。神效。

2.《汤液本草》：缩砂，与白檀、豆蔻为使则入肺，与人参、益智为使则入脾，与黄柏、茯苓为使则入肾，与赤、白石脂为使则入大、小肠。

3.《本草纲目》：按韩矛心《医通》云：肾恶燥，以辛润之，缩砂仁之辛，以润肾燥。又云：缩砂主醒脾调胃，引诸药归宿丹田，故补肾药用同地黄丸蒸，取其达下之旨也。

4.《神农本草经疏》：缩砂蜜，辛能散，又能润；温能和畅通达。虚劳冷泻，脾肾不足也，宿食不消，脾胃俱虚也，赤白滞下，胃与大肠因虚而湿热与积滞客之所成也。辛以润肾，故使气下行，兼温则脾胃之气皆和，和则冷泻自止，宿食自消，赤白滞下自愈；气下则气得归元，故腹中虚痛自

已也……缩砂蜜,气味辛温而芬芳,香气入脾,辛能润肾,故为开脾胃之要药,和中气之正品,若兼肾虚,气不归元,非此为向导不济……本非肺经药,今亦有用之于咳逆者,通指寒邪郁肺,气不得舒,以致咳逆之证,若咳嗽多缘肺热,此药即不应用矣。

5.《本草汇言》:砂仁,温中和气之药也。若上焦之气梗逆而不下,下焦之气抑遏而不上,中焦之气凝聚而不舒,用砂仁治之,奏效最捷。然古方多用以安胎何也?盖气结则痛,气逆则胎动不安,此药辛香而窜,温而不烈,利而不削,和而不争,通畅三焦,温行六腑,暖肺醒脾,养胃养肾,舒达肝胆不顺不平之气,所以善安胎也。沈则施曰:砂仁温辛香散,止呕通膈,达上气也;安胎消胀,达中气也;止泻痢、定奔豚,达下气也。与木香同用,治气病尤速。

6.《药品化义》:砂仁,辛散苦降,气味俱厚。主散结导滞,行气下气,取其香气能和五脏,随所引药通行诸经。若呕吐恶心,寒湿冷泻,腹中虚痛,以此温中调气;若脾虚饱闷,宿食不消,酒毒伤胃,以此散滞化气;若胎气腹痛,恶阻食少,胎胀不安,以此运行和气。

7.《食物本草》:主虚劳冷泻,宿食不消,赤白泄泻痢,腹中虚痛下气。温暖脾胃,上气咳嗽。奔豚鬼疰,惊痫邪气,霍乱转筋,和中行气,止痛安胎。治脾胃气结滞不散。补肺醒脾,养胃益肾,理元气,通滞气,散寒止痛,止女子崩中,除咽喉口齿浮热,化铜铁骨哽,又能发酒香味。

8.《雷公炮制药性解》:主虚寒泻痢,宿食不消,腹痛心疼,咳嗽胀满,奔豚,霍乱转筋,祛冷逐痰,安胎止吐,下气化酒食。

9.《药鉴》:气温,味辛,无毒。佐黄芩,为安胎之妙剂也。治一切霍乱吐泻,心腹绞痛,正以温辛能止疼行气故耳。又于止痢药中用之,亦取此意。以益智、人参为使则入脾,以白檀、豆蔻为使则入肺,以黄柏、茯苓为使则入膀胱肾,以赤白石脂为使则入大小肠。虽然,其性温辛,用之者以热攻热,乃所以为顺治也。《经》曰,热因热用,此之谓也。东垣谓化酒食之剂,何哉?盖惟温辛

行气,则气行而酒食亦为之运化矣。

10.《本草新编》:砂仁,止哕定吐,除霍乱,止恶心,安腹痛,温脾胃,治虚劳冷泻,消宿食,止休息痢,安胎颇良。但止可为佐使,以行滞气,所用不可过多,用之补虚丸中绝佳,能辅诸补药,行气血于不滞也。或问砂仁消食之药,入之补虚之中,似乎不宜,何以绝佳?不知补药味重,非佐消食之药,未免过于滋益,反恐难于开胃。入之砂仁,以苏其脾胃之气,则补药尤能消化,而生精生气,更易易也。或问砂仁香能入脾,辛能润肾,虚气不归元,非用此为向导不济,殆胜桂、附热毒之害多矣。曰:此不知砂仁者也。砂仁止入脾,而不入肾,引补肾药入于脾中则可,谓诸补药,必借砂仁引其由脾以入肾则不可。《神农本草》:并未言其入肾,不过说主虚劳冷泻耳。夫冷泻有专属乎脾者,何可谓脾寒俱是肾寒。

11.《玉楸药解》:缩砂仁,和中调气,行郁消滞,降胃阴而下食,达脾阳而化谷,呕吐与泄泻皆良,咳嗽与痰饮俱妙,善疗噎膈,能安胎妊,调上焦之腐酸,利下气之秽浊。清升浊降,全赖中气,中气非旺,则枢轴不转,脾陷胃逆。凡水胀肿满,痰饮咳嗽,噎膈泄利,霍乱乱转筋,胎坠肛脱,谷宿水停,泄秽吞酸诸证,皆升降反常,清陷浊逆故也。泄之则益损其虚,补之则愈增其满,清之则滋其下寒,温之则生其上热。惟以养中之味,而加和中之品,调其滞气,使枢轴回旋运动,则升降复职,清浊得位,然后于补中扶土之内,温升其肝脾,清降其肺胃,无有忧矣。和中之品,莫如砂仁,冲和调达,不伤正气,调醒脾胃之上品也。

12.《本草求真》:缩砂,为醒脾调胃要药。其言醒脾调胃,快气调中,则于腹痛痞胀有功,入大肠则于赤白泻痢有效,入肺则于咳嗽上气克理。至云止痛安胎,并咽喉口齿浮热能消,亦是中和气顺之意。若因实热而云胎气不和,水衰而见咽喉口齿燥结者,服之岂能是乎。故虚实二字,不可不细辨而详察耳。

13.《本草正义》:缩砂蓉,虽辛温能升,未尝不治中、下二焦之气,尤以专治肝肾为特长。甄权谓温暖肝肾,臧器谓治上气奔豚,盖皆有见于

此。又得肠澼滞下一症，腹痛皆由气滞，必以调气为要务，然须疏通开泄，宜降而不宜升，故芳香辛温，升阳动火之药，皆在禁例。惟砂仁既能治虚寒之泄泻，似乎亦在升清消滞一边，而《开宝》竟以主治赤白痢疾，此症惟湿热积滞为独多，温升之品，宁非大忌。不知砂仁气辛，虽似温升，而开泄下降，是其本色。且能破滞解结，则虽湿热实积，亦不妨藉为引导，直入下焦而通淤滞，不患其升举秽浊，上逆为疟。故甄权又以为止休息气痢，濒湖引《药性论》，谓治冷滑下痢不禁，则温涩之中，尚有行气消积之作用在，固不可与肉蔻、益智之一味温涩者同日而语。石顽谓今治血痢亦多用之，若积欲尽时，良非所宜。岂不以消滞导淤，是其所长，故适宜于积滞初下之症。又谓新产忌之，恐其气辛燥而动血，于以知砂仁泄降下气，力盆颇专，与其他辛温芳香之药，以气用事，能升而不能降者，显然有别。

14.《本草分经》：辛、温、香、燥。和胃醒脾，快气调中，通行结滞，消食醒酒。治痞胀，散浮热，得檀香、豆蔻入肺。得人参、益智入脾。得黄柏、茯苓入肾。得白石脂、赤石脂入大小肠。能润肾燥，引诸药归宿丹田。肾虚，气不归元，用为向导，最为稳妥。

15.《得配本草》：辛，温。入手足太阴、阳明、足少阴经气分。醒脾胃通行结滞，引诸药归宿丹田。消食安胎，除腥秽，祛寒痰。治呕吐泻痢，胀痞腹痛，霍乱转筋，奔豚骨鲠。配土狗一个等分，研和酒服，治遍身肿满，阴器亦肿。配熟附子、干姜、厚朴、陈皮，治冷滑下痢不禁。配豆蔻、黄芪入肺。安胎，带壳炒熟研用。阴虚者，宜盐水浸透炒黑用。理肾气，熟地汁拌蒸用。痰膈胀满，萝卜汁浸透焙燥用。

16.《本经逢原》：缩砂属土，醒脾调胃，为脾、胃、肺、肾、大小肠、膀胱七经之气药，能引诸药归宿丹田。治脾虚泄泻，宿食不消，泻痢白沫，腹中虚痛，寒饮胀痞，噎膈呕吐，和中行气，止痛安胎，用之悉效。同熟地、茯苓纳气归肾。同檀香、豆蔻下气安肺。得陈皮、白术和气益脾。惟新产妇忌之，恐气骤行动血也。今人治血痢亦多

用之。若积欲尽时，良非所宜。又血虚火炎咳嗽禁用。妊妇气滞者宜服。若气虚者，多服反耗其气，多致难产。南人性喜条畅，食品每多用之，北人性喜潜藏，药中亦罕用者。

17.《本草备要》：即缩砂密，宣，行气、调中。辛、温香窜。补肺益肾，和胃醒脾，快气调中，通行结滞。治腹痛痞胀，痞满（有伤寒下早，里虚邪入而痞者，有食壅痰塞而痞者，有脾虚气弱而痞者。须分虚实治之，不宜专用利气药，恐变为臌胀。臌胀，内胀而外有形，痞胀惟觉痞闷而已，皆太阴为病也）。噎膈呕吐，上气咳嗽，赤白泻利（湿热积滞，客于大肠，砂仁亦入大小肠经）。霍乱转筋，奔豚崩带。祛痰逐冷，消食醒酒，止痛安胎（气行则痛止，气顺则胎安）。散咽喉口齿浮热，化铜铁骨鲠（王好古曰：得檀香、豆蔻入肺，得人参、益智入脾，得黄柏、茯苓入肾，得赤石脂入大小肠）。

18.《医通》：辛能润肾燥，引诸药归宿丹田。地黄用之拌蒸，亦取其能达下也。

19.《本草述钩元》：味辛微苦而涩，气温芳窜，可升可降，降多于升，阳也。入手足太阴、阳明、太阳、足少阴七经。得白檀香、豆蔻为使入肺；得人参、益智为使入脾；得黄柏、茯苓为使入肾；得赤白石脂为使入大小肠。主脾胃气结滞不散，醒脾开胃，益肾和中，行气。散寒饮，消宿食，治胀痞，噎膈呕吐，止冷气痛，疗虚劳冷泻及休息痢，调女子崩中，安胎止痛（行气故也），除咽喉口齿浮热（所治皆通行结滞之功）。缩砂属土，芳香入脾，和合五脏冲和之气，能引诸药归宿丹田，故补肾药用同地黄丸蒸，取其达下也。（韩）香达脾、辛润肾，故为开脾胃之要药，和中气之正品。

【考释】

砂仁是中国四大南药之一，在中医药中享有盛誉，驰名中外。自唐代以来，历代本草著作对砂仁的产地、药材性状及功能主治都有记载。砂仁原名"缩砂蜜"，始载于唐代《药性论》，谓："缩砂蜜出波斯国。"《海药本草》云："生西海及西戎诸国。味辛、平、咸，多从安东道来。"西海泛指波斯湾、地中海一带地区，波斯国即西戎，指新疆以

西的波斯湾各国。故而可知,缩砂蜜系进口,按分布来看,应主要是绿壳砂 *Amomum villosum* var. *xanthioides*。另外,《开宝本草》云:"生南地,苗似廉姜,形如白豆蔻,其皮紧厚而皱,黄赤色,八月采。"《本草图经》载:"缩砂蜜,生南地,今惟岭南山泽间有之。苗茎似高良姜,高三四尺;叶青,长八九寸,阔半寸以来;三四月开花在根下;五六月成实,五七十枚作一穗,状似益智而圆,皮紧厚而皱如栗纹,外有细刺,黄赤色。皮间细子一团,八隔,可四十余粒,如黍米大,微黑色,

肉白而香,似白豆蔻仁,七八月采。"《证类本草》:"苗似廉姜,形如白豆蔻,其皮紧浓而皱,黄赤色,八月采。"再参考其所附新州缩砂蜜图,应为至今在广东新兴、阳春,云南栽培的阳春砂 *Amomum villosum* Lour. 现今《中国药典》收载姜科植物阳春砂 *Amomum villosum* Lour.、绿壳砂 *Amomum villosum* var. *xanthioides* T. L. Wu et Senjen 或海南砂 *Amomum longiligulare* T. L. Wu 的干燥成熟果实作为砂仁使用。主要在云南、广西、广东栽培。夏、秋间果实成熟时采收,晒干或低温干燥。

鸦 胆 子
（《本草纲目拾遗》）

【异名】

老鸦胆《生草药性备要》，鸦胆、苦棒子《吉云旅钞》，苦参子《本草纲目拾遗》，鸦蛋子《植物名实图考》。

【释名】

本品成熟时色黑如雅，味苦如胆，故名鸦胆；药用其实，乃名鸦胆子。《本草纲目拾遗》：鸦胆子一名苦参子，一名鸦胆子。

【产地分布】

1.《植物名实图考》：鸦胆子生云南。

2.《本草纲目拾遗》：出广南，药肆中皆有之。

3.《至圣丹》：此物出闽省云贵，虽诸家本草未收，而药肆皆有。

【性状】

1.《本草纲目拾遗》：鸦胆子，形如梧子，其仁多油，生食令人吐，作霜捶去油，入药佳。

2.《至圣丹》：其形似益智子而小，外壳苍褐色，内肉白，有油，其味至苦。用小铁锤轻敲其壳，壳破肉出，其大如米，敲碎者不用，专取全仁用之。

【性味归经】

1.《生草药性备要》：味苦，性平。

2.《医学衷中参西录》：味极苦，性凉。

3.《本草正义》：大苦，大寒。

【功用主治】

1.《生草药性备要》：凉血，去脾家疮，理

跌打。

2.《本草纲目拾遗》：治痢，治痔。

3.《本草求原》：能腐肉，止积痢。

【用法用量】

内服：用龙眼肉或胶囊包裹，饭后吞服，每次五至二十粒，一日三次。外用：捣敷。

【选方】

1. 至圣丹（《保赤新编》）

[组成]鸦胆子仁。

[主治]冷痢，久痢。

[用法用量]三五岁儿约二十粒，十余岁者三十粒，大人四十九粒。取生晒圆眼肉，每包三粒或七粒，包裹吞之，最效。服药日忌荤酒三日，戒鸭肉一月。

2. 治久痢，寒积在肠方（《笔花医镜》）

[组成]鸦胆子一个。

[主治]久痢，寒积在肠。

[用法用量]蒸透，将米粉包作团子蒸熟，以开水圆囵吞下，空心服。

3. 治大肠寒者，积冷方（《笔花医镜》）

[组成]鸦胆子。

[主治]大肠寒者，积冷也。

[用法用量]包粉团吞之。

4. 治休息久痢方（《潜斋医话》）

[组成]鸦胆子取圆囵仁。

[主治]休息久痢，极效。

[用法用量]每七粒以龙眼肉包之，每服三

包,白汤下。重者日三服。忌荤酒,戒鸭肉。

5. 鸦胆丸(《医碥》)

[组成]鸦胆子(去壳捶、去油)一钱,文蛤(醋炒)、枯矾(川连炒)各三分。

[主治]里急后重。

[用法用量]糊丸,朱砂为衣。吞服。

【各家论述】

1.《植物名实图考》:土医云能治痔。

2.《本草求原》:老鸦胆,其头名苦参,功治已见前,又治牛生疗,并中牛毒。擂米饮,其子,能腐肉,止积痢,去油,以粥皮包吞,叶,洗热毒,理跌打。

【考释】

鸦胆子之名首见于《本草纲目拾遗》,云:"鸦胆子,出闽广……形如梧子,其仁多油,生食另人吐,作霜捶去油,入药佳。"《至圣丹》载:"此物出闽省云贵,虽诸家本草著作未收,而药肆皆有,其形似益智子而小,外壳苍褐色,内肉白,有油,其味至苦。用小铁锤轻敲其壳,壳破肉出,其大如米,敲碎者不用,专取全仁用之。"《植物名实图考》载:"鸦胆子生云南。"据以上所述,与现今所用鸦胆子相符,即为苦木科植物鸦胆子 *Brucea javanica* (L.) Merr. 的干燥成熟果实。分布于福建、台湾、广东、海南、广西、贵州、云南等地,生于海拔950～1 000 m 的石灰山疏林中。常于果皮由青绿色变黑紫色时采收,除去杂质,晒干备用。

钩　吻

（《神农本草经》）

【异名】

野葛（《本经》），秦钩吻、毒根（《吴普本草》），冶葛、胡蔓草（《南方草木状》），黄野葛（《千金方》），除辛（《蜀本草》），吻莽、断肠草（《梦溪笔谈》），黄藤、烂肠草（《本草纲目》），朝阳草（《生草药性备要》），固活（《名医别录》）。

【释名】

1. 《吴普本草》：秦钩吻，生南越山或益州。

2. 《南方草木状》：冶葛，毒草也，蔓生。叶如罗勒，光而厚，一名胡蔓草。

3. 《本草经集注》：钩吻即胡蔓草，又名断肠草，入口即钩人喉吻，故名。

4. 《昆虫草木略》：钩吻曰除辛，曰毒根，折之青烟出者名固活，即野葛也。

5. 《本草纲目》：此草虽名野葛，非葛根之野者也。或作冶葛……广人谓之胡蔓草，亦曰断肠草。入人畜腹内，即黏肠上，半日则黑烂，又名烂肠草。滇人谓之火把花，因其花红而性热如火也。岳州谓之黄藤。

【产地分布】

1. 《名医别录》：生敷高山谷及会稽东野。

2. 《吴普本草》：秦钩吻，生南越山或益州……或生会稽东冶。正月采。

3. 《粤西丛载》：野葛生桂州以南，村墟间巷间皆有，彼人通明钩吻，亦谓苗为钩吻，根名野葛。

【性状】

1. 《吴普本草》：叶如葛，赤茎，大如箭，方根黄色。

2. 《博物志》：钩吻蔓生，叶似凫葵一是也。

3. 《南方草木状》：野葛，蔓生，叶如罗勒光而厚，一名胡蔓草，人以杂生蔬中，毒人半日辄死。

4. 《岭南卫生方》：胡蔓草叶如茶，其花黄而小，一叶入口百窍溃血，人无复生也。访之南人，云钩吻即胡蔓草，今人谓之断肠草，蔓生，叶圆而光，春夏嫩苗毒甚，秋冬枯老稍缓，五六月开花似柳，花数十朵作穗，生岭南者花黄，生滇南者花红，呼为火把花。

5. 《粤西丛载》：蔓生。其叶如柿，其根新采者皮白骨黄，宿根似地骨，嫩根如汉防己。皮节断者良，正与白花藤相类。人误食其叶者致死，而羊食其苗大肥。

【炮制方法】

1. 净制　《雷公炮炙论》：采得后捣绞自然汁入膏中用，勿误饵之。《伤寒总病论》：刮皮钩用。《普济本事方》：取皮。《本草述钩元》：去梗，纯用嫩钩，其功十倍。

2. 切制　《太平圣惠方》：捣。《小儿卫生总微论方》：为末。

3. 炮炙

（1）炙制　《审视瑶函》：炙。

（2）煎制　《嵩崖尊生全书》：久煎力减不效。《本草必用》：嫩钩更效，临起入药一二沸，久煎便无力。《本草求真》：取藤细多钩者良，钩尤有力,但久煎则无力。《本草害利》:久煎则无力,俟他药煎就方入钩藤,三沸即起,颇得力也。

(3)炒制　《外科证治全书》:微焙炒。

【性味归经】

1.《神农本草经》:辛,温。

2.《吴普本草》:雷公:有毒。

3.《名医别录》:有大毒。

4.《南方草木状》:冶葛有大毒,以雍汁滴其苗,当时萎死。

5.《证类本草》:味辛,温,有大毒。

6.《本草汇言》:味辛,微甘,气温,性有大毒。

【功用主治】

1.《神农本草经》:主金疮,乳痓,中恶风,咳逆上气,水肿。

2.《吴普本草》:主喉痹咽塞声音变。

3.《名医别录》:破癥积,脚膝痹痛,四肢拘挛,恶疮疥虫,杀鸟兽。捣汁入膏中,不入汤饮。

4.《本草经集注》:主金疮,乳痓,中恶风,咳逆上气,水肿。杀鬼疰蛊毒。破癥积,除脚膝痹痛,四肢拘挛,恶疮疥虫,杀鸟兽。

5.《雷公炮炙论》:钩吻治恶毒疮效。

6.《蜀本草》:主喉痹咽中塞、声变,咳逆气,温中。

7.《本草纲目》:膝痹痛,四肢拘挛,恶疮疥虫,声音变(保升)。

8.《生草药性备要》:祛风毒,洗螆癞。

9.《本经逢原》:紫者破血积,青者破痰积。

【用法用量】

外用:适量,捣敷;或研末调敷;或煎水洗;或烟熏。

【禁忌】

《本草经集注》:恶黄芩。

【各家论述】

1.《神农本草经》:钩吻名野葛,如中此毒,惟饮人屎汁,或取生鹅血,或鸭血,或羊血茛之,或取鸡卵抱未成雏者,研烂和麻油灌之,吐出毒物可生,稍迟即死矣。

2.《名医别录》:钩吻,折之青烟出者,名固

活,甚热,不入汤。生敷高山谷及会稽东野。陶弘景:五符中亦云钩吻是野葛,言其入口则钩人喉吻。或言吻作挽字,牵挽人肠而绝之。核事而言,乃是两物。野葛是根,状如牡丹,所生处亦有毒,飞鸟不得集之,今人用合膏服之无嫌。钩吻别是一草,叶似黄精而茎紫,当心抽花黄色,初生既极类黄精,故以为杀生之对也。或云钩吻是毛茛,此本及后说参错不同,未详云何。

3.《南方草木状》:冶葛一名胡蔓草,不言即钩吻。自苏恭始以苗为钩吻,根为野葛,深斥陶说之非,谓其叶如柿,如凫葵,则即今岭南之大叶断肠草矣。沈存中《药议》,亦以钩吻为即断肠草,然又云断肠草人间至毒之物,不入药用,恐《本草》所出,别是一物,非此钩吻。则存中未敢以钩吻、黄精相似之说,确然断为误也……世传魏武能啖冶葛至一尺,云先食此菜。又置毒者多杂以生蔬进之,悟者速以药解。不尔,半日辄死。山羊食其苗即肥而大,亦如鼠食巴豆,其大如独,盖物类有相伏也。

4.《博物志》:钩吻叶似凫葵,并非黄精之类。毛茛是有毛石龙芮,何干钩吻。

5.《本草经集注》:五府中亦云,钩吻是野葛,言其入口能钩人喉吻,或言吻作挽字,牵挽人腹而绝之。核事而言,乃是两物。野葛是根,状如牡丹,所生处亦有毒,飞鸟不得集之,今人用合膏服之无嫌。钩吻别是一草,叶似黄精而茎紫,当心抽花,黄色,初生既极类黄精,故以为杀生之对也。或云钩吻是毛茛,此《本经》及后说皆参错不同,未详定云何? 又有一物名阴命,赤色,着木悬其子,生山海中,最有大毒,入口即杀人。

6.《新修本草》:野葛生桂州以南,村墟闾巷间皆有,彼人通名钩吻。亦谓苗名钩吻,根名野葛。蔓生,人或误食其叶者,皆致死,而羊食其苗大肥,物有相伏如此,若巴豆,鼠食则肥也。陶云飞鸟不得集之,妄矣。其野葛以时新采者,皮白骨黄,宿根似地骨,嫩根如汉防己,皮节断者良,正与白花藤根相类,不深别者,颇亦惑之。其新取者折之无尘气,经年已后,则有尘气,根骨似枸杞,有细孔者,人折之,则尘气从孔中出,今折枸

杞根亦然。

7.《酉阳杂俎》：花似栀子稍大，谬说也。根皮亦赤，闽人呼为吻莽，亦谓之野葛，岭南人谓之胡蔓，俗谓断肠草。此草人间至毒之物，不入药用，恐《本草》所出，别是一物，非此钩吻也。

8.《本草拾遗》：野葛，人食其叶，饮冷水即死，冷水发其毒也……南人先食雍菜，后食野葛，二物相伏，自然无苦……取汁滴野葛苗，当时烟死，其相杀如此。

9.《梦溪笔谈》：予尝到闽中，土人以野葛自杀或误食者，但半叶许入口即死。以流水服之，毒尤速，往往投杯已卒矣。予尝令人完取一株观之，其草蔓生，如葛；其藤色赤，节粗，似鹤膝；叶圆有尖，如杏叶，而尖厚似柿叶，三叶为一枝，如绿豆之类，叶生节间，皆相对；花黄细，戢戢然一如茴香花，生于节叶之间。

10.《本草纲目》：断肠草以实钩吻，大抵皆集众说，非惟未见钩吻，盖亦未见断肠，凭臆订讹，遂以草之至毒者，惟岭南胡蔓一物矣。考《吴普本草》，钩吻或出益州。碧鸡、金马，开元后已沦南诏，苏恭诸人不识益州之钩吻固宜，医家于毒草不曾试用，展转致舛，亦无足怪。余至滇，遣人入山采药，得似黄精、玉竹者二草，其标识则曰钩吻、汉钩吻。钩吻叶如竹，与黄精同而矮小，叶生一面，花、实生一面，弃掷皆活，殆即雷敩所谓地精，俗云偏精，其偏者不止叶不相当而已。汉钩吻似玉竹，叶如柳、如龙胆草，而叶端皆反钩，四面层层舒叶开花，花有黄白者，亦有红者，盖陶说所谓当心开花，而雷说所谓毛钩也。乃召土医而询之，云黄精、钩吻，山中皆产，采者须辨别之，其叶钩者有大毒。然则钩之得名，非以其叶如钩邪？偏精有毒稍轻，形偏，则性亦偏矣……钩吻，《本经》下品，相承以为即冶葛，今之断肠草也。询之闽、广人，云有大小二种，大者如夜来香叶，蔓生植立；小叶者如马兰，性尤烈。李时珍所谓黄藤，乃莽草根也。又云：滇人谓之火把花。盖即《黔书》所云花赤如桑椹者。同为恶草，非止一种。

11.《弇州四部稿》：人食钩吻即死，而羊食之肥；神仙吞巴豆即死，而鼠食之长；鱼食莽草即死，而人食之美；犬食木鳖子即死，而人食之无毒。

12.《景岳全书》：一说两广山谷间有草曰胡蔓草，又名断肠草。若人以急水吞之则急死，以缓水吞之则缓死。今见荆楚之地有曰鼠莽草者，人食之则毒死，意即胡蔓草也。

13.《植物名实图考》：自古言钩吻、黄精相似，无有指为断肠草者。

【考释】

钩吻，《本草经集注》载："言其入口则钩人喉吻。或言，吻当作挽字，牵挽人肠而绝之。"此即名之来由。而有关其产地、形态，《吴普本草》云："秦钩吻，生南越山或益州。叶如葛，赤茎，大如箭，方根黄色。或生会稽东冶。正月采。"《新修本草》曰："野葛生桂州以南，村墟间巷间皆有。彼人通名钩吻，亦谓苗名钩吻，根名野葛，蔓生……其叶如柿。"《南方草木状》载："野葛，蔓生，叶如罗勒光而厚，一名胡蔓草，人以杂生蔬中，毒人半日辄死。"《粤西丛载》谓："蔓生。其叶如柿，其根新采者皮白骨黄，宿根似地骨，嫩根如汉防己。皮节断者良，正与白花藤相类。人误食其叶者致死，而羊食其苗大肥。"《本草纲目》云："此草虽名野葛，非葛根之野者也。或作冶葛……广人谓之胡蔓草，亦曰断肠草。入人畜腹内，即粘肠上，半日则黑烂，又名烂肠草。蔓生，叶圆而光，春夏嫩苗毒甚，秋冬梏老稍缓，五六月开花，似榉柳花，数十朵作穗，生岭南者花黄，生滇南者花红，呼为火把花。"据上述文献所载形态和性能，与现今所用钩吻基本相符，即为马钱科植物胡蔓藤 *Gelsemium elegans* （Gardn et Champ.）Benth. 的全株。其分布于浙江、江西、福建、台湾、湖南、广东、海南、广西、贵州、云南等地。生于海拔 500～2 000 m 的向阳山坡、路边草丛或灌丛中。药用全年均可采，切段，晒干或鲜用。

香　橼
（《本草图经》）

【异名】

枸橼（《异物志》），钩缘子（《南方草木状》），香泡树、香橼柑、香圆（《物类相感志》）。

【释名】

1.《本草纲目》曰：香橼俗作圆。佛手柑。时珍曰：义未详。佛手，取象也。

2.《食治广要》：香橼，又名佛手柑。

3.《寿世秘典》：俗作圆、佛手柑一名枸橼，味虽短而香芬大胜，可置衣笥中。一种状如人手有指，俗呼为佛手柑。

【产地分布】

1.《本草图经》：闽、广、江西皆有。

2.《滇南本草图说》：香橼，河南、湖、广、浙、闽咸有之。

3.《本草纲目》：产闽、广间。

【性状】

1.《本草图经》：枸橼，如小瓜状，皮若橙，而光泽可爱，肉甚厚，切如萝卜，虽味短而香氛，大胜柑橘之类。

2.《本草纲目》：木似朱栾而叶尖长，枝间有刺，植之近水乃生，其实状如人手，有指，俗呼为佛手柑；有长一尺四五寸者，皮如橙、柚而厚，皱而光泽，其色如瓜，生绿熟黄，其核细，其味不甚佳而清香袭人。

【炮制方法】

炒制　《医宗必读》：年久者良，去白炒。

【性味归经】

1.《饮食须知》：味辛、酸，性温。

2.《本草汇言》：苦、酸、辛。入手、足太阴经。

3.《食物辑要》：味辛、酸，性温。无毒。

4.《本草从新》：辛、苦、酸，温。入肺、脾二经。

5.《本草再新》：入肝、脾、肺三经。

6.《玉楸药解》：味苦、酸，微凉。入手太阴肺经。

【功用主治】

1.《饮膳正要》：下气，开胸膈。

2.《本草纲目》：下气，除心头痰水。煮酒饮，治痰气咳嗽。煎汤，治心下气痛。

3.《本草通玄》：理上焦之气，止呕逆，进食，健脾。

4.《食物辑要》：下气消炎止嗽，去心下痰水气痛。

5.《本草汇言》：理上焦之气，止呕宜求。进中州之食，健脾宜简。

6.《顾松园医镜》：治心下之气痛，助脾家之健运。性虽中和，单用多用，亦损正气。

7.《本草再新》：理肺气，健脾开胃，止吐化痰，通经利水，治腰脚气。

8.《医林纂要探源》：治胃脘痛，宽中顾气，开郁。

9.《本草便读》：香圆皮，下气消痰，宽中快膈。

10.《玉楸药解》：清金下气，止嗽除痰。香橼长于行气。

11.《本草从新》：理上焦之气而止呕，进中州之食而健脾，除心头痰水。治痰气咳嗽，煮酒饮。心下气痛。

【用法用量】

内服：煎汤，一至二钱；或入丸、散。

【禁忌】

1.《冯氏锦囊秘录》：香橼，性虽中和，单用多用，亦损正气。

2.《本草便读》：香圆皮……虽无橘皮之温，而究属香燥之品，阴虚血燥之人仍当禁用耳。

【选方】

1. 香橼汤（《遵生八笺》）

［组成］大香橼（不拘多少）二十个（切开，将内瓤以竹刀刮出，去囊袋并筋，收起，将皮刮去白，细细切碎，以笊篱热滚汤中焯一二次，榨干收起，入前瓤内），炒盐四两，甘草末一两，檀香末三钱，沉香末一钱（不用亦可），白蔻仁末二钱。

［主治］胸膈胀满膨气。

［用法用量］和匀，用瓶密封，可久藏用。每以箸挑一二匙，充白滚汤服。

2. 香橼丸（《梅氏验方新编》）

［组成］陈极香橼二个，真川贝三两（去心），当归一两五钱（炒黑），白通草（烘燥）一两，陈西瓜皮一两，甜桔梗三钱。

［主治］气逆不进饮食或呕哕。

［用法用量］共研细末，用白檀香劈碎煎浓汁泛为丸，如桐子大，每服三钱，开水送下。大虚者酌用。

3. 香橼散（《续刊经验集》）

［组成］香橼一个（床内挂干者，将内衣去净），真人中黄一钱。

［主治］一切小儿疳疾，饮食过伤，以至成疳。

［用法用量］将真人中黄放入香橼内，外用泥坛头糊碗大，用文武火煨透，以烟尽为度，研极细末，放土上存性，调下一服即愈，重者二服全好。

4. 香橼膏（《郑氏家传女科万金方》）

［组成］陈香橼（好者）六七只（鲜者亦可）。

［主治］远年痰火咳嗽，结痰音哑，气逆不顺。

［用法用量］刻下蒂，如钱大一围，每只入上好松萝茶叶一层，浇入上白福蜜沥净者，茶一层，蜜一层，填满实，上盖一分厚生姜一大片，仍将刻下圆蒂盖好，苎麻扎好，日蒸夜露四五次，开蒂盖看，如觉干，独加蜜少许，不加茶叶，覆盖好扎紧，再蒸露至九次后，共捣成膏，装入磁器内。每晨雨水滚汤化下三四匙。甚妙。

5. 治下痢后重，破滞气，利痰方（《医经允中》）

［组成］陈香橼一枚（连瓤），胡桃二枚（连皮），砂仁一钱（去壳）。

［主治］下痢后重，破滞气，利痰。

［用法用量］各煅存性，为末，空心，砂糖调服，水从脐出愈。

6. 治臌胀诸药不效方（《本经逢原》）

［组成］陈香橼一枚（连瓤），大核桃肉二枚（连皮），缩砂仁二钱（去膜）。

［主治］臌胀诸药不效。

［用法用量］各煅存性为散，砂糖拌调。空心顿服。

7. 立消斗大疝气方（《惠直堂经验方》）

［组成］沉香、紫苏、苏木、南星各五钱，多年香橼一个（切碎）。

［主治］斗大疝气。

［用法用量］雄猪尿胞，洗净入药扎紧，好酒四五斤，煮烂捣面糊丸，桐子大，酒送。

8. 治臌香橼丸（《杂病源流犀烛》）

［组成］陈香橼四两，去白广皮二钱，醋三棱二钱，醋蓬术二钱，泽泻二钱，茯苓二钱，醋香附三两，炒莪子六两，青皮（去瓤）一两，净楂肉一两。

［主治］臌胀兼痧。

［用法用量］神曲糊丸。每服五十至六十丸，以米饮送下。

9. 四陈汤（《医学心悟》）

［组成］陈皮（去白）、陈香橼（去瓤）、陈枳壳

（去瓤面炒）、陈茶叶等分。

　　［主治］腹痛。

　　［用法用量］为末。每服三钱，开水点服。

　　10. 香中丸（《梅氏验方新编》）

　　［组成］陈香橼（去瓤）四两，真人中白三两。

　　［主治］臌胀发肿。

　　［用法用量］上为末。每服二钱，用猪苓、泽泻煎汤，空心送下。

【各家论述】

　　1.《本草通玄》：香圆性中和，单用、多用亦损正气，与参、术同行则无弊也。

　　2.《本草医旨》：枸橼名香橼佛手柑。皮瓤味：辛、酸，无毒。治下气，除心头痰水。煮酒饮，治痰气咳嗽。煎汤，治心下气痛。

　　3.《本草汇》：理上焦之气，止呕宜求。进中州之食，健脾宜简。按：香橼性虽中和，单用多用，亦损正气，脾虚者，须同参、术并行，乃有相成之益耳。

　　4.《本经逢原》：柑橼乃佛手、香橼两种，性味相类，故《本草纲目》混论不分。盖柑者，佛手也。橼者，香橼也，兼破痰水，近世治咳嗽气壅，亦取陈者。除去瓤核用之，庶无酸收之患。

【考释】

　　香橼原名枸橼。《南方草木状》云："枸橼子，形如瓜，皮似橙而金色，胡人种之极芳香，肉甚厚白，如芦菔。"《本草纲目拾遗》载："枸橼生岭南，大叶，甘橘属也。子大如盏。"《本草图经》曰："枸橼，如小瓜状，皮若橙，而光泽可爱，肉甚厚切如萝匐，虽味短而香氛，大胜柑橘之类。置衣笥中，则数日香不歇……今闽广、江西皆有，彼人但谓之香橼子。"上述文献所言形态特征与现今枸橼相符，目前商品来源有芸香科植物枸橼 *Citrus medica* L. 和香圆 *Citrus wilsonii* Tanaka 两种，已收载入《中国药典》，其在长江流域及以南地区均有分布，浙江、江苏是主产区。药用通常于秋季果实成熟时采收，趁鲜切片，晒干或低温干燥，亦可整个或对剖两半后，晒干或低温干燥。

　　需注意的是，《本草纲目》所载枸橼："木似朱栾而叶尖长，枝间有刺，植之近水乃生，其实状如人手，有指，俗呼为佛手柑；有长一尺四五寸者，皮如橙、柚而厚，皱而光泽，其色如瓜，生绿熟黄，其核细。其味不甚佳而清香袭人。"从其"其实状如人手，有指"应为佛手 *Citrus medica* L. var. *sarcodactylis* Swingle，而并非枸橼。

胖 大 海
《本草纲目拾遗》

【异名】

安南子、大洞果（《本草纲目拾遗》），大海子（《药物出产辨》）。

【释名】

1.《本草纲目拾遗》：土人名曰安南子，又名大洞果。以水泡之，层层胀大，如浮藻然。胖大海之名，即由它的这一特性而来。"胖"者，意为膨胀、膨大；"海"者，犹"晦"也。

2.《药性蒙求》：胖大海，出安南，故又名安南子。

【产地分布】

《本草纲目拾遗》：胖大海出安南大洞山，产至阴之地。

【性状】

《本草纲目拾遗》：形似干青果，皮似黑黄，起皱纹，以水泡之，层层胀大，如浮藻然。然中有软壳，核壳内有仁二瓣。

【性味归经】

《本草纲目拾遗》：甘，淡。

【功用主治】

《本草纲目拾遗》：治六经之火，治火闭痘，服之立起；并治一切热症劳伤，吐衄下血，消毒去暑，时行赤眼，风火牙痛，虫积下食，痔疮漏管，干咳无痰，骨蒸内热，三焦火症，诸疮皆效。

【用法用量】

内服：煎汤，一钱半至三钱；或泡茶。

【选方】

1. 治火闭痘，并治一切热症方（《疑难急症简方》）

［组成］胖大海二钱。

［主治］火闭痘，并治一切热症。

［用法用量］煎服立起。

2. 治干咳失音咽喉燥痛方（《慎德堂方》）

［组成］胖大海五枚，甘草一钱。

［主治］干咳、失音、咽喉燥痛，牙龈肿痛，因于外感者。

［用法用量］炖茶饮服，老、幼者可加入冰糖少许。

【各家论述】

1.《本草纲目拾遗》：其性性纯阴，故能治六经之火……味甘淡，治火闭痘，服之立起。并治一切热症劳伤，吐衄下血，消毒去暑，时行赤眼，风火牙痛，虫积下食，痔疮漏管，干咳无痰，骨蒸内热，三焦火症，诸疮，皆效，功难尽述。

2.《药性蒙求》：胖大海，甘，能清邪热。解毒凉营，目牙热疾。味甘，淡。治六经，三焦之火牙疼，时行赤眼，一切热症。止吐衄下血、诸疮皆效。

【考释】

胖大海，始见于《本草纲目拾遗》，云："出安南大洞山，产至阴之地。土人名曰安南子，又名大洞果。形似干青果，皮色黑黄，起皱纹，以水泡之，层层胀大，如浮藻然，中有软壳，核壳内有仁二瓣。"胖大海之名，即由它的这一特性而来。"胖"者，意为膨胀、膨大；"海"者，犹"晦"也。《药物出产辨》谓："大海子以安南新州为好，西贡次之,遏罗会安又次之,石叻出者最次。"安南、遏罗即今之越南、泰国,石叻指新加坡。据上述产地,药材的描述与现今所用胖大海相符,即为梧桐科植物胖大海 *Sterculia lychnophora* Hance 的干燥成熟种子,已收载入《中国药典》。但同属植物 *Sterculia scaphigera* Wall. ,现今亦有混入,橄榄干燥的成熟果实青果也易被掺入。胖大海为热带植物,原产于越南、印度、马来西亚、泰国及印度尼西亚等热带地区。我国广东湛江、海南、云南西双版纳已有引种栽培。胖大海外种皮遇水即膨胀发芽,故果实成熟后要及时采收,采摘时从开裂的果上摘取成熟种子,晒干备用。

姜　黄

（《唐本草》）

【异名】

蓬莪术（《增广太平惠民和剂局方》），郁、郁金（《尔雅翼》），蒁药（《药性要略大全》），蓬宝鼎香（《脉药联珠药性食物考》），宝鼎香（《本草纲目》），臭屎姜、黄姜（《生草药性备要》），马蒁（《三农记》）。

【释名】

1.《本草原始》：根盘屈，黄色，类生姜而圆，有节，故名姜黄。

2.《本草汇言》：其形似姜，其色纯黄，故名。

3.《医林纂要探源》：苗叶似郁金，根下结黄块，形扁如姜，故名。

4.《植物名实图考》：姜黄……其形状全似美人蕉而根如姜，色极黄，气亦微辛，故名。

【产地分布】

1.《本草图经》：姜黄，旧不载所出州郡，今江、广、蜀川多有之。

2.《本草品汇精要》：［地道］宜州、澧州。

【性状】

1.《本草图经》：叶青绿，长一二尺许，阔三四寸，有斜文如红蕉叶而小，花红白色。至中秋渐凋，春末方生。其花先生，次方生叶，不结实。根盘屈，黄色，类生姜而圆，有节。或云真者是经种三年以上老姜，能生花，花在根际。一如蘘荷，根节坚硬，气味辛辣，种姜处有之。八月采根，片切曝干。

2.《神农本经会通》：叶根都似郁金，但根盘屈，类生姜而员有节。或云：真者是经种三年以上老姜，气味辛辣，种姜处有之。八月采根，片切，暴干。

3.《药性单方》：姜黄，野姜也，春末生叶，长一二尺，阔三四寸，有斜文如芭蕉，然花红白色，生于根上与苗并出，不结子，至秋渐凋，其根黄色盘屈似生姜，而圆有节，江南山谷处处有之。八月采根，片切，暴干收贮。

4.《本草述钩元》：根叶都似郁金，其花春生于根，与苗并出，花先叶生，入夏花烂，秋中渐凋，不结实。其根盘屈，黄色类生姜而圆有节。

5.《三农记》：姜黄，根下生须，须结细珠如弹子，色青白，干则皮有皱纹。

6.《本草汇言》：辨之郁金，根形惟圆、无旁枝，形状如榧子肉，两头颇尖，隐隐有直棱，黄赤转深，浸水并堪染色。若莪术，色白微青，亦无气臭。

7.《本草求原》：川产者，色黄嫩，有须，折之中空有眼，切之分为两片者，名片子姜黄。

【炮制方法】

1. 净制　《卫生家宝产科备要》：剉碎用。《世医得效方》：洗去泥土。

2. 切制　《证类本草》：采根，片切，暴干《证类本草》。

3. 炮炙

（1）煨制　《仙授理伤续断秘方》：湿纸裹煨。

（2）泔制 《洪氏集验方》：米泔水浸一宿，切，焙。

（3）炒制 《博济方》：炒。

（4）醋制 《医学入门》：醋炒用。

（5）酒制 《医方集解》：酒炒。

【炮制作用】

《本草述钩元》：不宜见火，盖辛胜是其功用，见火则辛去矣。

【性味归经】

1.《证类本草》：味辛、苦，大寒。无毒。

2.《本草蒙筌》：味辛，气温。无毒。

3.《太乙仙制本草药性大全》：味辛、苦，气寒，又云温。无毒。

4.《本草纲目》：入心、脾。

5.《本草汇言》：味苦、辛，性燥而温。无毒。阴中阳也，降也。入足太阴、厥阴经。

6.《医宗必读》：味苦、辛，温。无毒。入肝、脾二经。

7.《本草经解要》：气大寒，味辛苦。无毒。姜黄气大寒，禀天冬寒之水气，入足少阴肾经、足太阳寒水膀胱经；味辛、苦。无毒。得地金火之二味，入手太阴肺经、手少阴心经。

【功用主治】

1.《唐本草》：主心腹结积，疰忤，下气，破血，除风热，消痈肿。功力烈于郁金。

2.《日华子本草》：治癥瘕血块，痈肿，通月经，治跌扑瘀血，消肿毒，止暴风痛冷气，下食。

3.《本草图经》：消气胀及产后败血攻心。

4.《医学统旨》：治心腹结积疰忤。

5.《本草纲目》：治风痹臂痛。

6.《医宗必读》：破血下气，散肿消痈。辛散苦泄，故专功于破血下气其旁及者耳。别有一种片姜黄，止臂痛有效。

7.《玉楸药解》：破血化癥，消肿败毒，破瘀血宿癥，消扑损瘀疽，止心腹疼痛，平疥癣初生。

8.《本草正》：除心腹气结气胀，冷气食积疼痛。

9.《本草述》：治气证痞证，胀满喘噎，胃脘痛，腹胁肩背及臂痛，痹，疝。

10.《医林纂要探源》：治四肢之风寒湿痹。

【用法用量】

内服：煎汤，一至三钱；或入丸，散。外用：研末调敷。

【禁忌】

1.《神农本草经疏》：凡病人因血虚臂痛，血虚腹痛，而非瘀血凝滞，气逆上壅作胀者，切勿误用。误则愈伤血分，令病转剧。

2.《医宗必读》：血虚者服之病反增剧。

3.《本草汇》：凡病属血虚者，切勿误用，误用则愈伤血分。慎之！

4.《药性通考》：虚弱之人忌用。

5.《本草求原》：忌见火。

【选方】

1. 姜黄丸一（《鸡峰普济方》）

[组成]干姜黄四两，干姜二两。

[主治]妊娠漏胞。

[用法用量]上为末。每服方寸匕，空心食前酒调下，一日二次。

2. 姜黄丸二（《鸡峰普济方》）

[组成]缩砂、草豆蔻、荜澄茄、橘皮、青皮、姜黄各一两。

[主治]消食和胃。

[用法用量]上为细末，水煮面糊为丸，如豌豆大。每服二十丸，生姜汤送下，不拘时候。

3. 二物散（《圣济总录》）

[组成]野狐粪（烧灰）一升，姜黄（锉，炒）三两。

[主治]肝心痛，色苍苍然如死灰状，经时一太息。

[用法用量]上为散。每服一钱匕，空腹温酒调下，日晚再服。

4. 姜黄汤（《圣济总录》）

[组成]姜黄一两三分，黎芦（锉）一两，鹤虱（微炒）一两一分。

[主治]蛔虫心痛，喜吐水，冲刺痛不可忍，或不能食，面黄腹满。

[用法用量]上为粗末。每服三钱匕，水一盏，煎至七分，又入酒一合，更煎取沸，空心服，晚

食热饭。即虫下。一服未尽,更服。

5. 姜黄散一(《太平圣惠方》)

[组成]姜黄一两,当归一两(挫,微炒),熟干地黄一两,艾叶一两(微炒),鹿角胶一两(捣碎,炒令黄燥)。

[主治]妊娠胎漏,下血不止,腹痛。

[用法用量]上为散。每服四钱,以水一中盏,入生姜半分,大枣三枚,煎至六分,去滓,每于食前温服。

6. 姜黄散二(《圣济总录》)

[组成]姜黄(微炒)、当归(切,焙)各一两,木香、乌药(微炒)各半两。

[主治]心痛不可忍。

[用法用量]上为散。每服二钱匕,煎茱萸醋汤调下。

7. 姜黄散三(《圣济总录》)

[组成]姜黄、丁香、当归(切,焙)、芍药各半两。

[主治]室女月水滞涩。

[用法用量]上为散。每服二钱匕,温酒调下,不拘时候。经脉欲来先服此药。

8. 姜黄散四(《圣济总录》)

[组成]姜黄(切碎,炒干)、蒲黄(微炒)、桂(去粗皮)各一两。

[主治]产后血块攻冲,心腹痛。

[用法用量]上为散。每服二钱匕,生地黄自然汁调下,日三夜一服。

9. 姜黄散五(《海上方》)

[组成]姜黄(如无,以川芎代)、细辛、白芷各等分。

[主治]诸般牙疼不可忍。

[用法用量]上为散。擦三两次,盐汤灌漱。

10. 姜黄散六(《赤水玄珠全集》)

[组成]姜黄、甘草、羌活各一两,白术二两。

[主治]臂痛,非风、非痰者。

11. 不老汤(《是斋百一选方》)

[组成]香附子(去尽黑皮,微炒)四两,姜黄(汤浸一宿,洗净,焙干称)二两,甘草一两(炙)。

[主治]九气,膈气,凡气,寒气,热气,恍气、喜气、惊气、怒气、山岚瘴气,积聚坚牢如杯,心腹刺痛,不能饮食,时去时来,发则欲死。

[用法用量]上为细末。每服一大钱,入盐点,空心服。

12. 百草霜散(《太平圣惠方》)

[组成]百草霜一两,生姜二两(去皮,炒令干),姜黄半两。

[主治]血脏久冷,腹疼痛,小便浓白治。

[用法用量]产后血晕闷绝,如见鬼神,须臾欲绝。

13. 产宝汤(《济阴纲目》)

[组成]桂心、姜黄各等分。

[主治]产后血余作痛,兼块者。

[用法用量]上为细末。每服方寸匕,酒调下。

14. 洪宝丹(《外科集验方》)

[组成]天花粉三两,姜黄一两,白芷一两,赤芍药二两。

[主治]诸般热证痈肿之毒,金疮之证;妇人产后,或经绝血行逆上,心不能主,或吐血、舌衄。

[用法用量]上为末,茶、酒、汤为使,随证热涂。

【各家论述】

1.《周礼》:凡祭祀、宾客之裸事,和郁鬯以实彝而陈之。[注]筑郁金,煮之以和鬯酒。郑司农云:郁,草名,十叶为贯,百二十贯为筑,以煮之焦中,停于祭前。郁为草若兰。

2.《尔雅翼》:郁,郁金也。其根芳香而色黄。古者酿黑黍为酒,所谓秬者,以郁草和之,则酒色香而黄,在器流动,《诗》所谓黄流在中者也。

3.《广东新语》:番禺多种黄姜,以其末染诸香屑,为香线香饼,是名黄香。又干龙眼必以黄姜末糁之,乃不蠹,故果箱度岭必资之,又可使龙眼色黄为上果。

4.《物类相感志》:蛇畏姜黄。

5.《证类本草》:(《唐本》先附)臣禹锡等谨按陈藏器云:姜黄真者,是经种三年以上老姜,能生花。花在根际,一如蘘荷。根节紧硬,气味辛辣。种姜处有之,终是难得。性热不冷,《本经》

云寒,误也。破血下气。西蕃亦有来者,与郁金、
莪药相似。如苏所附,即是莪药,而非姜黄,苏不
能分别二物也。又云:莪,味苦,温。主恶气疰
忤,心痛,血气结积。苏云姜黄是莪,又云郁金是
胡莪。夫如此,则三物无别,递相连名,总称为
莪,功状则合,不殊。今莪味苦,色青。姜黄味
辛,温,无毒,色黄,主破血下气。温,不寒。郁金
味苦,寒,色赤,主马热病。三物不同,所用各别。
[略]海南生者,即名蓬莪茂。江南生者,即为
姜黄。

6.《本草蒙筌》:(谟)按:郁金、姜黄两药,实
不同种。郁金味苦寒,色赤,类蝉肚圆尖。姜黄
味辛温,色黄,似姜瓜圆大。郁金最少,姜黄常
多。今市家惟取多者欺人,谓原本一物,指大者
为姜黄,小者为郁金。则世间之物,俱各大小不
齐,何尝因其异形而便异其名也? 此但可与不智
者道尔。若果为是,则郁金亦易得者,又何必以
山茶花代耶?

7.《太乙仙制本草药性大全》:色比郁金甚
黄,形较郁金稍大,论主治功力又烈过郁金。

8.《本草纲目》:姜黄[集解]恭曰:姜黄根叶
都似郁金。其花春生于根,与苗并出,入夏花烂
无子。根有黄、青、白三色。其作之方法,与郁金
同。西戎人谓之莪。其味辛少苦多,亦与郁金
同,惟花生异耳。[略]近年汴都多种姜,往往有
姜黄生卖,乃是老姜。市人买啖,云治气为最。
大方亦时用之。又有廉姜,亦是其类,而自是一
物。时珍曰:近时以扁如干姜形者,为片子姜黄;
圆如蝉腹形者,为蝉肚郁金,并可浸水染色。莪
形虽似郁金,而色不黄也。

9.《神农本草经疏》:姜黄得火气多,金气
少,故其味苦胜辛劣,辛香燥烈,性不应寒,宜其
无毒。阳中阴也,降也。入足太阴,亦入足厥阴
经。苦能泄热,辛能散结,故主心腹结积之属血
分者,兼能治气,故又云下气。总其辛苦之力,破
血,除风热,消痈肿,其能事也。

10.《本草述》:愚按:姜黄,在苏恭曰于春生
苗,而花并苗出,是之颐所谓力行出生之机以宣
木火之用者也;在苏颂曰春末方生,其花先生,叶

乃次之,至仲秋则渐凋,是独畅火大之用,似可以
对待寒凉,如方书一端之治也。又二苏所谓不结
实,还即于八月采根者,是畅火大之气而归于金,
即并火金之气,全力以归乎土,有合于时珍入脾
之说也。

11.《夕庵读本草快编》:姜黄(《唐本草》)、
述。附:郁金。种姜年久则生黄,蛮人生瞰,云可
辟邪。若郁金产于蜀,根似姜黄而小,外黄内赤
如蝉肚者佳。善治马热,故云马述。市假颇高,
多以伪代。折之必以澄脆彻、苦中带甘者为真。
述与马述,一类二种,述则辛而少苦,性热而气
烈,得中宫之正色,乃入脾下气之药也。凡人血
痞癥瘕,心腹结积,月经阻闷,皆足太阴之湿也。
风热消瘅,肿恶疰忤,暴风卒痛,皆风木之克土
也。用此以温中,则血散而气自下矣。其片者能
横行手臂,故五痹汤用之,亦取其散血中之气尔。
若马述,性虽属火而土中有水,故能凉心而走包
络,其性轻扬上行,能泄金中之郁,故郁金之号,
夫诸血妄冲,口鼻略吐,或经脉逆行,是从火化,
炎上之象也,俱宜用此以畅导之,则气降而火亦
降,血行稍为不同。

12.《本草经解要》:姜黄气大寒,禀天冬寒
之水气,入足少阴肾经、足太阳寒水膀胱经;味辛
苦无毒,得地金火之二味,入手太阴肺经、手少阴
心经。气味俱降,阴也。心腹,心肺之分也,心主
血,肺主气,结积者,气血凝结之积也;其主之者,
辛能散气,苦能破血。疰忤者,湿热内疰,性与
物忤也;其主之者,苦寒清湿热也。下气者,苦寒
降气也。破血者,辛苦行血也。除风热者,风热
为阳邪,外感太阳经;气寒清热,味辛散风也。苦
寒而辛散,故又主痈肿。功力烈于郁金者,气较
郁金更寒也。

13.《本草求真》:姜黄(专入脾),味辛而苦,
气温色黄。功用颇类郁金(苦寒,色赤)、三棱(苦
平,皮黑肉白)、蓬术(味苦,色黑)、延胡索(辛苦,
色黄),但郁金入心,专泻心包之血,莪术入肝,治
气中之血,三棱入肝,治血中之气,延胡索则于心
肝血分行气,气分行血,此则入脾,既治气中之
血,复兼血中之气耳。

14.《本经续疏》:［略］血结而气违,血脱而气涩,此其病固在血,而其咎实在血中之气,与大气相混淆也。血中之气谓何,即中焦之营气所以带引血液行于脉中者也,此其气清纯,虽与水谷之悍气同出中焦,然一则直达上下,一则周流表里。设清气混于悍气,随而直达,则上为呕血、吐血、衄血,下为大便下血。悍气混于清气,不随而周流,则滞为恶血,结为精血,陷为血淋尿血,溢为金疮常破不能生肌。大率血之结且滞者,必与气违,故血积必下气,血之陷者气因之遂涩。故血淋尿血必为痛也,郁金何以能治,盖以其本行血中之气,又其取用者为四畔之子根,固系属于正根。而实不与正根混连者,为清纯与剽悍,原各种生趣,虽呼吸相通而有别也。独郁金主治,并不言能除风热消痈肿。姜黄主治,则云破血除风热消痈肿,功力烈于郁金何也?互文见义,其理可彻也。心腹结积疰忤,不关血分,不为下气,风热痈肿,不结于血,不必冠以破血。此其于姜黄,盖取其根盘结而有节也。气与血相阻,即气与血相违,气因血而盘旋,血得气而固结。一若有节以碍其流行者,殊不知流行自若,转因有节而生气得钟。花在叶前,透达精英甚猛,比于郁金行血中之气者为更速。大抵二物均以春尽方芽,届秋便殒。有花无实,花白而红,皆秉火金之气化而荣,遇土金之气化而归于土。一似心肺之媾于上而生血,遂顺流于中而禀脾之统辖,其能浚血分之源,行血中之气,又何疑矣。特一则即根而盘错,一则离根而圆浑,见其气禀有纯犷之殊,故其趋向有上下之别。大凡气结血中作痛,下气在上而不见血者用姜黄。气陷血中作痛,下气在下而见血者用郁金。庶无误矣。

15.《本草求原》:姜黄,苦,益火,生气;辛温,达火、化气。气生化,则津液行于三阴三阳,清者注于肺,浊者注于经,溜于海,而血自行,血籍气行,是理气散结而兼泄血也。辛通散,苦降泄。无毒。主心腹(心肺之分)结积(气寒则血涩结而成积),疰忤(寒湿内痓,与性相忤,苦辛散之),下气破血(苦降泄也),除风热(风郁之热,辛以散之),消痈肿(气行血活,自不逆于肌肉),治

癥瘕血块,经闭,扑瘀,产后血痛(同桂末,酒下)。功力烈于郁金(郁金苦寒,入心,专治血;姜黄辛香,入脾于气中,治败血攻心;莪术色青,入肝,亦治气中血,故化血更速)。治冷气心腹胀痛,小儿腹痛,啼哭吐乳,便青,冷汗。若惊搐(同乳、没,蜜丸,钩藤汤下)。风寒湿气臂痛(三痹汤用之。若血虚臂痛,非因气血滞者忌)。得归、地、牛膝、延胡、玉桂、治一切积血腹痛。同玉桂醋下,治心寒痛。一女子感寒,服五积散,凡头、身、腰、腿、臂痛皆愈,惟背重痛不应。后以姜黄、甘、术、羌活而痊。因背为胸中之府,为太阳,常独静,阴邪常客之。故阴寒不论自外入、自内生,多踞于背,此味达上焦胸中之阳,凡痞满喘噎、胃脘、肩臂寒痛皆治,不徒以治血见长也。

16.《本草思辨录》:《唐本草》于郁金曰辛、苦、寒,甚是。于姜黄曰辛、苦、大寒,其实温而非寒。惟以为大寒,故云除风热。邹氏不察,亦沿其误。并以姜黄主心腹结积,为治在上。郁金主血淋尿血,为治在下。意在求精求切,而不知其实非也。姜黄辛苦温而色黄,故入脾治腹胀,片子姜黄兼治臂痛,是为脾家血中之气药。郁金苦寒而外黄内赤,性复轻扬,故入心去恶血,解心包络之热。其治淋血尿血与妇人经脉逆行,皆相因而致之效,是为心家之血药。此皆历试不爽者,《唐本草》可不必过执矣。

【考释】

姜黄始载于《新修本草》,云:"叶根都似郁金,花春一于根,与苗并出,夏花烂,无子,根有黄、表、白三色。其作之方法与郁金同尔。西戎为谓之蒁药。"《本草图经》云:"叶青绿,长一二尺许,阔三四寸,有斜纹如红蕉叶而小,花红白色,至中秋渐凋,春末方生。其花先生,次方生叶,不结实。根盘屈,黄色,类生姜而圆,有节。或云真者是经种三年以上老姜,能生花,花在根际。一如襄荷,根节坚硬,气味辛辣,种姜处有之。八月采根,片切曝干。"据此可知当时姜黄的原植物应为姜科姜黄属"花生于根"的种类。但《证类本草》所载宜州姜黄却又言其花从茎心抽出,故应为 *Curucma longa*,如《本草纲目》所言:"近时民

扁如干姜形者，为片子姜黄，圆如蝉腹形者，为蝉腹郁金，并可浸水染色。"这说明 *Curucma longa* 根茎之形态饱满如蝉腹者作郁金用，而根茎形如干姜者则切片作"片者姜黄"。《植物名实图考》云："姜黄，《唐本草》始著录。今江西南城县都种之成田，以贩他处染黄。其形状全似美人蕉而根如姜，色极黄，气亦微辛。"这与今之姜黄 *Curucma longa* L. 相符。综上所述，明清时期 *Curucma longa* L. 的根茎已作为姜黄使用，并逐渐成为姜黄的主流品种。现亦为《中国药典》所载，多为栽培，分布于江西、福建、台湾、广东、广西、四川、云南等地。于冬季茎叶枯萎时采挖地下部分，去掉泥土和茎秆，摘下块根作黄丝郁金；将根茎水洗，放入沸水中焯熟，烘干，撞去粗皮，即得干姜黄。

穿 山 甲

（《本草图经》）

【异名】

鲮鲤甲（《名医别录》），鳣鲤甲（《补缺肘后方》），鲮鲤角（《本草衍义》），川山甲（《三因方》），鳖鲤甲（《神农本草经疏》），山甲（《本草求真》），甲片（《疡科遗编》），鲮鱼（《本草害利》）。

【释名】

1.《本草纲目》：龙鲤（郭璞）、穿山甲（《图经》）。时珍曰：其形肖鲤，穴陵而居，故曰鲮鲤，而俗称为穿山甲，郭璞赋谓之龙鲤。临海水土。

2.《药性要略大全》：一名鲮鲤甲。

【产地分布】

1.《本草图经》：鲮鲤即今穿山甲也。生湖广、岭南，及金、商、均、房诸州，深山大谷中皆有之。

2.《法古录》：穿山甲，此物穴山而居，水而寓水而食。

3.《本草害利》：穿山甲，深山大谷皆有。

【性状】

1.《本草经集注》：穿山甲，形似鼍而短小，又似鲤而有四足，黑色，能陆能水。日中出岸，展开鳞甲如死状。

2.《本草纲目》：鲮鲤状如鼍而小，背如鲤而阔，首如鼠而无牙，腹无鳞而有毛，长舌尖喙，尾与身等。尾鳞尖浓，有三角，腹五内腑俱全。而胃独大，常吐舌诱蚁食之。曾剖其胃，约蚁升许也。

3.《本草害利》：穿山甲，如龟而小，如鲤有足尾，甲力更胜。

【炮制方法】

1. 净制 《世医得效方》：浸一宿，去肉……汤洗净。《活幼新书》：汤浸透。《普济方》：洗，去膜，皮。《本草述》：洗去腥。《炮制大全》：去筋膜。

2. 切制 《普济本事方》：剉碎。《世医得效方》：细研。《活幼新书》：汤浸透取甲剉碎。《理竹堂经验方》：剉细。《普济方》：截片。

3. 炮炙

（1）制炭 《千金翼方》：烧之作灰。《仙授理伤续断秘方》：烧存性。《丹溪心法》：灰炒。《普济方》：露天烧灰，出火气。《普济方》：火煅。《增补万病回春》：入紫粉罐煅存性取出为末。《本草备要》：或生，或烧。《本草纲目拾遗》：炒黑。《本草求真》：烧炙。

（2）炒制 《仙授理伤续断秘方》：炒黄。《类编朱氏集验方》：炒令焦黄。《活幼新书》：汤浸透取甲剉碎，同热灰铛内，慢火炒令焦黄。《普济方》：去膜皮，炒胀为度，紫灰亦可。《外科理例》：酥炒。《串雅补》：炒成珠。《本草纲目拾遗》：取首尾四足者炒。

（3）童便制 《太平圣惠方》：以童子小便浸一宿，取出，慢火炙令黄。

（4）炙制 《太平圣惠方》：炙微黄。《太平圣惠方》：炙黄。《总病论》：炙焦。

（5）蚌粉炒制 《普济本事方》：剉碎，蚌粉炒。《集验背疽方》：蚌粉炒脆,去粉。

（6）醋制　《产育宝庆集》：醋浸炒令轻空。《卫济宝书》：醋炙。《普济方》：醋炙黄。《普济方》：截片,蘸醋炒焦。

（7）蛤粉炒制　《太平惠民和剂局方》：蛤粉炒去粉。《传信适用方》：蛤粉炒脆。《普济方》：蛤粉炒焦。《普济方》：蛤粉炒赤,去粉。

（8）酒制　《类编朱氏集验方》：酒浸,炙焦。

（9）土炒制　《急救仙方》：黄土炒焦黄色。《普济方》：用土炒成弹子块。《洞天奥旨》：陈壁土炒。《外科证治全生集》：用土炒至松脆,研。

（10）石灰炒制　《世医得效方》：石灰炒,去灰。

（11）药汁制　①桑灰制。《世医得效方》：去膜、桑灰炒胀为度,除灰亦可。②谷芒灰制。《普济方》：插入谷芒热灰中,候焦黄,为末。③皂角灰制。《奇效良方》：皂角灰炒,令黄。④生漆制。《串雅内编》：须四足头尾俱全者即可用,每日用生漆,将穿山甲自首至尾漆涂一遍,不可过厚只须匀剂,漆三次后,用瓦器将穿山甲炙灰。⑤红花、牙皂、紫草节、苏木制。《串雅内编》：四两亦作四制,一两用红花五钱煎汤煮焙干,一两用牙皂五钱,煎汤煮焙干,一两用紫草节五钱煎汤煮焙干,一两用苏木五钱煎汤煮焙干。

（12）酥制　《理竹堂经验方》：酥炙。

（13）火炮　《卫生宝鉴》：炮黄。《丹溪心法》：炮。《疮疡经难全书》：热灰中炮焦。《普济方》：火炮带性。《普济方》：炮燥。《景岳全书》：炮焦。

（14）焙制　《普济方》：洗焙。

（15）煨制　《普济方》：煨过。

（16）麸炒制　《普济方》：麸炒黄色,不用熬。

（17）油制　《本草纲目》：油煎过为末。《本草述》：油蒸。《嵩崖尊生全书》：麻油煎黄色。

（18）砂炒制　《仁术便览》：沙土炒,另研。

（19）乳制　《得配本草》：乳炒。

【炮制作用】

1.《握灵本草》：炮熟,治中风瘫痪。热疟不

寒,穿山甲……烧存性。炙焦为末,酒调服。治乳汁不通。

2.《本草述钩元》：尾鳞尖厚有三角用之力胜。或炮,或烧或酥炙,醋炙,童便炙或油煎,土炒,蛤粉炒,各随本方。如热疟不寒同干枣炒用,下痢里急同蛤粉炒用,妇人阴癞沙炒,痘疮变黑蛤粉炒,肿毒初起,入谷芒热灰中炮,便毒便痛,醋炙、瘰疬溃坏,土炒,耳肉疼痛,同土狗炒,耳鸣耳聋,蛤粉炒,倒睫拳毛,将羊肾脂抹甲上炙,随各证各脏腑修制,以类推之,未有生用者。

3.《本草必用》有毒……炙黄或酥或醋或溺涂炙,或油煎,或土炒随宜。

4.《本草问答》：不必珠,则药性不发。

【性味归经】

1.《名医别录》：微寒。

2.《药性论》：有大毒。

3.《雷公炮制药性解》：性微,寒。有毒。

4.《本草纲目》：入厥阴、阳明经。

5.《本草汇言》：入足太阴,厥阴经。

6.《滇南本草》：味咸,性寒凉。

7.《药鉴》：气微寒。

8.《本草正》：味咸平,性微寒。

9.《医宗必读》：味咸,寒。有毒。

10.《本草通玄》：咸微寒。

11.《要药分剂》：味咸,性微寒。有毒。入肝经。兼入胃、大肠二经。

12.《本草分经》：咸寒,性猛善窜,入肝、胃。

13.《本草择要纲目》：咸微寒。有毒。入厥阴、阳明经。

14.《本草撮要》味辛、咸,寒。有毒。入足厥阴、手阳明经。

15.《本草害利》：咸寒。有毒,专能行散,通经络,达病所,入肝、胃二经。

【功用主治】

1.《名医别录》：主五邪惊啼,悲伤,烧之作灰,以酒或水和方寸匕,疗蚁瘘。

2.《本草经集注》：疗疮癞及诸疰疾。

3.《日华子本草》：治小儿惊邪、痔漏、恶疮、疥癣。

4.《药性论》：治山瘴疟。恶疮，烧敷之。

5.《滇南本草》：治疥癞痛毒，破气行血，胸膈膨胀逆气，治膀胱疝气疼痛。

6.《本草纲目》：除痰疟寒热，风痹强直疼痛，通经脉，下乳汁，消痈肿，排脓血，通窍杀虫。

7.《药鉴》：主五邪惊啼悲伤，消痈疽肿毒疮癞。同木通夏枯草捣末酒调，治乳奶肿痛。

8.《雷公炮制药性解》：主五邪惊悸，妇人鬼魅悲伤，山岚瘴疟，恶疮疥癣，蚁漏痔漏，亦能去风，炙黄用。

9.《本草正》：能通经络，达腠理，除山岚瘴气疟疾，风痹强直疼痛，疗小儿五邪惊啼，妇人鬼魅悲泣，下乳汁，消痈肿，排脓血，除疮疥痔漏，通窍杀虫。佐补药行经，善发痘疮。或炮焦投入煎剂，或烧灰存性，酒服方寸匕。亦可用敷恶疮。

10.《本草通玄》：主痰疟，通经脉，下乳汁，消痈肿，排脓血，通窍虫。好食蚁，故治蚁瘘。

11.《本草再新》：搜风去湿，解热败毒。

12.《本草备要》：和伤发痘。

13.《要药分剂》：主五邪惊啼悲伤。烧之作灰，以酒或水和方寸匕。疗蚁。

14.《本草分经》：通经下乳，消肿溃痈，止痛排脓，和伤发痘，为风疟疮科要药。

15.《本草择要纲目》：疗蚁疮癞，及诸痊疾疥癣恶疮。

16.《本草撮要》：功专治风湿冷痹，通经下乳，消肿溃痈，止痛排脓，通窍杀虫，发痘风疟。为疮科要品，治蚁神效。痈疽已溃，痘疮挟虚大忌。

17.《本草害利》：治风湿冷痹，通经下乳，消肿溃痈，为外科要药。

【用法用量】

内服：煎汤，一钱半至三钱；或入散剂。外用：研末散或调敷。

【禁忌】

1.《神农本草经疏》：痈疽已溃不宜服，痘疮元气不足不能起发者，不宜服。

2.《本草害利》：性猛善窜，用宜斟酌。痈疽已溃，痘疮挟虚，元气不足，不能起者，不宜用。

【选方】

1. 华佗皂角散神方（《华佗神方》）

［组成］黄牛角一个（锉细），蛇蜕一条，猪牙皂角五个（锉细），穿山甲。

［主治］五种肠风泻血，下痢。粪前有血，号外痔；粪后有血，号内痔；大肠不收，号脱肛；谷道四面有胬肉如乳头，号举痔；头上有孔，号漏痔；并皆治之。

［用法用量］上四药同入瓷瓶内，黄泥封固，候干，先以小火烧令烟出，后用大火煅令通红为度，取出摊冷，研成末。患者先以胡桃肉一个，分作四分，取一分于临卧时研细如糊，温酒送服，即睡。先引虫出，至五更时再用温酒调下药末二钱，至辰时更进一服，取下恶物，永除根本。

2. 穿山甲散方一（《太平圣惠方》）

［组成］穿山甲一两，儿孩子头发一两（十岁以下者佳），干漆一两，红蓝花子一两，赤鲤鱼鳞二两，灶突墨二两。

［主治］产后恶血在腹中，疠痛不可忍。

［用法用量］上件药，都入于瓷瓶子内，以瓦子盖瓶口，用盐泥固济，于盖上开一窍，以大火烧令烟白色，住火候冷取出，细研为散。不计时候，以热酒调下一钱。

3. 穿山甲散方二（《太平圣惠方》）

［组成］穿山甲二分（炒令黄色），牡丹半两，肉桂半两（去皱皮），鬼臼一两（去毛），驴护干一两，蒲黄一两，当归一两（三分），莲子一两，川大黄半两（剉碎，微炒），桃胶三分，槟榔一分。

［主治］妇人经脉不通，一月至三个月，腹内有气块，发来从胁下起冲心，此是鬼胎。

［用法用量］上件药，捣筛为散。每服三钱，以水酒各半中盏，煎至六分，去滓。每于食前温服。

4. 成血运方（《太平圣惠方》）

［组成］穿山甲一两。

［主治］产后血气上冲心。

［用法用量］以童子小便浸一宿取出，慢火炙令黄，上捣细罗为散。每服，以热狗胆酒调下一

钱,立效。

5. 穿山甲膏裹方（《圣济总录》）

[组成]穿山甲（烧灰）、虎胫骨（烧灰）各一两,鸡舌香一枚（生用）,麝香（研）少许。

[主治]伤折筋骨。

[用法用量]上四味研为细末,每用一钱匕,看所患大小,以黄米粥摊在纸上,候温掺药末在粥上,封裹所伤处,疼痛立止,隔日换贴之。

6. 鲮鲤甲散方（《圣济总录》）

[组成]鲮鲤甲一两（炙黄,又名穿山甲）,自然铜半钱（生用）,木通一两。

[主治]吹乳。

[用法用量]上三味捣罗为散,温酒下一钱匕,不拘时。

7. 穿山甲散一（《普济方》）

[组成]蜂房一两,穿山甲、蛇蜕、油发（并烧带生存性）各一分。

[主治]痈疽,托毒排脓,五毒附骨在脏腑里,托出毒气,止痛内消。

[用法用量]上为末。每服二钱,入乳香末半钱,暖酒调下。

8. 穿山甲散二（《疡科遗编》）

[组成]甲片五分（炙）,白霜梅一个（炙）,雄黄五分,枯矾一钱。

[主治]喉癣。

[用法用量]上共研末,吹喉内。

9. 必应散（《魏氏家藏方》）

[组成]黄牛角䚡一枚（槌碎）,白蛇蜕一条,猪牙皂角（七挺）,穿山甲一片（七十鳞）,猬皮一两。

[主治]五种肠风下血。粪前有血名外痔,粪后有血名内痔,大肠出名脱肛,谷道四边有努肉如乳头,名鼠奶痔,有穴肠出血名漏,并皆治之。

[用法用量]上并剉碎,入砂瓶内,以盐泥封固,候干先少着火烧令烟出,后用大火煅令通赤为度,取出摊冷为末,先以胡桃肉一枚分四分,一分临卧时细研如糊,酒调下便睡,先引出虫,至五更时一服,次日辰时一服,并三钱药末。久患不过三服即效。

10. 活络丹（《鸡峰普济方》）

[组成]穿山甲半两,白芷、细辛、藁本、白僵蚕、石膏、藿香、木鳖子、骨碎补、荆芥、天麻、天南星、干蝎各一两,代赭石二两,羊踯躅、麻黄各一两半,草乌头（春十二两,冬一斤,秋夏各半斤）。

[主治]祛风活血,止骨节疼痛。

[用法用量]上为细末,炼蜜和丸如弹子大。每服嚼一丸,荆芥汤下不以时。

11. 如圣丸（《鸡峰普济方》）

[组成]猪悬蹄、穿山甲、猬皮、红样儿各三两。

[主治]年深痔疾,恶疮肿痒。

[用法用量]上药剉,用藏瓶一个,入药在内,盐泥固济,留眼子一个,用炭火烧令通赤,烟尽为度,为细末,入没药一两,乳香半两,麝香一钱,同再研匀,用黄蜡三两熔和丸如粟米大。每服五丸至七丸,甘草末一钱,同温酒调下。

12. 涌泉散（《卫生宝鉴》）

[组成]瞿麦穗、麦冬（去心）、王不留行、紧龙骨、穿山甲（炮黄）各等分。

[主治]妇人因气,奶汁绝少。

[用法用量]上五味为末,每服一钱,热酒调下。后食猪蹄羹少许,投药,用木梳左右乳上,梳三十来梳。一日三服,食前,服三次羹汤,投三次梳乳。

13. 乳香丸（《卫生宝鉴》）

[组成]乳香（另研）、穿山甲、当归各五钱,猪牙皂角、木鳖子各七钱。

[主治]诸般恶疮疖。

[用法用量]上用松枝,火烧存性为细末。入乳香研匀,炼蜜丸如弹子大。每服一丸,温酒化下,食前。

14. 复元通气散（《覆载万安方》）

[组成]穿山甲（剉,入蛤粉,炒去粉）、茴香（炒）、延胡索（去皮）、白牵牛（净末）、甘草（炙）、陈皮各二两,南木香（不见火）一两二分。

[主治]男子、妇人寒湿气痛,或因醉当风坐卧湿地,因饮冷过多,寒湿之气客搏经络,血脉凝滞,手足冷麻,筋寒骨疼,百节酸痛,上攻下疰,腿

脚生疮,腰脚顽痹,筋脉挛急,膝若缓纵,脚下癀痛,行步艰难,不能踏地;或因房室过度,大便不利,小便赤涩;或因恚怒耳内气闭疼痛;或胸膈内气滞流转不散,因而气血闭塞,遍身疮疥赤肿;或肾痛便痛;或肾偏僻小肠气,肾余气,奔豚气,脚气并遍身走痊疼痛;或腰疼气刺;或因打扑闪肭,凝滞气血,臂膊疼痛及治妇人吹奶,药到立散。

[用法用量]如肚痛(内痈也)初发药到便散,若结作脓血,服药随便破,脓血即随大便出。若痔病初发,药到立散。若诸般痛肿疮疖,初发日夜可用津唾时时润之,每日服药三五服,三日内消,复旧如初。常服复元养正,诸病不生,通行一切滞气。上细末。每服二三钱,用温酒调服。若病在腰下,空心服之;若病在腰上,食后服之。服药毕,随时吃酒三两盏。若不能饮酒者,用南木香浓煎汤服之,亦得。

15. 趁痛膏(《三因极一病证方论》)

[组成]穿山甲、红海蛤(如棋子者)、川乌头(大者,生用)各二两。

[主治]中风,手足偏废不举。

[用法用量]上为末。每用半两,捣烂葱白汁,和成厚饼,约径一寸半,贴在所患一边脚中心,用旧帛裹紧缚定,于无风密室中椅子上坐,椅前用汤一盆,将贴药脚于汤内浸,候汗出,即急去了药,汗欲出,身麻木,得汗周遍为妙。切宜避风,自然手足可举,如病未尽除,候半月二十日以后,再依此法用一次。仍服治风补理药。忌口远欲以自养。

16. 当归散(《易简方论》)

[组成]当归、穿山甲(微炒)、蒲黄(炒)各五钱,辰砂(另研)一钱,麝香少许。

[主治]血脉不通。

[用法用量]上为细末,研匀。每服二钱,食前,热酒调下。

17. 治毒蛇咬方(《经验丹方汇编》)

[组成]穿山甲、木香各一钱五分。

[主治]毒蛇咬伤。

[用法用量]为末,酒送下。

【各家论述】

1.《本草经集注》:穿山甲,日中出岸,展开鳞甲如死状,诱蚁入甲,即闭而入水,开甲蚁皆浮出,因接而食之。故主蚁瘘。烧灰猪脂调敷。

2.《本草纲目》:穿山甲,古方鲜用,近世风疟疮科通经下乳,用为要药,盖此物能窜经络达于病所故也。谚曰:穿山甲、王不留,妇人食了乳长流,亦言其迅速也。李仲南言其性专行散,中病即止,不可过服。又按《德生堂经验方》云:凡风湿冷痹之证,因水湿所致,浑身上下,强直不能屈伸,痛不可忍者,于五积散加穿山甲七片,炮熟,同全蝎炒十一个,葱、姜同水煎,入无灰酒一匙,热服取汗,避风。

3.《医宗必读》:搜风逐痰,破血开气。疗蚁瘘绝灵,截疟疾至妙。治肿毒未成即消,已成即溃;理通痹在上则升,在下则降(古名鲮鲤甲)。穴山而居,寓水而食,能走窜经络,无处不到,直达病所成功。患病在某处,即用某处之甲,此要诀也。性猛不可过服。

4.《药性要略大全》:味甘、咸,性微寒,有小毒。治五邪惊悸,妇人痊,悲啼伤感,烧之存性,酒服。治蚁瘘,山岚瘴疟,痔漏恶疮,疥癣疮癞,烧甲为末敷之。亦去诸风。

5.《医学衷中参西录》:穿山甲,味淡,性平,气腥而窜,其走窜之性,无微不至,故能宣通脏腑,贯彻经络,透达关窍,凡血凝血聚为病,皆能开之。以治疔痈,放胆用之,立见功效。并能治癥瘕积物,周身麻痹,二便秘塞,心腹疼痛。若但知其长于治疮,而忘其他长,犹浅之乎视山甲也。疔疮初起未成脓者,余恒用山甲、皂刺各四钱,花粉、知母各六钱,乳香、没药各三钱,全蜈蚣三条。以治横痃,亦极效验。其已有脓而红肿者,服之红肿即消,脓亦易出。至癥瘕积聚,疼痛麻痹,二便闭塞诸证,用药治不效者,皆可加山甲作向导。

6.《要药分剂》:主五邪惊啼悲伤。烧之作灰,以酒或水和方寸匕。疗蚁瘘(《别录》)。风冷湿痹。入肝经。兼入胃大肠二经。为走窜之品(兼通剂,功专行散通经络达病所)。[前论]李仲南曰：性专行散。中病即止。不可过服。

7.《本草备要》：穿山甲，一名鲮鲤。宣，通经络。咸寒。善窜（喜穿山）。专能行散，通经络，达病所（某处病，用某处之甲，更良）。入厥阴阳明（肝、胃）。治风湿冷痹。通经下乳，消肿溃痛，止痛排脓，和伤发痘（元气虚者慎用）。风疟疮科，须为要药（以其穴山寓水，故能出入阴阳，贯穿经络，达于营分，以破邪结，故用为使）。以其食蚁，又治蚁瘘（漏也，音间，亦音漏。有妇人项下忽肿一块，渐延至颈，偶刺破，出水一碗，疮久不合。有道人曰：此蚁漏也，缘饭中偶食蚁得之。用穿山甲烧存性为末敷之，立愈。刘伯温《多能鄙事》云：油笼渗漏，刮甲里肉投入，自至漏处补住。《永州记》云：不可于堤岸杀之，恐血入土，则岸堤渗漏。观此二说，其性之善窜可知矣）。痈疡已溃者忌服。如鳖而短，似鲤有足。尾甲力更胜。或生或烧，酥炙，醋炙。童便，油煎，土炒，随方用。

【考释】

穿山甲原动物名鲮鲤，始载于《名医别录》，本草古籍中对其原动物鲮鲤外形特征、生活习性和饮食习惯的描述大都一致。《本草经集注》《证类本草》皆载："其形似鳖而短小，又似鲤鱼，有四足，能陆能水。能陆能水，日中出岸，开鳞甲伏如死，诱蚁入甲，即闭而入水，开甲蚁皆浮出，围接而食之。"《本草图经》云："鲮鲤甲旧不著所出州郡，今湖、岭及金、商、均、房间深山大谷中皆有之。"《冯氏锦囊秘录》云："又名鲛鲤甲。味辛、平，气微寒，有毒。穴山而居，寓水而食。性善窜，而喜穿山故名。"《本草纲目》谓："鲮鲤状如鼍而小，背如鲤而阔，首如鼠而无牙，腹无鳞而有毛，长舌尖喙，尾与身等。尾鳞尖厚，有三角，腹内脏腑俱全，而胃独大，常吐舌诱蚁食之。"《雷公炮制药性解》云："穿山甲形似鲤鱼，有四足，能陆能水，山岸间开鳞甲如死，令蚁入中，闭而入水，开甲蚁浮水面，于是食之，故主蚁漏，其性喜穿山。是以名之。"《本草蒙筌》云："深山大谷俱有，身短尾大类鼍。从陵为穴居于陵，加鲤因鳞色若鲤。俗医不知字义，竟以穿山甲称。水陆并能，食蚁有法。"据上述本草古籍对其形态、生活习性及其附图，可断定古代所用穿山甲即为今之鲮鲤科动物鲮鲤 *Manis pentadactyla* L. 的鳞片，其主要分布于我国南方，其中以福建、广东、广西和云南等地数量较多，常栖息于丘陵山地的树林、灌丛、草莽等环境中，但极少在石山秃岭地带。药材主产于广西、云南、贵州、广东、湖南、浙江、福建、台湾等地。

由于穿山甲原动物鲮鲤已经成为濒危物种，我国将其列为国家Ⅱ级保护动物，已从《中国药典》中删除。

桂　枝

（《神农本草经》）

【异名】

柳桂（《本草别说》），川桂枝（《神农本草经百种录》）。

【释名】

1.《南方草木状》：桂出合浦，生必以高山之巅，冬夏常青。其类自为林，间无杂树。交趾置桂园，桂有三种，叶如柏叶，皮赤者，为丹桂；叶似柿叶者，为菌桂；其叶似枇杷叶者，为牡桂。《三辅黄图》曰：甘泉宫南有昆明池，池中有灵波殿，以桂为柱，风来自香。

2.《本草图经》：菌桂、牡桂、桂，旧经载此三种之异，性味功用亦别。而《尔雅》但言"梫，木桂"一种。郭璞云：南人呼桂，浓皮者，为木桂。苏恭以谓牡桂，即木桂，及单名桂者是也。今岭表所出，则有筒桂、肉桂、桂心、官桂、板桂之名，而医家用之，罕有分别者。

3.《要药分剂》：即此桂，其枝上嫩皮，为桂枝。桂枝之细者为柳桂。

4.《本草新编》：乃肉桂之梢也，其条如柳，故又曰柳桂。

5.《新修本草》：其牡桂嫩枝皮名为肉桂，亦名桂枝。

【产地分布】

1.《南方草木状》：桂出合浦。

2.《证类本草》：生南海山谷。

3.《本草图经》：桂，菌桂生交址山谷。牡桂生南海山谷。桂生桂阳。

4.《本草蒙筌》：种类多般，地产各处。菌桂生交趾桂林。牡桂产南海山谷。官桂品极高而堪充进贡，却出观宾（州名，属广东）。

5.《药性粗评》：桂枝，出交广及桂阳、桂岭、衡湘诸山。

【性状】

1.《异物志》：桂，桂之灌生必粹其族，柯叶不渝，冬夏常绿。

2.《本草图经》：旧说菌桂正圆如竹。牡桂，皮薄色黄少脂肉。参考旧注，谓菌桂，叶似柿叶，中有三道纹，肌理紧，薄如竹，大枝、小枝、皮俱是筒，与今宾州所出者相类。牡桂，叶狭于菌桂而长数倍，其嫩枝皮半卷多紫，与今宜州、韶州者相类。彼土人谓其皮为木兰皮，肉为桂心。此又有黄、紫两色，益可验也。桂，叶如柏叶而泽黑，皮黄心赤；今钦州所出者，叶密而细，亦恐是其类，但不作柏叶形为疑耳。皮浓者名木桂，即板桂是也。苏恭以牡桂与单名桂为一物，亦未可据。其木俱高三四丈，多生深山蛮洞中，人家园圃亦有种者，移植于岭北，则气味殊少辛辣，固不堪入药也。三月、四月生花，全类茱萸。九月结实，今人多以装缀花果作筵具。

3.《药性粗评》：桂枝，高二三丈，叶似柏，凌冬不凋，与今人家所植。八九月开黄花。

4.《本草蒙筌》：菌桂正圆无骨，形类竹。牡桂广薄皮。木桂皮极厚浓而肉理粗虚，乃发从岭，筒桂因皮嫩如筒卷束，板桂谓皮老若板坦

平。柳桂系至软枝梢,肉桂指至浓脂肉。桂枝枝
梗小条,非身干粗浓之处;桂心近木黄肉,但去外
甲错粗皮。品分既明,欺罔难入。

【炮制方法】

1. 净制　《金匮要略方论》:去皮。《伤寒总
病论》:刮去粗皮。《传信适用方》:去粗皮。

2. 切制　《卫生宝鉴》:以(铡)碎用。

3. 炮炙

(1)焙制　《幼幼集成》:焙。

(2)甘草汁炙　《得配本草》:甘草汁浸,炙干用。

(3)蜜制　《本草害利》:或蜜炙用。《时病
论》:蜜水炒。

【炮制作用】

《证治准绳》:桂之毒在皮,故方中皆去皮用。

【性味归经】

1.《雷公炮制药性解》:入肺经。

2.《医学启源》:气热,味辛、甘。

3.《汤液本草》:入足太阳经。

4.《药品化义》:入肝、肾、膀胱三经。

5.《本草择要纲目》:桂枝,辛,温。无毒。
体轻而上行,浮而升阳也,入足太阳经(即取木桂
之最薄者,去其粗皮是也)。

6.《本草撮要》:味辛,温。入足太阳经。

7.《本草新编》:桂枝,味甘、辛,气大热,浮
也,阳中之阳,有小毒。入足太阳之腑。

8.《本经逢原》:辛甘,微温。无毒。

9.《本草害利》:甘辛而温,入肺、膀胱。

10.《神农本草经百种录》:川桂枝,辛甘,微
温,入手少阴。

11.《炮炙全书》:甘、辛,微热。

12.《本草分经》:桂枝辛、甘、温。入肺、
膀胱。

13.《药性粗评》:味甘、辛,性大热。有
小毒。

14.《长沙药解》:味甘、辛,气香,性温。入
足厥阴肝、足太阳膀胱经。

【功用主治】

1.《本草汇言》:桂枝,散风寒,逐表邪,发邪
汗,止咳嗽,去肢间风痛之药也。

2.《神农本草经疏》:表虚自汗,风痹骨节
挛痛。

3.《药品化义》:专行上部肩臂,能领药至痛
处,以除肢节间痰凝血滞。

4.《本草新编》:能治上焦头目,兼行于臂,
调荣血,和肌表,止烦出汗,疏邪散风。

5.《本草择要纲目》:伤风头痛,开腠理,解
表止烦发汗,去皮肤风湿,泄奔豚,散下焦蓄血,
利肺气,疗痛风,横行手臂。

6.《本草备要》:温经通脉,发汗解肌。治伤
风头痛,中风自汗。

7.《本草害利》:温经通脉,发汗解肌,无汗
能发,有汗能止。亦治手足痛风、胁风,为手臂之
引经,故列于温肝。

8.《神农本草经百种录》:川桂枝,温营散
表,发汗祛寒。

9.《本草从新》:治伤寒头痛,伤寒自汗,调
和营卫,使邪从汗出,而汗自止。亦治手足痛风
胁风。

10.《本草分经》:温经通脉,发汗解肌,调和
营卫。

11.《药性粗评》:上行荣卫之间,主治风邪
冷疾,霍乱转筋,咳嗽头疼,奔豚气疾。秋冬时
疫,温中利气,发散风邪,宣通血脉,和解肌表,止
虚汗,实毛孔。

12.《本草撮要》:功专温经通脉,去风止汗。

【用法用量】

煎服,一至三钱。

【禁忌】

1.《本草撮要》:阴虚者忌服。

2.《本草从新》:阴虚之人,一切血证,不可
误投。

3.《得配本草》:阴虚血乏,素有血症,外无
寒邪,阳气内盛,四者禁用。

【选方】

1. 桂枝汤一(《伤寒论》)

[组成]桂枝三两(去皮),芍药三两,甘草二
两(炙),生姜三两(切),大枣十二枚(擘)。

[主治]外感风寒,汗出恶风,头痛发热,鼻鸣

干呕,苔白不渴,脉浮缓或浮弱;杂病、病后、妊娠、产后等见时发热,自汗出,微恶风,属营卫不和者。

[用法用量]上吹咀三味,以水七升,微火煮取三升,去滓,适寒温,服一升。服已须臾,啜热稀粥一升余,以助药力。温覆令一时许,遍身挚挚微似有汗者益佳,不可令如水流漓,病必不除。若一服汗出病愈,停后服,不必尽剂;若不汗,更服依前法,又不汗,后服小促其间,半日许令三服尽。若病重者,一日一夜服,周时观之。服一剂尽,病证犹在者,更作服,若不汗出,乃服至二三剂。

2. 桂枝汤二(《备急千金要方》)

[组成]桂枝半两,甘草二两半,紫菀十八铢,麦冬一两十八铢。

[主治]婴儿猝得声咳,吐乳呕逆,暴嗽昼夜不得息。

[用法用量]上吹咀。以水二升,煮取半升,以绵着汤中,捉绵滴儿口中,昼夜四五次与之。

3. 桂枝汤三(《太平圣惠方》)

[组成]桂枝半两,附子半两(炮裂,去皮脐),干姜半两(炮裂,锉),甘草半两(炙微赤,锉),麻黄二两(去根节)。

[主治]伤寒一日,太阳受病,头痛项强,壮热恶寒。

[用法用量]上为散。每服四钱,以水一中盏,加葱白二茎,煎至六分,去滓,稍热服,不拘时候。如人行五里,以稀葱粥投之,衣盖取汗;如未汗,一依前法再服。

4. 桂枝汤四(《太平圣惠方》)

[组成]桂枝一两,赤芍药一两,甘草一两(炙微赤,锉),麻黄一两(去根节),芎藭一两,柴胡一两(去苗),厚朴二两(去粗皮,涂生姜汁,炙令香熟)。

[主治]伤寒七日不解,头痛,小便清者。

[用法用量]上为粗散。每服四钱,以水一大盏,加生姜半分,大枣三枚,煎至六分,去滓热服,不拘时候。衣覆取汗,如人行十里未汗,再服。

5. 桂枝汤五(《保命集》)

[组成]桂枝、白术、芍药各半两,甘草二钱(炙)。

[主治]大肠经动,下痢为鹜溏,大肠不能禁固,卒然而下,成水泄,青色,其中或有硬物,欲起而又下,欲了而不了,小便多清;内寒泄泻。

[用法用量]上锉。每服半两,水一盏,煎至七分,去滓取清,宜温服之。

6. 桂枝汤六(《儒门事亲》)

[组成]桂枝一两,茯苓半两,芍药一两,甘草七钱。

[主治]风寒暑湿之气,入于皮肤而未深,飧泄不止,日夜无度,完谷不化,身表微热,两手脉息俱浮。

[用法用量]上为粗末。每服三钱,水一盏,加生姜、大枣同煎,温服。

7. 桂枝汤七(《万病回春》)

[组成]桂枝、芍药、防风、羌活、川芎、白术、甘草。

[主治]冬月正伤寒,足太阳膀胱经受邪,头痛,发热恶风,脊强,自汗,脉浮缓。

[用法用量]上锉。加生姜三片、大枣一枚,水煎,温服。

8. 桂枝酒(方出《得效方》,名见《普济方》)

[组成]桂枝二两,好酒二升。

[主治]因大吐大泻之后,四肢逆冷,元气不接,不省人事;或伤寒新愈误行房,小腹紧痛,外肾搐缩,面黑气喘,冷汗自出之脱阳证。

[用法用量]煎至一升,候温,分作二服灌之。

9. 桂枝散一(《太平圣惠方》)

[组成]桂枝三分,黄芩三分,麻黄三分(去根节),石膏一两。

[主治]时气一日,头痛壮热,骨节疼痛。

[用法用量]上为粗散。每服五钱,以水一大盏,加生姜半分、大枣三枚,煎至六分,去滓热服,不拘时候。衣覆取汗。

10. 桂枝散二(《太平圣惠方》)

[组成]桂枝半两,葛根半两,麻黄三分(去根节),石膏一两,赤芍药半两,甘草半两(炙微赤,锉),杏仁半两(汤浸,去皮尖双仁,麸炒微黄)。

［主治］热病二日，头痛壮热。

［用法用量］上为粗散。每服三钱，以水一中盏，加生姜半分，葱白五寸，煎至六分，去滓热服，不拘时候。衣覆取汗，未汗再服。

【各家论述】

1.《素问》：味厚则泄，气厚则发热。辛以散结，甘可补虚。故能调和腠理，下气散逆，止痛除烦，此其用也。盖其用之之道有六，曰和营，曰通阳，曰利水，曰下气，曰行瘀，曰补中。其功之最大，施之最广，无如桂枝汤，则和营其首功也。

2.《本草衍义补遗》：仲景救表用桂枝，非表有虚以桂补之。卫有风寒故病自汗，以桂枝发其邪，卫和则表密，汗自止，非桂枝能收汗而治之。

3.《本草纲目》：桂枝透达营卫，故能解肌而风邪去，脾主营，肺主卫，甘走脾，辛走肺也。

4.《本草汇言》：桂枝，气味虽不离乎辛热，但体属枝条，仅可发散皮毛肌腠之间，游行臂膝肢节之处。

5.《本草择要纲目》：或曰《本草》言桂枝能止烦出汗，故张仲景治伤寒有当发汗之症，凡数处皆用桂枝汤，此与《本草》之义甚相符合。又云无汗不得用桂枝。汗家不得重发汗，则桂枝又所禁用，而仲景伤寒有汗多之症，凡数处每用桂枝甘草汤，此又似用桂枝以闭汗也，其说何以辨之？盖太阳中风，阴弱而汗自出，此为卫实荣虚，故发热汗出。又太阳病非中风，而发热汗出者，此为荣弱卫强，而阴虚阳必凑之也。皆用桂枝汤以发其汗，乃调其荣气，则卫气自和，风邪无所容，遂自汗而解，非桂枝能开腠理发出其汗也。然则桂枝汤下发汗之发字，当认作出字，汗自然发出，非若麻黄症，必以麻黄开发腠理而出其汗也。则凡仲景之用桂枝汤以发汗者，其症必皮肤疏泄，自汗脉浮缓，风邪干于卫气者，为对症之剂。其汗多而用桂枝甘草汤者，盖腠理不密，则津液外泄，而肺气自虚，虚则当补其母，用桂枝同甘草，外散风邪以救表，内伐肝木以防脾，佐以芍药，泄土中之木而固脾，使以姜枣以通行脾之津液，如是而荣卫无不调和矣，荣卫既和，则邪从汗出，而汗自止，非桂枝能闭汗孔也。明乎此，而仲景之

治伤寒有汗，用桂枝不令重发其汗者，是解肌之妙用也。若太阳中风，腠理致密，荣卫邪实，津液禁固，其脉浮紧，发热而汗不出者，则属麻黄症，不可以桂枝为能发散解肌利关节而误用之也。

6.《本草述》：桂枝与薄桂虽皆属细枝条，但薄桂尤其皮之薄者，固和营之力似不及枝也。又肉桂治奔豚，而桂枝亦用之者，以奔豚属肾气，肾气出之膀胱。桂枝入足太阳故也……世医不悟桂枝实表之精义，似以此味能补卫而密腠理。若然，何以不用参、芪耶？盖四时之风因于四时之气，冬月寒风伤卫，卫为寒风所并，则不为营气之并而与之和，故汗出也。唯桂枝辛甘，能散肌表寒风，又通血脉，故合于白芍，由卫之固以达营，使其相和而肌解汗止也。

7.《炮炙全书》：上粗皮用。桂须要色紫赤，味辛烈者用之。如不辛烈勿入剂。肆中有松浦桂心，殊不中用。

8.《本草新编》：乃治伤寒之要药，但其中有宜用不宜用之分，辨之不明，必至杀人矣。夫桂枝乃太阳经之药，邪入太阳，则头痛发热矣。凡遇头痛身热之症，桂枝当速用以发汗，汗出则肌表和矣。夫人身有荣卫之分，风入人身，必先中于卫，由卫而入营，由营卫而入腑，由腑而入脏，原有次第，而不可紊也。太阳病，头痛而身热，此邪入于卫，而未入于营，桂枝虽是太阳经之药，但能祛入卫之邪，不能祛入营之邪也。凡身热而无头疼之症，即非太阳之症，不可妄用桂枝。即初起身热头疼，久则头不疼，而身尚热，此又已离太阳，不可妄用桂枝矣。且桂枝乃发汗之药也，有汗宜止，无汗宜发，此必然之理也。然而有汗之时，乃可发汗；无汗之时，不可发汗者，又不可不辨。伤寒汗过多者，乃用他药以发汗，以至汗出过多，而太阳头痛尚未解，故不可不仍用桂枝以和解，非恶桂枝能闭汗也。伤寒无汗，正宜发汗，乃发汗而竟至无汗，此外邪尽解，不止太阳之邪亦解也，故不可轻用桂枝，以再疏其腠理，非防桂枝能出汗也。知其宜汗、不宜汗之故，辨其可汗、不可汗之殊，用桂枝祛邪，自无舛错，又何至动辄杀人耶？

或谓桂枝发汗,亦能亡阳,何故仲景张公全然不顾。凡有表证未散者,须用桂枝汤,吾甚惧之,而不敢多用也。嗟乎! 桂枝解表之药,非亡阳之药也,用桂枝汤而亡阳者,乃不宜解表,而妄用桂枝以表散,遂至变症蜂起,于桂枝何咎哉。

或谓桂枝汤,治寒伤卫之圣药,凡身热而有头痛项强之症,用桂枝汤仍然不除,反加沉重者,又何说也? 此必多用桂枝以致此也。夫太阳经者,阳经也。桂枝,热药也。寒气初入于太阳,寒犹未甚,少用桂枝以祛邪,则太阳之火自安,而寒邪畏热而易解;若多用桂枝,则味过于热,转动太阳之火,热以生热,反助胃火之炎,而寒邪乘机亦入于胃,寒亦变为热,而不一解,而太阳之本症仍在也。故用桂枝者,断不可用多以生变,惟宜少用以祛邪也。

或疑桂枝汤之治伤寒,以热散寒也。以热散寒,祛寒出外,非祛汗出外也,何以有亡阳之虑? 想非伤寒,而误用桂枝也。夫用桂枝汤,必须冬日之患伤寒,而又兼头痛项强者,才是寒伤卫之症。伤寒若不是冬天发热,即发热而不头痛项强,皆非伤寒入卫之症,安得不变为亡阳之祸,非桂枝之过也。

或疑桂枝汤,宜用而不用,以致传入于各经,而头痛项强如故,不识桂枝汤仍可用否? 夫寒伤卫,而不速用桂枝以散表,致邪入于里,自应急攻其里矣。但头痛项强如故,此邪犹留于卫也,虽其病症似乎变迁之不定,然正喜其邪留于太阳之经,在卫而不尽入于里,仍用桂枝汤,而少轻其分两,多加其邪犯何经之药,则随手奏功也。不可因日数之多,拘拘而专攻其入里之一经耳。

或疑桂枝性热,麻黄性寒,性同冰炭,何以解太阳之邪,而仲景张公且有合用之出奇乎? 曰:识得阴阳之颠倒,寒热之异同,始可用药立方,以名神医也。夫人身荣、卫之不同也,邪入卫则寒,邪入荣则热,正不可谓荣、卫俱属太阳,混看而不分别也。桂枝祛卫中之寒,麻黄祛荣中之热。桂枝、麻黄合用,祛荣、卫寒热之半,又何疑乎。惟邪将入于营,未离于卫,或寒多而热少,或寒少而热多之间,倘分解之未精,治疗之不当,恐不能速

于解邪,转生他变耳。然在仲景夫子,桂枝、麻黄合用,立方固未尝不奇而且神也。

或疑桂枝散寒邪,散卫中之邪也,一用桂枝,宜卫中之寒邪尽散矣,何以又使其入于营中也。似乎桂枝不能尽散卫中之邪也,不知可别有他药佐桂枝之不足乎? 曰:桂枝散卫中之寒,吾虑其有余,而君虑其不足乎。用桂枝汤,而邪入于营者,非桂枝之不足以散卫中之邪,乃迟用桂枝,而邪已先入于荣中,桂枝将奈何哉。此伤寒之病,所以贵疗之早也。

或疑桂枝汤,伤寒症祛邪之先锋也,用之当,则邪易退,用之不当,则邪难解。首先用桂枝汤,何以使之无不当耶。夫治伤寒而不知症,用药未有不误者也。故古人有看症不看脉之论,然而脉亦未可不讲也。仲景夫子论症,未尝不论脉,而无如世人之昧昧也。读仲景夫子伤寒之书,亦何至首先用桂枝汤而有误者乎。南昌喻嘉言尚论仲景夫子伤寒之书,卓识明眼,超越前人,近今未有其亚。但其中少有异同,铎不揣再为辩论,庶可免舛错之讥,则自今以后,读伤寒之书,亦何至于昏昧哉?

9.《本经逢原》:桂枝上行而散表,透达营卫,故能解肌……世俗以伤寒无汗不得用桂枝者,非也。桂枝辛甘发散为阳,寒伤营血,亦不可少之药。麻黄汤、葛根汤未尝缺此,但不可用桂枝汤,以中有芍药酸寒收敛表腠为禁耳。

10.《本草害利》:用桂枝发汗,乃调其营,则卫自和,风邪无容,遂自汗而解。故用治风寒、咳嗽有奇功,非桂能发汗也。汗多用桂枝者,调和营卫,则邪从汗解,而汗自止,非若麻黄之开腠理发汗也。肉桂在下,主治下焦,桂心在中,主治中焦,桂枝在上,主治上焦。

11.《神农本草经百种录》:川桂枝……为伤寒,中风营分散寒专药。按:肉桂虽主下元,总理中外气血;桂心专温脏腑营血,不行经络气分;牡桂性兼上行,统治表里虚寒;官桂善走胁肋,不能直达下焦;桂枝调和营卫,解散风寒为异。

12.《长沙药解》:入肝家而行血分,走经络而达营郁,善解风邪,最调木气,升清阳脱陷,降

浊阴冲逆,舒筋脉之急挛,利关节之壅阻,入肝胆而散遏抑,极止痛楚,通经络而开痹涩,甚去湿寒,能止奔豚,更安惊悸。

13.《本经疏证》:凡药须究其体用,桂枝能利关节,温经通脉,此其体也。

14.《本草求真》:桂枝(专入肌表,兼入心肝),系肉桂枝梢,其体轻,其味辛,其色赤(故入心),有升无降,故能入肺而利气,入膀胱化气而利水,且能横行于臂,调和营卫,治痛风胁风(痛风其在《灵枢》谓之贼风,《素问》谓之痹症,《金匮》谓之历节,后世又更其名曰白虎历节,且有别名曰箭风箭袋,然总谓之行痹,其症则有因风、因湿、因寒、因痰、因瘀、因虚之异,须用桂枝以为向导,胁风本属于肝,凡治胁风之症,当用桂枝入肝以平),止烦出汗,驱风散邪,为解肌第一要药(时珍曰:麻黄遍彻皮毛,桂枝透达营卫)。故书皆言无汗能发,有汗能收。然其汗之能发,止是因其卫实营虚,阴被阳凑,故用桂枝以调其营,营调则卫气自和,而风邪莫容,遂自汗而解,非若麻黄能开腠理以发其汗也;其汗之能收,止因卫受风伤,不能内护于营,营气虚弱,津液不固,故有汗发热而恶风,其用桂枝汤为治,取其内有芍药入营以收阴,外有桂枝入卫以除邪,则汗自克见,非云桂枝能闭其汗孔。昧者不察桂枝发汗止汗是何意义,徒以顺口虚喝,其失远矣(《经》曰:脉浮紧发热无汗者,不可与。脉紧为伤寒,与之则表益实,而汗愈难出矣,《伤寒例》曰:桂枝下咽,阳盛则毙,承气入胃,阴盛以亡。周扬俊曰:风既伤卫,则卫气疏,不能内护于营而汗自出矣,汗者血之液也,苟非用血药以桂枝和营散邪,以芍药护营固里,则不但外邪不出,且入而为里患矣!然后知和营则外邪出,外邪出则卫自密,更不必用固表之药而汗自止矣。王好古曰:或问桂枝止烦出汗,仲景治伤寒发汗,数处皆用桂枝汤,又曰,无汗不得用桂枝,汗多者桂枝甘草汤,此又能闭汗也,二义相通否乎?曰:仲景云,太阳病发热汗出者,此为营弱卫强,阴虚阳必凑之,故用桂枝发其汗,此则调其营气,则卫气自和,风邪无所容,遂自汗而解,非若麻黄能开腠理,发出其汗也;汗

多用桂枝者,以之调和营卫,则邪从汗出而汗自止,非桂枝能闭汗孔也)!

15.《药性要略大全》:桂,气之薄者,桂枝也。气薄则发泄,桂枝上行而发表。

16.《珍珠囊补遗药性赋》:桂,君。浮也,阳中之阳也。气之薄者,桂枝也。气薄则发泄,桂枝上行而发表。此天地亲上亲下之道也。

17.《本草征要》:下焦腹痛,非此不除;奔豚疝瘕,用之即效。宣通百药,善堕胞胎。桂枝:入肺、膀胱二经。无汗能发,有汗能止。理心腹之痛,散皮肤之风。横行而为手臂之引经,直行而为奔豚之向导。桂枝即顶上细枝,以其皮薄,又名薄桂。桂枝在上,主治上焦。此本乎天者亲上桂,本乎地者亲下之道也。王好古云,仲景治伤寒,有当汗者,皆用桂枝。又云:汗多者禁用,两说何相反哉?《本草》言:桂辛甘,出汗者调其血而汗自出也。仲景云:太阳中风,阴弱者,汗自出。卫实营虚,故发热汗出。又云:太阳病发热汗出者,为营弱卫强,阴虚阳必凑之故,皆用桂枝发汗。乃调其营则卫自和,风邪无所容,遂自汗而解,非桂枝能发汗也。汗多用桂枝者,调和营卫,则邪从汗解而汗自止,非桂枝能闭汗也。不知者遇伤寒无汗,亦用桂枝误矣。桂枝发汗,发字当作出字,汗自然出,非若麻黄之开腠发汗也。

18.《本草撮要》:得芍药、甘草能利营卫。得雄鸡肝治小儿遗尿。

19.《本草分经》:使邪从汗出而汗自止。性能横行手臂,平肝而动血。桂花辛、温,治牙痛润发。桂叶洗发去垢。

【考释】

古时药用桂皆是樟科 *Cinnamomum* 属植物,见于本草著作中主要有菌桂、牡桂、桂三种,《神农本草经》中载有"菌桂"与"牡桂",至《名医别录》又出"桂"一条,云:"按《神农本草经》唯有菌、牡二桂,而桂用体大同小异,今俗用便有三种,以半卷多脂者,单名桂,入药最多。"《新修本草》载:"桂有二种,桂皮稍不同,若菌桂老皮坚板无肉,全不堪用;其小枝薄卷及二三重者,或名菌桂,或

名筒桂;其牡桂嫩枝皮名为肉桂,亦名桂枝。"而医方所用则有肉桂、桂枝、桂心等,因本草名与处方之间有所交错,且同一名称在不同时期、不同文献中,名实不同。如《本草拾遗》指出:"菌桂、牡桂、桂心,以上三色,并同是一的。"《本草别说》亦持这一观点。北宋时,政府出面进行了规范,林亿将《伤寒杂病论》等经典著作中的桂类药物统一为桂枝,而《本草图经》将本草三种桂并为一条。《本草纲目》亦云:"桂即牡桂之厚而辛烈者,牡桂即桂之薄而味淡者。"故将桂与牡桂合为一条,又称桂"即肉桂也,厚而辛烈,去粗皮用,其去内外皮者即为桂心"。综上所述,菌桂、牡桂、桂为同一物,仅因皮之老嫩、薄厚,味之浓淡而引出不同名称。现用桂枝为樟科植物肉桂 *Cinnamomum cassia* Presl 的干燥嫩枝。春、夏二季采收,除去叶,晒干,或切片晒干,已收载入《中国药典》。原产于我国,现广东、广西、福建、台湾、云南等地的热带及亚热带地区广为栽培,其中尤以广西栽培为多。印度、老挝、越南、印度尼西亚等地也有,但大都为人工栽培。

桄　榔

（《开宝本草》）

【异名】

姑榔木（《临海异物志》），桄榔（《广志》），面木（《洛阳伽蓝记》），董棕（《卮言》），铁木（《本草纲目》），糖树（《两般秋雨庵随笔》），桄榔子（《开宝本草》）。

【释名】

1.《博物志》：桄榔，蜀中有树名桄榔。皮里出屑，如面。用作面食。谓之桄榔面。

2.《本草纲目》：桄榔子，李时珍曰：其木似槟榔，而光利，故名桄榔。姑榔，其音讹也；面言其粉也；铁言其坚也。

【产地分布】

1.《南方草木状》：出九真、交趾。

2.《本草图经》：桄榔子，桄榔，生岭南山谷，今二广州郡皆有之，人家亦植于庭除间。

3.《临海异物志》：桄榔生牂牁山谷。

4.《食物本草》：桄榄子，桄榄木，岭南二广州郡皆有之，人家也植之庭院间。

5.《海药本草》：谨按《岭表录》云：生广南山谷。

6.《本草纲目》：桄榔，二广交蜀皆有之。

【性状】

1.《南方草木状》：桄榔树似栟榈实，其皮可作绠，得水则柔韧，胡人以此联木为舟。皮中有屑如面，多者至数斛，食之与常面无异。木性如竹，紫黑色，有文理，工人解之，以制奕枰。

2.《本草图经》：其木似栟榈而坚硬，斫其间

有面，大者至数石，食之不饥。其皮至柔，坚韧可以作绠。其子作穗，生木端，不拘时月采之。《岭表录异》云：桄榔木枝叶并茂，与枣、槟榔等小异。然叶下有须如粗马尾，广人采之以织巾子；其须尤宜咸水浸渍，即粗胀而韧，故人以此缚舶，不用钉线。木性如竹，紫黑色，有纹理，工人解之，以制博弈局。又其木刚作镆锄，利如铁，中石更利，惟中蕉、椰致败耳。

3.《广志》：桄榔，木大者四五围，高五六丈。拱直无旁枝。巅顶生叶数十，似棕叶。其木肌坚。斫入数寸，得粉赤黄色，可食。

4.《临海异物志》：外皮有毛，似栟榈。而散生作绠，渍之不腐。其木刚，作镆锄，利如铁。中石更利，唯中蕉根，致败耳。皮中有似捣稻米粉，又似麦面，中作面裹，饼饵甚美。

5.《魏王花木志》：桄榔出兴古国者，树高七八丈。其大者，一树出面百斛。交趾又有树，其皮有光。屑取之干，捣以水淋之，如面，可作饼饵。

6.《酉阳杂俎》：桄榔《桄榔》桄榔树，古南海县有桄榔树，峰头生叶，有面。大者出面百斛，以牛乳，啖之甚美。

7.《北户录》：桄榔炙，桄榔茎叶，与波斯枣、古散椰子槟榔小异。其木如莎树，皮穰。木皮出面，可食。洛阳伽蓝记云：昭仪寺有酒树、面木。得非桄榔乎？其心为炙，滋腴极美。

8.《海药本草》：树身皮叶与蕃枣槟榔等小

异,然叶下有发,如粗马尾,广人用织巾子,木皮内有面。

【性味归经】

1.《证类本草》:味苦,平。无毒。

2.《本草纲目》:子:苦,平,无毒。面:甘,平,无毒。

3.《本草汇言》:味苦,气温。无毒。

【功用主治】

1.《海药本草》:作饼炙食,补益虚羸乏损、腰脚无力。久服轻身,辟谷。

2.《证类本草》:主宿血。

3.《本草汇言》:破宿食、积血。磨汁治妇人产后儿枕血瘕诸疼,及心胃寒疼。

【用法用量】

内服:磨汁或研末,五分至一钱。

【各家论述】

1.《食物本草》:其木似枅桐而坚硬,斫其内取面,大者至数石,食之不饥。其皮至柔,坚韧可以做缏。其子做穗生木端,不拘时月采之。《广志》云:桃榄木大者四五围,高五六丈,拱直无旁枝。巅顶生叶数十,破似棕叶,其中肌坚,砍入数寸,得粉赤黄色,可食。又《海槎录》云:"桄榔木身直如杉,又如棕榈、椰子、槟榔、波斯枣、诸树而稍异,有节似大竹,树杪挺出数枝,开花成穗,绿色。结子如青珠,每条不下百颗,一对近百余条,团团悬挂若伞,极其可爱。"本性最重,色类花梨而多纹,番船用代铁枪,锋芒甚利。

2.《本草纲目》:其木似枅桐而坚硬,斫其内取面,大者至数石,食之不饥。其皮至柔坚韧,可以作缏。其子作穗,生木端,不拘时月采之。按《岭表录》云:桄榔木枝叶并蕃茂,与槟榔小异。然叶下有须如粗马尾。广人采之以织巾子。得咸水浸,即粗胀而韧,彼人以缚海舶,不用钉线。木性如竹,紫黑色,有文理而坚。工人解之,以制博奕局。其树皮中有屑如面,可作饼食。陈藏器曰:按《临海异物志》云:外皮有毛,如棕榈而散生。其木刚,利如铁,可作钗锄。中石更利,惟中蕉则易败尔,物之相伏如此。皮中有白粉,似稻米粉及麦面,可作饼饵食,名桄榔面。彼土少谷,食

常以牛酪食之。按郭义恭《广志》云:木大者四五围,高五六丈。拱直无旁枝。巅顶生叶数十,颇似棕叶,其木肌坚,斫入数寸,得粉赤黄色,可食。又顾岕《海槎余录》云:桄榔,木身直如杉,又如棕榈、椰子、槟榔、波斯枣、古散诸树而稍异。有节似大竹。树杪挺出数枝,开花成穗,绿色。结子如青珠,每条不下百颗,一树近百余条。团团悬挂若伞,极可爱。其木最重,色类花梨而多纹,番舶用代铁枪。锋芒甚利。古散亦木名,可为杖,又名虎散。

3.《证类本草》:《岭表录异》云:广人以此缚舶,不用钉线。工人解之,以制博奕局。又其木刚,作锄,利如铁,中石更利,唯中蕉榔致败耳。陈藏器云:《华阳国志》云,郡少谷,取桄榔面,以牛酪食之。《临海志》曰:桄榔木作锄,利如铁,中石更利,唯中蕉根破之,物之相伏如此。其中有似米粉,中作饼饵食之得饱。有权木,皮中亦有白粉如白米,干捣之,水淋屑者,可作面饼。《吴都赋》云:文根是也。又有莎木面,温补,久服不饥长生。岭南山谷,大者四五围,面数斛,土人取次为饼色黄,鸠人部落食之。《广志》曰:《海药》云谨按《岭表录》云,久服轻身辟谷。《录异》云:桄榔盖以此也。

【考释】

《本草纲目》云:"其木似槟榔而光利,故名桄榔。姑榔,其音讹也;面言其粉也;铁言其坚也。"《南方草木状》云:"桄榔树似枅桐实,其皮可作缏,得水则柔韧,胡人以此联木为舟。皮中有屑如面,多者至数斛,食之与常面无异。木性如竹,紫黑色,有文理,工人解之,以制奕枰。"《广志》载:"桄榔,木大者四五围,高五六丈。拱直无旁枝。巅顶生叶数十,似棕叶。其木肌坚。斫入数寸,得粉赤黄色,可食。"《临海异物志》曰:"桄榔生洋河山谷,外皮有毛,似枅桐。而散生作缏,渍之不腐。其木刚,作锒锄,利如铁。中石更利,唯中蕉根,致败耳。皮中有似捣稻米粉,又似麦面,中作面裹,饼饵甚美。"《本草图经》云:"桄榔生岭南山谷,今广州郡皆有之,人家亦植于庭院间。其木似枅桐而坚硬,斫其间有面,大者至数石,食

之不饥。其皮至柔，坚韧可以作绠。其子作穗，生木端，不拘时月采之。"《岭表录异》云："桄榔树枝叶并蕃茂，与枣、槟榔等小异。然叶下有须如粗马尾，广人采之以织巾子；其须尤宜咸水浸渍，即粗胀而韧，故人以此缚舶，不用钉线。木性如竹，紫黑色，有纹理，工人解之，以制博弈局。又其木刚作镆锄，利如铁，中石更利，惟中蕉、椰致败耳。"《海槎余录》云："桄榔，木身直如杉，又如棕榈、椰子、槟榔、波斯枣、古散诸树而稍异。有节似大竹。树杪挺出数枝，开花成穗，绿色。结子如青珠，每条不下百颗，一树近百余条。团团悬挂若伞，极可爱。其木最重，色类花梨而多纹，番舶用代铁枪。锋芒甚利。古散亦木名，可为杖，又名虎散。"综合上述关于桄榔的文献来看，古人所谓桄榔慢含糊不清的，应是泛指 *Arenga* 和 *Caryota* 属若干植物。即便现今《中国植物志》和《云南植物志》桄榔原植物也不一致，《中国植物志》将 *Arenga pinnata*（Wurmb.）Merr. 定为桄榔，而《云南植物志》将 *Arenga westerhoutii* Griffith 定为桄榔。目前，事实上桄榔的原植物也是来源于 *Arenga westerhoutii* 和 *Arenga pinnata*。

高 良 姜

（《名医别录》）

【异名】

杜若（《神农本草经》），膏凉姜（《本草经集注》），高凉姜（《岭表录异》），良姜（《和剂局方》），蛮姜、佛手根（《履巉岩本草》）。

【释名】

《本草洞诠》：此姜始出高良郡，故名。

【产地分布】

1.《本草图经》：高良姜，今岭南诸州及黔、蜀皆有之。

2.《植物名实图考》：今阳江产者，形状殊异，俗呼草砂仁。

3.《本草述》：时珍曰：按高良，即今高州也，汉为高凉县，吴改郡，则高良当作高凉也。颂曰：内郡虽有，而不堪入药。

【性状】

1.《唐本草》：高良姜，生岭南者形大虚软；生江左者细紧，味亦不甚辛，其实一也。今相与呼细者为杜若，大者为高良姜，此非也。

2.《本草图经》：春生茎叶如姜苗而大，高一二尺许，花红紫色如山姜。二月、三月采根，暴干。

3.《药性单方》：春生茎叶如姜苗而大，高一二尺许，夏开花红紫色，根与姜相似。

4.《本草述》：春生茎叶，如姜苗而大，高一二尺许，花红紫色，如山姜花。

【炮制方法】

1. 净制 《普济本事方》：去芦。

2. 切制 《外台秘要》：捶碎。《食医心鉴》：剉碎。《苏沈良方》：薄切。《证类本草》：杵末。《证类本草》：细剉。《传信适用方》：去芦，剉碎洗焙。《卫生宝鉴》：（剉）细用。《普济方》：切片。《证治准绳》：剉片。

3. 炮炙

（1）酒制 《外台秘要》：火炙令焦香。……酒煮服。《世医得效方》：酒浸炒。《握灵本草》：凡男女心口一点痛者……用高良姜以酒洗七次焙研。《增广验方新编》：酒炒。

（2）炒制 《苏沈良方》：去芦炒。《证类本草》：细剉，微炒，杵末。《本草纲目》：高良姜、红豆蔻，并宜炒过入药。

（3）制炭 《圣济总录》：炒令黑色。《医学纲目》：烧灰。《医方集解》：煅黑。

（4）油制 《普济本事方》：切麻油炒。《太平惠民和剂局方》：去芦用麻油炒。《传信适用方》：剉碎，入油炒黄。《普济方》：水浸软，切片，用麻油炒令深黄色，取出。《奇效良方》：四两，用好油四两，（炸）令紫色。《修事指南》：朱氏集验方脾虚寒疟，高良姜麻油炒。

（5）药汁制 ①斑蝥制。《太平惠民和剂局方》：入斑蝥一百个同炒即去斑蝥。②巴豆制。《普济方》：剉细，同巴豆十四粒捶碎同炒焦黄色，用纸包定，安土地上，候冷去巴豆用。③土、斑猫、巴豆、米制。《奇效良方》：四两，分作四分，一两用陈壁土半两，同炒黄色，去土。一两用斑猫三十四个,同炒黄色,去斑猫。一两用巴豆三十四个,去壳,同炒黄色,去豆。一两用陈仓米半合,同炒黄,去米。④吴茱萸、土制。《本草纲目》:……亦有同吴茱萸东壁土拌炒用过者。⑤蓬术、三棱、醋制。《证治准绳》:同蓬术、三棱用米醋一升于磁瓶内煮干,乘热切焙。⑥猪胆、土制。《握灵本草》:永类钤方治妇人妊娠疟疾,用高良姜三钱剉,以獖猪胆汁浸一宿,东壁土炒黑去土。⑦吴茱萸制。《得配本草》:吴茱萸煎汤浸炒。

(6)土炒制 《类编朱氏集验医方》:剉用东壁土炒。

(7)火炮炮 《急救仙方》:炮,去芦头。

(8)醋制 《产宝杂录》:醋浸炒。《世医得效方》:用米醋一升于磁瓶内煮干,乘热切碎,焙。《良朋汇集》:用醋泡七次。

(9)煨制 《世医得效方》:湿纸裹,煨。《普济方》:煨,切,油炒。《本经逢原》:煨熟。

(10)煮制 《世医得效方》:水煮六七沸,曝干。《普济方》:沸汤泡三次,切焙。《世医得效方》:一两,百年壁上土三合,敲碎,用水二碗煮干,切成薄片。

(11)炙制 《普济方》:炙。

(12)盐制 《奇效良方》:一两,以青盐半两炒。

【炮制作用】

1.《握灵本草》:凡男女心口一点痛者……用高良姜以酒洗七次焙研……

2.《握灵本草》:脾虚寒疟温脾胃,高良姜麻油炒……

3.《握灵本草》:心脾冷痛高良姜丸,用高良姜四两,切片,分作四分,一两用陈廪米半合炒黄去米,一两用陈壁土半两炒黄去土,一两用巴豆三十四个炒黄去豆,一两用斑蝥三十四个炒黄去蝥……

4.《握灵本草》:妊妇疟疾……用高良姜三钱剉,以獖猪胆汁浸一夜,东壁土炒黑去土。

【性味归经】

1.《名医别录》:大温。

2.《本草拾遗》:味辛,温。

3.《雷公炮制药性解》:入脾、胃二经。

4.《本草新编》:入心与膻中、脾、胃四经。

【功用主治】

1.《名医别录》:主暴冷、胃中冷逆、霍乱腹痛。

2.《药性论》:治腰内久冷,胃气逆、呕吐。治风,破气,腹冷气痛,去风冷痹弱,疗下气冷逆冲心,腹痛,吐泻。

3.《本草拾遗》:下气,益声。煮作饮服之,止痢及霍乱。

4.《日华子本草》:治转筋泻痢,反胃呕食,消宿食。

5.《本草图经》:治忽心中恶,口吐清水者,取根如骰子块,含之咽津,逡巡即瘥;若(口中)臭亦含咽,更加草豆蔻同为末,煎汤常饮之佳。

6.《滇南本草》:治胃气疼,肚腹疼痛。

7.《本草求原》:治脚气欲吐,目卒赤,头痛,风冷痹痛。

【用法用量】

内服:煎汤,半钱至一钱五分;或入丸、散。

【禁忌】

《神农本草经疏》:胃火作呕,伤暑霍乱,火热注泻,心虚作痛,法咸忌之。

【选方】

1.高良姜丸一(《杨氏家藏方》)

[组成]高良姜二两,干姜(炮)、肉桂(去粗皮)、人参(去芦头)、白术、甘草(炒)各一两,丁香一分,荜澄茄一分,肉豆蔻七枚(面裹煨),缩砂仁半两。

[主治]脾胃虚弱,中脘停寒,心腹作痛,泄泻不止,不思饮食。

[用法用量]上为细末,炼蜜为丸,每一两作十丸。每服一丸,食前以生姜汤化下。

2.高良姜丸二(《本草纲目》)

[组成]高良姜四两(切片,分作四分:一两用陈廪米半合炒黄,去米;一两用陈壁土半两炒黄,去土;一两用巴豆三十四个炒黄,去豆;一两用斑蝥三十四个炒黄,去蝥),吴茱萸一两(酒浸一宿,同姜再炒)。

［主治］心脾冷痛。

［用法用量］上为末，以浸茱酒打糊为丸，如梧桐子大。每服五十丸，空心以姜汤送下。

3. 高良姜汤一（《备急千金要方》）

［组成］高良姜五两，厚朴二两，当归、桂心各三两。

［主治］卒心腹绞痛如刺，两胁支满，烦闷不可忍，劳风。

［用法用量］上咀咀。以水八升，煮取一升八合，分三服，每日二次；若一服痛止，便停，不须更服；若强人为二服，劣人分三服。

4. 高良姜汤二（《外台秘要》）

［组成］高良姜五两，木瓜一枚，杜梨枝叶三两。

［主治］霍乱，冷热不调，吐痢。

［用法用量］上切。以水六升，煮取二升，绞去滓，空腹温三服，服别如人行六七里。

5. 高良姜汤三（《外台秘要》）

［组成］高良姜四两，桂心四两。

［主治］霍乱吐痢，转筋欲入腹。

［用法用量］上切。以水七升，煮取二升，去滓，分三服，如人行四五里一服。

6. 高良姜汤四（《圣济总录》）

［组成］高良姜、桂（去粗皮）、人参各一两，甘草（炙）半两。

［主治］冷热气不调，霍乱吐逆不定，腹胁胀满。

［用法用量］上为粗末。每服三钱匕，水一盏加大枣一枚（去核），煎至七分，去滓温服，不拘时候。

7. 高良姜汤五（《圣济总录》）

［组成］高良姜二两。

［主治］霍乱，饮食辄呕。

［用法用量］上为粗末。每服三钱匕，水一盏，加生姜半分（拍碎），煎至七分，去滓温服，一日三次，不拘时候。

8. 高良姜汤六（《医学六要》）

［组成］高良姜、厚朴、官桂。

［主治］因寒，心胀痛。

［用法用量］作一服，水一盅半，煎一盅，去滓。稍温服。

9. 高良姜酒（《外台秘要》）

［组成］高良姜。

［主治］霍乱吐痢，腹痛气恶，乳石发，吐痢转筋，气急。

［用法用量］火炙令焦香，每用五两打破，以酒一升，煮取三四沸，顿服。

10. 高良姜散一（《太平圣惠方》）

［组成］高良姜一两（锉），干木瓜半两，莲子心半两，菖蒲半两，丁香一分。

［主治］胃冷咳癔，气厥不通。

［用法用量］上为散。每服三钱，以水一中盏，加生姜半分，煎至六分，去滓热服，不拘时候。

11. 高良姜散二（《太平圣惠方》）

［组成］高良姜（锉）、当归（锉，微炒）、草豆蔻（去皮）各一两。

［主治］产后霍乱吐利，腹内疼痛。

［用法用量］上为细散。每服二钱，以粥饮调下，不拘时候。

【各家论述】

1.《本草汇言》：高良姜，祛寒湿、温脾胃之药也。若老人脾肾虚寒，泄泻自利，妇人心胃暴痛，因气怒，因寒痰者，此药辛热纯阳，除一切沉寒痼冷，功与桂、附同等。苟非客寒犯胃，胃冷呕逆，及伤生冷饮食，致成霍乱吐泻者，不可轻用。叶正华曰：古方治心脾疼，多用良姜。寒者，与木香、肉桂、砂仁同用至三钱。热者，与黑山栀、川黄连、白芍药同用五六分，于清火药中，取其辛温下气、止痛。若治脾胃虚寒之证，须与参、耆、半、术同行尤善，单用多用，辛热走散，必耗冲和之气也。

2.《本草新编》：良姜，止心中之痛，然亦必与苍术同用为妙，否则有愈有不愈，以良姜不能去湿故耳。

3.《本经逢原》：良姜，寒疝小腹掣痛，须同茴香用之。产后下焦虚寒。瘀血不行，小腹结痛者加用之。

4.《本草求真》：良姜，同姜、附则能入胃散寒;同香附则能除寒祛郁。若伤暑泄泻,实热腹痛切忌。此虽与干姜性同,但干姜经炮制,则能以去内寒,此则辛散之极,故能以辟外寒之气也。

5.《本草正义》:良姜大辛大温,洁古谓辛热纯阳,故专主中宫真寒重症;《别录》独以治胃冷气逆,霍乱腹痛者,正以霍乱皆中气大寒,忽然暴仆,俄顷之间,胸腹绞痛,上吐下泻,即四肢冰冷,面唇舌色淡白如纸,脉伏不见,冷汗如油,大肉陡削。良由盛暑之时,乘凉饮冷,汩没真阳,致中气暴绝,见症如是之剧,甚者一二时即已告毙,此非大剂温热,万不能挽回垂绝之元阳。姜、附、吴萸、良姜、荜茇之属,均为此症必须要药。惟近贤王孟英、陆九芝两家,所论霍乱,皆主湿热而言,且谓肢冷脉伏,即是热深厥深之候,万万不可用四逆法者,此则当时见症之不同,盖亦天时人事之变迁,固自有不可一概论者。此当以舌苔之魄白与黄腻辨之,而所泻所吐之物,一则清澈如水,一则秽气恶浊,亦必确乎有凭,固不患临症时之无所适从者也。臧器言止痢者,当以虚寒滑利言之,必非湿热积滞之肠澼可知。甄权谓治腹内久冷气痛,大明谓治转筋、泻痢,则即真寒之霍乱转筋也。又谓治反胃,则胃中无火,食入反出之朝食暮吐,完谷清澈者也。苏颂谓含块咽津,治忽然恶心呕清水,亦胃寒之症。濒湖谓健脾胃、宽噎膈、破冷癖、除瘴疟,皆以阴霾填塞者言。而胃燥津枯之噎膈,湿热秽蚀之瘴疟,非可一概论矣。

【考释】

陶弘景《本草经集注》中高良姜条下曰:"出高良郡,人腹痛不止,但嚼食亦效,形气与杜若相似而叶如山姜。"由此可知其为山姜相似之植物,当是山姜属植物,从植物的地理分布来看则与今之高良姜 Alpinia japonica 相近。《新修本草》载:"高良姜,生岭南者形大虚软,江左者细紧,味亦不甚辛,其实一也,今相与呼细节者为杜若,大者为高良姜,此非也。"这说明当时用作高良姜的植物不止一种,而民间则已将不同产地的高良姜区分开来。苏敬认为不同产地的高良姜其根形,味虽不同,但是同一类植物,从其描述的形状和植物地理分布来看,其形大虚软者与今之红豆蔻(大高良姜)Alpinia galanga 相似,细节者与山姜 Alpinia japonica 相近。吴其浚在《植物名实图考》中描述了一种滇产高良姜云:"高良姜,滇生者,叶润,根肥,破茎生葶,先作红苞,光焰炫目,分两层,中吐黄花,亦两长瓣相抱,复突出尖黄心,长半寸许,有黑纹一缕,上缀金黄蕊如半米,另有长须,一缕尖擎小绿珠……"据此描述可知其与今之喙花姜 Rhynchanthus beesinanus W. W. Smith 相近。综上所述,目前《中国药典》收载的高良姜为姜科植物高良姜 Alpinia officinarum Hancer 的干燥根茎,夏末秋初采挖,除去须根及残留的鳞片,洗净,切段,晒干。生于山地、疏林、沟谷、河边及林缘湿处。分布于广东、海南、广西等地。

益 智

（《广志》）

【异名】

益智子（《本草拾遗》），益智仁（《得配本草》）。

【释名】

1.《珍珠囊补遗药性赋》：益智子，安神定志，故谓之益智。

2.《本草纲目》：脾主智，此物能益脾胃故也，与龙眼名益智义同。按苏轼《记》云：海南产益智，花实皆长穗，而分为三节。观其上中下节，以候早中晚禾之丰凶。大丰则皆实，大凶皆不实，罕有三节并熟者。其为药只治水，而无益于智，其得此名，岂以其知岁耶？此亦一说也，终近穿凿。

3.《本草乘雅半偈》：其为药只治水，而无益于智，其得此名，岂其知岁耶？濒湖备录其记，嫌其终近穿凿耳。盖不知五脏有七神，脾土舍其两，曰意与智。意者，脾土之体；智者，脾土之用。益智子，益脾智之土用，因名益智耳。

【产地分布】

1.《增广和剂局方药性总论》：生昆仑国及海南。

2.《南方草木状》：益智子，出交趾、合浦，建安八年，交州刺史张津，尝以益智子粽饷魏武帝。

3.《本草图经》：益智子，生昆仑国，今岭南州郡往往有之。

4.《本草蒙筌》：益智，岭南州郡，岁岁有生。

5.《本草乘雅半偈》：苏长公《益智子记》，言

海南产益智。

【性状】

1.《异物志》：益智，类薏苡。实长寸许，如枳椇子，味辛辣，饮酒食之佳。

2.《南方草木状》：益智子，如笔毫。长七八分，二月花，色若莲。着实，五六月熟。

3.《本草图经》：益智子，叶似襄荷，长丈余。其根旁生小枝，高七八寸，无叶，花萼作穗，生其上，如枣许大。皮白，中仁黑，仁细者佳，含之摄涎唾。采无时。卢循为广州刺史，遗刘裕益智粽，裕答以续命汤，是此也。

4.《证类本草》：《广志》云：叶似襄荷，长丈余。其根上有小枝，高八九尺，无叶萼。子丛生，大如枣。中瓣黑，皮白……顾微《广州记》云：益智，叶如襄荷，茎如竹箭，子从心出，一枝有十子，子肉白滑。

5.《本草乘雅半偈》：顾微《广州记》云：叶似襄荷，长丈余。根上有小枝，高七八寸，无花萼。另作叶如竹箭，子从心出。一枝有十子丛生，大如小枣，核黑皮白，核小者佳……嵇康《草木状》云：益智子，二月连花着实，五六月方熟，子如笔头，两头尖，长七八分……今之益智子，形如枣核，皮及仁皆如草豆蔻云……花实皆长穗，而分为三节。观其上中下三节，以候早中晚禾之丰凶。大丰则皆实，大凶则皆不实，罕有三节并熟者。

6.《本草纲目》：恭曰：益智子似连翘子头未

开者,苗叶花根与豆无别,惟子小尔。时珍曰:按嵇含《南方草木状》云:益智二月花,连着实,五六月熟。其子如笔头而两头尖,长七八分……今之益智子形如枣核,而皮及仁皆似草豆蔻云。

【炮制方法】

1. 净制　《仙授理伤续断秘方》:去壳。《洪氏集验方》:去皮。《普济方》:连壳。《女科要旨》:去枝梗。

2. 切制　《洪氏集验方》:切。《女科百问》:捶碎。《卫生宝鉴》:去皮捣细用。《本草蒙筌》:研碎。《医宗说约》:去壳,研末。

3. 炮炙

(1)炒制　《仙授理伤续断秘方》:去壳炒。《普济本事方》:炒。《世医得效方》:炒;去壳。

(2)盐制　《洪氏集验方》:取仁盐炒用。《女科百问》:捶碎,盐炒。《普济方》:四两,擘破,盐二两,于瓷器内,同炒令香熟,筛出盐不用,将益智碾为细末。《世医得效方》:盐水浸炒。《宋氏女科秘书》:盐水炒。《寿世保元》:去壳,盐水炒,研细。《南方草木状》:益智子,亦可盐曝。《本草求真》:盐炒用。

(3)泔制　《普济方》:泔水漫三宿,焙干。

(4)姜制　《普济方》:水浸出肉,姜汁炒。

(5)盐酒制　《奇效良方》:青盐酒煮。《医方集解》:盐酒炒。

(6)蜜制　《明医杂录》:蜜炙。

(7)焙制　《仁术便览》:去皮焙,研用。

(8)酒制　《景岳全书》:酒炒。

(9)制炭　《济阴纲目》:炒黑为末。

(10)煨制　《本草述钩元》:煨。

【炮制作用】

1.《本草辑要》:缩小便……雷州益智子盐炒,去盐……糊丸。

2.《修事指南》:益智仁盐炒,止小便频数。

3.《玉楸药解》:去壳炒研消食最良。

【性味归经】

1.《南方草木状》:味辛,杂五味中,芬芳。

2.《雷公炮制药性解》:味辛,性温。无毒。入脾、胃、肾三经。

3.《汤液本草》:手、足太阴经,足少阴经。

4.《本草发挥》:洁古云:气热,味辛。

5.《药鉴》:气热,味大辛。主君相二火,手足太阴经、足少阴经。

6.《本草述钩元》:味苦而辛,气温而香。入足太阴、少阴经。

7.《本草备要》:辛,热。本脾药,兼入心、肾。

8.《本草经解》:气温,味辛。无毒。入足厥阴肝经、手太阴肺经。

9.《得配本草》:辛,温。入足太阴经气分。

10.《本草求真》:益智(专入脾胃,兼入肾)气味辛热。

11.《本草便读》:味辛、苦,性热。

【功用主治】

1.《雷公炮制药性解》:主遗精虚漏,小便余沥,益气安神,和中止呕。

2.《本草拾遗》:止呕哕。

3.《开宝本草》:主遗精虚漏,小便余沥,益气安神,补不足,安三焦,调诸气。

4.《医学启源》:治脾胃中寒邪,和中益气,治人多唾,当于补中药内兼用之,不可多服。

5.《珍珠囊补遗药性赋》:益智子,涩精益气,止小便多遗,安神定志,故谓之益智。

6.《本草纲目》:遗精虚漏,小便余沥,益气安神,补不足,利三焦,调诸气。治客寒犯胃,和中益气,及人多唾。益脾胃,理元气,补肾虚滑沥。冷气腹痛,及心气不足,梦泄赤浊,热伤心系,吐血血崩诸证。

7.《药鉴》:本是脾经药也,故治脾胃中受寒邪,和中益气,又治多唾。

8.《景岳全书》:能调诸气,避寒气,治客寒犯胃,暖胃和中,去心腹气滞疼痛,理下焦虚寒,温肾气,治遗精余沥梦泄,赤白带浊。

9.《本草述钩元》:安神,疗心气不足。益元气,利三焦,治梦泄赤浊,肾虚滑沥,及夜多小便。益脾胃和中,调诸气,疗客寒犯胃,冷气腹痛,多唾。

10.《本草新编》:能补君、相二火,和中焦胃气,逐寒邪,禁遗精溺,止呕哕,摄涎唾,调诸气,以安三焦。

11.《本草备要》:燥脾肾,补心肾。主君相二火,补心气、命门、三焦之不足(心为脾母,补火故能生土),能涩精固气(《本草》未载),又能开发郁结,使气宣通(味辛能散)。温中进食,摄涎唾(胃冷则涎涌)。缩小便(肾与膀胱相表里,益智辛温固肾。盐水炒,同乌药等分,酒煮,山药糊丸,盐汤下,名缩泉丸)。治呕吐泄泻,客寒犯胃,冷气腹痛,崩带泄精。

12.《得配本草》:能于土中益火,兼治下焦虚寒。开郁散结,温中进食,摄唾涎,缩小便。治冷气腹痛,呕吐泄泻,及心气不足,泄精崩带。

13.《本草求真》:功端燥脾温胃,及敛脾肾气逆,藏纳归源(气逆因寒而起,故以益智散寒为敛,非收敛之敛也),故又号为补心补命之剂。

14.《本草分经》:温燥脾胃,涩精固气,补心气、命门之不足,又能开发郁结,使气宣通。温中进食,摄唾涎,缩小便。

【用法用量】

煎服,一至三钱。

【禁忌】

1.《药鉴》:不可多服。

2.《神农本草经疏》:证属燥热,病人有火者,皆当忌之。故凡呕吐由于热,而不因于寒;气逆由于怒,而不因于虚;小便余沥由于水涸精亏内热,而不由于肾气虚寒;泄泻由于湿火暴注,而不由于气虚肠滑,法并忌之。

3.《本草备要》:因热而崩浊者禁用。

4.《本经逢原》:血燥有火,湿热暴注及因热而遗浊,色黄干结者,不可误用。

5.《会约医镜》:若独用则散气。

【选方】

1. 益智丸一(《葆婴撮要》)

[组成]益智仁、茯苓、茯神各等分。

[主治]脾肾虚热,心气不足,亦治白浊。

[用法用量]上为末,炼蜜为丸,如桐子大。每服五六十丸,空心白滚汤下。

2. 益智丸二(《仁存方》)

[组成]益智仁四两(以盐二两同炒,为末)。

[主治]心肾不足,也多小便,眼见黑花。

[用法用量]糊为丸,如梧桐子大。每服三十丸,空心、食前用白茯苓、甘草煎汤送下。

3. 益智汤一(《太平惠民和剂局方》)

[组成]益智仁四斤半,京三棱(煨)一斤半,干姜(炮)三两,青皮、蓬莪术、陈皮各十二两,甘草(炒)十五斤,盐(炒)十六斤半。

[主治]一切冷气,呕逆恶心,脐腹胁肋胀满刺痛,胸膈痞闷,饮食减少。

[用法用量]上为细末。每服一钱,沸汤点下,不拘时候。

4. 益智汤二(《圣济总录》)

[组成]益智(去皮)、乌头(炮裂,去皮脐)各一两,青橘皮(汤浸,去白,焙)三分,麻黄(去根节)、干姜(炮)各半两。

[主治]伤寒四肢厥冷,其脉沉细。

[用法用量]上锉,如麻豆大。每服三钱匕,水一盏,加生姜三片,盐半钱,煎至六分,去滓,稍热服,不拘时候。

5. 益智汤三(《杂类名方》)

[组成]干生姜四两,杏仁一斤(炒),白面三斤(炒),甘草七两(炒),盐三两(炒,旋加),益智仁三两,京三棱一两,青皮、陈皮各二两,蓬莪术一两。

[主治]破伤见血。

[用法用量]上为极细末。白汤点服。

6. 益智汤四(《竹林女科》)

[组成]陈皮、茯苓、白术(蜜炙)、甘草(炙)、苍术(制)二钱,益智仁(盐水炒)、柴胡各一钱,升麻五分。

[主治]胃中浊气渗入膀胱,白淫时常随小便而出,浑浊如米泔。

[用法用量]水煎,空心服。

7. 益智散一(《太平惠民和剂局方》)

[组成]益智仁(去皮)二两,干姜(炮)半两,青皮(去白)三两,川乌(炮,去皮脐)四两。

[主治]伤寒阴盛,心腹痞满,呕吐泄利,手足厥冷,及一切冷气奔冲,心胁脐腹胀满绞痛。

[用法用量]上为散。每服三钱，水二盏，入盐一捻，生姜五片，大枣二个（擘破），同煎八分，去滓，食前温服。

8. 益智散二（《万全护命方》）

[组成]益智子（去皮）、甘草（炮）各一两，荆三棱三两（捶碎，醋一挑煮干，焙），蓬莪术二两，川芎二钱。

[主治]一切冷气，小肠气，诸般不和之气。

[用法用量]上为末。每服二钱，水一盏，加生葱、桂枝同煎取九分，空心和滓吃；小肠气痛，葱酒送下。

9. 益智散三（《世医得效方》）

[组成]益智（去壳）、甘草。

[主治]心气不足，口臭。

[用法用量]上为末。干咽下，或沸汤点下。

10. 益智仁汤（《重订严氏济生方》）

[组成]益智仁、干姜（炮）、甘草（炙）、茴香（炒）各三钱，乌头（炮，去皮）、生姜各半两，青皮（去白）二钱。

[主治]肾经有积冷，疝痛，连小腹挛搐，叫呼不已，其脉沉紧。

[用法用量]上㕮咀。每服四钱，水二盏，入盐少许，煎至七分，去滓，空心，食前温服。

【各家论述】

1.《雷公炮制药性解》：按：益智辛温，善逐脾胃之寒邪，而土得所胜，则肾水无凌克之虞矣。遗精诸证，吾知免矣。

2.《本草蒙筌》：主君相二火，入脾、肺、肾经。在四君子则入脾，在集香丸则入肺，在凤髓膏则入肾。三经而互用者，盖有子母相关意焉。和中气及脾胃寒邪，禁遗精并小便遗溺。止呕哕而摄涎唾，调诸气以安三焦。更治夜多小便，入盐煎服立效。

3.《本草纲目》：核小者佳，含之摄涎秽。或四破去核，取外皮，蜜煮为粽食，味辛。晋卢循遗刘裕益智粽，是此也……杂五味中，饮酒芬芳，亦可盐曝及作粽食。观此则顾微言其无华者，误矣。刘完素曰：益智辛热，能开发郁结，使气宣通。王好古曰：益智本脾药，主君相二火。在集香丸，则入肺，在四君子汤则入脾，在大凤髓丹则入肾，三脏互有子母相关之义。当于补药中兼用之，勿多服。时珍曰：益智大辛，行阳退阴之药也，三焦、命门气弱者宜之。按杨士瀛《直指方》云：心者脾之母，进食不止于和脾，火能生土，当使心药入脾胃药中，庶几相得。故古人进食药中，多用益智，土中益火也。

4.《药鉴》：在集香丸则入肺，在四君子汤则入脾，在凤髓丹则入肾，盖脾、肺、肾互有子母相关之义也。惟其温也，能治虚漏，遗精遗沥。益气安神，又安三焦。兼以女真实川草薢更妙，乃补不足之剂也。惟其辛也，能调诸郁。能散诸郁，能止诸疼，君乌药木香甚捷，又为辛散之剂也。

5.《景岳全书》：此行阳退阴之药，凡脾寒不能进食，及三焦命门阳气衰弱者皆宜之。然其行性多，补性少，必兼补剂用之斯善。若单服多服，未免过于散气。

6.《本草述钩元》：（此由阳摄阴以化，不以退阴为功）方书治健忘悸，遗精泄泻，下血盗汗，喘噎，胀满积聚，脾痹心痛，及胃脘胁痛疝。在集香丸则入肺，在四君子汤则入脾，在大凤髓丹则入肾，当于补药中兼用之。勿多服。（海藏）其气辛热，能开发郁结，使气宣通。（河间）益智大辛，三焦命门气弱者宜之。（濒湖）主君相二火不足，温脾肾虚寒，又辛入肺而调气，有母子相关之义。其主益气安神利三焦，是补元气虚寒，心火相火之不足也。（嵩）心者脾之母，火能生土，故进食不止于和脾。古人进食药中多用益智，土中益火也。（士瀛）其禀火土与金，性燥而敛摄。所治遗精虚漏便数，多肾气不固之证。又肾主五液，涩乃脾之所统，脾肾气虚，二脏失职。故气逆上浮，涩秽上溢。此味于开结滞之中，即能敛摄脾肾之气。故着功若此。

7.《本草新编》：夜多小便，加盐服之最效，但不可多用，恐动君相之火也，然能善用之，则取效甚捷。大约入于补脾之内，则健脾；入于补肝之内，则益肝；入于补肾之中，则滋肾也。

8.《本经逢原》：益智行阳退阴，三焦命门气弱者宜之。脾主智，此物能益脾胃，理元气，补肾虚滑精，胃虚多唾，女人崩漏。治心气不足，梦泄，夜多小便，及冷气腹痛，于土中益火也。

9.《本草经解》：（盐水炒）益智气温。禀天春和之木气，入足厥阴肝经。味辛无毒。得地西方之金味，入手太阴肺经。气味俱升，阳也。其主遗精虚漏者，气温益肝，肝气固，则不遗泄也。其主小便余沥者，味辛益肺，肺主气，气能收摄。膀胱禀气化而行，所以膀胱亦固也。辛益肺，肺主气，所以益气。气足则神安，故又安神。补不足者，辛温之品，补肝肺阳气之不足也。三焦者，相火之腑，辛温益阳，故利三焦。肺主气，味辛润肺，所以调诸气，小便气化乃出。益智固气，所以小便多者，煎服有效。制方：益智同乌药、山药丸。名缩泉丸，治小便频数。同白茯、白术末，治赤白浊。同远志、茯神、甘草丸，治赤浊。同人参、白茯、半夏、陈皮、车前，治湿痰上泛。同藿香、苏子、陈皮、木瓜、枇杷叶，治气上逆。同五味、山茱萸、人参，治淋沥。同人参、炮姜、藿香、陈皮，治胃寒呕吐。

10.《得配本草》：得茯神、远志、甘草，治赤浊。配乌药、山药，治溲数。配厚朴、姜、枣，治白浊腹满。同山药，补脾胃。盐拌炒，去盐研用，或盐水炒亦可。

11.《本草求真》：是以胃冷而见涎唾，则用此以收摄（涎唾由于胃冷，收摄亦是温胃，不当作甘补收敛看）。脾虚而见不食（脾虚亦是脾寒，不食不可作中空宜补看），则用此温理（只是散寒逐冷）。肾气不温而见小便不缩，则用此盐炒，与乌药等分为末，酒煮山药粉为丸，盐汤下，名缩泉丸，以投（以温为缩）。与夫心肾不足而见梦遗崩带，则用此以为秘精固气（温胃逐冷，温肾缩泉。以温为固，非以收涩为固也）。若因热成气虚而见崩浊、梦遗等症者，则非所宜（今人不审寒热虚实，妄用益智固精，昧甚）。此虽类于缩砂密，同为温胃，但缩砂密多有快滞之功，此则止有逐冷之力，不可不分别而审用耳！

12.《本草正义》：益智，始见于臧器《本草拾遗》，谓之辛温，不言其涩，但诸家所述主治，无一非温涩功用。杨仁斋《直指方》云，古人进食药中，多用益智，土中益火也。案此为脾虚馁而不思食者立法，脾土喜温而恶寒，喜燥而恶湿，寒湿困之，则健运力乏而不思纳谷，且食亦无味，此惟温煦以助阳和而斡旋大气，则能进禽。益智醒脾益胃，固亦与砂仁、豆蔻等一以贯之。仁斋说到益火生土上去，附会心经之药，尚是舍近求远，故意深言之，亦殊不必。濒湖又谓治心气不足，梦泄、赤浊，则以肾阳无权，滑泄不禁者立论，故可用此温涩一法，然遗浊之虚寒症绝少，石顽谓因于热者，色黄干结，不可误用，极是。濒湖又谓治热伤心系，吐血血崩诸证，则既是热伤，而反用此大辛大热之药，何其背谬一至于此。

13.《丹方》：按益智功专补火，如血燥有火，湿热暴注及因热而遗浊，色黄干结者，不可误用也。

14.《证类本草》：核小者名益智。含之摄涎唾……含之摄涎唾，采无时。卢循为广州刺史，遗刘裕益智粽，裕答以续命汤，是此也……四破去之，或外皮蜜煮为粽，味辛。

15.《本草蒙筌》：益智，去壳取仁，研碎入药。主君相二火。在四君子则入脾，在集香丸则入肺，在风髓膏则入肾。三经而互调诸气以安三焦，更治夜多小便，入盐煎服立效。

16.《神农本草经疏》：益智子仁，得火土金之气，故其味辛，其气温，其性无毒，入足太阴足少阴经，惟辛故所以散结，惟温故所以通行，其气芳香，故主入脾，其禀火土与金，故燥而收敛，以其敛摄，故治遗精虚漏及小便余沥。此皆肾气不固之证也，肾主纳气，虚则不能纳矣，又主五液涎，乃脾之所统，脾肾气虚二脏失职，是肾不能纳，脾不能摄，故主气逆上浮，涎秽泛滥而上溢也，敛摄脾肾之气，则逆气归元，涎秽下行，宜东垣用以治客寒犯胃，和中益气，及人多唾。王好古谓，益智本脾家药，主君相二火，故用以益脾胃，理元气，补肾虚，滑沥。刘河间又谓益智辛热，能开发郁结，使气宣通，皆以其香可入脾，开郁，辛能散结，复能润下，于开通结滞之中复有收敛之义故也。

17.《本草乘雅半偈》：含之能摄涎秽，或四破去核，取外皮蜜煮为粽，味极辛美。晋卢循遗刘裕益智粽，即此是矣……杂五味中，饮酒芬芳，亦可盐曝，及作粽食。顾微言无华者，误矣……顾茎发中央，缀子十粒，具土体之位育，土用之成数，昭然可征矣。《尚书》曰：土爱稼穑。缘土以生物为用，而爱生稼穑。最得土气之真，即拈以征土体之肥瘠淳暴，寒暖优劣之为性也。是知益智，既益土用之智，应与上中晚禾，互为丰凶者以此。其为药以治水，亦有故焉。盖水体润湿，水用动流，所赖挟持，不致泛滥者，维土体用，用作堤防。堤防疏泄，则为漏为沥，为遗为滑，甚则为崩为溃，为泛为滥矣。味辛气温，功齐火热者，脾以阳为用也。于是上中下焦，亦得藉之以验丰凶。此非益于智，奚得此名。岂唯知岁，毋嫌穿凿。

18.《食物本草》：核小者佳，含之摄涎秽，或四破去核，取外皮蜜煮为粽食，味辛。晋卢循遗刘裕益智粽，是此也。今人杂五味中，饮酒芬芳，亦可盐爆及作粽食也……《夷坚志》云：秀州进士陆迎，忽得吐血不止，气厥惊颤，狂躁直视，至夜深，欲投户而出。如是两夕，遍用方药弗瘳。夜梦观音授一方，命但服一料，永除病根。梦见觉记之，如方治药，其病果愈。其方用益智仁一两，朱砂二钱，青橘皮五钱，麝香一钱，碾为细末。每服一钱，每空心，灯心汤下一钱。

【考释】

益智为我国南方特产，李梴《医学入门》曰："服之益人智慧，故名。"早期的古籍有将龙眼叫益智，《神农本草经》载龙眼："一名益智；生山谷。"《吴氏本草经》曰："龙眼，一名益智，一名比目。"直至《本草经集注》载："龙眼，似荔枝而小，非益智，恐彼人别名，今者为益智耳。"《新修本草》记载："龙眼以名益智，而益智非龙眼也。"后多部本草典籍开始都有益智的单独记载，逐渐将龙眼和益智名称分开。《本草拾遗》《本草图经》《本草品汇精要》《本草原始》及《得配本草》等对于益智主要是以其功效和药用部位命名，称益智子或益智仁。

有关益智的形态描述最早记载于晋代郭义恭的《广志》："益智，叶似蘘荷，长丈余，其根有小枝，高八九寸，无叶萼，其子丛生者著之，大如枣，中瓣黑皮白，核小者曰益智。"《南方草木状》载："益智二月花，连着实，五六月熟。其子如笔头而两头尖，长七八分，杂五味中，饮酒芬芳，亦可盐曝及作粽食。"《齐民要术》引《异物志》云："益智，类蘘苡，实长寸许，如枳椇子，味辛辣，饮酒食之佳。"又引《广州记》云："益智叶如蘘荷，茎如竹箭，子从心中出，一枚有十字，子内白滑，四破去之，取外皮，蜜煮为糁，味辛。"《本草拾遗》指出："益智出昆仑及交趾国，今岭南州群往往有之。"《本草图经》说："益智子似连翘子头未开者，苗叶花根与豆蔻无别，惟子不尔。"李时珍在《本草纲目》中引苏轼《东坡杂记》云："海南产益智，花实皆作长穗而分三节，其实熟否，以候岁之丰歉。"综上所述，古代药材益智基本为一种，与现代药材益智相同，与《中国药典》规定的正品一致，即为姜科植物益智 *Alpinia oxyphylla* Miq.。其生境分布古今基本一致，主要集中在广东、广西、海南、福建及云南等地；生于林下荫湿处。岭南一带气候环境适宜益智的生长，为益智的主产区，其中以海南为道地产区。云南等地已经开始人工栽培种植。

海　马

（《本草纲目拾遗》）

【异名】

水马（《抱朴子》），海蛆（《本草纲目拾遗》）。

【释名】

1.《本草纲目》：海马《拾遗》。水马。弘景曰：是鱼虾类也。

2.《宝庆本草折衷》：海马灰在内。又云：一名水马。生西海，又云生南海。又云：收之曝干。

3.《本草原始》：《圣济总录》云：雌者黄色，雄者青色。形状如马，故名。似海马而小者，名海蛆，又名海蝎子，亦呼小海马。

4.《台湾通志》：海马状如马，头有发，亦四翅，获之不祥。

5.《本草纲目拾遗》：《百草镜》云：海马之属，小者长不及寸，名海蛆，不入药。

【产地分布】

1.《南州异物志》：生西海。

2.《本草图经》：生南海。

【性状】

1.《南州异物志》：大小如守宫，其色黄褐。

2.《本草衍义》：其首如马，其身如虾，其背伛偻，有竹节纹，长二三寸。

【炮制方法】

1. 净制　《普济方》：到。

2. 切制　《本草品汇精要》：捣末用。

3. 炮炙

（1）制炭　《重修政和经史证类备用本草》：烧末。《本经逢原》：煅赤。

（2）炙制　《急救仙方》：炙。《卫生宝鉴》：微酥炙，炒。

（3）炒制　《普济方》：到，炒黄色。

（4）酥制　《普济方》：酥醋炒。《本草品汇精要》：凡采得以酒浸酥炙用或烧存性捣末用。

（5）酒制　《洞天奥旨》：酒炙黄。

（6）药汁制　《修事指南》：木香、大黄、牵牛、巴豆、青皮、童便制。凡使海马，须取雌雄各一枚，木香一两，大黄炒，白牵牛炒，各二两，巴豆四十九粒，青皮二两，童子小便浸软，包巴豆，扎定，入小便内再浸七日，取出面炒黄色，去豆不用，取皮同众药为末，每服二钱水一盏，煎三五沸，临卧温服。

【性味归经】

1.《宝庆本草折衷》：平，温。无毒。

2.《本草品汇精要》：性温，平。无毒。味咸。

3.《本草纲目》：甘，温，平。无毒。

4.《本草原始》：甘，温。无毒。

5.《本草发明》：性温，辛。

6.《本草新编》：入肾经、命门。

7.《本草撮要》：味甘温。入足少阴、厥阴经。

8.《本草再新》：味甘，性温。无毒。入心、肺、胃三经。

9.《本草分经》：甘，温。

【功用主治】

1.《本草图经》：妇人将产，或烧末饮服，亦可手持之。《异鱼图》云：主难产及血气。

2.《本草元命苞》：难产带之神验。今人使房室之补，酥炙黄，入药弥佳。

3.《本草品汇精要》：《图经》曰：产妇带之，或手持之，易产。又临产烧一对，为末，饮调服，易生。

4.《本草纲目》：妇人难产，带之于身，甚验。暖水脏，壮阳道，消瘕块，治疔疮肿毒。

5.《本草分经》：暖水脏，壮阳道，治气血痛，消瘕块。

6.《本草撮要》：功专暖水脏，壮阳道，消瘕块。治疔疮肿毒，妇人难产及气血痛。

7.《药性通考》：善兴阳，能催生，亦堕胎。

8.《玉楸药解》：暖水壮阳，滑胎消癥。海马温暖肝肾，起痿壮阳，破癥块，消疔肿，平痈疽，催胎产。

9.《本经逢原》：阳虚多用之，可代蛤蚧。

【用法用量】

内服：煎汤，一至三钱；或入散剂，三分至一钱。外用：研末撒。

【选方】

1. 海马拔毒散（《急救仙方》）

[组成]海马一双（炙），穿山甲（黄土炒）二钱，水银二钱，朱砂二钱，雄黄三钱，轻粉一钱，脑子少许，麝香少许。

[主治]发背，诸恶疮，兼治疔疮。

[用法用量]上件除水银外，各研为末，和合水银，再研至无星。针破疮口，点药入内，一日一点。神效。

2. 木香汤（海马汤）（《圣济总录》）

[组成]木香一两，海马子一对（雌者黄色，雄者青色），大黄（炒、到）、青橘皮（汤浸，去白，焙）、白牵牛（炒）各二两，巴豆（四十九粒）。

[主治]远年虚实，积聚瘕块。

[用法用量]上六味以童子小便，浸青橘皮软，裹巴豆，以线系定，入小便内再浸七日，取出，麸炒黄，去巴豆，只使青橘皮，并余药粗捣筛。每服二钱匕，水一盏，煎三五沸，去滓，临卧温服。

3. 血竭散（《鸡峰普济方》）

[组成]硇砂、血竭、没药、桂、木香、朱砂各一分，海马一对，干漆一两，虻虫二十个，龙脑一钱，水蛭十四个，当归、硼砂、阿魏各一大钱。

[主治]妇人血气产后渴燥，一切血邪乱语，眼如血袋，及血上冲口，鼻血出。

[用法用量]上研为细末，每服一钱，冷水调下。如产后血上冲口鼻血出，用童子小便调服三服必效。

4. 比圣散（《鸡峰普济方》）

[组成]硇砂、血竭、没药各一两，海马一对、桂、木香、朱砂各一分，干漆二两，虻虫二十一个，龙脑一钱，水蛭十四个，当归一两，硼砂一钱，阿魏一分。

[主治]妇人血气，产后渴燥，一切血邪乱语，眼如血袋，败血上冲，口鼻血出。

[用法用量]上为细末，一处和匀。每服一钱，冷水调下，如产后血上冲，口鼻血出，用童子小便调服，三服必效。

5. 希夷八卦安神延寿丹（《福寿丹书》）

[组成]天冬三斤（抽心皮，长流水净洗，晒干，择明净者用之，能补大虚），红花二两（能生颜），熟地黄一斤（去黑，将酒洗，晒干，能生气血），石燕二对（能温心血，补益丹田），海马二对（用酥油煮透，然后慢火焙干用，能助髓与阳），真川椒二两（闭目者不用，能宽眸，去风邪）。

[主治]安五脏，返老还童，服之长生，得者宝之。

[用法用量]上为细末，分两如数，炼蜜为丸，梧子大，每服一钱，空心无灰酒或盐汤下，忌大怒大醉。

6. 引水散（《奇效良方》）

[组成]海马、海蛤、赤茯苓、川木通、琥珀、滑石、忘忧根、白丁香、通草、猪苓（去皮）、鬼棘针、苦葶苈（纸衬炒）、萹蓄、车前子（微炒）、越桃（炒，即山栀子）、瞿麦穗、泽泻、茴香（微炒）、木香以上各一两，燕子一对（火煅醋淬）。

[主治]小水秘涩，不快或不通，及肿满脚气，一切湿证。

[用法用量]上为粗散。每服五钱，水一盏

半,灯心三十茎同煎,取清汁八分,纳麝香一字,拌匀放温,食前服。

7. 消瘿丸(《寿世仙丹》)

[组成]石燕五个(火煅),海蛤三个(煅),海马一钱,螵蛸二钱,海藻、海带、海布、海粉、海菜各三钱,莪术一两。

[主治]瘿气大颈。

[用法用量]上为末。面糊丸如梧子大,每饭后服,忌盐七日。

8. 海马散(《青囊秘传》)

[组成]海马(炙黄)一对,辰砂一钱,雄精三钱,麝香五厘,梅片一分,甲片(黄土炒)一钱。

[主治]痈疽发背,不腐溃者。

[用法用量]上为细末,另加水银少许,研至不见星为度。外用。

9. 芙蓉海马丹(《医级宝鉴》)

[组成]熟地三两(煮,捣),山药(炒)一两半,枸杞(炒)一两半,萸肉(炒)二两,茴香(炒)一两,巴戟(酒炒)一两,苁蓉(洗,蒸)一两,淫羊藿(焙)一两,茯神(人乳拌,蒸)一两,续断(酒炒)一两,杜仲(盐水炒)一两,故纸(炒)一两,胡桃肉二两,桂心(研)五钱,海马一对(切,焙),阿芙蓉三钱(须去泥,清膏),蛤蚧一对(去头足,清水浸五宿,逐日换水,拭去浮鳞,炙黄)。

[主治]阳痿精衰,不能生育,或精滑不摄,不能交接。

[用法用量]上为末,先将熟地、苁蓉、胡桃三味捣膏令匀,然后用鹿胶八两溶化,入诸末,捣为丸,如梧桐子大。每日早、晚各服三钱,用开水送下。

10. 还真膏药方(《易简方论》)

[组成]熟地、当归身、苍术、天冬各一两,大附子一个,川巴戟、肉苁蓉、川乌、麦冬、草乌、防风、白茯苓、甘枸杞、官桂、锁阳、乳香、没药、白豆蔻、雄丁香、蛇床子、木鳖子(去壳)、川续断、广木香、地骨皮、怀生地各五钱,以上粗药。人参一两,阳起石二两(研末,贮碗内,用棉纸鞔口,于赤日中晒,升于纸上者佳),云母粉一两,白龙骨一两(煅七次),麝香三钱,雄黄三钱,海马二对,石

燕二对,以上细药。

[主治]下元虚冷,夜梦遗精,脚力衰弱,膀胱疝气,妇人白带,难受胎孕,五劳七伤,一切风气。

[用法用量]大择天月德日,或天月德合日,取真麻油二斤,将前粗药咀片,入油浸七日,用铜锅桑柴火熬,仍以桑枝不住手搅,以药枯为度。滤去渣,徐下飞丹十四两,随下随搅,熬至滴水成珠,离火。再下细药搅匀,候冷凝,在井水中浸三日,退火气,贴脐上,殊验。

【各家论述】

1.《证类本草》:海马,谨按《异志》云:生西海,大小如守宫虫,形若马形,其色黄褐。性温,平,无毒。主妇人难产,带之于身,神验。《图经》云:生南海。头如马形,虾类也。妇人将产带之,或烧末饮服。亦可手持之。《异鱼图》云:收之暴干,以雌雄为对。主难产及血气。

2.《本草品汇精要》:《名医》所录。[名]水马。[地]《图经》曰:生西海中。大小如守宫虫,头形若马,身如虾,背伛偻,有竹节纹,长五六寸,乃虾之类也。渔人布网罟,此物多系网上得之,以雌雄为对也。[色]黄褐。[味]咸。[性]温,平。[气]气薄味厚,阴中之阳。[臭]腥。[主]调气和血。[制]凡采得,以酒浸,酥炙用,或烧存性,捣末用。

3.《本草纲目》:藏器曰:……妇人难产割裂而出者,手持此虫,即如羊之易产也。颂曰:《异鱼图》云,渔人布网罟,此鱼多挂网上,收取曝干,以雌雄为对。时珍曰:按《圣济总录》云:海马,雌者黄色,雄者青色。又徐表《南方异物志》云:海中有鱼,状如马头,其喙垂下,或黄或黑。海人捕得,不以啖食,曝干即此也。又《抱朴子》云:水马合赤斑蜘蛛,同冯夷水。

4.《本草新编》:海马,亦虾属也,入肾经命门,专善兴阳,功不亚于海狗,更善堕胎,故能催生也。海马功用不亚腽肭脐,乃尚腽肭脐不尚海马,此世人之大惑也。谁知海马不论雌雄,皆能勃兴阳道,若腽肭脐,必须用雄者始效,贵价而买,仍是赝物,何若用海马之适用哉。或问:海马以何地生者为佳?海马沿海多生之,而最能兴阳

者,山东第一,广东次之。盖山东尤得生气也。阳气之生,尤能种子耳。

5.《本草求原》:海马,治血气痛,壮阳,功同蛤蚧。消瘕块。同木香、大黄、白牵牛、青皮、巴豆,入童便浸七日,去豆为末,水下。

6.《本经逢原》:海马雌雄成对,其性温暖,有交感之义……又阳虚房术多用之,可代蛤蚧之功也。

【考释】

海马载于《本草纲目拾遗》,云:"出南海。"《本草图经》云:"头如马形,虾类也。"《本草衍义》载:"其首如马,其身如虾,其背伛偻,身有竹节纹,长二三寸,今谓之海马。"《圣济总录》云:"海马,雌者黄色,雄者青色。"《南方异物志》云:"海中有鱼,状如马头,其喙垂下,或黄或黑。海人捕得,不以啖食,暴干燋之,以备产患,即此也。"《百草镜》云:"海马之属有三,小者长不及寸,名海蛆,不处方药;中等者长一二寸,名海马,尾盘旋作圈形,扁如马。"据上述文献所载形态,其与现今所用海马相符,即为海龙科动物线纹海马 *Hippocampus kelloggi* Jordan et Snyder、刺海马 *Hippocampus histrix* Kaup、大海马 *Hippocampus kuda* Bleeker、三斑海马 *Hippocampus trimaculatus* Leach 或小海马(海蛆)*Hippocampus japonicus* Kaup 等多种海马除去内脏的全体。其中线纹海马主产于广东、福建、台湾等沿海地区;刺海马主产于广东、福建、浙江等沿海地区;三斑海马主产于福建、广东等沿海地区;大海马主产于广东、海南等沿海地区;小海马主产于辽宁、河北、山东、浙江等沿海地区。

海 风 藤
(《本草再新》)

【异名】

石楠藤、搜山虎(《滇南本草》)。

【释名】

《玉篇》云：海，大也。

【性味归经】

《本草再新》：味苦，性寒，无毒，入心肾二经。

【功用主治】

《本草再新》：行经络，和血脉，宽中理气，下湿除风，理腰脚气，治疝，安胎。

【用法用量】

内服：煎汤，二至五钱；或浸酒。

【选方】

1. 蠲痹汤(《笔花医镜》)

[组成]羌活、独活各一钱，桂心五分，秦艽一钱，当归、桑枝各三钱，川芎七分，海风藤二钱，炙甘草五分，乳香、木香各八分。

[主治]风寒湿三气成痹。

[用法用量]水煎服。

2. 治风湿痹痛方(《经验丹方汇编》)

[组成]防风、全归各二钱，麻黄五钱，秦艽一钱，木瓜、豨莶草、海风藤、白茄根各三钱，酒二斤。

[主治]风湿痹痛。

[用法用量]沙罐内煎四五滚，在臂上熏洗。每日二次，不可息略。钱青揄云：家慈尝患此症，亲试立效。后治他人无不响应。白凤仙花浸烧酒饮亦愈。

3. 治一切风痛，半身不遂等症方(《经验奇方》)

[组成]大熟地、龙眼肉各二两，全当归、潞党参、炙棉芪、米仁、茯神、甘枸花各五钱，炒白芍、炒冬术、千年健、海风藤、羌活、独活、虎胫骨、钻地风、五加皮、杜仲、忍冬藤、川续断、牛膝各三钱，淡附片、瑶桂心、炙桂枝、虎头蕉、明天麻、川芎、炙甘草各二钱，广木香、红花各一钱五分。

[主治]一切风痛，半身不遂等症。

[用法用量]上药用陈绍酒浸瓷瓶，瓷盘作盖，棉纸封口，重汤炖至点三炷香时为度。随量温饮，一日两次，其效如神，孕妇忌服。

4. 顶风立效散(《串雅补》)

[组成]川乌一两(去皮脐，面裹煨)，草乌一两(去尖，姜汁炒)，羌活一两，海风藤二两(醋煮一夜，焙干)。

[主治]一切风症，不拘手足疼痛，不能行动者。

[用法用量]共为细末。每服五分。一切风症，陈酒送下。

5. 治风气疼痛方(《秘传奇方》)

[组成]当归、独活、桑寄生各五钱，秦艽、地黄、玉竹、苍术、川芎各四钱，木瓜、海风藤、川牛膝各三钱，五加皮七钱，何首乌六钱，红花二钱，白芍三钱五分。

[主治]风气疼痛。

[用法用量]共入瓶内，用老酒七斤，煮三炷

香为度。每日早晚服三四杯,服完再加酒五斤煮服。

6. 松枝酒(《医学心悟》)

[组成]松节三钱,桑枝三钱,桑寄生三钱,钩藤三钱,续断三钱,天麻三钱,金毛狗脊三钱,虎骨三钱,秦艽三钱,青木香三钱,海风藤三钱,菊花三钱,五加皮三钱,当归三两。

[主治]白虎历节风,走注疼痛,或如虫行,诸般风气。

[用法用量]每药一两,用生酒两斤煮,退火七日饮。

7. 遍身生疮药酒(《疡医大全》)

[组成]虎骨(醋炙)三两,薏苡仁三两,当归四钱,金银花四钱,防风四钱,白茯苓四钱,连翘四钱,怀生地四钱,贝母四钱,苍耳子三钱,羌活三钱,天花粉三钱,白芍三钱,海风藤二钱,黄柏二钱,茅苍。

[主治]遍身生脓窠疮。

[用法用量]共入绢袋盛,好酒十斤,浸三日,隔水煮,埋地下七日,出火毒。每饮数杯。

8. 再造至宝丹(《疡医大全》)

[组成]大风肉三两,白蒺藜三两,防风三两,苦参三两,荆芥五钱,胡麻五钱,当归五钱,天麻三钱,黄连少许,乌药少许,棕灰少许,雄黄少许,海风藤三钱,人参三钱,官桂二钱,甘草二钱,天竺黄少许,檀香根少许,麝香少许。

[主治]大麻风。

[用法用量]上为末,米糊为丸。酒送下。

9. 天真玉髓丸(《疡医大全》)

[组成]白蒺藜(炒去刺)八钱,草胡麻(去土,微炒)八钱,苦参(鲜明者)八钱,荆芥八钱,当归身(酒洗)八钱,防风(去芦)八钱,海风藤(香者为

上,如马鞭根,切片,花纹如槟榔尤妙)四钱,枳壳(去瓤净)四钱,白术四钱,木通四钱,乳香(去油)二钱,没药(去油)二钱,牛膝二钱,川桂枝二钱,重全蝎七个,大风子三两(同天麻一钱煮,白衣膜,石臼内捣碎和匀),虎骨(酥炙)四钱。

[主治]大麻风、紫云风。

[用法用量]上为细末,水法叠丸。每早、午、晚各服三钱,白汤送下,用香橼片过口。如服此丸反觉饮食少进,身体倦怠疲困,则药力到矣,须耐心久服,可保全功。渐加至五钱、七钱更妙。

【考释】

海风藤较早见载于《岭南采药录》等书,均未作形态描述。目前全国比较广泛应用的为胡椒科植物风藤 *Piper kadsura* (Choisy) Ohwi 的干燥藤茎。其分布于浙江、福建、台湾、广东等地。生于低海拔林中,常攀援于树上或岩石上。入药常于夏、秋二季采割,除去根、叶、晒干。但海风藤同名品种较多,各地以其他植物作海风藤使用的情况较为复杂,主要有:胡椒科植物山蒟 *Piper hancei* Maxim.(浙江、福建、湖南),毛蒟 *Piper puberulum* (Benth.) Maxim.(浙江),南藤 *Piper wallichi* (Miq.) Hand.-Mazz.(湖南、福建);松萝科节松萝 *Usnea florida* (L.) Wigg.,长松萝 *Usnea longissimi* Ach.(四川、湖南、湖北、江西、广西、贵州、云南等);木兰科植物异型南五味子 *Kasura heteroclita* (Roxb.) Craib(广东、广西);木通科植物五叶木通 *Akebia quinata* DC.(江苏),白木通 *Akebia trifoliata* (Thunb.) Koidz. var. *australis* (Diels) Rehd.(四川成都);大血藤科植物大血藤 *Sargentodoxa cuneata* (Oliv.) Rehd. et Wils 等植物的茎藤或根作海风藤,当属误用,应予以注意。

海 龙

（《本草纲目拾遗》）

【异名】

水马（《抱朴子》），海蛆（《本草纲目拾遗》）。

【释名】

1.《本草纲目》：海马《拾遗》。水马。弘景曰：是鱼虾类也。

2.《宝庆本草折衷》：海马灰在内。又云：一名水马。生西海，又云生南海。又云：收之曝干。

3.《本草原始》：《圣济总录》云：雌者黄色，雄者青色。形状如马，故名。似海马而小者，名海蛆，又名海蝎子，亦呼小海马。

4.《台湾通志》：海马状如马，头有发，亦四翅。

5.《本草纲目拾遗》：《百草镜》云：海马之属，小者长不及寸，名海蛆，不入药。

【产地分布】

1.《南州异物志》：生西海。

2.《本草图经》：生南海

【性状】

1.《南州异物志》：大小如守宫，其色黄褐。

2.《本草衍义》：其首如马，其身如虾，其背伛偻，有竹节纹，长二三寸。

【炮制方法】

1. 净制 《普济方》：剉。

2. 切制 《本草品汇精要》：捣末用。

3. 炮炙

（1）制炭 《重修政和经史证类备用本草》：烧末。《本经逢原》：煅赤。

（2）炙制 《急救仙方》：炙。《卫生宝鉴》：微酥炙，炒。

（3）炒制 《普济方》：剉，炒黄色。

（4）酥制 《普济方》：酥醋炒。《本草品汇精要》：凡采得以酒浸酥炙用或烧存性捣末用。

（5）酒制 《洞天奥旨》：酒炙黄。

（6）药汁制 《修事指南》：木香、大黄、牵牛、巴豆、青皮、童便制。凡使海马，须取雌雄各一枚，木香一两，大黄炒，白牵牛炒，各二两，巴豆四十九粒，青皮二两，童子小便浸软，包巴豆，扎定，入小便内再浸七日，取出面炒黄色，去豆不用，取皮同众药为末，每服二钱水一盏，煎三五沸，临卧温服。

【性味归经】

1.《宝庆本草折衷》：平，温。无毒。

2.《本草品汇精要》：性温，平。无毒。味咸。

3.《本草纲目》：甘，温，平。无毒。

4.《本草原始》：甘，温。无毒。

5.《本草发明》：性温，辛。

6.《本草新编》：入肾经、命门。

7.《本草撮要》：味甘温。入足少阴、厥阴经。

8.《本草再新》：味甘，性温。无毒。入心、肺、胃三经。

9.《本草分经》：甘温。

【功用主治】

1.《本草图经》：妇人将产，或烧末饮服，亦可手持之。《异鱼图》云：主难产及血气。

2.《本草元命苞》：难产带之神验。今人使房室之补，酥炙黄，入药弥佳。

3.《本草品汇精要》：《图经》曰：产妇带之，或手持之，易产。又临产烧一对，为末，饮调服，易生。

4.《本草纲目》：妇人难产，带之于身，甚验。暖水脏，壮阳道，消瘕块，治疗疮肿毒。

5.《本草分经》：暖水脏，壮阳道，治气血痛，消瘕块。

6.《本草撮要》：功专暖水脏，壮阳道，消瘕块。治疗疮肿毒，妇人难产及气血痛。

7.《药性通考》：善兴阳，能催生，亦堕胎。

8.《玉楸药解》：暖水壮阳，滑胎消癥。海马温暖肝肾，起痿壮阳，破症块，消疔肿，平痈疽，催胎产。

9.《本经逢原》：阳虚多用之，可代蛤蚧。

【用法用量】

内服：煎汤，一至三钱；或入散剂，三分至一钱。外用：研末撒。

【选方】

1. 海马拔毒散（《急救仙方》）

[组成]海马一双（炙），穿山甲（黄土炒）二钱，水银二钱，朱砂二钱，雄黄三钱，轻粉一钱，脑子少许，麝香少许。

[主治]发背，诸恶疮，兼治疗疮。

[用法用量]上件除水银外，各研为末，和合水银，再研至无星。针破疮口，点药入内，一日一点。神效。

2. 木香汤（海马汤，《圣济总录》）

[组成]木香一两，海马子一对（雌者黄色，雄者青色），大黄（炒、剉）、青橘皮（汤浸，去白，焙）、白牵牛（炒）各二两，巴豆（四十九粒）。

[主治]远年虚实，积聚瘕块。

[用法用量]上六味以童子小便，浸青橘皮软，裹巴豆，以线系定，入小便内再浸七日，取出，麸炒黄，去巴豆，只使青橘皮，并余药粗捣筛。每服二钱匕，水一盏，煎三五沸，去滓，临卧温服。

3. 血竭散（《鸡峰普济方》）

[组成]硇砂、血竭、没药、桂、木香、朱砂各一分，海马一对，干漆一两，虻虫二十个，龙脑一钱，水蛭十四个，当归、硼砂、阿魏各一大钱。

[主治]妇人血气产后渴燥，一切血邪乱语，眼如血袋，及血上冲口，鼻血出。

[用法用量]上研为细末，每服一钱，冷水调下。如产后血上冲口鼻血出，用童子小便调服三服必效。

4. 比圣散（《鸡峰普济方》）

[组成]硇砂、血竭、没药各一两，海马一对，桂、木香、朱砂各一分，干漆二两，虻虫二十一个，龙脑一钱，水蛭十四个，当归一两，硼砂一钱，阿魏一分。

[主治]妇人血气，产后渴燥，一切血邪乱语，眼如血袋，败血上冲，口鼻血出。

[用法用量]上为细末，一处和匀。每服一钱，冷水调下，如产后血上冲，口鼻血出，用童子小便调服，三服必效。

5. 希夷八卦安神延寿丹（《福寿丹书》）

[组成]天门冬三斤（抽心皮，长流水净洗，晒干，择明净者用之，能补大虚），红花二两（能生颜），熟地黄一斤（去黑，将酒洗，晒干，能生气血），石燕二对（能温心血，补益丹田），海马二对（用酥油煮透，然后慢火焙干用，能助髓与阳），真川椒二两（闭目者不用，能宽眸，去风邪）。

[主治]安五脏，返老还童，服之长生，得者宝之。

[用法用量]上为细末，分两如数，炼蜜为丸，梧子大，每服一钱，空心无灰酒或盐汤下，忌大怒大醉。

6. 引水散（《奇效良方》）

[组成]海马、海蛤、赤茯苓、川木通、琥珀、滑石、忘忧根、白丁香、通草、猪苓（去皮）、鬼棘针、苦葶苈（纸衬炒）、萹蓄、车前子（微炒）、越桃（炒，即山栀子）、瞿麦穗、泽泻、茴香（微炒）、木香以上各一两，燕子一对（火煅醋淬）。

[主治]小水秘涩，不快或不通，及肿满脚气，一切湿证。

[用法用量]上为粗散。每服五钱，水一盏

半,灯心三十茎同煎,取清汁八分,纳麝香一字,拌匀放温,食前服。

7. 消瘿丸(《寿世仙丹》)

[组成]石燕五个(火煅),海蛤三个(煅),海马一钱,螵蛸二钱,海藻、海带、海布、海粉、海菜各三钱,莪术一两。

[主治]瘿气大颈。

[用法用量]上为末。面糊丸如梧子大,每饭后服,忌盐七日。

8. 海马散(《青囊秘传》)

[组成]海马(炙黄)一对,辰砂一钱,雄精三钱,麝香五厘,梅片一分,甲片(黄土炒)一钱。

[主治]痈疽发背,不腐溃者。

[用法用量]上为细末,另加水银少许,研至不见星为度。外用。

9. 芙蓉海马丹(《医级宝鉴》)

[组成]熟地三两(煮,捣),山药(炒)一两半,枸杞(炒)一两半,萸肉(炒)二两,茴香(炒)一两,巴戟(酒炒)一两,苁蓉(洗,蒸)一两,淫羊藿(焙)一两,茯神(人乳拌,蒸)一两,续断(酒炒)一两,杜仲(盐水炒)一两,故纸(炒)一两,胡桃肉二两,桂心(研)五钱,海马一对(切,焙),阿芙蓉三钱(须去泥,清膏),蛤蚧一对(去头足,清水浸五宿,逐日换水,拭去浮鳞,炙黄)。

[主治]阳痿精衰,不能生育,或精滑不摄,不能交接。

[用法用量]上为末,先将熟地、苁蓉、胡桃三味捣膏令匀,然后用鹿胶八两溶化,入诸末,捣为丸,如梧桐子大。每日早、晚各服三钱,用开水送下。

10. 还真膏药方(《易简方论》)

[组成]熟地、当归身、苍术、天冬各一两,大附子一个,川巴戟、肉苁蓉、川乌、麦冬、草乌、防风、白茯苓、甘枸杞、官桂、锁阳、乳香、没药、白豆蔻、雄丁香、蛇床子、木鳖子(去壳)、川续断、广木香、地骨皮、怀生地各五钱,以上粗药。人参一两,阳起石二两(研末,贮碗内,用棉纸鞫口,于赤日中晒,升于纸上者佳),云母粉一两,白龙骨一两(煅七次),麝香三钱,雄黄三钱,海马二对,石

燕二对,以上细药。

[主治]下元虚冷,夜梦遗精,脚力衰弱,膀胱疝气,妇人白带,难受胎孕,五劳七伤,一切风气。

[用法用量]大择天月德日,或天月德合日,取真麻油二斤,将前粗药咀片,入油浸七日,用铜锅桑柴火熬,仍以桑枝不住手搅,以药枯为度。滤去渣,徐下飞丹十四两,随下随搅,熬至滴水成珠,离火。再下细药搅匀,候冷凝,在井水中浸三日,退火气,贴脐上,殊验。

【各家论述】

1. 《证类本草》:海马,谨按《异志》云:生西海,大小如守宫虫,形若马形,其色黄褐。性温,平,无毒。主妇人难产,带之于身,神验。《图经》云:生南海。头如马形,虾类也。妇人将产带之,或烧末饮服。亦可手持之。《异鱼图》云:收之暴干,以雌雄为对。主难产及血气。

2. 《本草品汇精要》:《名医》所录。[名]水马。[地]《图经》曰:生西海中。大小如守宫虫,头形若马,身如虾,背伛偻,有竹节纹,长五六寸,乃虾之类也。渔人布网罟,此物多系网上得之,以雌雄为对也。[色]黄褐。[味]咸。[性]温,平。[气]气薄味厚,阴中之阳。[臭]腥。[主]调气和血。[制]凡采得,以酒浸,酥炙用,或烧存性,捣末用。

3. 《本草纲目》:藏器曰:……妇人难产割裂而出者,手持此虫,即如羊之易产也。颂曰:《异鱼图》云:渔人布网罟,此鱼多挂网上,收取曝干,以雌雄为对。时珍曰:按《圣济总录》云:海马,雌者黄色,雄者青色。又徐表《南方异物志》云:海中有鱼,状如马头,其喙垂下,或黄或黑。海人捕得,不以啖食,曝干即此也。又《抱朴子》云:水马合赤斑蜘蛛,同冯夷水。

4. 《本草新编》:海马,亦虾属也,入肾经命门,专善兴阳,功不亚于海狗,更善堕胎,故能催生也。海马功用不亚腽肭脐,乃尚腽肭脐不尚海马,此世人之大惑也。谁知海马不论雌雄,皆能勃兴阳道,若腽肭脐,必须用雄者始效,贵价而买,仍是赝物,何若用海马之适用哉?或问:海马以何地生者为佳?海马沿海多生之,而最能兴阳

者,山东第一,广东次之。盖山东尤得生气也。阳气之生,尤能种子耳。

5.《本草求原》:海马,治血气痛,壮阳,功同蛤蚧。消瘕块。同木香、大黄、白牵牛、青皮、巴豆,入童便浸七日,去豆为末,水下。

6.《本经逢原》:海马雌雄成对,其性温暖,有交感之义……又阳虚房术多用之,可代蛤蚧之功也。

【考释】

海龙是我国重要的动物药材,用药历史悠久,基原众多。其名始出清代孙元衡《赤嵌集》:"海龙产澎湖澳。冬日双跃海滩,渔人获之,号为珍物,首尾似龙,无牙、爪,大者尺余,入药,功倍海马云。"《本草纲目拾遗》引《译史》云:"此物有雌雄,雌者黄,雄者青。"又引《百草镜》云:"海龙乃海马中绝大者,长四五寸至尺许不等,皆长身而尾直,不作圈,入药功力尤倍。虽同一类形状,微有不同,此物广州南海亦有之。体方,周身如玉色,起竹节纹,密密相比,光莹耀目,诚佳品也。"当时我国已知海龙与海马是同一类,仅形状微有不同,功用亦相似,这与两者均同属海龙科相关。而据"周身如玉色,起竹节纹",且体型能达到尺许及"产澎湖澳"(即台湾海域),知其基原当为刁海龙 *Solenognognathus hardwickii*。20世纪 50 年代前后,海龙属尖海龙和舒氏海龙逐渐纳入药用。明代屠本畯《闽中海错疏》钱串项下,载"钱串身长而小嘴,长五六寸,青色,亦名青针"。目前"钱串"一名仍有沿用,市售尖海龙有称钱串子、杨枝鱼、小海龙或海针,体色青黑色,均与之相符。1961 年出版的《中药志》记载"今市售品的原动物有刁海龙、拟海龙及尖海龙等三种",称"海龙:别名杨枝鱼、钱串子"。1963 年版《中国药典》收录了海龙的药用标准,规定其基原为刁海龙 *Solenognathus hardwickii*(Gray),拟海龙 *Solenognathus biaculeatus*(Bloch)或尖海龙 *Solenognathus acus*(Linnaeus),此后历版均沿袭这一规定。

《药物出产辨》云:"海龙产广东潮州汕尾平海为最。"今入药海龙三种基原中刁海龙主产广东、海南岛沿海;拟海龙主产福建、广东沿海;尖海龙主产山东沿海。

近年来,有以海蛇为海龙之别名,这是错误的,因两者相差甚远,功用也不相同,且海蛇有毒,使用时应当注意区别。

海 狗 肾

（《本草图经》）

【异名】

膃肭脐（《药性论》），海狗、膃肭兽（《日华子本草》），貀兽（《异物志》）。

【释名】

1.《本草图经》：膃肭脐，出西戎，今东海傍亦有之，云是新罗国海狗肾。旧说是骨讷兽，似狐而尖，长尾，其皮上自有肉黄毛，三茎共一穴。

2.《本草蒙筌》：膃肭脐，味咸，气大热。无毒。惟生东海傍，俗疑海狗肾。状类肾囊干缩，仍两睾丸粘联。或又指形体，系兽系鱼；俱未据的见，立言立说。由此真伪莫别，只凭试验才知。投睡熟犬边，犬或惊狂跳起；置寒冻水内，水因温暖不冰（得此验者真也）。酒渍透炙干，气馨香勿嗅。

3.《本草征要》：膃肭脐……一名海狗肾，两重薄皮裹丸核，皮上有肉，黄毛三茎，共一穴，湿润常如新，置睡犬旁，惊狂跳跃者真也。

4.《本草求真》：海狗肾（专入肝胃）即膃肭脐。系西番兽物，足似狗而鱼尾（时珍曰：按《唐书》云，骨貀兽，出辽西营州及结骨国。《一统志》云：膃肭脐出女真及三佛齐国。兽似狐，脚高如犬，走如飞，取其肾渍油，名膃肭脐。观此，则似狐之说非无也，盖似狐似鹿者其毛色尔，似狗者其足形也，似鱼者其尾形也。入药用外肾而曰脐者，连脐取之也），今东海亦有。味甘而咸，其肾即兽之脐，投于睡熟犬边，犬即惊跳，腊月浸置水内不冻，其性之热，殆可见矣。

【产地分布】

1.《临海志》：（海狗）出东海水中。

2.《本草图经》：膃肭脐，出西戎，今东海傍亦有之，云是新罗国海狗肾。

3.《本草衍义》：膃肭脐，今出登、莱州。

4.《本草求真》：系西番兽物，足似狗而鱼尾，时珍曰：按《唐书》云，骨貀兽，出辽西营州及结骨国。《一统志》云：膃肭脐出女真及三佛齐国……入药用外肾而曰脐者，连脐取之也，今东海亦有。

【性状】

1.《雷公炮炙论》：凡使，先须细认，其伪者多。其海中有兽，号曰水乌龙，海人采得，杀之，取肾以充膃肭脐，入诸药中修合，恐有误。其物自殊，有一对，其有两重薄皮裹丸核，皮上自有肉黄毛，三茎共一穴，年年瘢湿，常如新。

2.《海药本草》：谨按《临海志》云：出东海水中，状若鹿形，头似狗，长尾，每遇日出即浮在水面。

3.《药性论》：此是新罗国海内狗外肾也。

4.《本草衍义》：膃肭脐，今出登、莱州《药性论》以谓是海内狗外肾。《日华子》又谓之兽。今观其状，非狗非兽，亦非鱼也。但前即似兽，尾即鱼，其身有短密淡青白毛，腹胁下全白，仍相间于淡青。白毛上有深青黑点，久则色复淡，皮厚且韧，如牛皮，边将多取以饰鞍鞯。

5.《本草图经》：膃肭脐，今东海旁亦有之。

今沧州所图,乃是鱼类而豕首,两足,其脐红紫色,上有紫斑点,全不相类,医家亦兼用此。

6.《本草新编》:或疑腽肭脐,即海豹脐下之势也,古人讳言势而言脐耳。余以为不然。腽肭脐实鱼身,而非兽身也。

7.《炮炙全书》:毛色似狐,足形似狗,尾形似鱼,肾上两重薄皮裹其丸核,皮上有黄毛,一穴三茎,湿润如常新。置睡犬旁,惊狂跃跳者真也。

【炮制方法】

1. 净制 《医学入门》:凡使火燎去毛。《寿世保元》:内滚水泡去毛。

2. 切制 《雷公炮炙论》:细剉。《圣济总录》:薄切。《医宗粹言》:切片。《握灵本草》:剉捣。

3. 炮炙

(1)酒制 ①酒炙。《雷公炮炙论》:若用,须酒浸一日后,以纸裹,微微火上炙令香,细剉,单捣用也。《圣惠方》:酒刷炙微黄。《太平惠民和剂局方》:凡使,先用酒浸,慢火反复炙令熟方入药用。《奇效良方》:酒炙黄。《奇效良方》:酒浸,酥炙。《本草蒙筌》:酒渍透炙干。《本草纲目》:用酒浸一日,纸裹炙香剉捣,或于银器中,以酒煎熟合药。《海药本草》:凡入诸药,先于银器中酒煎后,方合和诸药,不然以好酒浸炙入药用,亦得。②酒煮。《类朱氏集验医方》:酒煮烂用。③酒炒。《普济方》:酒浸炒。④酒蒸。《普济方》:用酒蒸熟。

(2)盐制 《圣济总录》:薄切涂盐炙香。

(3)煎膏 《普济方》:切,研细,一两一分,用酒二斤淘精细,入铫子,慢火煎成膏。

(4)焙制 《医宗粹言》:内滚水泡去毛净切片,新瓦上下慢火炕干入药。

(5)酿酒 《修事指南》:可同糯米法面酿酒服。

【性味归经】

1.《证类本草》:味咸。无毒。

2.《本草纲目》:咸,大热。无毒。李曰:味甘香美,大温。

3.《神农本草经疏》:其味咸,无毒,与獭肝相似,第其气倍热耳。

4.《雷公炮制药性解》:味咸,性大热,无毒。入脾、命门二经。

5.《本草求真》:入肝、胃。

6.《要药分剂》:味咸,性大热。无毒。得水中之阳气以生,升也,阳也。一名海狗肾。入肾经,为专助元阳之品(肾气衰极、精寒痿弱要药)。

7.《药性切用》:性味咸,热。

8.《本草择要纲目》:咸,大热。无毒。

9.《炮炙全书》:咸,大温。

【功用主治】

1.《本草拾遗》:主鬼气尸疰,梦与鬼交,鬼魅狐魅,心腹痛,中恶邪气,宿血结块,痃癖羸瘦。

2.《药性论》:主男子宿癥气块,积冷,劳气羸瘦,肾精衰损,多色成肾劳瘦悴。

3.《日华子本草》:补中、益肾气,暖腰膝,助阳气,破癥结,疗惊狂,痫疾及心腹疼,破宿血。

4.《海药本草》:五劳七伤,阴痿少力,肾虚,背膊劳闷,面黑精冷,最良。

5.《雷公炮制药性解》:主助肾添精,补中益气,鬼气尸疰,梦与鬼交,宿血癥结,心腹疼痛……按:腽肭脐咸热之品,本入命门补火,脾家所快者,肭热也,故亦入之。助阳之功,独甲群剂,今出登莱州,即海狗肾也。

6.《珍珠囊补遗药性赋》:腽肭脐疗劳瘵,更壮元阳……腽肭脐温中补肾,何忧梦与鬼交情。腽肭脐,味咸性热无毒,主惊痫,消宿血,除癖气。

7.《神农本草经百种录》:助阳暖精,治阴痿精寒,鬼交尸疰。

8.《本草择要纲目》:男子宿癥气块,积冷劳气,肾精衰损,多色成劳瘦悴。补中,益肾气,暖腰膝,助阳气,破癥结,疗惊狂痫疾,五劳七伤,阳痿少力,肾虚,背膊劳闷,面黑精冷最良。《和剂局方》治诸虚损有腽肭脐丸。今之滋补丸药中多用之,精不足者补之以味也,大抵与苁蓉锁阳之功相近。亦可同糯米法面酿酒服。

【用法用量】

一至三钱,或研末,或浸酒。

【禁忌】

1.《神农本草经疏》：阴虚火炽及骨蒸劳嗽等候，咸在所忌。

2.《本草求真》：脾胃挟有寒银湿者，亦忌。

3.《要药分剂》：凡阴虚火炽，强阳不倒，或阳事易举，及骨蒸劳嗽等症，均忌。

【选方】

1. 腽肭脐圆方一（《太平惠民和剂局方》）

［组成］腽肭脐一对（慢火酒炙令熟），硇砂（研飞）二两，精羊肉（熟切碎烂研）、羊髓（取汁）各一斤，沉香、神𪚥（炒）各四两。已上六味，用无灰好酒一斗，同于银器内，慢火熬成膏，候冷入下项药。阳起石（用浆水煮一日，细研飞过，焙干用）、人参（去芦）、补骨脂（酒炒）、钟乳粉（炼成者）、巴戟（去心）、川芎、肉豆蔻（去壳）、紫苏子（炒）、枳壳（去瓤，麸炒）、木香、荜澄茄、葫芦巴（炒）、天麻（去苗）、青皮（去白）、丁香、茴香（舶上，炒）各二两；肉桂（去粗皮）、槟榔、蒺藜子（炒）、大腹子各二两半，山药一两半，苁蓉（洗，切片，焙）四两，白豆蔻（去壳）一两，大附子（炮，去皮、脐，用青盐半斤，浆水一斗五升煮，候水尽，切，焙干）八两。

［主治］五劳七伤，真气虚惫，脐腹冷痛，肢体酸疼，腰背拘急，脚膝缓弱，面色黧黑，肌肉消瘦，目暗耳鸣，口苦舌干，腹中虚鸣，肋下刺痛，饮食无味，心常惨戚，夜多异梦，昼少精神，小便滑数，时有余沥，房室不举，或梦交通，及一切风虚痼冷，并宜服之。

［用法用量］上药各依法修事，捣，罗为末，入前膏内搜成剂，于臼内捣千余杵，圆如梧桐子大。每服二十圆，空心，温酒下，盐汤亦得。

2. 腽肭脐圆方二（《魏氏家藏方》）

［组成］鹿茸（燎去毛，酥炙）、当归（去芦酒浸）、破故纸（炒）、杜仲（姜制，炒去丝）、五味子（去枝）、附子（炮去皮脐）、舶上茴香（炒）各一两，沉香（不见火）、腽肭脐（酒浸）、龙骨（煅）、钟乳粉各半两，熟干地黄二两（洗）。

［主治］补心肾，壮阳益阴，固下元。

［用法用量］上为细末，蜜和酒打糊为圆如梧

桐子大，每服三十圆，空心盐酒下。

3. 通真延龄种子丹（一名腽肭脐丸，《妙一斋医学正印种子编》）

［组成］五味子二两，山茱萸四两，菟丝子四两，砂仁二两，车前子二两，巴戟天四两，甘菊花二两，枸杞子四两，生地黄五两，熟地黄五两，海狗内外肾各一付（如无即本地黑狗或黄狗内外肾各一付，酥炙），怀山药三两，天冬二两，麦冬三两，柏子仁二两，鹿角霜二两，鹿角胶四两，人参二两，黄柏一两半（制），杜仲三两，肉苁蓉四两，覆盆子三两，没食子二两，紫河车二具，何首乌三两，牛膝三两，补骨脂二两，胡桃肉二两，鹿茸三两，沙苑蒺藜四两（二两炒磨入药，二两磨粉打糊）。

［主治］阳痿无火，服之立起。

［用法用量］为末，同柏子仁、胡桃肉泥、蒺藜糊，酒化鹿角胶，炼蜜和丸如梧桐子大。每服四钱，空心饥时各一服，龙眼汤、淡盐汤，寒天好酒任下三四钱。

4. 遇仙丹（一名一粒金丹，《摄生众妙方》）

［组成］腽肭脐二钱，阿芙蓉二钱，片脑三分，朱砂三分，麝香一分，晚蚕蛾一分。

［主治］五劳七伤，男女诸般劳嗽、吐痰、吐血、翻胃、转食、咳逆、风壅、痰涎、冷泪、鼻流清涕、水泻、痢疾、心腹疼痛、酒疸、食黄、水气、宿食不化、左瘫右痪，三十六种风，七十二般气。

［用法用量］上为末，放磁碗内，别用火酒二钟，将射干草不拘多少入酒内煎至八分，然后倾于碗内，放水面以炭火滚四五次取出，为丸如梧桐子大，金箔为衣。每服一丸，用沙糖或梨嚼烂下之，五七日服一服。

5. 既济补真丹（《魏氏家藏方》）

［组成］大附子二只（生，去皮脐，每只作四片），阳起石（酒煮三日，研如粉）一分，伏火灵砂一分（研细如粉），天雄一对（每只劈作四片，生去皮，同附子入青盐半两，以水三升同煮令水尽为度，焙干用），磁石（连吸五七针者，火煅红醋焠十四次，研细如粉，水飞，去赤浊水）半两别研，鹿茸（燎去毛，酥炙）、麋茸（燎去毛，酥炙）、舶上茴香

（炒）、补骨脂（炒）、川当归（酒浸一宿，去芦）、牛膝（酒浸一宿，去芦）各一两，钟乳粉、荜澄茄、夜明砂、肉豆蔻（面裹煨）、枸杞子、杜仲（去皮盐）、丁香各半两（不见火）、菟丝子二两（淘净酒浸，三宿焙干），已上制度如法，一处为细末，入后膏子为圆；膃肭脐（酒浸研）、沉香（不见火）、神曲（炒）各半两，并为细末，麝香半钱（别研），安息香一分（酒化别研），羊髓二两（研烂），肉苁蓉一两（先去咸，研令极烂），羊石一对（去筋膜研烂）。

［主治］诸虚不足。

［用法用量］已上八味，用水二升同于银石器内重汤熬，不住手搅成膏。

6. 救生丹（《魏氏家藏方》）

［组成］膃肭脐一对（一两以上者去膜研），朱砂半两（研），附子四只（八钱重者去皮脐酒煮十沸，焙干用黄土拌和，同蒸半时许）、人参（去芦）、白术（炒）、远志（去心）、当归（去芦酒浸）、天冬（去心）各三两，神曲（炒）、鹿茸（燎去毛酥炙）、肉苁蓉（酒浸去皮土）各五两，沉香一两（不见火）。

［主治］丈夫、妇人心肾不交，肝气虚寒，荣卫不行，大内俱陷，真气不守，津液枯少。

［用法用量］上为细末，用精羊肉二斤细切去皮膜秤，酒煮过，入砂盆，肉研烂，别用好酒五升入膃肭脐，当归、肉苁蓉、天冬末同熬成膏，入余药末同搜圆如梧桐子大，每服三十圆，加至五十圆，温酒下。空心食前服。

7. 膃肭脐丸方一（《奇效良方》）

［组成］膃肭脐（酒炙黄）、荜澄茄、附子（炮，去皮脐）、牛膝（去苗）、覆盆子、沉香、薯蓣、补骨脂（微炒）、石斛（去根）、槟榔、麝香（别研）、肉苁蓉（去鳞，酒浸炙）、桂心、木香以上各一两，山茱萸、远志（去心）、白术、巴戟（去心）、蛇床子、石龙芮、肉豆蔻、川芎、泽泻以上各三分，母丁香（半两）。

［主治］补益丹田，固济水脏，安神益智，明目驻颜，壮腰膝，充肌肤，补虚冷，安脏腑。

［用法用量］上为细末，炼蜜和捣三五百杵，丸如梧桐子大，每服三十丸，渐加至四十丸，空心用温酒送下。

8. 大膃肭脐丸二（《圣济总录》）

［组成］膃肭脐一对（慢火酒炙，别杵为末），精羊肉一斤（煮熟，切，焙，为末），硇砂（水煎至燥，研）半两，沉香（末）、面曲（炒，为末）各四两，羊髓二升（去筋脉，研），酒一斗（同煎六味于银石器内，慢火熬成膏，瓷合盛），附子半斤（去皮脐，入青盐半斤，浆水一斗，煮水尽，切，焙），肉苁蓉（酒浸，去皱皮，切，焙）四两，巴戟天（去心）、荜澄茄、白豆蔻（去皮）、补骨脂（炒）、茴香子（炒）、木香、丁香、肉豆蔻（炮，去皮）、桂（去粗皮）、槟榔（剉）、大腹子（剉）、沙苑蒺藜（炒）、紫苏子、葫芦巴（炒）、芎䓖、人参、青橘皮（汤浸去白，焙）、阳起石（浆水煮一日，细研）、钟乳粉、天麻、山芋、枳壳（去瓤，麸炒）各二两。

［主治］本脏虚损，痼冷诸疾。

［用法用量］上三十一味除酒膏外，捣罗为末，入前膏内搜成剂，于臼内捣千余杵，为丸如梧桐子大，每服二十丸，空心温酒或盐汤下。

9. 膃肭脐散（《圣济总录》）

［组成］膃肭脐（切，焙）、吴茱萸（汤洗，焙，炒）、甘松（洗，焙）、陈橘皮（汤浸去白，焙）、高良姜（各一分）。

［主治］下元久冷，虚气攻刺心脾，小肠冷痛不可忍。

［用法用量］上五味捣罗为末，先用猪白胰一个，去脂膏，入葱白三茎，椒十四粒，盐一捻，同细剉，银石器中炒，入无灰酒三盏，煮令熟去滓，每服七分盏，调药二钱匕，日三。

10. 补接膃肭脐散（《圣济总录》）

［组成］膃肭脐（酒，炙）、熟干地黄（焙）、芸薹子（研）、桑根白皮（剉）、没药（研）、当归（剉，炒）各一两，桂（去粗皮，半两）。

［主治］筋伤骨损。

［用法用量］上七味捣研为散，每服二钱匕，温酒调下，不拘时。

11. 鹿茸丸（《圣济总录》）

［组成］鹿茸（去毛，涂酥炙脆）、天雄（炮裂，冷水浸，去皮脐）、白附子（大者，炮）、鹿髓（去膜，别研如膏，后入）各一两，膃肭脐一对（薄切，涂盐

炙香)。

[主治]肾脏伤惫,腰膝无力,形瘦骨痿,头目昏沉,时忽旋运,项背疼痛,不得俯仰。

[用法用量]上五味捣罗四味为末,与鹿髓同研和令匀,入炼蜜和丸如梧桐子大,温酒下三十丸,日三两服。

【各家论述】

1.《海药本草》:谨按《临海志》云:出东海水中。状若鹿形,头似狗,长尾。每遇日出,即浮在水面,昆仑家以弓矢而采之,取其外肾,阴干百日。其味甘香美,大温,无毒。主五劳七伤,阴痿,少力,肾气衰弱虚损,背膊劳闷,面黑精冷,最良。

2.《神农本草经疏》:腽肭,海兽也,得水中之阳气,故其味咸,无毒。《药性论》:大热。李珣:甘香美大温。其味与獭肝相似,第其气倍热耳。所主鬼气尸疰,梦与鬼交,鬼魅狐魅,心腹痛,中恶邪气者,盖因真阳虚,则神明不振,幽暗易侵,故诸邪恶缠疰为病,此药专补阳气,则阴邪自辟,所以能疗如上等证也,咸能入血,软坚,温热能通行消散,故又主宿血结块,及疝癖羸瘦也。近世房术中多用之,以其咸温入肾补虚,暖腰膝,固精气,壮阳道也。《和剂局方》:有腽肭脐丸,治诸虚劳损,鬼疰邪恶,梦与鬼交,精气乏绝等证。[简误]腽肭脐,性热助阳,为肾气衰竭,精寒痿弱之要药。然而阴虚火炽,强阳不倒,或阳事易举及骨蒸劳嗽等候,咸在所忌。

3.《本草新编》:腽肭脐,味咸,气大热,无毒。疗疝癖尪羸,并脾胃劳极,破宿血结聚及腰膝寒酸,辟鬼气,禁梦与鬼交,逐魅邪,止睡被魅魇,祛冷积,益元阳,坚举阳管不衰,诚助房术要药。弟多假,又雌多于雄,雌者绝无功效。雄者固多兴阳道,然而不配之参、术、熟地、山药、山茱、杜仲、肉桂、巴戟天、肉苁蓉之类,功亦平平无奇,世人好异,动言兴阳必须腽肭脐,谁知药品中尽有胜之者,如鹿茸、海马之类,未尝不佳。腽肭脐,鱼也,而人误认海豹为腽肭脐,所以兴阳无大效,转不如鹿茸、海马之能取胜也。腽肭脐,生于东海之中,最灵而藏,能先知人捕取,故世人绝无

有得之者。其形并不如狗,鱼首,身无鳞甲,尾如鱼,有四掌,少异于鱼。曰海狗者即海豹,而掌则与腽肭脐相同。海豹乃兽身,毛如豹,掌有毛,而腽肭脐无毛也。腽肭脐真者,闻其气即兴阳,正不必吞服耳。至海豹性亦淫,亦能兴阳,故土人以海豹充腽肭,所以功薄而效轻,博物君子必有以辨之。或问腽肭脐今人并无有见之者,先生又从何处见之,而辨且如是之分明耶?曰:古人之书可考也,何必亲见腽肭脐。余虽未见,而海豹则数见之。古人云:腽肭脐,鱼也。余所见者,乃兽也。非海豹而何,况其身绝似豹乎。吾故知今之所用者,皆非真也。世情好异,谓不可得之物,必然功效实奇,往往弃人参、鹿茸于不用,而必欲得腽肭以为快。及得伪者,修合药饵,而朝夕吞服,未见其奇。不悟其腽肭之伪,而自叹阳道之衰,虽助之而无用也。吾深为世人惜之矣。

4.《本草求真》:海狗肾(专入肝胃),即腽肭脐。系西番兽物,足似狗而鱼尾(时珍曰:按唐书云,骨貀兽出辽西营州及结骨国。《一统志》云:腽肭脐出女真及三佛齐国,兽似狐,脚高如犬,走如飞。取其肾渍油,名腽肭脐。观此,则似狐之说非无也,盖似狐似鹿者其毛色尔,似狗者其足形也,似鱼者其尾形也,入药用外肾而曰脐者,连脐取之也),今东海亦有。味甘而咸,其肾即兽之脐,投于睡熟犬边,犬即惊跳,腊月浸置水内不冻,其性之热,殆可见矣。故书载治宿血疝癖尪羸症者,取其咸能入血软坚,温能通行消散也。用以佐其房术者,取咸温入肾补虚、固精壮阳道也(时珍曰:精不足者补之以味也,大抵与苁蓉锁阳之功相近,亦可同糯米法面酿酒服)。此药虽置器中,长年温润,然能水不冻,大不同于他药。若云功近苁蓉锁阳,润虽相若,气实不等,不无厚视苁蓉锁阳而薄视此物也。但脾胃挟有寒湿者亦忌,以湿遇湿故耳,恐相碍也。酒浸,纸裹炙香,剉捣,或于银器中以酒煎熟合药用(时珍曰:以汉椒樟脑同收则不坏)。

5.《要药分剂》:张鼎曰:《和剂局方》治诸虚劳损,有腽肭脐丸。今之滋补药中多用之,精不足者补之以味也。大抵与苁蓉、锁阳之功

相近。

【考释】

海狗肾,又名腽肭脐,以腽肭脐之名始载于《药性论》云:"此是新罗国海内狗外肾也,连而取之。"海狗肾之名则出自《本草图经》:"腽肭脐,出西戎,今东海傍亦有之,云是新罗国海狗肾。旧说是骨讷兽,似狐而尖,长尾,其皮上自有肉黄毛,三茎共一穴。"又云:"腽肭脐,今东海旁亦有之。今沧州所图,乃是鱼类而豕首,两足,其脐红紫色,上有紫斑点,全不相类,医家亦兼用此。"《海药本草》云:"谨按《临海志》云:出东海水中,状若鹿形,头似狗,长尾,每遇日出即浮在水面。"

《本草衍义》云:"腽肭脐,今出登、莱州。《药性论》以谓是海内狗外肾。《日华子》又谓之兽。今观其状,非狗非兽,亦非鱼也。但前即似兽,尾即鱼,其身有短密淡青白毛,腹胁下全白,仍相间。于淡青白毛上有深青黑点,久则色复淡,皮厚且韧,如牛皮,边将多取以饰鞍鞯。"综上所述,腽肭脐为海狗或海豹的阴茎和睾丸无疑,现今所用为海狮科动物海狗 *Callorhinus ursinus* L. 和海豹科动物斑海豹 *Phoca largha* Pallas、点斑海豹 *Phoca vitulina* L. 的阴茎和睾丸,但多用海豹,而海狗则少见。其主产于加拿大、夏威夷群岛等地,我国山东、辽宁有小量出产。

海 桐 皮

（《开宝本草》）

【异名】

刺桐（《南方草木状》）。

【释名】

1.《证类本草》曰：海药：谨按《广志》云：生南海山谷中。似桐皮，黄白色，故以名之。

2.《本草纲目》：李珣曰：生南海山谷中，树似桐。而皮黄白色，有刺故以名之。

【产地分布】

1.《海药本草》：生南海山谷中。

2.《本草图经》：海桐皮，出南海已南山谷，今雷州及近海州郡亦有之。

3.《本草蒙筌》：出雷州属广东及近海州郡。

4.《要药分剂》：苏颂曰：此出广南。

【性状】

1.《本草图经》：叶如手大，作三花尖。皮若梓白皮，而坚韧可作绳，入水不烂。

2.《本草蒙筌》：似桐皮而坚韧白黄。收采无时，任煎汤液。堪作绳索，入水常存。浸不烂也。

3.《本草纲目》：叶大如手，作三花尖。皮若梓，白皮而坚韧，可作绳。入水不烂，不拘时月采之。又云：岭南有刺桐，叶如梧桐。其花附干而生侧敷，如掌形。若金凤，枝干有刺，花色深红，江南有赪桐，红花无实。时珍曰：海桐皮有巨刺，如鼋甲之刺。或云：即刺桐皮也。按嵇含《南方草木状》云：九真有刺桐，布叶繁密，三月开花，赤色照映，三五房凋，则三五复发。陈翥《桐谱》云：

刺桐生山谷中，文理细紧而性喜拆裂，体有巨刺如檽树，其实如枫。赪桐身青，叶圆大而长，高三四尺便有花，成朵而繁红色如火，为夏秋荣观。

4.《炮炙全书》：皮有巨刺，如鼋甲之刺。海桐叶，大如手，作三花尖，体有巨刺，如檽树。又别有海桐花，见《草花谱》，与此不同。

【炮制方法】

1. 净制 《肘后备急方》：削去上黑者。《太平惠民和剂局方》：去粗皮。

2. 切制 《肘后备急方》：细擘之。《太平圣惠方》：刬。

3. 炮炙

（1）酒制 《普济方》：酒浸炒。《炮炙大法》：酒浸服。

（2）炒制 《奇效良方》：炒。

【炮制作用】

《本草原始》：古方多浸酒治风蹙。

【性味归经】

1.《海药本草》：味苦，温。无毒。

2.《开宝本草》：味苦，平。无毒。

3.《神农本草经疏》：味苦辛，平。无毒。入足太阴、阳明经。

4.《本草述钩元》：味苦，气平。气薄味浓。入足太阴、阳明经。

5.《神农本草经百种录》：海桐皮，性味甘平。

6.《本草求真》：海桐皮（专入肝）。辛苦而温,能入肝经血分。

【功用主治】

1.《海药本草》：主腰脚不遂,顽痹,腿膝疼痛,霍乱,赤白泻痢,血痢,疥癣。

2.《开宝本草》：主霍乱中恶,赤白久痢,除甘蜃疥癣。牙齿虫痛,并煮服及含之,水浸洗目,除肤赤。

3.《日华子本草》：治血脉麻痹疼痛,及目赤煎洗。

4.《珍珠囊补遗药性赋》：主痢,除疥虫,治风痹痛。

5.《本草蒙筌》：主霍乱赤白久痢,除疳蜃疥癣牙虫。渍酒治风厥殊功,渍水洗赤眼神效。

6.《本草纲目》：去风杀虫,煎汤,洗赤目。能行经络,达病所。又入血分,及去风杀虫。

7.《本草撮要》：功专祛风去湿杀虫。

8.《本草征要》：除风湿之害,理腰膝之疼。可涂疥癣,亦治牙虫。

9.《本草备要》：入血分,祛风,去湿,杀虫,能行经络,达病所。治风厥顽痹,腰膝疼痛。

10.《本经逢原》：治风湿腰脚不遂,血脉顽痹,腿膝疼痛,赤白泻痢,及去风杀虫。

【用法用量】

煎服,一钱半至五钱;或酒浸服。外用,适量。

【禁忌】

1.《本草汇言》：痢疾、赤眼、痹厥诸证非关风湿者,不宜用。

2.《神农本草经疏》：此药只因风湿、湿热流注下焦腰膝为病,若因阴虚血少火炽而得者勿服。

3.《得配本草》：血少火炽者禁用。

4.《本草征要》：腰膝痛非风湿者不宜用。

5.《神农本草经百种录》：血虚忌之。

【选方】

1.海桐散一(《施圆端效方》)

[组成]轻粉一钱七,海桐皮、菖茹、黑狗脊、蛇床子、硫黄各半两。

[主治]风疮疥癣。

[用法用量]上为细末。油调搽疥癣,上熏鼻中。

2.海桐散二(《伤科方书》)

[组成]独活、牛膝、秦艽、桂心、生地、陈皮、赤芍、续断、当归、防风、丹皮、加皮、姜黄、海桐皮各等分。

[主治]手足伤。

[用法用量]上用童便、水、酒煎服。

3.海桐煎(《鸡峰普济方》)

[组成]海桐皮十两,牛膝九两,楮实七两,枳实六两,木香、白芍药各四两,桂八两。

[主治]久患脚膝湿痹,行履不得。

[用法用量]上为细末,蜜为丸,如梧桐子大。每服四十丸,食前空心服。

4.海桐皮丸一(《太平圣惠方》)

[组成]海桐皮一两(锉),桂心一两,牛膝一两(去苗),杜仲一两(去粗皮,炙微黄,锉),石斛一两(去根节),熟干地黄一两。

[主治]妇人腰脚风冷疼痛,行立无力。

[用法用量]上为末,炼蜜为丸,如梧桐子大。每服三十丸,空心及晚食前以温酒送下。

5.海桐皮丸二(《太平圣惠方》)

[组成]海桐皮一两,柏子仁三分,羌活三分,石斛一两(去根,锉),防风三分(去芦头),当归三分(锉,微炒),桂心一两,侧子一两(炮裂,去皮脐),淫羊藿一两,莠一两,麻黄一两(去根节),牛膝一两(去苗),莽草一两(微炙),枳壳一两(麸炒微黄,去瓤)。

[主治]偏风。手足不遂,筋骨疼痛。

[用法用量]上为末,炼蜜为丸,如梧桐子大。每服三十丸,食前以温酒送下。

6.海桐皮丸三(《圣济总录》)

[组成]海桐皮二两(锉细),石斛(去根)三分,羌活(去芦头)半两,赤箭一两半,牛膝(酒浸,切,焙)、白附子(生)、防风(去叉)各一两,木香、山芋各三分,菊花、牡荆子各半两,丹砂一两(研)。

[主治]中风。手足不遂,身体疼痛,肩背拘急。

［用法用量］上为细末，以天南星末二两半，同好酒煮为膏，为丸如梧桐子大。每服十五丸，茶、酒任下。

7. 海桐皮丸四（《圣济总录》）

［组成］海桐皮（锉）二两，白芥子（研）半两，乳香（研）半两，芸薹子（研）、地龙（炒）、甜瓜子各一两，牡蛎（生）三两，枫香脂（研）一两，金毛狗脊（去毛）二两，威灵仙（去土）一两半，蔓荆实一两，苍术（炒）一两半，草乌头（生，去皮尖）一两，木鳖子（去壳）一两半，没药（研）半两，续断一两，自然铜（煅，醋淬七遍），乌药各二两半。

［主治］摊缓风，手足不遂，或时麻木，口眼㖞斜，头昏脑闷。

［用法用量］上药除研外，为末和匀，醋煮面糊为丸，如绿豆大。每服二十丸，空心、食前木瓜温酒下。

8. 海桐皮丸五（《圣济总录》）

［组成］海桐皮（锉）、防风（去叉）、牛膝（酒浸，切，焙）、羌活（去芦头）各半两，郁李仁（去皮尖双仁，炒，研）一分，大腹（锉）二枚，蒴藋叶一束（捣取汁一升）。

［主治］一切风冷，身体手足疼痛。

［用法用量］上药除蒴藋汁外，为末，先以蒴藋汁同酒一升熬成膏，入药末，搜和为丸，如梧桐子大。每服三十丸，空腹温酒送下。

9. 海桐皮丸六（《圣济总录》）

［组成］海桐皮（锉）、楝实（锉，炒）、木香、石斛（去根）、茴香子、牛膝（寸截，酒浸一宿，焙干）各一两，槟榔（煨，锉）一两，芎䓖一分。

［主治］下脏风虚，耳内蝉声。

［用法用量］上为末，炼蜜为丸，如梧桐子大。每服二十至三十丸，空心温酒或盐汤送下。

10. 海桐皮汤（《医宗金鉴》）

［组成］海桐皮、铁线透骨草、明净乳香、没药各二钱，当归（酒洗）一钱五分，川椒三钱，川芎一钱，红花一钱，威灵仙、白芷、甘草、防风各八分。

［主治］一切跌打损伤，筋翻骨错，疼痛不止。

［用法用量］上为粗末。装白布袋内，扎口煎汤，熏洗患处。

【各家论述】

1.《珍珠囊补遗药性赋》：漱牙洗目海桐皮。

2.《神农本草经疏》：海桐皮禀木中之阴气以生，本经味苦，气平，无毒。然详其用，味应带辛，气薄味厚，阴中阳也，入足太阴、阳明经。二经虚则外邪易入，为霍乱中恶，辛以散之。湿热内侵为疳䘌，久痢，苦以泄之。又脾胃主肌肉，湿热浸淫则生虫而为疥癣，苦能杀虫，平即微寒，湿热去而疥癣除矣。其主漱齿洗目者，亦取其苦寒杀虫，辛平散风热之意耳。李珣以之治腰脚不遂，血脉顽痹，腿膝疼痛之证，其为辛苦之剂无疑矣。

3.《本草撮要》：得苡仁、牛膝、川芎、羌活、地骨皮、五加皮、生地酒浸饮。治风顽痹，腰膝疼痛。以蛇床子合为末，用腊猪脂调搽风癣良。

4.《本经逢原》：海桐皮能行经络达病所。虫牙风痛，煎汤漱之。疳蚀疥癣，磨汁涂之。目赤浮翳，浸水洗之。此药专去风湿，随证入药服之。

5.《得配本草》：得蛇床子，擦癣虫。

6.《本草求真》：一皆风祛湿散之力，用者须审病自外至则可。若风自内成，未可妄用，须随症酌治可耳。

7.《要药分剂》：禀木中之阴气以生。降也。阴中阳也。

【考释】

海桐皮，《广志》云："生南海山谷中。似桐皮，黄白色，故以名之。"树皮有刺，刺桐之名得之于此。《南方草木状》云："九真有刺桐，其木为材，三月三时，布叶繁密，后有花赤色，间生叶间，旁照他物，皆朱殷，然三五房凋，则三五复发，如是者竟岁。"《本草图经》曰："海桐皮，出南海已南山谷，今雷州及近海州郡亦有之。叶如手大，作三花尖。皮若梓白皮而坚韧，可作绳，入水不烂。"《本草纲目》谓："岭南有刺桐，叶如梧桐。其花附干而生侧敷，如掌形。若金凤，枝干有刺，花色深红。"又云："海桐皮有巨刺，如鼋甲之刺。或云：即刺桐皮也。"据上述文献记载，古人所言刺桐、海桐与今之刺桐相符，即为豆科植物刺桐 *Erythrina variegata* L. 的干皮。分布于浙江、福建、台湾、湖北、湖南、广东、广西、四川、贵州、云南等地，生于山沟或草坡上。全年可采收，而以春季较易剥取，将树砍伐剥取干皮，刮去棘刺及灰垢，晒干备用。

蛤蚧

（《雷公炮炙论》）

【异名】

蛤蟹（《日华子本草》），仙蟾（《本草纲目》）。

【释名】

1. 《开宝本草》：一雄一雌，常自呼其名，曰蛤蚧。

2. 《本草纲目》：蛤蚧，因声而名，仙蟾，因形而名；岭南人呼蛙为蛤，又因其首如蛙、蟾也。雷敩以雄为蛤，以雌为蚧，亦通。

【产地分布】

1. 《海药本草》：谨按《广州记》云：生广南水中。

2. 《证类本草》：生岭南山谷及城墙或大树间。

3. 《本草图经》：蛤蚧，生岭南山谷及城墙或大木间，今岭外亦有之。

【性状】

1. 《海药本草》：《岭外录》云，首如虾蟆，背有细鳞，身短尾长，且暮自鸣蛤蚧，人采之，割腹，以竹开张，曝干鬻于市。

2. 《证类本草》：身长四五寸，尾与身等。形如大守宫，一雄一雌，常自呼其名，曰蛤蚧。

3. 《绍兴本草》：蛤蚧形如蝎虎，但颇大数倍矣。

4. 《本草纲目》：《北户录》：蛤蚧首如蟾蜍，背绿色，上有黄斑点若古锦文，长尺许，尾短，其声最大，多居木窍间，亦守宫、蜥蜴之类也。

5. 《本草求真》：绝与蛤蜊不类，生于广南，身长七八寸，首如蟾蜍，背绿色斑，头圆肉满，鳞小而厚，鸣则上下相呼，雌雄相应，情洽乃交，两相抱负，自坠于地，往捕劈之，至死不开。

【炮制方法】

1. 净制 《证类本草》：去头足，洗去鳞鬣内不净。《普济方》：净洗。研，去虫，生用。《得配本草》：去眼或去头足。

2. 切制 《博济方》：研细末。《重修政和经史证类备用本草》：捣。

3. 炮炙

（1）酒制 ①酒浸焙。《雷公炮炙论》：凡修事，服之去甲上、尾上并腹上肉毛，毒在眼，如斯修事了，用酒浸，才干，用纸两重于火上缓隔焙纸炙，待两重纸干焦透后，去纸，取蛤蚧于蒸器中盛，于东舍角畔悬一宿，取用，力可十倍。勿伤尾，效在尾也。《握灵本草》：凡用先去眼及遍身肉毛酒浸两重纸焙。②酒炙。《圣济总录》：酒浸酥炙。《圣济总录》：净洗用清酒和蜜涂炙熟。《普济方》：青盐酒炙脆为度。《证治准绳》：酒浸一宿酥炙。《医宗粹言》：用酒洗温净，慢火炙熟，研入药。《玉楸药解》：去头眼鳞爪，酒浸酥炙黄，研细。③酒炒。《普济方》：酒浸一宿，捶，炒干。④酒洗。《本草汇》：酒洗，去头足鳞鬣。⑤酒浸。《串雅外编》：一对全尾酒浸。

（2）酥炙 《太平圣惠方》：涂酥炙微黄。《证类本草》：合药去头足，洗去鳞鬣内不净，以酥炙用良。《卫生宝鉴》：河水浸五宿，逐日换水，洗去腥,酥炙黄色。《普济方》:一对,用雌雄各半两,米泔刷洗净二十次,酥火炙香熟……用河水洗净,文武火酥炙黄色。《医学原始》:凡用去头足洗净鳞甲酥炙。《本经逢原》:去头留尾,酥炙。《本草从新》:洗去鳞内砂土及肉毛,酥炙。

(3)醋炙　《太平圣惠方》:用醋少许涂炙令赤色。《三因极一病证方论》:一对,去口足,温水浸去膜,刮了血脉,用好醋炙。

(4)炙制　《博济方》:用汤洗十遍,慢火内炙令香,研细末。《证类本草》:凡用炙令黄熟,捣。《妇人大全良方》:去足炙。《普济方》:炙,去口足。《本草述》:其毒在眼,须去眼及甲上、尾上、腹上肉毛,炙令黄色,勿伤其尾,效在尾也。

(5)蜜制　《圣济总录》:蜜炙。

(6)煅制　《洪氏集验方》:煅存性。

【炮制作用】

1.《雷公炮炙论》:毒在眼……勿伤尾,效在尾也。

2.《本草纲目》:炙令黄色,熟捣,口含少许,奔走不喘息者,始为真也。

3.《玉楸药解》:其毒在头足,其力在尾,如虫蛀其尾者,不足用。

4.《本草求真》:其药力在尾,尾不全者不效,去头足(因毒在眼,须去其头)。

【性味归经】

1.《开宝本草》:味咸,平。有小毒。

2.《本草纲目》:咸,平。有小毒。《日华》曰:无毒。

3.《神农本草经疏》:入手太阴、足少阴经。

4.《本草汇言》:入手太阴、厥阴经。

5.《本草再新》:入心、肾二经。

6.《本草撮要》:味咸,温。入手太阴足少阴经。

【功用主治】

1.《海药本草》:疗折伤……主肺痿上气,咯血,咳嗽。

2.《开宝本草》:主久肺劳传尸,杀鬼物邪气,疗咳嗽,下淋沥,通水道。

3.《本草衍义》:补肺虚劳嗽有功。

4.《日华子本草》:治肺气,止嗽,并通月经,下石淋,及治血。

5.《本草纲目》:补肺气,益精血,定喘止嗽,疗肺痈,消渴,助阳道。

6.《本草择要纲目》:积久咳嗽,肺痿咯血,肺痈急,通水道。昔人言:补可去弱,人参羊肉之属。蛤蚧补肺气,定喘止渴,功同人参。益阴血,助精扶羸,功同羊肉。

7.《本草分经》:补肺润肾,益精助阳,通淋定喘,止嗽气虚,血竭者,宜之。其力在尾,毒在眼。

8.《神农本草经百种录》:补肺滋肾,止嗽定喘。虚乏久病宜之。外邪初起勿服。

9.《本草撮要》:功专补气益血。得人参治喘嗽劳损痿弱。

【用法用量】

一至二钱,多入丸散或酒剂。

【禁忌】

1.《神农本草经疏》:咳嗽由风寒外邪者不宜用。

2.《得配本草》:阴虚火动,风邪喘嗽,二者禁用。

【选方】

1. 蛤蚧丸方(《太平圣惠方》)

[组成]蛤蚧一对(头尾全者,涂酥炙令黄),贝母一两(煨微黄),紫菀一两(去苗、土),杏仁一两(汤浸,去皮、尖,双仁,麸炒微黄),鳖甲二两(涂醋炙令黄,去裙襕),皂荚仁一两(炒令焦黄),桑根白皮一两(锉)。

[主治]虚劳咳嗽及肺壅上气。

[用法用量]上药捣罗为末,炼蜜和捣三二百杵,丸如梧桐子大。每服以枣汤下二十丸,日三四服。忌苋菜。

2. 蛤蚧散(《太平圣惠方》)

[组成]蛤蚧一对(用醋少许涂,炙令亦色),白羊肺一两(分为三分),麦冬半两(去心,焙),款冬花一分,胡黄连一分。

[主治]肺劳咳嗽。

[用法用量]上药除羊肺外,捣细罗为散,先

将羊肺一分,于沙盆内细研如膏,以无灰酒一中盏,暖令鱼眼沸,下羊肺,后入药末三钱,搅令匀。令患者卧,去枕,用衣簟腰,仰面徐徐而咽,勿太急。久患不过三服。

3. 独圣饼(《圣济总录》)

[组成]蛤蚧一对(雌雄头尾全者,净洗,用法酒和蜜涂炙熟),人参一株(紫团参)。

[主治]肺嗽,面浮,四肢浮。

[用法用量]上二味,捣罗为末,熔蜡四两,滤去滓,和药末,作六饼子。每服,空心,用糯米作薄粥一盏,投药一饼,趁热,细细呷之。

4. 治肺间积虚热方(《本草衍义》)

[组成]蛤蚧、阿胶、生犀角、鹿角胶、羚羊角一两。

[主治]肺间积虚热,久则成疮,故嗽出脓血,晓夕不止。喉中气塞,胸膈噎痛。

[用法用量]除胶外,皆为屑,次入胶,分四服。每服用河水三升,于银石器中,慢火煮至半升,滤去滓。临卧微温细细呷,其滓候服尽再捶,都作一服,以水三升,煎至半升,如前服。若病患久虚不喜水,当递减水。

5. 治久嗽肺痈方(《普济方》)

[组成]用蛤蚧、阿胶、鹿角胶、生犀角、羚羊角各二钱半,用河水三升。

[主治]久嗽肺痈。宗奭曰:久嗽不噎痛。

[用法用量]银石器内容火熬至半升,滤汁。时浮半两为末,化蜡四两,和作六饼。每煮糯米薄粥一盏,投入一饼搅化,细细热呷之。

6. 乌扇丸方(《太平圣惠方》)

[组成]乌扇半两,蛤蚧一对(涂酥微炙),木通半两(剉),汉防己半两,大戟三分(剉碎,微炒),槟榔半两,陈橘皮三分(汤浸去白瓤,焙),附子半两(炮裂,去皮脐),木香半两,当归半两(剉碎,微炒),郁李仁三分(汤浸去皮,微炒),续随子一分,海蛤半两(细研),肉桂半两(去皱皮),赤茯苓半两,赤芍药半两。

[主治]水气肿满,咳逆上气。

[用法用量]上件药,捣罗为末,炼蜜和丸,如小豆大。每日五更初,以桑根白皮汤下三十丸。

7. 蛤蚧丸方(《太平圣惠方》)

[组成]蛤蚧一对(头尾全者,涂酥,炙令微黄),汉防己半两,贝母半两(煨令微黄),甜葶苈半两(隔纸炒令紫色),桑根白皮一两(剉),蝉蜕半两,猪苓半两(去黑皮),赤芍药半两,陈橘皮三分(汤浸,去白瓤,焙),人参三分(去芦头),甘草一分(炙微赤,剉),五味子半两。

[主治]久肺气咳嗽,涕唾稠黏,上气喘急。

[用法用量]上为末,炼蜜为丸,如梧桐子大。每于食后,以温粥饮下三十丸。

8. 胡黄连丸方(《圣济总录》)

[组成]胡黄连半两,蛤蚧(酥炙)半两,牛黄(研)半两,犀角屑半两,天麻半两,人参半两,肉豆蔻仁半两,大黄(研细,炒)半两,雄黄(研如粉)一分。

[主治]小儿五疳。

[用法用量]上九味捣研为末,炼蜜为丸如麻子大。每服五丸,空心、午后各一服,温水下。

9. 桃花散方(《圣济总录》)

[组成]蛤蚧(酥炙)一钱,蛤粉(研)二钱,芎劳一分,丹砂(研)半钱。

[主治]小儿咳嗽

[用法用量]上四味,捣研为散。每服半钱匕,温齑汁调下,量大小加减,乳食后服。

10. 蛤蚧丸方(《圣济总录》)

[组成]蛤蚧(全者,酥炙)一对,琥珀(研)半两,珍珠末一分,海藻(洗去咸,焙)一分,肉豆蔻(去壳)一枚,大黄(剉碎,醋炒)一分,昆布(洗去咸,焙)半两。

[主治]瘿气肿塞。

[用法用量]上为末,枣肉为丸,如梧桐子大。每服二十丸,木通汤下。

11. 阿胶散(《鸡峰普济方》)

[组成]阿胶、侧柏叶各一两,熟地黄、人参、麦冬各三分,茯苓半两,蛤蚧一只(全者)。

[主治]肺痿损伤,气喘咳嗽有血。

[用法用量]上为细末。每服二钱,米汤调下食后。

12. 紫团参丸(《卫生宝鉴》)

[组成]蛤蚧一对(酥炙),人参二钱半,白牵

牛(炒)、木香、甜葶苈(炒)、苦葶苈各半两,槟榔一钱。

[主治]肺气虚,咳嗽喘急,胸膈痞痛,短气噎闷,下焦不利,脚膝微肿。

[用法用量]上为末,用枣肉为丸如桐子大。每服四十丸,煎人参汤送下,食后。

13. 人参蛤蚧散(《卫生宝鉴》)

[组成]蛤蚧一对(全者,河水浸五宿,逐日换水,洗去腥,酥炙黄色),杏仁(去皮尖,炒)、甘草(炙)各五两,知母、桑白皮、人参、茯苓(去皮)、贝母各二两。

[主治]三二年间肺气上喘咳嗽,咯唾脓血,满面生疮,遍身黄肿。

[用法用量]上八味为末,净磁合子内盛。每日用如茶点服,永除,神效。

14. 治蛊胀虚损将危之症方(《良朋汇集经验神方》)

[组成]人参、蛤蚧各等分。

[主治]蛊胀虚损将危之症。

[用法用量]上为细末,黄蜡为丸,如梧桐子大。每服三钱或二钱,白滚水送下。

【各家论述】

1.《本草纲目》:马志曰:蛤蚧生岭南山谷及城墙,或大树间,形如大守宫,身长四五寸,尾与身等,最惜其尾,见人取之,多自啮断其尾而去,药力在尾,尾不全者不效。扬雄《方言》云:桂林之中守宫能鸣者,俗谓之蛤蚧,盖相似也。掌禹锡曰:按《岭表录异》云,蛤蚧首如虾蟆,背有细鳞如蚕子,土黄色,身短尾长,多巢于榕木及城楼间,雌雄相随,旦暮则鸣,或云:鸣一声是一年者,俚人采鬻,云治肺疾。李珣曰:生广南水中,夜即居于榕树上,雌雄相随,投一获二,近日西路亦有之,其状虽小,滋力一般,俚人采之,剖腹以竹张开,曝干鬻之。苏颂曰:人欲得首尾全者,以两股长柄铁叉,如黏黐等状,伺于榕木间,以叉刺之,一股中恼,一股着尾,故不能啮也。入药须雌雄两用,或云:阳人用雄,阴人用雌。雷敩曰:雄为蛤,皮粗,口大,身小,尾粗。雌为蚧,皮细,口尖,身大,尾小。李时珍曰:按段公路《北户录》云,其

首如蟾蜍,背绿色,上有黄斑点如古锦纹,长尺许,尾短。其声最大,多居木窍间,亦守宫、蜥蜴之类也。又顾《玠海槎录》云:广西横州甚多蛤蚧,牝牡上下相呼累日,情洽乃交,两相抱负,自堕于地,人往捕之,亦不知觉,以手分劈,虽死不开,乃用熟稿草,细缠蒸过,曝干售之。炼为房中之药,甚效。寻常捕者不论牝牡,但可为杂药,及兽医方,中之用耳……李时珍曰:补肺气,益精血,定喘止嗽,疗肺痈消渴,助阳道……昔人言补可去弱,人参羊肉之属。蛤蚧补肺气,定喘止渴,功同人参;益阴血,助精扶赢,功同羊肉。近世治劳损痿弱,连叔微治消渴,皆用之,俱取其滋补也。刘纯云:气液衰,阴血竭者,宜用之。何大英云:定喘止嗽,莫佳于此。

2.《神农本草经疏》:得金水之气,故其味咸气平,有小毒。入手太阴,足少阴经。其主久肺劳传尸、鬼物邪气、咳嗽、淋沥者,皆肺肾为病,劳极则肺肾虚而生热,故外邪易侵,内证兼发也。蛤蚧属阴,能补水之上源,则肺肾皆得所养而劳热咳嗽自除,邪物鬼气自去矣。肺朝百脉,通调水道,下输膀胱,肺气清,故淋沥水道自通也。

3.《珍珠囊补遗药性赋》:蛤蚧传尸堪止嗽,兼补肺邪鬼咸驱。

4.《本草述钩元》:味咸。气平。有小毒。入手太阴足少阴经。主治久嗽、肺劳、传尸、肺痿、咯血,定喘逆上气,通月经,下石淋,利水道止渴……[论]蛤蚧得金水之气,性味属阴,能补水之上源,故肺肾皆得所养,而劳热久咳之治,自有专攻。试即雌雄相媾分劈不开,口含少许急奔不喘,其精气之凝聚完固,至于如斯。夫在于人,神凝则气聚,气足则精完,气聚精完则咳血、咯血,于何不除,月经于何不通。而且肺气既完,则通调水道以输膀胱,又何淋沥之不下,而消渴之不愈耶?但厥功最着于肺疾,余证皆由治肺以及之者耳。咳嗽由风寒外邪者,弗用(仲淳)。

5.《本草问答》:蛤蚧生石中,得金水之气,故滋肺金,功专利水,其能定喘者,则以水行则气化,无痰饮以阻之故喘自定。

6.《本草新编》:蛤蚧,味咸,气平,有小毒。

主肺虚声咳无休,治肺痿,血咯不已,逐传尸痨瘵,祛着体邪魅,仍通月经,更利水道。至神功用,全在于尾,尾损则无用也。然亦必得人参、麦冬、五味、沙参乃奇。蛤蚧生于西粤者佳,夜间自鸣声至八九声者为最胜。捕得之须护其尾,尾伤即有毒,所断之尾反可用也。蛤蚧,善能固气,含其尾而急趋,多不动喘,故止喘实神。

7.《炮炙全书》:咸,平,有小毒。其毒在眼。用酒洗,去头、足、鳞、爪,以酥炙,研用。只含少许,奔走百步不喘者,乃为真也。郭佩兰曰:生广南水中,夜居榕树上,形如守宫,尾与身等,雌雄相随。药力在尾,而此物最惜其尾,每见人取之,多自啮,断尾而去。采之,须以两股铁叉刺之为得。入药须用雌雄。雄为蛤,皮粗口大,身小尾粗;雌为蚧,皮细口尖,身大尾小。宜丸散中用。

8.《本草备要》:补肺润肾、定喘、止嗽。咸,平。补肺润肾,益精助阳,治渴通淋,定喘止嗽,肺痿咯血,气虚血竭者宜之(能补肺,益水上源。李时珍曰:补肺止渴,功同人参,益气扶羸,功同羊肉)。

9.《本经逢原》:蛤蚧味咸归肾经,性温助命门,色白补肺气,功兼人参、羊肉之用。而治虚损痿弱,消渴喘嗽,肺痿吐沫等证,专取交合肾肺之气,无以逾之。愚按:蛤蚧、龙子性皆温补助阳,而举世药肆中皆混称不分,医者亦不辨混用。龙子则剖开如皮,身多赤斑,偏助壮火,阳事不振者宜之。蛤蚧则缠束成对,通身白鳞,专温肺气,气虚喘乏者宜之。虚则补其母也。

10.《得配本草》:咸、平、温。有小毒。入手太阴、足少阴经血分。助阳益精,定喘止嗽。逐传尸,辟鬼邪。配参、蜡、糯米,治虚寒喘嗽。配人参、熟地,补阳虚痿弱。

11.《本草择要纲目》:蛤蚧,凡用,须炙令黄色熟捣。口含少许,奔走不喘息者,乃为真也。可入丸散。其毒在眼,须去眼及甲上、尾上、腹上肉毛。雄为蛤,雌为蚧,身长四五寸,尾与身等。药力在尾,尾不全者不效。

12.《本草求真》:大助命门相火,故书载为

房术要药,且色白入肺,功兼人参羊肉之用,故用能治虚损痿弱,消渴喘嗽,肺痿吐沫等症,专取交合肺肾诸气。入药去头留尾,酥炙,口含少许,虽疾走而气不喘,则知益气之功为莫大焉!但市多以龙子混冒,举世亦不深辨,如龙子则剖开而身多赤斑,皮专助阳火,虽治阳痿,性少止涩。蛤蚧则缠束多对,通身白鳞,兼温肺气,故肺虚喘乏最宜(外感喘嗽勿用)。其药不论牝牡皆可,即非相抱时捕之,功用亦同,但其药力在尾(见人捕之,辄自断尾),尾不全者不效,去头足(因毒在眼,须去其头),洗去鳞内不净,乃肉毛,酥炙,或蜜炙,或酒浸焙用。

13.《医方丛话》:蛤蚧出蜀中,雌雄相抱。妇人临蓐握掌中,儿即易下。《檐曝杂记》载,蛤蚧蛇身,而四足形如虢虎,身有瘢,五色俱备。其疕处又似虾蟆,最丑恶。余初入镇安,路旁见之,疑为四足蛇,甚恶之。问土人,乃知为蛤蚧也。其鸣,一声曰蛤,一声曰蚧,能叫至十三声者方佳。其物每一年一声,十三声则年久而有力也。能润肺,补气,壮阳。其力在尾,而头足有毒,故用之者必尾全而去其头足。

14.《本草蒙筌》:蛤蚧,味咸,气平。有小毒。一云无毒。岭南山中有,城墙树底多。首类虾蟆,背如蚕子。尾长身短,颜色土黄。一雌一雄,白以名唤。行走无异蝘蜓,时常护惜尾稍。见欲取之,辄自啮断。采须全具,入药方灵。制宗雷公,去头足鳞鬣;雌雄并用,以酥炙研成。倘或鬻诸市家,务预口含少许。奔走百步,不喘方真。主肺虚声咳无休,治肺痿血咯不已。传尸劳瘵悉逐,着体邪魅咸祛。仍通月经,更利水道。

【考释】

蛤蚧首载于南北朝时期雷敩所著《雷公炮炙论》:"蛤蚧,凡使,须认雄雌。若雄为蛤,皮粗口大,身小尾粗;雌为蚧,口尖,身大尾小。"《岭表录异》云:"蛤蚧;首如虾蟆,背有细鳞如蚕子,土黄色,身短,尾长,多巢于树中。端州古墙内有。巢于厅署城楼间者,旦暮则鸣,自呼蛤蚧是也。里人采之,鬻于市为药,能治肺疾。医人云:药力在尾,不具者无功。"《开宝本草》云:"蛤蚧,生岭南

山谷及城墙或大树间,身长四五寸,尾与身等。形如大守宫,一雄一雌,常自呼其名,曰蛤蚧。最护惜其尾,或见人欲取之,多自啮断其尾,人即不取之。"其言虽简,但能与爬行纲中形态、个体相近的鬣蜥科种类截然分开。再据所记的栖息环境、能鸣、断尾、身长四五寸、尾与身等的一系列特征,足以判断古代记载的蛤蚧,应该就是壁虎科动物蛤蚧 Gekko gecko L.。但现代应用的蛤蚧有红点蛤蚧与黑点蛤蚧两个品种。黑点蛤蚧背部呈灰黑色或灰黄绿色,为《中华人民共和国药典》收载正品,产于东南亚地区,但由于黑点蛤蚧资源匮乏,现今有用鬣蜥科动物蜡皮蜥 Leiolepis reevesi,即背部呈砖红色斑点的红点蛤蚧,主产于广东、广西、云南等地区。此外,有关蛤蚧的产地,《海药本草》载"生广南水中",《本草图经》载"生岭南山谷及城墙或大木间,今岭外亦有之",《本草纲目》载"多居木窍间",《本草从新》亦有记载"出广南",由此可知蛤蚧生长于岭南地区,相当于现在广东、广西、云南等地。《药物出产辨》记民国蛤蚧出产甚详:"蛤蚧产广西,以龙州为多,其次滤墟,贵县、南宁、百色等均有出,梧州乃聚处,实非梧州所产。"现今,蛤蚧主产于广西南宁、百色、宜山、容县、平乐、崇左、德保,广东怀集、云浮、从化、英德、罗定、阳春、阳江、增城、信宜等,云南西双版纳州、红河州、文山州,贵州、福建、江西亦产。广西产量约占全国产量的90%,销全国。印度、越南、缅甸、泰国、柬埔寨、老挝、印度尼西亚等南亚和东南亚国家也产。

番 红 花

（《本草品汇精要》）

【异名】

泊夫蓝（《饮膳正要》），番栀子蕊（《回回药方》），撒馥兰（《本草品汇精要》），撒法郎（《本草纲目》），藏红花（《本草纲目拾遗》）。

【释名】

1.《汉书》：卮。

2.《尔雅翼》：燕支。

3.《开宝本草》：红蓝、红花。

4.《本草图经》：黄蓝。

5.《本草纲目》：泊夫蓝、番红花。

【产地分布】

1.《格致镜原》：番红花……出回回地面。

2.《本草纲目》：番红花出西番回回地面及天方国，即彼地红蓝花也。

【性状】

1.《本草品汇精要》：撒馥兰，三月莳种于阴处。其根如蒜，硬而有须，抽一茎高六七寸，上着五六叶，亦如蒜叶，细长，绿色。五月茎端开花五六朵，如红蓝花，初黄渐红。六月结子，大如黍。

2.《本草害利》：形如皂荚，里多白瓤，剖开取出，如蝴蝶状。

【性味归经】

1.《饮膳正要》：味甘、平，无毒。

2.《本草品汇精要》：入心、肝经。

【功用主治】

1.《饮膳正要》：主心忧郁积，气闷不散。久食令人心喜。

2.《本草纲目》：活血，又治惊悸。

3.《本草品汇精要》：主散郁调血，宽胸膈，开胃进饮食，久服滋下元，悦颜色，及治伤寒发狂。

【用法用量】

内服：煎汤，三分至一钱，冲泡或浸酒炖。

【选方】

1. 治伤寒发狂，惊怖恍惚方（《医林集要》）

［组成］撒法郎二分。

［主治］伤寒发狂，惊怖恍惚。

［用法用量］水一盏，浸一夕服之。

2. 治吐血方（《本草纲目拾遗》）

［组成］藏红花一朵，无灰酒一盏。

［主治］吐血，不论虚实，何经所吐之血。

［用法用量］将花入酒，炖出汁服之。

3. 治心气郁结方（《杂病源流犀烛》）

［组成］番红花水浸一盏，羊心一具。

［主治］心气郁结。

［用法用量］入盐少许，徐徐涂心上。

4. 治各种痞结方（《本草纲目拾遗》）

［组成］藏红花一朵。

［主治］各种痞结。

［用法用量］每服一朵，冲汤下。忌食油荤、盐，宜食淡粥。

【各家论述】

1.《饮膳正要》：泊夫蓝，味甘，平，无毒。主心忧郁积气闷不散，久食令人心喜。即是回回地面红花，未详是否。

2.《食物本草》：元时以入食馔用。按张华《博物志》言张骞得红蓝花种于西域，则此即一种，或方域地气稍有异耳。番红花，味甘，平，无毒。治心忧郁积，气闷不散，活血。久服令人心喜。又治惊悸。

3.《钦定续通志》：崔豹《古今注》云：燕支中国谓之红蓝，疑即此。臣等谨按：郑志已有红蓝，未详西域之种，今补入。大青，其茎、叶皆深青，故名。又有小青，见苏颂《图经》。

4.《本草纲目拾遗》：藏红花，出西藏，形如菊。干之可治诸痞。试验之法：将一朵入滚水内，色如血，又入色亦然，可冲四次者真。《纲目》有番红花，又大蓟曰野红花，皆与此别。

【考释】

番红花又名西红花，番红花始见于《本草品汇精要》，云："撒馥兰，三月莳种于阴处。其根如蒜，硬而有须，抽一茎高六七寸，上著五六叶，亦如蒜叶，细长，绿色。五月茎端开花五六朵，如红蓝花，初黄渐红。六月结子，大如黍。花能疗疾，彼土人最珍重，今亦入贡，合香多用之。出忽拉散并怯里慢、黯城撒马儿罕。"据上述植物形态描述，与现今所用番红花相符，即为鸢尾科植物番红花 Crocus sativus L.。值得注意的是，《本草纲目》云："番红花出西番回回地面及天方国，即彼地红蓝花也。元时以入食馔用……按《博物志》言，张骞得红蓝花种于西域，则此即一种，或方域地气稍有异耳。"所附图绘成了菊科红蓝花。番红花原产于欧洲南部至伊朗等国，经印度传入西藏后，运销内地。现今浙江、江西、江苏、北京、上海等地有栽培。药用采收于10～11月中下旬开花时，晴天早晨采花，于室内摘取柱头，晒干或低温烘干备用。

番 荔 枝
（《植物名实图考》）

【异名】

毛荔支、龙荔、鸡嗉子（《植物名实图考》），释迦果、番梨、佛头果（《重修台湾府志》）。

【释名】

《重修台湾府志》：释迦果树高出墙，实大如柿，碧色，纹绉如释迦头。味甘而腻，熟于夏秋之间。零娄农曰：余使粤时，尚未闻有番荔支。顷有粤人官湘中者，为余画荔支图，而并及之夫似荔者有山韶子，一曰毛荔支，又有龙荔，介乎二果之间，其形与味，皆有微类者，若此果则但以骇目之耳。麻姑山之树，未见其实，而绿心突起，已具全角及至滇，乃知其为鸡嗉子。

【产地分布】

1.《重修台湾府志》：种自荷兰。

2.《植物名实图考》：产粤东。

【性状】

1.《重修台湾府志》：释迦果似波罗蜜而小……［略］佛头果，叶类番石榴而长，结实大如拳。熟时自裂，状似蜂房。房房含子，味甘香美，子中有核，又名番荔枝。

2.《植物名实图考》：树高丈余，叶碧，菓如黎式，色绿，外肤礧如佛髻，一果内有数十包，每包有一小子如黑豆大，味甘美，花微白。按麻姑山亦有番荔枝，据寺僧所述，亦甚相类，惟未见其结实，而僧言实不可食。故附绘备考。

【用法用量】

内服：煎汤三至十钱；也可作水果食用。外用：适量，捣敷。

【各家论述】

《滇志》：以入果品，而人不甚食，其肤亦肖荔也。昔人作同名录，大抵皆慕古人之人，而以其名为名，有名其名而类其人者，有绝不类其人者志同名者。盖深求其同、不同而恐人之误于同也。若斯果及鸡嗉子之微相肖者，虽欲附端明诸公之谱，以幸存其名乌可得耶？

【考释】

番荔枝原产热带美洲，约17世纪传入我国。清代《植物名实图考》始有记载，云："番荔枝产粤东，树高丈余，叶碧，果如梨式，色绿，外肤礧如佛髻，一果内有数十包，每包有一小子如黑豆大，味甘美，花微白。"据此形态描述，与现今番荔枝科植物番荔枝 *Annona squamosa* L. 相符。其原产于热带美洲；现全球热带地区有栽培。我国浙江、福建、台湾、广东、广西、云南等地有栽培。入药春、夏季采收，鲜用或晒干备用。

犀　角

（《神农本草经》）

【异名】

低密、独角犀《本草纲目》，乌犀角《证治准绳》。

【释名】

1.《新修本草》：[谨案]犀有两角，鼻上者为良，通天犀者，即水犀，云夜露不濡，尤是前说。有人以犀为蠡，死于野中，飞鸟翔而不集，谬矣。此心为剑簪耳，此人冠蠡，则是贵人，当有左右，何得野死？从令喻说，足为难信。牸是雌犀，文理细腻，斑白分明，俗谓斑犀，服用为上，然充药不如雄犀也。

2.《真腊风土记》：犀角，白而带花者为上，黑为下。

3.《异物志》：犀角中特有光耀，白理如线，自本达末，则为通天犀。

【产地分布】

1.《证类本草》：生永昌山谷及益州。陶隐居云：今出武陵、交州、宁州诸远山。

2.《本草图经》：犀角，出永昌山谷及益州，今出南海者为上，黔、蜀者次之。

3.《本草乘雅半偈》：出永昌山谷，及益州。永昌，滇南也。今出武陵、交州、宁州诸远山。黔、蜀者次之；海南者为上。

【性状】

1.《本草图经》：犀似牛，猪首，大腹，痹脚；脚有三蹄，色黑。好食棘。其皮每一孔皆生三毛。顶一角，或云两角，或云三角。谨按郭璞《尔雅》注云：犀三角，一在顶上，一在额上，一在鼻上。鼻上者即食角也，小而不椭（音堕），亦有一角者。《岭表录异》曰：犀有二角，一在额上为兕犀，一在鼻上为胡帽犀。牯犀亦有二角，皆为毛犀，而今人多传一角之说。此数种俱有粟纹，以纹之粗细为贵贱。角之贵者，有通天花纹，犀有此角，必自恶其影，常饮浊水，不欲照见也。其纹理绝好者，则有百物之形。或云犀之通天者，是其病，理不可知也。纹有倒插者，有正插者，有腰鼓插者。其倒插者，一半已下通；正插者，一半已上通；腰鼓插者，中断不通。其类极多，足为奇异。故波斯呼象牙为白暗，犀角为黑暗，言难识别也。犀中最大者堕罗犀，一株有重七八斤者，云是牯犀额角，其花多作撒豆斑，色深者，堪带胯；斑散而色浅者，但可作器皿耳。或曰兕是犀之雌者，未知的否？凡犀入药者，有黑、白二种，以黑者为胜，其角尖又胜。方书多言生犀，相承谓未经水火中过者是，或谓不然。盖犀有捕得杀而取者为生犀，有得其蜕角者为退犀，亦犹用鹿角法耳。唐相段文昌门下，医人吴士皋，因职于南海，见舶主言海人取犀牛之法，先于山路多植木如猪羊栈。其犀以前脚直，常依木而息，多年植木烂，犀忽倚之，即木折犀倒，久不能起，因格杀而取其角。又云：犀每自退角，必培土埋之。海人知处，即潜作木寓角而易之，再三不离其处，时复有得者，若直取之，则犀去，于别山退藏，不可寻也。未知今之取犀角，果如此否？

2.《本草乘雅半偈》：状似水牛，猪首、大腹、痹脚，有三蹄，前脚直而无膝，依木为息，木倒则仆，不易起也。舌有刺，喜啖竹木棘及毒物。饮则浊水，不欲自见其影也。皮孔三毛如豕，有一角、二角、三角者。一在顶上，一在额上，一在鼻上。鼻上者，食角也，一名奴角，小而不堕。顶额者，每岁一退，自埋山中，土人潜易之。二角者，鼻角长而额角短。一角者，有鼻无额，有额无鼻。鼻角者，胡帽犀；额角者，兕犀也。兕即犀之牸，牸，牝也。牝毛色青，皮坚可以为铠。又有毛犀二角，即旄牛，所谓牯犀。又有水犀，出入水中，最为难得，皮中有珠甲，山犀无之。《异物志》云：东海水中有犀焉，乐闻丝竹。彼人动乐，则出而听之。然犀之优劣，观角纹之粗细通塞以为差等。纹如鱼子形者，谓之粟纹；纹中有眼者，谓之粟眼；黑中有黄花者，谓之正透；黄中有黑花者，谓之倒透；花中复有花者，谓之重透。又纹有倒插者，一半已下通；有正插者，一半已上通；有腰股插者，中断不通；并名通犀。有通天者，自下彻上咸通也。又有通天犀角，上有一白缕，直上至端，夜露不濡，入药至神验。《汉书》骇鸡犀，置米饲鸡，皆惊骇不敢啄，置屋上，乌鸟不敢集。犀中最大者，堕罗犀，一株重七八斤，云是牯犀额角，其花多作撒豆斑色。夜视有光者，曰夜明犀，通神开水，禽兽见之皆惊，乃绝品也。又有理纹盘结，作百物形者，亦上品。又有花如椒豆斑者次之。乌犀纯黑无花者，为下品。兕角理纹细腻，斑白分明，不可入药。牯角纹大，牸角纹细也。

3.《本草蒙筌》：黔蜀难生，南海为上。首类猪顶仅一角（或云：犀有二角，一在额上者，为兕犀。一在鼻上者，为胡帽犀。牯犀亦有之，但一角者居多），腹若牛足每三蹄。其皮一孔三毛，色黑好食棘叶。有水陆（水犀、陆犀）系各种类，分贵贱悉以粟纹（犀数种俱有粟纹，乃取纹之精粗以为贵贱也）。通天犀角独优，纹现百物才是（其犀胎时见天上物命过并形于角，故云通天。欲验，于月下，以水盆映上，知通天矣）。此犀日饮浊水，恶照影形；海人设法捕求，沿插栈木。犀来往椅木少憩，木折损犀亦倒地。足直（前足直不

能屈）难竟起走，捕者由是获擒。取角售人，为世至宝。置米中鸡骇（亦名骇鸡犀），挂檐际乌惊。缚足过涧水自开，簪髻晓行露不惹。饮馔毒能试（投内白沫疏起则有毒，否则无毒也），屋舍尘可除（昔石保吉官陈州，悉毁旧廨，欲新之，见风尘辄自分去，人以怪疑，不知腰系辟尘犀带也）。毁照莫测深潭，尽见水底怪物（见晋《温峤传》）。

【炮制方法】

1. 切制　《本草经集注》：刮截作屑。《雷公炮炙论》：凡修治之时，错其屑入臼中，捣令细，再入钵中研万匝，方入药用。《食疗本草》：研为末，和水服。《博济方》：镑剉为末。《伤寒总病论》：凡犀角，锯成，当以薄纸裹于怀中，蒸燥，乘热捣之，应手如粉。《世医得效方》：砧上以水磨，澄去水，取细末。《奇效良方》：以冷水浓磨汁。《奇效良方》：净水磨，纸上飞过。《本草述钩元》：磨汁冲服。

2. 炮炙

（1）制炭　《食疗本草》：熟（烧）成灰。《太平圣惠方》：烧灰。

（2）炒制　《太平圣惠方》：微炒。

（3）酒制　《医学原始》：酒洗。

（4）乳制　《寿世保元》：乳汁磨，临服入药内。

【炮制作用】

1.《重修政和经史证类备用本草》：其生角寒，可烧成灰。

2.《证类本草》：犀角尖，磨服为佳，若在汤散，则屑之。

3.《本草蒙筌》：令受人气，易研，故曰人气粉。

4.《本草纲目》：若犀片及见成器物，皆被蒸煮，不堪用。犀取尖，其精锐之力尽在是也……入汤散则屑之。

5.《本草正》：其性升而善散，故治伤寒热毒闭表……磨尖搀入药中，取汗速如响应……但知犀角之解心热，而不知犀角之能升散，尤峻速于升麻也。

6.《本草述钩元》：入丸散，屑之，寻常汤药，

磨汁冲服。

【性味归经】

1.《神农本草经》：味苦，寒。

2.《名医别录》：酸咸，微寒。无毒。

3.《药性论》：味甘。有小毒。

4.《证类本草》：味苦、酸、咸，寒、微寒。无毒。

5.《本草纲目》：苦、酸、咸，寒。无毒。入阳明经。

6.《本草征要》：犀角，味苦、酸、咸，寒。无毒。入心、胃、肝三经。

7.《雷公炮制药性解》：味苦、酸、咸，性寒。无毒。入心、肝二经。

8.《本草择要纲目》：苦、酸、咸，寒。无毒。阳中之阴也，入阳明经。

9.《本草撮要》：味苦咸。入手少阴、足厥阴经。

10.《本草蒙筌》：味苦、酸、咸。一云辛、甘，气寒。无毒。入阳明。

11.《本草经解》：气寒，味苦酸咸。无毒……犀角气寒，禀天冬寒之水气，入足少阴肾经；味苦、酸、咸，无毒，得地东南北木火水之味，入手少阴心经、手厥阴风木心包络经、手太阳寒水小肠经。

12.《本草汇言》：入手太阴、少阴，足厥阴、少阴经。

13.《要药分剂》：味苦、酸、咸，性寒。无毒。可升可降，阳中阴也……入心、肝二经，兼入胃经。

【功用主治】

1.《神农本草经》：主百毒蛊疰，邪鬼瘴气，杀钩吻、鸩羽、蛇毒，除邪，不迷惑魇寐。久服轻身。

2.《名医别录》：主治伤寒，温疫，头痛，寒热，诸毒气。

3.《海药本草》：主风毒攻心，毿氉热闷，赤痢，小儿麸豆，风热惊痫。

4.《药性论》：辟中恶毒气，镇心神，解大热，散风毒，治发背痈疽疮肿，化脓作水，疗时疾，热

如火，烦闷，毒入心中，狂言妄语。

5.《食疗本草》：治赤痢，研为末，和水服之；又，主卒中恶心痛，诸饮食中毒及药毒、热毒，筋骨中风，心风烦闷。又，以水磨取汁，与小儿服，治惊热。

6.《本草纲目》：磨汁，治吐血、衄血、下血，及伤寒蓄血，发狂谵语，发黄发斑，痘疮稠密，内热黑陷，或不结痂，泻肝凉心，清胃解毒。

7.《汤液本草》：《象》云：治伤寒温疫头痛，安心神，止烦乱，明目镇惊。治中风失音，小儿麸豆，风热惊痫。镑用。

8.《日华子本草》：治心烦，止惊，安五脏，补虚劳，退热，消痰，解山瘴溪毒，镇肝明目，治中风失音，热毒风，时气发狂。

9.《本草征要》：解烦热而心宁，惊悸狂邪都扫；散风毒而肝清，目昏痰壅皆消。吐衄崩淋，投之则止；痈疽发背，用以消除。解毒高于甘草，祛邪过于牛黄。犀角虽有彻上彻下之功，不过散邪、清热、凉血解毒而已。按：大寒之性，非大热，不敢轻服。妊妇多服，能消胎气。

10.《本草择要纲目》：吐血、衄血、下血，及伤寒蓄血，发狂谵语、发黄、发斑、痘疮稠密、内热黑陷、或不结痂。泻肝凉心、清胃解毒。盖胃为水谷之海，饮食药物，必先受用，故犀角能解一切诸毒。又五脏六腑皆禀气于胃，风邪热毒必先干之，故犀角能疗诸血及惊狂斑痘之症。

11.《本草分经》：清胃中大热，凉心泻肝，祛风利痰，解毒疗血。治惊狂斑疹诸症，能消胎气。角尖尤胜，磨汁用。

12.《神农本草经百种录》：凉心清胃，解毒化斑，止一切吐血、衄血，角尖尤胜，磨汁用。清火入煎。但大寒之性，非大热不可轻投。亦可烧灰，仅能止血，不致寒中耳。

【用法用量】

内服：磨汁或研末，三至六分；煎汤，半钱至二钱；或入丸、散。外用：磨汁涂。

【禁忌】

1.《雷公炮炙论》：妇人有妊勿服，能消胎气。

2.《本草经集注》：恶藋菌、雷丸。

3.《本草纲目》：恶乌头、乌喙。

4.《神农本草经疏》：痘疮气虚无大热者不宜用；伤寒阴证发躁，不宜误用。

5.《要药分剂》：《经》疏曰，能消胎气。孕妇忌食。痘疮气虚无大热，伤寒阴症发躁，脉沉细，足冷，渴而饮不多，且复吐出者，均忌。

6.《本草害利》：大寒之性，非大热者不可滥用。凡痘疮气虚，无火热者，不宜用。伤寒斑疹，阴症发躁，因阴寒在内，逼其浮阳外越，失守之火，聚于胸中，上冲咽嗌，故面赤、手温、烦呕，喜饮凉物，下食良久后出；惟脉沉细、足冷，虽渴而饮水不多，且复吐出，为异于阳症耳，不宜误用。犀角凉剂，孕妇服之，能消胎气。忌盐。

7.《得配本草》：娠妇服之消胎气。血虚燥热，痘疮初起，服之寒伏不出。无大热者禁用。

【选方】

1. 治下痢鲜血方（《古今录验方》）

［组成］犀牛角（屑）、干地黄、地榆各二两。

［主治］下痢鲜血。

［用法用量］上三味，捣筛，蜜丸如弹子大。每服一丸，水一升，煎取五合，去滓，温服之。

2. 犀角散方一（《太平圣惠方》）

［组成］犀角屑一两，茵陈二两，黄芩一两，栀子仁一两，川升麻一两，川芒硝二两。

［主治］急黄，心膈烦躁，眼目赤痛。

［用法用量］上药，捣筛为散。每服四钱，以水一中盏，又竹叶三七片，煎至六分，去滓，不计时候温服。

3. 犀角散方二（《太平圣惠方》）

［组成］犀牛角屑一两，川升麻一两，川大黄（锉碎，微炒）一两，马牙硝半两，黄柏（锉）半两，黄芩一两。

［主治］热病咽喉赤肿、口内生疮、不能下食。

［用法用量］上药捣筛为散，以水四大盏，煎至一大盏。去滓，入蜜三合相和，煎一两沸，放温，徐徐含咽。

4. 犀角散方三（《太平圣惠方》）

［组成］犀角屑一两，川升麻三分，木香三分。

［主治］妊娠中恶，腹痛心闷。

［用法用量］上件药，捣筛为散。每服三钱，以水一中盏，煎至六分，去滓。不计时候温服。

5. 犀角散方四（《太平圣惠方》）

［组成］犀角屑三分，麦冬一两半（去心，焙），生干地黄一两，赤茯苓一两，鸡苏一两，马兜铃三分，紫菀三分（洗去苗土），甘草半两（炙微赤，锉），羚羊角屑三分。

［主治］产后咳嗽，吐血不止，心中烦闷，头目旋闷。

［用法用量］上件药，捣粗罗为散。每服四钱，以水一中盏，入生姜半分，竹茹一分，煎至六分，去滓。不计时候温服。

6. 犀角散方五（《太平圣惠方》）

［组成］犀角屑一分，牛黄半分（细研），麦冬一分（去心，焙），钩藤一分，麝香（三豆大，细研），朱砂一分。

［主治］小儿客忤，惊啼壮热。

［用法用量］细研上件药，捣细罗为散，入研了药令匀。每服，不计时候，以金银温汤调下半钱。

7. 犀角散方六（《太平圣惠方》）

［组成］犀角屑一两，葛根一两（锉），麻黄一两（去根节），黄芩三分，甘草半两（炙微赤）。

［主治］时气余热不解，心烦躁渴，表实里虚。

［用法用量］锉上件药，捣筛为散。每服四钱，以水一中盏，煎至六分，去滓。不计时候，温服之。

8. 犀角散方七（《圣济总录》）

［组成］犀角（屑）、乌蛇（酒浸，去皮骨，炙）、细辛（去苗叶）、芎䓖、独活（去芦头）、黄芪（锉）、蜀椒（去目并闭口，炒汗出）、升麻、天麻（酒浸，焙）、羌活（去芦头）、酸枣仁（炒）、蔓荆实各三分，枳壳（去瓤，麸炒）半两。

［主治］产后中风，角弓反张，筋急口噤。

［用法用量］上一十五味捣罗为散，每服三钱匕，温酒调下，或二三服后，于温暖浴室内澡浴一次，令身内外和暖，浴后再服，每日一次佳。不可太汗出，慎风冷。

9. 犀角散方八(《圣济总录》)

[组成]犀角(镑)半两,牛黄(研)一钱,青黛(研)、熊胆(研)各一分。

[主治]小儿多惊,身体壮热,吐乳不止。

[用法用量]上四味捣研为散,再和匀,每服一字匕,乳汁调下,日二,随儿大小增减。

10. 犀角散方九(《奇效良方》)

[组成]犀角屑二钱,石膏二钱,羌活(去芦)一钱半,羚羊角一钱半,人参、甘菊花、独活(去芦)、黄芩、天麻、枳壳(去穰,麸炒)、当归(去芦)、黄芪(去芦)、川芎、白术、酸枣仁、防风、白芷各五分,甘草三分。

[主治]肝脏中风,流注四肢,上攻头面疼痛,言语謇涩,上焦风热,口眼歪斜,脚膝疼痛无力。

[用法用量]上作一服,水二盏,生姜五片,煎至一盏,不拘时服。

11. 犀角汤方一(《圣济总录》)

[组成]犀牛角(镑)、麻黄(去根节)、石膏各一两,黄连(去须)三分,山栀子仁一两半。

[主治]伤寒热毒内盛,身发赤斑。

[用法用量]上五味,粗捣筛,每服五钱匕,水一盏半,煎至一盏。去滓,温服。

12. 犀角汤方二(《圣济总录》)

[组成]犀角二两(镑屑生用),桔梗二两(生用)。

[主治]吐血似鹅鸭肝,昼夜不止。

[用法用量]上二味,捣罗为散。暖酒调下二钱匕。

13. 犀角汤方三(《千金翼方》)

[组成]犀角二两(屑),羚羊角一两(屑),豉一升,前胡、栀子(擘)、黄芩、射干各三两,大黄、升麻各四两。

[主治]热毒流入四肢,历节肿痛。

[用法用量]右九味㕮咀,以水一斗煮取三升,分三服。

14. 排风汤(《千金翼方》)

[组成]犀角屑、羚羊角屑、贝子、升麻各一两。

[主治]诸毒风邪气所中,口噤,闷绝不识人,身体疼烦,面目暴肿,手足肿。

[用法用量]别捣成末,合和,以水二升半内方寸匕,煮取一升。去滓,服五合。杀药者以意加之。若肿,和鸡子敷上,日三。老小以意增减,神良。

15. 华佗治月经逆行神方(《华佗神方》)

[组成]犀角、白芍、丹皮、枳实各一钱,黄芩、橘皮、百草霜、桔梗各八分,生地一钱,甘草三分。

[主治]月经逆行。

[用法用量]水二升,煎取八合。空腹服下,数剂自愈。又或以茅草根捣汁,浓磨沉香服五钱,并用酽醋贮瓶内,火上炙,热气冲两鼻孔,血自能下降。

16. 犀角圆(《小儿药证直诀》)

[组成]生犀角末一分,人参(去芦头,切)、枳实(去瓤)、炙槟榔半两,黄连一两,大黄二两(浸酒,切片,以巴豆去皮一百个,贴在大黄上,纸裹饭上蒸三次,切,炒令黄焦,去巴豆不用)。

[主治]风热痰实面赤,大小便秘涩,三焦邪热,腑脏蕴毒,疏导极稳方。

[用法用量]上为细末,炼蜜和圆,如麻子大。每服一二十圆,临卧熟水下。未动加圆。亦治大人,孕妇不损。

17. 调肝散(别名犀角汤,《小儿药证直诀》)

[组成]犀角屑一分,草龙胆半分,黄芪半两(剉,炙),大黄一分(炒过),桑白皮一分(炙,剉),钩藤钩子一分,麻黄一分(去根节),石膏(别研)半两,瓜蒌实半两(去穰皮),甘草一分(炙)。

[主治]肝脏邪热,斑疹余毒。服之疮疹不入眼目。

[用法用量]上为散。每服二钱,水一盏,煎至五分,去滓温服。量儿大小加减,不以时候。

18. 治三十六种风方(《苏沈良方》)

[组成]茵陈、犀角、石斛、柴胡、芍药、白术各半两,干姜、防风、桔梗、紫参、人参、胡椒、官桂(去皮)、白芜荑、吴茱萸以上各一两。

[主治]三十六种风。二十四般冷,五劳七伤,一切痫疾,脾胃久虚,不思饮食,四肢无力,起

止甚难,小便赤涩,累年口疮。久医不瘥,但依此法服之必愈。

[用法用量]上共十五味同为末,以羊肝一具,如无,即獭猪肝代之。分作三分,净去血脉脂膜,细切,用末五钱,葱白一茎,细切相和,以湿纸三五重裹之。掘地坑,内以火,烧令香熟。早晨生姜汤嚼下,大段冷劳,不过三服见效。庐州刁参军,病泄痢日久,黑瘦如墨,万法不瘥。服此一二服,下墨汁遂安。

19. 犀角紫河车丸(《卫生宝鉴》)

[组成]紫河车一具(即小儿胞衣是也。米泔浸之一宿,洗净,焙干用)、鳖甲(酥炙)、桔梗(去芦)、胡黄连、芍药、大黄、贝母(去心)、败鼓皮心(醋炙)、龙胆草、黄药子、知母各二钱半,犀角(镑末)、蓬术、芒硝各一钱半,朱砂(二钱)。

[主治]传尸劳,服三月必平复。其余劳证,只数服便愈。此药神效。

[用法用量]上十五味为末,炼蜜丸如桐子大,朱砂为衣,每服二十丸,温酒送下,空心食前服之。如膈热,食后服之。重病不过一料。

20. 犀角升麻汤(《卫生宝鉴》)

[组成]犀角一两二钱半,升麻一两,防风、羌活各七钱,川芎、白附子、白芷、黄芩各半两,甘草二钱半。

[主治]中风麻痹不仁,鼻颊间痛,唇口颊车发际皆痛,口不可开,虽语言饮食亦相妨,左额颊上如糊急,手触之则痛。此足阳明经受风毒,血凝滞而不行故也。

[用法用量]上为末,每服五钱,水二盏,煎至一盏,去渣,温服,食后,日三服。

21. 犀角地黄汤(《奇效良方》)

[组成]犀角(如无,升麻代之)、生地黄、牡丹皮、芍药各一钱半。

[主治]血证,大便黑,衄后脉微,发狂发黄当汗下,汗内有瘀血。

[用法用量]上作一服,水二盅,煎至一盅,食远服。

22. 苏合香丸(《易简方论》)

[组成]白术、青木香、犀角、香附(炒,去毛)、

诃黎勒(煨,取皮)、朱砂(水飞)、檀香、沉香、安息香(酒熬膏)、麝香、丁香、荜茇各一两,龙脑、熏陆香(另研)、苏合香各一两。

[主治]传尸骨蒸,痓忤鬼气,卒心痛,霍乱吐利,时气鬼魅,瘴疟疫痢,瘀血月闭,疹癖丁肿,惊痫,中风中气,痰厥昏迷等症。

[用法用量]上为细末,研药匀,用安息香膏,并苏合香油、炼蜜和剂,丸如弹子大,以蜡匮固,绯绢当心带之,一切邪神不敢近。

23. 麦门冬汤(《覆载万安方》)

[组成]麦冬、葛根、人参、前胡、犀角各一两(无,代用升麻),桔梗半两,芦根(干者)二两。

[主治]胸间热痰,不思食。

[用法用量]上㕮咀。每服五钱,水一盏半,煎八分,去滓,温服,日二三服。

24. 治风劳困劣,不思饮食,受大病后,羸瘦不食方(《覆载万安方》)

[组成]羚羊角、犀角、人参、防风、甘草(炙)、柴胡、桔梗(炒)、白茯苓、半夏各一两,黄芪、知母(焙)各三两,升麻二分。

[主治]风劳困劣,不思饮食,受大病后,羸瘦不食。

[用法用量]上粗散。每服五钱匕,水一盏半,煎至一盏,去滓,食后服。

【各家论述】

1.《抱朴子》:犀食百草之毒及棘,故能解毒。饮食有毒,以角搅之,则生白沫。乌而光润者胜,角尖尤胜(鹿取茸,犀取尖,其精气尽在是也)。现成器物,多被蒸煮,不堪入药。入汤剂磨汁用,入丸散剉细。纸裹纳怀中,待热捣之立碎(《归田录》云:人气粉犀)。升麻为使,忌盐。

2.《海药本草》:谨按《异物志》云,山东海水中有牛,乐闻丝竹,彼人动乐,牛则出听,因而采之。有鼻角、顶角,鼻角为上。大寒,无毒。主风毒攻心胹胹热闷,痈毒赤痢,小儿麸豆,风热惊痫。并宜用之。凡犀屑了,以纸裹于怀中良久,合诸色药物,绝为易捣。又按通天犀,胎时见天上物命过,并形于角上,故云通天犀也。欲验,于月下,以水盆映,则知通天矣。《正经》云:是山

犀，少见水犀。《五溪记》云：山犀者，食于竹木，小便即竟日不尽。峒僚家以弓矢而采，故曰黔犀。又刘孝标言：犀堕角，里人以假角易之，未委虚实。

3.《神农本草经疏》：凡欲作末，先锯屑置入怀中一宿，捣之应手成粉，疏：犀亦神兽也，故其角之精者名通天，夜视有光，能开水，辟邪，禽兽见之，皆惊骇辟易。《本经》：味苦气寒无毒。《别录》：酸咸微寒。李珣：大寒味厚。于气可升可降，阳中之阴也，入足阳明兼入手少阴经，阳明为水谷之海，无物不受，又口鼻为上下阳明之窍，邪气多从口鼻而入，凡蛊毒，鬼瘴与夫风火邪热气之侵入也，必先入于是经，犀角为阳明经正药，其性神灵而寒，故能除邪鬼，省魇寐，其味苦寒，能散邪热，解诸毒，故主百毒蛊疰、瘴气，杀钩吻鸩羽蛇毒，及伤寒、温疫、头痛、寒热等证也。邪热去则心经清明，人自不迷惑，胃亦遂安，而五脏皆得所养，故能令人骏健及久服轻身也。《药性论》：主镇心神，解大热，散风毒，治发背痈疽疮肿，疗时疾热如火，烦毒入心，狂言妄语。《日华子》：治心止惊，镇肝明目。《海药》：主风毒攻心，騃駚热闷，小儿麸豆，风热惊痫。孟诜：主中恶心痛，中饮食药毒，心风烦闷，中风失音，及今人用治吐血、衄血、下血，伤寒蓄血，发狂谵语，发黄发斑，痘疮稠密，热极黑陷等证，神效。皆取其入胃，入心，散邪，清热凉血解毒之功耳。

4.《本草蒙筌》：造器者煮熟弗效，采新者性烈方佳。到屑锯杪尖，纸裹怀中先抱（沾人气则易捣，故曰人气粉犀）。治病选黑色，择肌粗皱润光。使松脂经入阳明，恶雷丸尤忌盐酱（诸角俱忌）。杀钩吻鸩羽蛇毒，山瘴溪毒百毒皆除；辟尸疰痒鬼疰恶邪，狐魅精邪诸邪尽遣。伤寒温疫，能解热烦。疮肿痈疽，专破脓血。镇肝明目，安心定神。孕妇忌之，因消胎气。牯犀角有小毒，多作撒豆斑纹。为带系腰，色深炫目。化肿痈脓血成水，退时热烦闷发狂。风毒竟驱，心神亦镇。邪精鬼魅，悉却难侵。牸犀角乃甚良，斑白分明细腻。因纹不杂，又谓斑犀。造器惟堪，充药不及。鼻角治病为上，气味无毒大寒。攻心下騃駚

热烦，除肠中赤白泄痢。中恶中毒俱治，风痫风肿总医……（谟）按：丹溪云：犀角属阳，其性走散，比诸角尤甚。习俗痘疮后，多用以散余毒。若无余毒，或血虚，或有燥热发者用之，祸不旋踵。又云：鹿取茸，犀取尖，以力之精锐在是，匪此为然。诸角取尖，俱相同也。

5.《本草乘雅半偈》：唯取乌黑肌皱、拆裂光润者，到屑，入臼杵细，研万匝乃用。李珣云：凡犀角锯成，当以薄纸，裹置怀中蒸燥，乘热捣之，应手如粉。故《归田录》云：翡翠屑金，人气粉犀，此亦异也。松脂为之使。恶雷丸、蘿菌。忌盐。娠妇勿服，能消胎气。籴曰：角生顶额鼻端，为脑之余，髓之余也。亦似筋余之甲，血余之发。甲固宛然，纹亦俨若束发如也。《山海经》云：南方兽之美者，有梁山之犀焉，似得火化之正令者也。饮则污浊，清之也；食则毒棘，消之也。故曰犀利。《开宝纪事》云：辟暑犀，色如玉，溽暑时，清气逼人。《白孔六帖》云：辟寒犀，色如金，严寒时，暖气袭人。《岭表录异》云：辟尘犀，佩之尘不近身。《杜阳编》云：蠲忿犀，蠲去忿怒。夜明犀，通天分水，鸟见之高飞，鱼见之深入，百兽见之决骤，种种神异，凡此皆根尘之妄见为有者，悉能辟除之，是能一切空诸所有，故能治一切实诸所无也。邪鬼迷惑魇寐，此吾意昝之实诸所无也。瘴气、钩吻、鸩羽、蛇虺百毒，此物杂毒之实诸所无也。治之如何？曰空（火实欲空者，宜空之；火空则发也，是谓虚其实；火空欲实者，宜忌之。火实乃能作炎上用以显暖热体，所以存其性也。自药有赋，人安苟简，曰解乎心热，并不审病情之欲实欲空而概投之，虽无实实之虞，宁免虚虚之患？犀角居上而尖峻，确具火象。然附于坤牛纯土之体，是子反生母，子气归藏而不露，故苦寒，而翻成北方之水，故能解心热也。本属火而化水，并已之所有者能空之，故凡实所无者，遇之自消耳）。

6.《雷公炮制药性解》：犀角苦寒，本入心家泻火，又入肝脏者，盖以火不妄炎，则金能制木也。丹溪曰：属阳性走，比诸角犹甚，痘疮后用以散余毒，俗以为常，若非有余毒而血虚者，与以燥发热者用之，祸无极矣。

7.《本草经解》：久服轻身。犀角气寒，禀天冬寒之水气，入足少阴肾经；味苦酸咸无毒，得地东南北木火水之味；入手少阴心经、手厥阴风木心包络经、手太阳寒水小肠经。气味俱降，阴也。百毒之性皆热，虫疰亦湿热而成。其主之者，苦寒可以清热散毒也。气寒壮肾水，味苦清心火，火降水升，心肾相交，一身之天地位矣，所以能除邪杀鬼，不迷惑魇寐也；气寒味苦，行天地肃杀之令，所以辟瘴解钩吻鸩羽蛇毒也；久服轻身者，心肾交则阴阳和，心神清则百脉理，所以身轻也。制方：犀角同丹砂、琥珀、金箔、天竺黄、牛黄、钩藤、羚羊角、珠麝，治风热惊痫；同生地、红花、麦冬、紫草、白芍、牛蒡，治血热痘病；同郁金、小便、生地、麦冬、甘草、白芍，治吐血衄血。

8.《本草述钩元》：味苦酸咸，性甚走散，气寒。可升可降，阳中之阴也。入足阳明兼入手少阴经（升麻为之使，恶乌头乌喙）。清胃解毒，泻肝凉心，治百毒，辟中恶气毒，解瘟疫寒热诸毒气。镇心神，疗时疾热如火，烦毒入心，狂言妄语。主风毒攻心，毙毙热闷，中风失音，治吐血衄血，伤寒蓄血（上焦蓄血用犀角地黄汤）及发狂斑黄，疗小儿风热惊痫，并疮疹稠密，内热黑陷，或不结痂，亦化疮肿痈疽脓血。方书治卒中暴厥，与中蛊毒，咳嗽诸见血证，痰饮消瘅，耳鼻唇舌面病，瘰疬挛痉，行痹痛痹，头痛眩晕，淋及溲血，滞下脚气。犀属南方兽，似得火化之正令者，饮则污浊，清之也，食则毒棘，消之也，故曰犀利（之颐）。小儿惊痫不知人，嚼舌仰目者，浓磨犀角服之，立效；痘疮稠密，不拘大人小儿，用新汲水，磨生犀于涩器中，冷饮浓汁。同丹砂、琥珀、金箔、天竺黄、牛黄、钩藤、羚羊角、真珠、麝香，治大人小儿风热惊痫；磨汁，同生地、红花子、麦冬、紫草、白芍、鼠粘子，治痘疮血热，初见点红艳壮热，躁渴狂语，多服可保无虞；磨汁，同郁金、童便、生地、麦冬、甘草、白芍、苏子、丹参、白药子，治吐血衄血；入紫雪，治大人小儿癫狂瘟疫，蛊毒邪魅，一切烦热为病；入抱龙丸，治小儿恍惚惊悸，痰涎壅塞；入至宝丹，治中风不语，中恶气绝，一切神魂恍惚狂乱等证；下利鲜血，犀角、地榆、银花各

一两，升麻五钱为末，炼蜜丸弹子大，每服一丸，水一升，煎五合，去渣温服，此热毒伏于心经故也，宜加丹砂、滑石末，以金银藤花熬汁煎药，更效；鼻衄，犀角磨汁，生地、芍药、丹皮，水煎服，热多者加黄芩。脉大来迟，腹不满自言满者，无热也，不用黄芩。溲血亦用上方，但空心服（心系于肺，而小肠为心之腑以行水化，故二证可用一方）。〔论〕犀茹百毒食众棘，凡毒入此兽之胃而悉化，其角属阳，性走散，洁古谓为阳中之阴，大抵入胃而效心之用者（观其能凉心解热疗烦毒治谵狂可见）。夫心为阳中之太阳，又为手少阴经，以其火中宅水也。此味属阳而气寒，寒在阳中，阳至寒化，其酸苦涌泄，不同苦寒之降折，所以散气毒者在此，所以散火结者即在此（心原不受邪，凡受邪者，皆包络也，包络与胃口紧相应，惟犀角能散包络之热毒，故治种种血证，以包络固主血者也）。故又能治中风，盖风火阳也，心为火主，风逐火焰，火散而风自平，且肝脾之系，俱连系于心。是以风毒、风热、惊痫、斑黄遇之而悉疗，至于疮肿化脓，特疗血分热毒之余事耳。方书用兹味，主治中风证居多（皆见恍惚闷乱，昏烦不语，及謇涩谵错颠倒，舌强失音等证）。夫风属肝所司，而子母禅受，绝无等待，且风火相煽，类属热毒，非属阳中之阴如此味者，不克静受病之主脏也。观于治风之次，即属治惊，其义不更显然乎！惟血虚而有火者，最宜酌投（是以孕妇多服则损胎气），大约火实欲空者，宜之；火空欲实者，仍忌之耳。痘证气虚无大热者，不宜用（仲淳）。或以血虚而燥热发者，用之祸至（丹溪）。伤寒阴证发躁，勿误用，妊妇多服，能消胎气（仲淳）。〔辨治〕纹如鱼子形，谓之粟纹，纹中有眼为粟眼，黑中有黄花者为正透，黄中有黑花者为倒透，花中复有花者为重透，并名通犀，乃上品也，花如椒豆斑者次之，乌犀纯黑无花者为下（濒湖）。未经汤火煮制者为生犀，始可用，角尖尤胜，以纸裹置怀中一宿，则易研（人气粉犀）。入丸散，屑之；寻常汤药，磨汁冲服。

9.《神农本草经百种录》：犀角（犀有山犀、水犀二种，而水犀为妙）。味苦寒。主百毒虫疰

（杀邪气之虫），邪鬼（灵气辟邪），瘴气（郁热之毒）。杀钩吻、鸩羽、蛇毒，除邪（一切草木虫乌之毒皆除之），不迷惑魇寐（解心经热邪，通心气）。牛属土，而犀则居水，水无兽，惟犀能伏其中，则其得水土之精可知。凡物之毒者，投水土则毒自化。犀得水土之精，故化毒之功为多。而其角中虚，有通灵之象，故又能养心除邪也。

10.《本草问答》：犀角，风温重证往往有此，法当但清其热，犀角、羚羊、牛黄以透达之，外寒内热此如西洋所说热极于室中，则引寒风入户穴之义，故但当撤其热而风自不来……紫雪丹不用大黄，而用石膏、芒硝、犀角、羚羊、寒水石、金箔，皆本天水之阴以清热也……脑髓中有风有热，则用羚羊、犀角、吴萸、薄荷、荆芥、天麻、黄柏、青蒿、苍耳子以治之，从厥阴肝脉由血分而上脑，此则脑髓之治法。

11.《本草新编》：犀角，味苦、酸、咸，气寒，无毒。人身怀之，为末。入阳明。杀钩吻、蛇毒、山瘴溪毒，百毒皆除。尸疰、鬼疰恶邪、狐魅、精邪诸邪尽遣。伤寒温疫，能解热烦。疮肿、痈疽，专破脓血。镇肝明目，安心定神。孕妇忌服，恐消胎气。此乃佐使之神药，不可不用，而又不可多用者也。盖犀角属阳，其性喜走而不喜守，守者气存，走者气散。用犀角者，不过欲其走达阳明之经也。然而，不特走阳明，如有引经之药，各经皆能通达。倘无邪气，孟浪多用，耗散各脏之气。气散则血耗，血耗则火起，未有不变生他病者也，故无邪热之症，断不可多用。或疑犀角入阳明而散热，岂入阳明而散气乎？曰：犀角入阳明，原该散热，而不该散气，然有热则散热，无热必散真气矣。真气既散，反生内热，故犀角善用则解热，不善用又安能解热哉。或问犀角有通天之功，信乎？曰：谓犀角通天者，通人之巅顶也。犀角，阳明经之药，由鼻而升于头，而下环于唇口之间，故凡有头面之火，不得不藉之为使，令其自下而上也。

12.《珍珠囊补遗药性赋》：犀角凉心解毒，杀鬼闻名。

13.《炮炙全书》：酸、咸、苦，寒。入药用黑尖，生者为佳。若现成器物被蒸者，不堪用。锯成小块，以薄纸裹于怀中一宿，乘燥捣之，应手如粉。松脂、升麻为使，恶乌头、乌喙、雷丸、蘦菌，忌盐、酱。

14.《本草崇原》：犀出滇南、交趾、南番诸处，有山犀、水犀、兕犀三种。山犀，兕犀居山林，人多得之，水犀出入水中，最为难得。形俱似水牛黑色，猪首大腹，脚似象，有三蹄，舌上有刺，好食荆棘，皮上每一孔生三毛，额上有两角，有正中生一角者，名独角犀。有额上生两角而短，鼻上生一角独长者。有角生白缕一条，直上至端，能出气通天，夜露不濡，名通天犀者，以之入药更为神验。又有辟寒犀，冬月暖气袭人。有辟暑犀，夏月能清暑气。有分水犀，衔之入水，水开三尺。有辟尘犀，为簪为带，尘不近身。有蠲忿犀，令人佩之，蠲去忿怒，此皆希世之珍。犀角锉屑，以薄纸裹置怀中，蒸燥，乘热捣之，应手如粉，故《归田录》云：翡翠屑金，人气粉犀是也。犀色黑而形似猪，水之畜也。依木而栖，足三趾，一孔三毛，禀木气也。生于南粤，禀火气也。犀禀水木火相生之气化，故其角苦酸咸寒。犀为灵异之兽，角具阳刚之体，故主治百毒蛊疰邪鬼瘴气，如温峤燃犀，照见水中怪异之物是也。犀食荆棘，不避毒草，故杀钩吻之草毒。钩吻，毒草也，食之令人断肠。又曰鸩羽蛇毒，言不但杀钩吻之草毒，而鸩鸟蛇毒亦能杀也。犀禀水火之精，故除邪，不迷惑魇寐。久服水火相济，故轻身。

15.《要药分剂》：鳌按：犀性走散，比诸角尤甚，故能清心镇肝，入胃而化血，解热消毒也。

16.《本草备要》：犀角（泻心、胃大热），苦、酸，咸寒。凉心泻肝，清胃中大热，祛风利痰，辟邪解毒。治伤寒时疫，发黄发斑（伤寒下早，热乘虚入胃则发斑；下迟，热留胃中亦发斑），吐血下血，蓄血谵狂，痘疮黑陷，消痈化脓，定惊明目。妊妇忌之（能消胎气）。

17.《得配本草》：苦、酸、咸，寒。入手少阴、足阳明经。散心经之火，泻肝木之邪，清胃中之热。伤寒时疫，烦呕发斑，蓄血谵语，发狂发黄，及吐血衄血，惊痫心烦，痘疹血热，鬼魅痈疽，概无不治。得升麻，散阳明结热（通利阳明血结）。配连翘，治热邪入络（磨尖入药，发汗甚速）。佐地黄，解营中伏热。合地榆，治血痢不止。

18.《神农本草经赞》：味苦寒。主百毒虫注，邪鬼障气，杀钩吻鸩羽蛇毒，除邪不迷惑魇寐，久服轻身。生山谷。美着梁山，善蠲怒忿。理感天通，气涵星晕。照水却尘，志寒解愠。珍饰腰垂，胡为粉紊。《尔雅》：南方之美者有梁山之犀。《杜阳编》：同昌公主有犀带之，令人蠲忿怒。《抱朴子》曰：通天犀有白理如线。《广州志》：世言犀望星，而星入角。《晋书·温峤传》：温峤过牛渚，燃犀角照之，见水族。《述异记》：却尘犀，置角于坐，尘埃不入。《开元遗事》：交趾国进辟寒犀，时方盛寒，温温有暖气。《关尹子》：心忿者犹忘寒。《白孔六帖》：唐文宗延李训盛暑讲《易》，取辟暑犀置坐，飒然生凉。孔平仲诗：风为解愠清。苏轼诗：腰犀一一通。《归田录》：人气粉犀。

19.《本草求真》：犀角（清胃大热，兼凉心血）。犀角（专入胃，兼入心），苦咸大寒，功专入胃清热，及入心凉血。盖胃为水谷之海，无物不受；口鼻为阳明之窍，凡毒邪必先由于口鼻而入，以至及于阳明胃腑（时珍曰：五脏六腑皆禀气于胃，风邪热毒，必先干之，饮食药物，必先入胃）。犀角为神灵之兽，食百草之毒，及众木之棘，角尖精力尽聚，用此苦寒之性，使之专入阳明，以清诸热百毒也。热邪既去，心经自明。所以狂言妄语，热毒痈肿，惊烦目赤，吐血衄血蓄血，时疫斑黄，痘疮黑陷等症，无不由于入胃入心，散邪清热，凉血解毒之功也。然痘疮心火，初用不无冰伏之虞，后用不无引毒入心之患，故必慎用，始无碍耳。至于蛊毒之乡，遇有饮食，以犀箸搅之，有毒则生白沫，无毒则无。若云可以发表取汗，则必毒热闭表，合以升发等味同投，则见魄汗淋漓。若微毒单用，则不及矣。镑成以热掌摸之，香者真（尤须乌而光润），不香者假。成器多被蒸煮无力，入汤剂磨汁，入丸剂剉细，纳怀中待热，捣之立碎，升麻为使。忌盐。

【考释】

犀角作为清热凉血的要药，自《神农本草经》收载以来，历代本草亦都有收载。《本草图经》云："犀似牛，猪首，大腹，痹脚；脚有三蹄，色黑。好食棘。其皮每一孔皆生三毛。顶一角，或云两角，或云三角。"《本草纲目》列为兽部兽类。有关其产地，《证类本草》云："生永昌山谷及益州。"《本草图经》载："犀角，出永昌山谷及益州，今出南海者为上，黔、蜀者次之。"《名医别录》《本草经集注》记载其产地，多集中在云南、四川、广西、湖南一带。到了北宋，提到"南海犀角为上"，可见已主要依靠进口了，但黔、蜀仍有残余，所以还有"川犀"这一药材品种。非本草类文献如《后汉书》说："天竺国，一名身毒……土出象、犀、玳瑁……和帝时数遣使贡献。"《册府元龟》中记载"汉平帝二年，日南之黄友国来献犀牛"，亚洲西端的文明古国"大秦"把"象牙、犀角、玳瑁"等品作为礼物赠送给中国。可见古时犀角即有大量来自外域。

犀角系脊椎动物哺乳类犀科犀牛的角。犀牛有单角犀（印度犀 *Rhinoceros unicornis* L.、爪哇犀 *Rhinoceros sondaicus* Desmarest）和二角犀（黑犀 *Rhinoceros bicornis* L.、白犀 *Rhinoceros simus* Cottoni）。商品有遏罗犀角、广犀角、云犀角、藏犀角、小犀角等。

近200年来，由于世界上人口不断增加，自然环境的改变，使犀牛的生息繁衍受到一定的限制，加之人类不断猎取，从而使犀牛更为稀有，犀角越来越短缺。20世纪80年代，根据联合国《濒危野生动植物种国际贸易公约》缔结国第五次成员国大会的决定，禁止国际间做商业性质的贸易。我国为保护野生动物，维护国际信誉，已不再进口，现以他品代之。在犀角的代用品上，有3种不同的观点：以升麻代者，有宋代朱肱、元代朱震亨及明代赵献可等人；以玳瑁代者，有明代李时珍；而今则多以水牛角代之。

蒟　酱

（《名医别录》）

【异名】

枸酱（《汉书》），蒟子（《广志》），土荜拨（《食疗本草》），大荜拨（《成都县志》），浮留藤（《唐本草》），扶留藤、扶恶土、蒌藤、蒌叶（《本草纲目》），蒟叶（《本经逢原》），橹叶（《本草纲目拾遗》）。

【释名】

1.《南方草木状》：蒟酱，荜芨也。

2.《本草纲目》：蒟酱（蒟，音矩。《唐本草》）、蒟子（《广志》）、土荜芨（《食疗》），时珍曰：按嵇含云，子可以调食，故谓之蒟酱，乃荜芨之类也，故孟诜《食疗》谓之土荜芨。其蔓叶名扶留藤，一作扶榴，一作浮留，莫解其义。蒌则留字之讹也。

3.《本草图经》：蒟（音矩）酱。

【产地分布】

1.《唐本草》：蒟酱生巴蜀。

2.《证类本草》：今注渝、泸等州出焉。

3.《本草图经》：生巴蜀，今夔川岭南皆有之。

4.《本草纲目》：恭曰：蒟酱生巴蜀中，《蜀都赋》所谓流味于番禺者。颂曰：今夔川、岭南皆有之。

【性状】

1.《海药本草》：蒟酱谨按《广州记》云：出波斯国，其实状若桑椹，紫褐色者为上，黑者是老不堪。黔中亦有，形状相似，滋味一般。

2.《南方草木状》：蒟酱，荜芨也。生于蕃国者，大而紫，谓之荜芨。生于番禺者，小而青，谓之蒟焉。可以为食，故谓之酱焉。交趾、九真。人家多种，蔓生。

3.《食物本草》：蒟酱，蔓生，叶似王瓜而厚大光泽，味辛香，实似桑椹，而皮黑肉白。西戎亦时将来，细而辛烈。交州、爱州人家多种之，蔓生，其子长大，苗名浮留藤。刘渊林注《蜀都赋》注云：蒟酱缘木而生。其子如桑椹，熟时正青，长二三寸。

【炮制方法】

《雷公炮炙论》：凡使蒟酱，采得后，以刀刮上粗皮，便捣，用生姜自然汁拌之，蒸一日了出，日干。每修事五两，用生姜汁五两，蒸干为度。

【性味归经】

1.《唐本草》：味辛，温。无毒。

2.《本草纲目》：气热，味辛。

【功用主治】

1.《唐本草》：主下气温中，破痰积。

2.《食疗本草》：散结气，治心腹冷痛，消谷。

3.《海药本草》：主咳逆上气，心腹虫痛，胃弱虚泻，霍乱吐逆，解酒食味。

4.《本草纲目》：解瘴疠，去胸中恶邪气，温脾燥热。

【用法用量】

内服：煎汤，八分至一钱五分。外用：研末掺。

【选方】

1. 治瘰气结肿方（《太平圣惠方》）

［组成］昆布一两（洗去咸味），茵芋半两，马芹子半两，芜荑仁半两，蒟酱半两。

［主治］瘿气结肿。

［用法用量］上件药，捣罗为末，以醋浸蒸饼和丸，如小弹子大。以绵裹一丸，含咽津，日四五服，以瘥为度。

2. 蒟酱散（《御药院方》）

［组成］蒟酱、细辛各半两，大皂角一挺（去皮子，青盐每窍隙满，火烧存性，细研用）。

［主治］牙齿疼痛，发作往来不已。

［用法用量］上为细末。如痛时，用软牙刷蘸药刷痛处。

3. 蒟酱汤（《圣济总录》）

［组成］蒟酱二两，高良姜三分，荜澄茄半两。

［主治］中焦有寒，阴凝胃口，哕噫不止。

［用法用量］上为粗末。每服三钱匕，水一盏，煎至七分，去滓，入苦酒数滴，热呷。以知为度。

【各家论述】

1.《证类本草》:《图经》曰：蒟酱……昔汉武使唐蒙晓谕南越，南越食蒙以酱，蒙问所从来，答曰：西北江广数里，出番禺城下。武帝感之，于是开牂柯、越巂也。刘渊林注《蜀都赋》云：蒟酱，缘木而生。其子如桑椹。熟时正青，长二三寸。以蜜藏而食之，辛香。温调五脏。今云蔓生，叶似王瓜而浓大，实皮黑肉白，其苗为浮留藤。取叶合槟榔食之，辛而香也。两说大同小异，然则渊林所云乃蜀种。如此今说是海南所传耳。今唯贵荜茇而不尚蒟酱，故鲜有用者。《海药》云：谨按《广州记》云，波斯国文，实状若桑椹，紫褐色者为上，黑者是老不堪。黔中亦有，形状相似，滋味一般。主咳逆上气，心腹虫痛，胃弱虚泻，霍乱吐逆，解酒食味。近多黑色，少见褐色者也。《雷公》云：凡使，采得后以刀刮上粗皮便捣，用生姜自然汁拌之，蒸一日了，出，日干。每修事五两，用生姜汁五两，蒸干为度。《食疗》：温，散结气，治心腹中冷气。亦名土荜茇。岭南荜茇，尤治胃气疾。巴蜀有之。《齐民要术》：子下气消谷。

2.《本草品汇精要》：蒟酱无毒，蔓生……

［时］生：春生苗。采：熟时取实。［收］暴干。［用］实。［质］类桑椹。［色］皮黑肉白。［味］辛。［性］温，散。［气］气之厚者，阳也。［臭］香。［主］调五脏，散结气……《食疗》曰……尤治胃气疾，又下气消谷。

3.《本草纲目》：时珍曰：蒟酱，今两广、滇南及川南、渝、泸、威、茂、施诸州皆有之。其苗谓之蒌叶，蔓生依树，根大如筋。彼人食槟榔者，以此叶及蚌灰少许同嚼食之，云辟瘴疠，去胸中恶气。故谚曰：槟榔浮留，可以忘忧。其花实即蒟子也。按嵇含《草木状》云：蒟酱即荜茇也。生于番国者大而紫，谓之荜茇。生于番禺者小而青，谓之蒟子。本草以蒟易蒌子，非矣。蒌子一名扶留，其草形全不相同。时珍窃谓蒟子蔓生，荜茇草生，虽同类而非一物，然其花实气味功用则一也。嵇氏以二物为一物，谓蒟子非扶留，盖不知扶留非一种也。刘歆期《交州记》云：扶留有三种：一名获扶留，其根香美；一名扶留藤，其味亦辛；一名南扶留，其叶青味辛是矣。

4.《本草纲目拾遗》：蒌，即蒟也。岭南人取其叶合槟榔食。今人名橹叶，用其叶封固，晒半载收贮待用，可留数十年。非独疏积滞，消瘴疠，治病亦伙，惟西洋人有之。

5.《本经逢原》：蒟叶（子名蒟酱）辛，温，无毒。［发明］蒟叶辛热，能下气温中，破痰，散结气，解瘴疠。岭南人以叶合槟榔食，取其辛香，能破瘴疠之气也。其子可以调羹，故谓之酱，荜茇之类也。

6.《本草补》：蒌叶蒌，音楼。蒌即蒟也。按田抚军蒙斋先生《黔书》云：蒟华如流藤，叶如华拨，子如桑椹。或亦西域之种，阳蓝阴皱，肤白皮黑，其味辛香，近于桃榔之柄。岭南人取其叶合槟榔食之，呼为蒌蒟，亦蒌也。又为九真之藤，根似芋而长，叶似天南星而大。黔南人食槟榔者，购于滇，断破之，长寸许，与石贲灰并咀口中，赤如血。又沥其油醯为酱，故曰蒟酱。今述其可治诸病者，取蒌叶浸以油，封固，晒半载，收贮待用，可留数十年。非独疏积滞、消瘴疠已也。手足红疼，或肿起，以蒌叶油揉擦，用布包裹。耳痛，滴蒌叶油数点于耳内。刀伤、刺伤等,以绵荂浸湿蒌叶油,贴伤处,用布包裹。背痛及疖毒等,以绵琴浸油,贴而裹之。初起毒即解散,已成即开口出脓,若携烂油内蒌叶,敷绵荂上,贴之尤妙。杨梅疮,以绵荂内油包裹,易得溃决,易得出脓。溃决出脓后,易得生肌。若用油内叶搐烂,以布作膏药贴之,更为捷也。漏痔。治法见单方。

7.《植物名实图考》:蒟酱,《唐本草》始著录。按《汉书·西南夷传》:南粤食唐蒙蜀枸酱,蒙归问蜀贾人,独蜀出枸酱。颜师古《注》:子形如桑椹,缘木而生,味尤辛。今石渠则有之。此蜀枸酱见传纪之始。《南方草木状》则以生番国为蒟,生番禺者谓之药。交趾、九真人家多种,蔓生,此交滇之药见于纪载者也。《齐民要术》引《广志》,刘渊林《蜀都赋》注皆与师古说同,而郑樵《通志》乃云状似荜拨,故有土荜拨之号。今岭南人但取其叶食之,谓之蒌,而不用其实,此则以药子及蒌叶为一物矣。考《齐民要术》扶留所引《吴录》《蜀记》《交州记》皆无即蒟之语,唯《广州记》云,扶留藤缘树生,其花实即蒟也,可以为酱,始以扶留为蒟。但《交州记》扶留有三种,一名南扶留,叶青,味辛,应即今之蒌叶。其二种曰获扶留,根香美,曰扶留藤,味亦辛。《广州记》所谓花实即蒟者,不知其叶青味辛者耶?抑藤根香辛者耶?是蒟子即可名扶留,而与蒌叶一物与否,未可知也。诸家所述药子形味极详,而究未言药叶之状。宋景文《益部方物略》记蒳赞云:叶如王瓜,厚而泽。又云,或言即南方扶留藤,取叶合槟榔食之。玩赞词并未及叶,而或谓云云。盖阙疑也。唐苏恭说与郑渔仲同,苏颂则以渊林之说为蜀产,苏恭之说为海南产,李时珍则直断蒟、蒌一物无疑矣。夫枸独出蜀一语,已断定所产,流味番禺,乃自蜀而粤,故云流味,非粤中所有明矣。余使岭南及江右,其贲灰、蒌叶、槟榔三物,既合食之矣。抚湖南长沙不能得生蒌,以干者裹食之;求所谓芦子者,乌有也。及来滇,则省垣茶肆之累累如桑椹者,殆欲郊车而载,而蒌叶又乌有也。考《云南旧志》,元江产芦子,山谷中蔓延丛生,夏花秋实,土人采之,日干收货。蒌叶,元江

家园遍植,叶大如掌,累藤于树,无花无实,冬夏长青,采叶合槟榔食之,味香美;一则云夏花秋实,一则云无花无实。二物判然。以土人而纪所产,固应无妄。余遣人至彼,生致蒌叶数丛,叶比岭南稍瘦,辛味无别,时方五月,无花跗也。得芦子数握。土人云:四五月放花,即似芦子形,七月渐成实,盖蒌叶园种可栽以饷;而芦子产深山老林中,蔓长故但摘其实。《景东厅志》:芦子叶青花绿,长数十丈,每节辄结子,条长四五寸,与蒌叶长仅数尺者异矣。遍考他府州志,产芦子者,如缅宁、思茅等处颇多,而蒌叶则唯元江及永昌有之,故滇南芦多而蒌少。独怪滇之纪载,皆狃于郑渔仲诸说,信耳而不信目为可异也。《滇海虞衡志》谓滇俗重槟榔茶,无蒌叶则剪蒌子合灰食之,此吴人之食法。夫吴人所食乃桂子,非芦子也。又以元江分而二之,为蒟有两种,一结子以为酱;一发叶以食槟榔。夫物一类而分雌雄多矣,其调停今古之说,亦是考据家调人媒氏。然又谓海滨有叶,滇黔无叶,以以代之,不知冬夏长青者,又何物耶?盖元江地热,物不蛀则枯叶,行数百里,肉瘠而香味淡矣。芦子苞苴能致远,干则逾辣。滇多瘴,取其便而味重者饵之,其植蒌者则食蒌耳。岭南之蒌走千里,而近至赣州,色味如新,利在而争逐,亦无足异。芦子为酱,亦芥酱类耳。近俗多以番椒、木橿子为和,此制便少。亦今古之变食也。《本草纲目》引稽氏之言,《本草》以蒟为蒌子,非矣。其说确甚,后人辄易之,故详著其别。盖蒟与荜茇为类,不与蒌为类。朱子《咏扶留诗》:根节含露辛,苕颖扶援绿,蛮中灵草多,夏永清阴足。形容如绘。曰根节、曰苕颖、曰清阴,独不及其花实,亦可《云南志》之一证。《赤雅》:蒟酱以荜茇为之,杂以香草、荜拨、蛤蒌也,蛤蒌何物也?岂以蒌同贲灰合食故名耶?抑别一种耶?《滇黔纪游》:蒟酱乃蒌蒳所造,蒌蒳则非子矣,蒌故不妨为酱。又李时珍引《南方草木状》云,《本草》以蒟为蒌子,非矣。蒌子一名扶留草,形全不同。今本并无此数语。《唐本草》始著蒟酱,稽氏所谓《本草》,当在晋以前,抑时珍误引他人语耶?染皂者以芦子为上色,《本草》亦所

未及……蒟叶生蜀、粤及滇之元江诸热地。蔓生有节，叶圆长光厚，味辛香。蒻以包槟榔食之。《南越笔记》谓遇霜雪则萎，故昆明以东不植。古有扶留藤，扶留急呼则为蒻，殆一物也。医书及传纪，皆以为即蒟，说见彼。滇之蒻种于园，与粤同，重芦而不重蒻，故志蒻不及粤之详。茎味同叶，故《交州记》云藤味皆美。

【考释】

蒟酱始载于《新修本草》，云："蒟酱蔓生，叶似王瓜而厚大，味辛香，实似桑椹，皮黑肉白。交州（今越南河内一带）、爱州（今越南清化一带）人云，蒟酱人家多种，蔓生，子长大，谓苗为浮留藤。取叶合槟榔食之，辛而香也。"其后诸家本草多予著录。《本草图经》载："蒟酱生巴蜀……刘渊林注《蜀都赋》云，蒟酱缘木而生，其子如桑椹，熟时正青，长二三寸，以蜜藏而食之，辛香，温调五脏。今云蔓生。两说大同小异，然则渊林所云，乃蜀种如此。今说是海南所传耳。今惟贵荜拔而不尚蒟酱，故鲜有用者。"《本草纲目》云："蒟酱，今两广、滇南及川南、渝、泸、威、茂、施诸州皆有之。其苗谓之蒻叶，蔓生依树，根大如著。彼人食槟榔者，以此叶及蚌灰少许同嚼食之，云辟瘴病，去胸中恶气。故谚曰，槟榔浮留，可以忘忧。其花实即蒟子也。"《南方草木状》云："蒟酱，荜茇也。生于蕃国者，大而紫，谓之荜茇；生于番禺者，小而青，谓之蒟焉。可以调食，故谓之酱焉。"据以上所述形态、产地及其食用方法，均与现今所用蒟酱相符，即为胡椒科植物蒻叶 *Piper betle* L. 的果穗，分布于印度、斯里兰卡、越南、马来西亚、印度尼西亚、菲律宾及马达加斯加，我国东起台湾，经东南至西南部各地均有栽培。入药常于秋后果实成熟时采摘，晒 1 日后，纵剖为二，晒干备用。

槟　榔

（《药录》）

【异名】

仁频（《上林斌》），宾门（《药录》），宾门药饯（《南方草木状》），白槟榔（《药性论》），橄榄子（《食疗本草》），槟榔仁（《外台》），洗瘴丹（《药谱》），大腹子（《岭表录异》），大腹槟榔（《本草图经》），槟榔子（《本草纲目》），马金南（《花镜》）。

【释名】

1.《药录》：槟榔，一名宾门。

2.《南方草木状》：彼人以为贵，贵胜族客必先进，若邂逅不设，用相嫌恨。一名宾门药饯。

3.《本草经集注》：此有三四种，出交州，形小而味甘；广州以南者，形大而味涩，核亦有大者，名猪槟榔，作药皆用之。又小者，南人名蒳子，俗人呼为槟榔孙，亦可食。

4.《雷公炮炙论》：雷敩曰：凡使须别槟与榔，头圆身形矮毗者是榔，身形尖紫文粗者是槟。槟力小，榔力大。

5.《本草纲目》：时珍曰：宾与郎皆贵客之称。嵇含《南方草木状》言：交广人凡贵胜族客，必先呈此果。若邂逅不设，用相嫌恨，则槟榔名义，盖取于此。

【产地分布】

1.《本草图经》：生南海，今岭外州郡皆有之。

2.《本草乘雅半偈》：出南海、交州、广州，及昆仑，今岭外州郡皆有。

3.《本草蒙筌》：岭南州郡，俱各有生。

【性状】

1.《异物志》：槟榔，若笋竹生竿，种之精硬，引茎直上，不生枝叶，其状若桂。其颠近上末五六尺间，洪洪肿起，若槐木焉，因拆裂，出若黍穗，无花而为实，大如桃李。又棘针重累其下，所以卫其实也。剖其上皮，煮其肤，熟而贯之，硬如干枣。

2.《南方草木状》：槟榔，树高十余丈，皮似青桐，节如桂竹，下本不大，上枝不小，调直亭亭，千万若一，森秀无柯。端顶有叶，叶似甘蕉，条脉开破。仰望眇眇，如插丛蕉于竹杪；风至独动，似举羽扇之扫天。叶下系数房，房缀数十实，实大如桃李，天生棘重累其下，所以御卫其实也。味苦涩。剖其皮，鬻其肤，熟而贯之，坚如干枣，以扶留藤、古贲灰并食，则滑美，下气消谷。

3.《与韩康伯笺》：槟榔，子既非常，木亦特异。大者三围，高者九丈。叶聚树端，房构叶下。华秀房中，子结房外。其擢穗似黍，其缀实似谷。其皮似桐而厚，其节似竹而概。其中空，其外劲。其屈如伏虹，其申如缒绳。本不大，末不小。上不倾，下不邪。调直亭亭，千百如一。步其林则寥朗，庇其阴则萧条。信可以长吟，可以远想矣。性不耐霜，不得北植。必当遐树海南，辽然万里。弗遇长者之目，令恨深也。

4.《本草图经》：大如桃榔，而高五七丈，正直无枝，皮似青桐，节如桂竹；叶生木巅，大如楯头，又似甘蕉叶；其实作房，从叶中出，旁有刺若棘针，重叠其下；一房数百实，如鸡子状，皆有皮壳。肉满壳中，正白，味苦涩，得扶留藤与瓦屋子灰同咀嚼之，则柔滑而甘美。岭南人啖之，以当果实。其俗云：南方地温，不食此无以祛瘴疠。其实春生，至夏乃熟，然其肉极易烂。欲收之，皆先以灰汁煮熟，仍火焙熏干，始堪停久。此有三四种：有小而味甘者，名山槟榔；有大而味涩核亦大者，名猪槟榔；最小者名蒳子。其功用不说有别。又云尖长而有紫纹者名槟，圆而矮者名榔。槟力小，榔力大。今医家不复细分，但取作鸡心状，有坐正稳，心不虚，破之作锦纹为佳。其大腹所出，与槟榔相似，但茎、叶、根、干小异，并皮收之，谓之大腹槟榔。或云槟榔难得真者，今贾人货者多大腹也。

5.《本草纲目》：槟榔树初生若笋竿积硬，引茎直上。茎干颇似桃榔、椰子而有节，旁无枝柯，条从心生。端顶有叶如甘蕉，条派开破，风至则如羽扇扫天之状。三月叶中肿起一房，因自拆裂，出穗凡数百颗，大如桃李。又生刺重累于下，以护卫其实。五月成熟，剥去其皮，煮其肉而干之。皮皆筋丝，与大腹皮同也。

6.《本草乘雅半偈》：子状非凡，木亦特异。初生似笋，渐积老成，引茎直上，旁无枝柯，本末若一，其中虚，其外坚，皮似青桐而厚，节似菌竹而概。大者三围，高者九丈。叶生木端，似甘蕉棕榈辈。条分岐破，三月叶中起房，猬刺若棘，遂自拆裂。擢穗缀实，凡数百枚，大似桃李，至夏乃熟，连壳收贮，入北者，灰煮焙干，否则易于腐败。竺真《罗山疏》云：一种山槟榔，名蒳子，生日南，木似棕榈而小，与槟榔同状。一丛十余干，一干十余房，一房数百子。子长寸许，五月采之，味近甘苦。一种猪槟榔，大而味涩，核亦大，即大腹子也。

【炮制方法】

1. 净制　《普济方》：刮去粗皮。《本草通玄》：去空心者，刮去脐皮，见火无功。

2. 切制　《雷公炮炙论》：凡使，先以刀刮去底，细切。《新修本草》：捣末服。《外台秘要》：碎，合皮碎。《太平圣惠方》：熟水磨令尽。《圣

总录》：生，剉为末。《汤液本草》：杵细用。《活幼心书》：薄剉，晒干。《普济方》：捶碎。《普济方》：切作细块。《本草述》：切作小块。《本草害利》：浸透，切片。

3. 炮炙

(1) 煮制　《新修本草》：槟榔（生）者极大，停数日便烂，今人此来者皆先灰汁煮熟，仍火蒸使干，始堪停久。《食疗本草》：所来此者，煮熟熏干运来。

(2) 炒制　《太平圣惠方》：细剉微炒捣为末。《全生指迷方》：制，炒。《医学原始》：炒紫色。

(3) 火炮　《博济方》：炮。《证类本草》：炮搞为末。《普济方》：炮，剉；半生用，半炮剉。《奇效良方》：火炮。《证治准绳》：面裹炮面干为度。

(4) 烧制　《旅舍备要方》：烧灰存性。《证类本草》：烧灰细研。《济阴纲目》：烧存性碾末。

(5) 煨制　《博济方》：煨，煨令微黄。《伤寒总病论》：半生半煨。《圣济总录》：酸粟米饭裹，湿纸包灰火中煨令纸焦，去饭。《小儿卫生总微方论》：面裹煨。《传信方》：用面剂裹煨熟，去面到焙。《类编朱氏集验医方》：搜面包煨熟，去面。《世医得效方》：破开，以黄丹合在内，用湿纸裹煨。《丹溪心法》：湿纸煨。《普济方》：灰火煨过，粗捣筛。《奇效良方》：一大个，破开，以好黄丹一钱，合在内，湿纸裹煨。《仁术便览》：火煨切。

(6) 药制　《小儿卫生总微方论》：剉，以茱萸炒，去茱萸。《普济方》：二两，牵牛子二两，用醋浸软，同煮干，去牵牛子不用。《奇效良方》：斑蝥炒，去斑蝥。《仁术便览》：石灰制。《寿世保元》：一两，一半生，一半用牙皂煎汁浸透，焙熟。《本草正》：惟用其大而扁者，以米泔水浸而待用，同时以蒌叶一片，抹石灰二分，入槟榔一片。裹而嚼服。

(7) 煅制　《类编朱氏集验医方》：火煅。《本草拾遗》：煅存性。

(8) 麸炒　《普济方》：麸炒。

(9) 醋制　《本草述》：醋煮过……醋浸入瓷

器中二宿取出炒干。

（10）酒制　《叶天士秘方大全》：酒浸。

（11）童便制　《幼幼集成》：童便洗晒。

【炮制作用】

1.《证类本草》：勿经火，恐无力效。若熟使，不如不用。《本草纲目》：头圆矮毗者为榔，形尖紫文者为槟，槟力小，榔力大。凡使，用白槟及存坐稳正心坚有锦文者为妙，半白半黑并心虚者，不入药用。以刀刮去底细切之，勿令经火，忍无力。若熟使，不如不用。《本草乘雅半偈》：刮去底细切之，经火则无力，雷公云，生用为良，熟使绝无用矣。

2.《医学入门》：急治生用，经火则无力，缓治略炒，或醋煮过。《本草正》：槟榔得石灰则滑而不涩，石灰萎叶得槟榔则甘而不辣，服后必身面俱煖，微汗微醉，而胸腹豁然，善解吞酸，消宿食，辟岚瘴，化痰醒酒，下气健脾。《握灵本草》：呕吐痰涎，白槟榔一颗煨熟……煎服。

【性味归经】

1.《名医别录》：味辛，温。无毒。

2.《本草纲目》：苦、辛，温，涩。无毒。甄权曰：味甘，大寒。大明曰：味涩。弘景曰：交州者味甘，广州者味涩。曰：白者味甘，赤者味苦。元素曰：味辛而苦，纯阳也。无毒。诜曰：多食亦发热。

3.《珍珠囊补遗药性赋》：槟榔，味辛苦，性温。无毒。

4.《雷公炮制药性解》：味辛、甘、涩，性温。无毒，入胃、大肠二经。

5.《本草汇言》：入手太阴、阳明，足阳明经。

6.《本草蒙筌》：槟榔，味辛、苦，气温。味厚气薄，降也，阴中阳也。无毒。

7.《本草征要》：槟榔，味辛，温，无毒。入胃、大肠二经。

8.《本草择要纲目》：苦辛温涩。无毒。沉而降，阴中阳也。

9.《本草撮要》：味苦辛。入手足阳明经。

10.《本草经解》：入足厥阴肝经、手少阴心经、足阳明胃经、手阳明大肠经。

11.《本草新编》：入脾、胃、大肠、肺四经。

【功用主治】

1.《名医别录》：主消谷，逐水，除痰癖，杀三虫，去伏尸，治寸白。

2.《药性论》：主宣利五脏六腑壅滞，破坚满气，下水肿，治心痛风血积聚。

3.《海药本草》：主奔豚诸气，五膈气，风冷气，脚气，宿食不消。

4.《日华子本草》：除一切风，下一切气，通关节，利九窍，补五劳七伤，健脾调中，除烦，破癥结，下五膈气。

5.《唐本草》：治腹胀，生捣末服，利水谷道；敷疮，生肌肉止痛；烧灰，敷口吻白疮。

6.《药类法象》：气浊，味辛。治后重如神，性如铁石之沉重，能坠诸药至于下极。

7.《用药心法》：苦以破滞，辛以散邪，专破滞气下行。

8.《本草纲目》：破滞气，泄胸中至高之气。

9.《汤液本草》：槟榔气温，味辛、苦，味厚气轻，阴中阳也。纯阳，无毒。

10.《本草蒙筌》：逐水谷，除痰澼，止心痛，杀三虫。治后重如神，坠诸气极下。专破滞气下行，若服过多，又泻胸中至高气也。

11.《珍珠囊补遗药性赋》：降也，阴也。其用有二：坠诸药，性如铁石；治后重，验如奔马。

12.《本草通玄》：止疟疗疝。

13.《本草择要纲目》：消谷逐水，除痰澼，逐三尸寸白，治腹胀，利水道。疗泻痢后重心腹诸痛，大小便闭，御瘴疠。大抵苦以破滞，辛以散邪，槟能泻胸中至高之气使之下行，如铁石之沉重，能坠诸药至于下极，故治诸气后重如神也。岭表之俗，多食槟榔，取其能祛瘴疠，但有瘴则宜服之。南方人亦相习而食，宁不损正气而有开门延寇之祸乎？凡入药亦宜慎重，不可僭用。

14.《本草分经》：能坠诸药下行，攻坚破胀，消食行痰，下水散邪，杀虫醒酒，泻胸中至高之气至于下极。凡气虚下陷者，宜慎用。

15.《神农本草经百种录》：槟榔，苦辛性温，破滞消胀，磨积攻坚；能坠药力至下极之分成功。

虚人忌之。惟岭南瘴气乡,常唆槟榔不辍。

16.《本草征要》:降至高之气,似石投水。疏后重之急,如骠追风,疟疾与痰癖皆收,脚气与杀虫并选。足阳明为水谷之海,手阳明为传导之官。二经相为贯输,以运化精微者也。二经病则痰癖、虫积生焉。辛能破滞,苦能杀虫,故主治如上。

【用法用量】

内服:煎汤,二至五钱,单用杀虫,可用二至四两;或入丸、散。

【禁忌】

1.《食疗本草》:多食发热。

2.《神农本草经疏》:病属气虚者忌之。脾胃虚,虽有积滞者不宜用;下利,非厚重者不宜用;心腹痛,无留结及非虫积者不宜用;疟非山岚瘴气者不宜用。凡病属阴阳两虚、中气不足,而非肠胃壅滞、宿食胀满者,悉在所忌。

3.《本草征要》:忌见火……槟榔坠诸气,至于下极,气虚下陷者忌。

4.《本草害利》:能坠诸气,至于下极,气虚下陷者,所当远避……多食亦发热。岭南多瘴,以槟榔代茶,损泄真气,所以居人多病少寿。

5.《本经逢原》:凡泻后、疟后、虚痢,切不可用也。

6.《得配本草》:疟非瘴气,气虚下陷,似痢非痢者,禁用。

【选方】

1. 导气汤(《素问病机保命集》)

[组成]芍药一两,当归五钱,大黄、黄芩、黄连、木香各一钱半,槟榔一钱。

[主治]下痢脓血,里急后重,日夜无度。

[用法用量]为末。每服三五钱,水一盏,煎至七分,去滓,温服。如未止,再服,不后重则止。

2. 槟榔散一(《伤寒总病论》)

[组成]槟榔二个(一生一煨)。

[主治]伤寒发汗或下后痞满,或成寒实结胸,气塞不通。兼治蛔厥,心腹刺痛。

[用法用量]细末。酒二盏,煎一盏四,分作两服,温饮之。

3. 槟榔散二(《普济方》)

[组成]槟榔至大者半枚。

[主治]大小便不通,亦治肠胃有湿,大便秘涩。

[用法用量]用麦冬煎水磨一钱,重汤烫热服之。

4. 槟榔散三(《博济方》)

[组成]白槟榔(煨令微黄)半两,芫花(醋拌令干)一两,泽泻一两,甜葶苈(隔纸于铫子内炒令紫色)一两,郁李仁(汤浸,去皮,微炒)一两,汉防己一两,陈皮(去白,炒)半两,瞿麦(只取花)半两,藁本一分,滑石三分,大戟三分(锉碎,微炒)。

[主治]水疾及诸般气肿。

[用法用量]上为末。每服一钱,用桑白皮浓煎汤,空心调下。当时取碧绿水,后如烂羊脂,即愈。如未尽,隔日再服,看肿消如故,更不用服。

5. 治醋心方(《梅师集验方》)

[组成]槟榔四两,橘皮二两。

[主治]醋心。

[用法用量]细捣为散。空心,生蜜汤下方寸匕。

6. 治寸白虫方(《千金方》)

[组成]槟榔二七枚。

[主治]寸白虫。

[用法用量]治下筛。以水二升半,先煮其皮,取一升半,去滓纳末,频服暖卧,虫出。出不尽,更合服,取瘥止。宿勿食,服之。

7. 治诸虫在脏腑久不瘥者方(《太平圣惠方》)

[组成]槟榔半两(炮)。

[主治]诸虫在脏腑久不瘥者。

[用法用量]为末。每服二钱,以葱蜜煎汤调服一钱。

8. 治小儿头疮,积年不瘥方(《太平圣惠方》)

[组成]槟榔。

[主治]小儿头疮,积年不瘥。

[用法用量]水磨,以纸衬,晒干,以生油调涂之。

9. 治口吻生白疮方(《太平圣惠方》)

［组成］槟榔二枚。

［主治］口吻生白疮。

［用法用量］烧灰细研，敷疮上。

10.　治心脾疼方（《是斋百一选方》）

［组成］高良姜、槟榔等分（各炒）。

［主治］心脾疼。

［用法用量］上为细末，米饮调下。

11.　治五淋方（《博济方》）

［组成］赤芍药一两，槟榔一个（面裹煨）。

［主治］五淋。

［用法用量］上为末。每服一钱，水煎，空心服。

12.　治脚气冲心方（《简要济众方》）

［组成］白槟榔一个（鸡心大者）。

［主治］脚气冲心。

［用法用量］为末。用童子小便、生姜汁、温酒共半盏调，只作一服，无时服。

13.　治丹毒从脐上起黄肿方（《续本事方》）

［组成］槟榔。

［主治］丹毒从脐上起黄肿。

［用法用量］为末，醋调涂。

14.　槟榔汤（《圣济总录》）

［组成］槟榔七枚。

［主治］干霍乱，上气冲急，欲闷绝，大小便不通。

［用法用量］锉，粗捣筛。每服五钱匕，水一盏，童子小便半盏，煎至一盏，去滓温服，日再。

15.　大腹子膏（《圣济总录》）

［组成］大腹生者二枚（如无生者，干者亦得，用皮全者，勿令伤动）。

［主治］乌癞。

［用法用量］以酒一升浸，缓火熬令酒尽药干，捣罗为末，炼腊月猪膏，调和如膏敷之。

16.　治痰涎方（《御药院方》）

［组成］槟榔。

［主治］痰涎。

［用法用量］为末。白汤点（服）一钱。

17.　治食积满闷成痰涎呕吐方（《方脉正宗》）

［组成］槟榔、半夏、砂仁、萝卜子、麦芽、干姜、白术各二钱。

［主治］食积满闷成痰涎呕吐者。

［用法用量］水煎服。

18.　治脾胃两虚，水谷不能以时消化，腹中为胀满痛方（《方脉正宗》）

［组成］槟榔二两，白术三两，麦芽二两，砂仁一两。

［主治］脾胃两虚，水谷不能以时消化，腹中为胀满痛者。

［用法用量］俱炒燥为末。每早服三钱，白汤调服。

19.　治脾、肺、肾三脏受伤，水气不化方（《方脉正宗》）

［组成］槟榔三钱，白芍药（炒）、茯苓、猪苓、泽泻、车前子各二钱，肉桂一钱。

［主治］脾、肺、肾三脏受伤，水气不化，积为肿满，渐成喘息，不能偃卧者。

［用法用量］水煎服。

20.　治脚气累发，渐成水肿不消方（《本草汇言》）

［组成］大腹子。

［主治］脚气累发，渐成水肿不消。

［用法用量］滚汤磨汁半盏，食前服，日二次。服二月。

21.　治聤耳出脓方（《鲍氏小儿方》）

［组成］槟榔。

［主治］聤耳出脓。

［用法用量］研末吹之。

22.　治金疮方（《经验方》）

［组成］白槟榔、黄连少许。

［主治］金疮。

［用法用量］为末敷之。

23.　治阴毛生虱方（《本草备要》）

［组成］槟榔。

［主治］阴毛生虱。

［用法用量］煎水洗。

24.　槟连散（异名圣效散，《三因极一病症方论》）

［组成］槟榔、黄连各半两，穿山甲（大者，烧

存性)十片。

[主治]痈疽疮肿,未溃已溃者。

[用法用量]上为末。先点好茶,以翎毛刷过疮,仍以清茶调药敷疮上。如热甚,则以鸡子清调敷;脓已溃,则用长肌药;未快,则用替针丸。

25. 槟苏散方一(《医方大成》)

[组成]紫苏、香附子各二两,陈皮、甘草、槟榔、木瓜各一两。

[主治]风湿脚痛。

[用法用量]上㕮咀。每服四钱,水一盏,加生姜、葱,水煎服。

26. 槟苏散方二(《外科正宗》)

[组成]槟榔、紫苏、木瓜、香附、陈皮、大腹皮各一钱,木香三分,羌活五分。

[主治]风湿流注,脚胫酸痛,或麻痹不仁,呕吐不食。

[用法用量]水二钟,生姜三片,葱白三茎,煎一钟,空心服。

27. 槟苏散方三(《医林绳墨大全》)

[组成]槟榔、紫苏叶、桑白皮、赤茯苓(去皮)、木通(去皮)各一钱,炙甘草、紫菀、前胡(去芦)、百合、杏仁(去皮尖)各七分半。

[主治]脚气湿热肿痛冲心,坐卧不得。

[用法用量]加生姜五片,水二钟煎,不拘时候温服。

28. 槟苏散方四(《医部全录》)

[组成]苍术二钱,香附子一钱,紫苏叶一钱,陈皮一钱,木瓜一钱,槟榔一钱,羌活一钱,牛膝一钱,甘草五分。

[主治]风湿脚气,肿痛拘挛。

[用法用量]上锉,加生姜三片,葱白三茎,水煎服。

29. 槟沉饮(《丹台玉案》)

[组成]槟榔、沉香(磨水)、官桂、广木香(磨水)各一钱,大腹皮、青皮、香附、小茴香各一钱五分。

[主治]妇人阴疝。小腹近阴之处结聚胀痛,或皮内顶起如鸡头子大。

[用法用量]加生姜五片,水煎服。

30. 槟陈饮(《丹台玉案》)

[组成]山楂八分,青皮八分,草果八分,槟榔六分,枳实六分,半夏六分,柴胡六分,麦芽六分。

[主治]小儿因食成疟。

[用法用量]加生姜三片,空心煎服。

31. 槟茱丸(《魏氏家藏方》)

[组成]槟榔一个(剜去心,入乳香一粒如豆大,面裹煨,去面),茱萸(炒)一钱,官桂(去粗皮)一钱(不见火)。

[主治]心脾痛。

[用法用量]上为细末,打和为丸。共分二服,煎葱酒三至四沸调下。

32. 槟桂汤(《医部全录》)

[组成]槟榔、桂心、葛根、甘草(减半)、细辛、半夏(制)、桔梗、枳壳、川芎、防风各等分。

[主治]心疼。

[用法用量]水煎服。

33. 槟梅汤(《简明医彀》)

[组成]槟榔、枳实、香附、木香、砂仁、厚朴、干姜、肉桂、川楝子、楝根皮各等分,甘草减半,川椒二十粒,乌梅二个。

[主治]虫痛。

[用法用量]加生姜一片,水煎服。

34. 槟黄丸(《顾松园医镜》)

[组成]鸡心槟榔、雄黄、制绿矾各等分。

[主治]胃脘心腹因虫作痛,痛有休止,面生白斑,或吐清水,淡食而饥则痛,厚味而饱则安。

[用法用量]上为末,饭为丸,如米大。空心每服一钱至三钱。

35. 槟榔丸一(《千金翼方》)

[组成]槟榔、桂心、瓜蒌、麻黄(去节)、杏仁(去皮尖、双仁,熬)、茯苓、椒目、白术各三两,附子(炮,去皮)、吴茱萸(五合)、浓朴(炙)、干姜、黄芪、海藻、木防己、葶苈(熬)、甘草(炙)各二两。

[主治]老小水肿、虚肿、大病客肿作喘者。

[用法用量]上一十七味,捣筛为末,炼白蜜和丸,如梧子。饮服二丸,日三,加至四丸,不知,又加二丸,可至十二丸。

36. 槟榔丸二(《广济方》)

[组成]槟榔七个,芍药五分,枳实七枚(炙),人参五分,大黄一十六分,青木香六分,桂心四分。

[主治]一切气,妨闷不能食。心悬急,懊痛,气逆不顺。

[用法用量]上药治下筛,炼蜜为丸,如梧桐子大。每服二十丸,食前以生姜汤送下。

37. 槟榔丸三(《太平圣惠方》)

[组成]槟榔一两,羌活一两,郁李仁二两(汤浸,去皮尖,微炒),木香一两,川大黄一两(锉,微炒),牵牛子(捣罗取末)一两,青橘皮一两(汤浸,去白瓤,焙),麻仁二两(锉,研如膏)。

[主治]大肠实热,秘涩不通,心烦闷乱,冷热相攻,寒热如疟。

[用法用量]上为末,炼蜜为丸,如梧桐子大。每服二十丸,食前以生姜汤送下。

38. 槟榔丸四(《太平圣惠方》)

[组成]槟榔一两,木香半两,诃黎勒皮一两,桂心三分,木通半两(锉),枳壳半两(麸炒微黄,去瓤),人参半两(去芦头),赤芍药三分,半夏半两(汤洗七遍,去滑)。

[主治]伤寒,心胸不利,上气喘促,腹胁妨闷。

[用法用量]上为末,炼蜜为丸,如梧桐子大。每服三十丸,以热酒送下,不拘时候。

39. 槟榔丸五(《太平圣惠方》)

[组成]槟榔半两,陈橘皮半两(汤浸,去白瓤,焙),桂心半两,赤芍药半两,附子半两(炮裂,去皮脐),干姜一分(炮裂,锉),牵牛子五两(微炮,别杵罗取末二两半)。

[主治]伤寒后虚冷,腰间有积滞,气流注腰脚,疼不可忍。

[用法用量]上为末,炼蜜为丸,如梧桐子大。每服三十丸,食前以温姜汤送下,相次以生姜粥饮投之。良久当利,未利再服。

40. 槟榔丸六(《太平圣惠方》)

[组成]槟榔一两,防葵一两,白术一两,桂心一两,麦蘖一两(微炒),前胡一两(去芦头),鳖甲一两(涂醋炙令黄,去裙襕),木香半两,枳壳半两(麸炒微黄,去瓤)。

[主治]饮癖。心腹胀满,不能下食。

[用法用量]上为末,酒煮面糊为丸,如梧桐子大。每服二十丸,食前以生姜汤送下。

41. 槟榔丸七(《太平圣惠方》)

[组成]槟榔一两,甜葶苈一两(隔纸炒令紫色),甘遂半两(煨令微黄),汉防己半两,川朴硝一两,当归一两(锉,微炒),木通一两(锉),川大黄一两(锉碎,微炒),滑石二两,泽泻半两,猪牙皂荚半两(去皮,炙微黄),商陆一两,牵牛子一两(微炒),陈橘皮一两(汤浸,去白瓤,焙)。

[主治]十种水气。腹胀喘嗽,大小便涩。

[用法用量]上为末,以醋饭为丸,如梧桐子大。每服二十丸,空心以粥饮送下。以利为度,未得快利,即再服之。

42. 槟榔丸八(《太平圣惠方》)

[组成]槟榔一两,诃黎勒皮一两,柴胡三分(去苗),桂心一两,草豆蔻半两(去皮),木香半两,郁李仁一两(汤浸,去皮,微炒),川大黄一两(锉碎,微炒),吴茱萸半两(汤浸七遍,微炒)。

[主治]肠胃冷热不和,大便难秘,食饮不消,心腹妨闷。

[用法用量]上为末,炼蜜为丸。如梧桐子大。每服二十丸,食前以生姜汤送下。

43. 槟榔丸九(《普济方》)

[组成]槟榔(煨)半两,防己三分,赤芍药三分,羚羊角(镑)三分,人参半两,白茯苓(去黑皮)半两,薏苡仁(炒)一两一分,独活(去芦头)三分,芎䓖半两,桂(去粗皮)半两,附子(炮裂,去皮脐)一两,防风(去叉)一两,酸枣仁(炒)三分,当归(切,焙)半两,柏子仁(生用)半两,杏仁(汤浸,去皮尖双仁,炒)三分,熟干地黄(焙干,冷捣)一两。

[主治]脾中风。口面偏斜,言语謇涩,心烦气浊,手臂腰脚不随。

[用法用量]上为末,炼蜜为丸,如梧桐子大。每服二十丸,空心食前温酒送下。

44. 槟榔汤(《圣济总录》)

[组成]槟榔(生,锉)一两,大腹皮(锉)一两,

白术一两,五味子(炒)一两,枳壳(去瓤,麸炒)一两,黄芪(锉)一两,桑根白皮一两,陈橘皮(汤浸,去白,焙)一两,防己一两,木通(锉)一两,厚朴(去粗皮,生姜汁炙)一两,桂(去粗皮)一两,木香半两,大黄(湿纸裹煨)半两,人参半两。

[主治]三焦积气,渐成水病,腹胀,四肢浮肿。

[用法用量]上为粗末。每服三钱匕,水一盏,加生姜三片,大枣二枚(劈破),同煎至七分,去滓温服,早晨临卧服。

【各家论述】

1.《齐民要术》:古贲灰,牡蛎灰也,与扶留、槟榔三物合食,然后善也。扶留藤似木防己,扶留、槟榔所生相去远,为物甚异而相成,俗曰:扶留槟榔,可以忘忧。

2.《海药本草》:槟榔谨按《广志》云:生南海诸国。树茎叶根干,与大腹小异耳。又云如棕榈也,叶茜似芭蕉状。陶弘景云:向阳曰槟榔,向阴曰大腹。味涩,温,无毒。主奔豚诸气,五膈气,风冷气,宿食不消。《脚气论》云:以沙牛尿一盏,磨一枚,空心暖服,治脚气壅毒,水肿浮气。秦医云:槟榔二枚,一生一熟捣末,酒煎服之,善治膀胱诸气也。

3.《食疗本草》:槟榔多食发热,南人生食。闽中名橄榄子。所来北者,煮熟,熏干将来。

4.《本草衍义》:今人又取尖长者入药,言其快锐速效,屡尝试之,果如其说。

5.《用药心法》:槟榔,苦以破滞,辛以散邪,专破滞气下行。

6.《珍珠囊补遗药性赋》:槟榔,君。槟榔,味辛苦。性温无毒。降也,阴也。其用有二:坠诸药,性若铁石;治后重,验如奔马。

7.《本草蒙筌》:谟按:槟榔服之,苦以破滞气,辛以散邪气。久服则损真气,多服则泻至高之气。较诸枳壳、青皮,此尤甚也。夫何岭南烟瘴之地,平居无病之人,朝夕如常猛噬?云:可辟除山岚瘴气之疾。习以成俗,至今为然。吾儒有仕于彼者,亦随其俗而噬之,使一身冲和胃气,竟常被其耗析矣。正所谓非徒无益而反害之,因习

之弊,死而无悔者焉!罗谦甫曰:无病服药,如壁隙安鼠,诚哉是言也!尝闻用药如用兵,朝廷不得已而行之,以御寇尔。若无寇可平,而无故发兵,不惟空费粮饷,抑且害及无辜。戒之!戒之!

8.《药鉴》:气温,味苦辛,无毒,降也,阴也。坠诸药下行,故治里急后重如神,取其坠也,必兼木香用之。《补遗》谓破滞气,泄胸中至高之气,由其性沉重,坠气下行,则拂郁之气散,至高之气下矣。又曰能杀寸白者,非能杀虫也,以其性下坠,故能逐虫下行也。

9.《雷公炮制药性解》:主消谷逐水,宣利脏腑,功坚行滞,除痰癖,杀三虫,却伏尸,疗寸白,攻脚气,解诸虫,坠药性如铁石,治厚重如奔马。按:槟榔,甘温之品,宜于胃家;沉阴之性,宜于大肠。考诸功验,取其下坠,非取其破气。广闽多服之者,盖以地暖湿蒸,居民感之,气亦上盛,故服此以降之耳。尖长者,快锐速效。

10.《景岳全书》:味辛涩,微苦微甘,气微温。味厚气薄,降中有升,阴中阳也。能消宿食,解酒毒,除痰癖,宣壅滞,温中快气。治腹胀积聚,心腹疼痛喘急,通关节,利九窍,逐五膈、奔豚、膀胱诸气,杀三虫,除脚气,疗诸疟瘴防湿邪。《本草》言其治后重如马奔,此亦因其性温行滞而然。若气虚下陷者,乃非所宜。又言其破气极速,较枳壳、青皮尤甚。若然,则广南之人,朝夕笑噬而无伤,又岂破气极速者?总之,此物性温而辛,故能醒脾利气,味甘兼涩,故能固脾壮气,是诚行中有留之剂。观《鹤林玉露》云,饥能使之饱,饱能使之饥,醉能使之醒,醒能使之醉。于此四句详之,可得其性矣。其服食之法:小者气烈,俱以入药。广中人惟能用其大而扁者,以米泔水浸而待用,每一枚切四片,每服一片;外用细锻石以水调如稀糊,亦预制待用。用时以蒌叶一片,抹锻石一二分,入槟榔一片,裹而嚼服。盖槟榔得锻石则滑而不涩,锻石、蒌叶得槟榔则甘而不辣。服后必身面俱暖,微汗微醉,而胸腹豁然。善解吞酸,消宿食,辟岚瘴,化痰醒酒下气,健脾开胃润肠,杀虫消胀,固大便,止泻痢。又,服法:如无蒌叶,即以肉桂,或大茴香,或陈皮俱可代

用,少抹锻石,夹而食之。然此三味之功,多在锻石、蒌叶,以其能燥脾温胃也,然必得槟榔为助,其功始见。此物理相成之妙,若有不可意测者。

一大约此物与烟性略同,但烟性峻勇,用以散表逐寒,则烟胜于此;槟榔稍缓,用以和中暖胃,则此胜于烟。二者皆壮气辟邪之要药,故滇广中人一日不可少也。又,习俗之异,在广西用老槟榔,滇中人用清嫩槟榔,广东人多在连壳腌槟榔,亦各得其宜耳。

11.《神农本草经疏》:得天之阳气,地之金辛,故味辛气温无毒。《大明》言涩。元素言苦,以其感盛夏火之气耳。气薄味厚,阳中微阴,降也。入手、足阳明经。夫足阳明为水谷之海,手阳明为传道之官,二经相为贯输,以运化精微者也。二经病则水谷不能以时消化,羁留而成痰癖,或湿热停久则变生诸虫。此药辛能散结破滞,苦能不泄杀虫,故主如上诸证也。甄权:宣利五脏六腑壅滞,破胸中气,下水肿,治心痛积聚。《日华子》:下一切气,通关节,利九窍,健脾调中,破癥结。李珣:主奔豚气,五膈气,风冷气,脚气,宿食不消。皆取其辛温走散,破气坠积,能下肠胃有形之物耳。

12.《本草约言》:槟榔,入胸腹破滞气而不停,入肠胃逐痰癖而直下,能调诸药下行,逐水攻脚气。治利取其坠也,非取其破气也,故兼木香用之,然后可耳。一云能杀寸白虫,非杀虫也,以其性下坠,能逐虫下行也。

13.《本草汇言》:槟榔,主治诸气,祛瘴气、破滞气、开郁气、下痰气、去积气、解蛊气、消谷气、逐水气、散脚气、杀虫气、通上气、宽中气、泄下气之药也。方龙潭曰:如巅顶至高不清而为头痛寒热,下焦后重之气不利而为积痢肠澼,或胸痛引背、两胁胀满而喘逆不通,或气痞痰结、水谷不运而关格䐜胀,或水壅皮肤、肢体肿胀而行动即喘;如奔豚脚气之下而上升,如五膈五噎之上而不下;或寸白虫结于肠胃之中,或疮痍癣癞流延于肌膜之外,种种病因,因于水谷不能以时消化,羁留而至疾者,此药宣行通达,使气可散,血可行,食可消,痰可流,水可化,积可解矣。

14.《本草乘雅半偈》:《南方草木状》云:交广人,凡贵胜族客,必先呈此果。用扶留藤、古贲灰相和嚼之,吐去红水一口,方滑美不涩,言能洗瘴也。先人云:无枝直上,此从甲而乙,从乙而丙,生长炎方,色白味涩,谓有金气杂之,西南偏隅故也。故其气前往,有右迁之象焉。又云:气胜机速,四气咸宜。然于脾土为最亲切,运用迭行,尸虫何地安立耶?又云:性与物反,上者能使之下,下者能使之上;又不是径上,亦不是径下。曰:《说文》云,向阳者槟,向阴者榔。雷公云:头圆矮毗者榔,形尖紫文者槟。则槟与榔,各以其形而为向道矣。盖槟谐宾。书云:寅宾日出,道阳使丽养万物也。《志》云:蕤宾律名,道阴使续养万物也。是槟独为升阳之兆,升阴之始矣。而榔谐郎:郎者亭署,言华秀房中,子结房外,其擢穗似黍,其缀实似谷,亭亭若署列之犹郎耳。顾本大者三围,干高者九丈,末不小,本不大,下不倚,上不倾,干直概节,外劲中空,叶丛木上,房系叶下,步其林则寥朗,芘其阴则萧疏,与竟直上行者不同类。谓其概节如候,渐积而成允升者也。故高者抑之,如奔豚之上逆,脚气之冲心,忽忽眩冒而巅疾也。下者举之,如泻利之后重,清气之下沉,胸痛引背,下则两胁胀满也。有余者平之,如水饮之留癖,癥瘕之坚积,胸腹痞满燥实也。不足者补之,如脏形之劳极,三焦之开阖,脾土萎黄,饮食不能为肌肤也。阖者开之,如脏腑之壅滞,窍节之窒塞,五膈反胃,水谷不纳也。开者阖之,如飧泄之肠澼,吐呕之涌逆,霍乱自汗,烦闷欲死也。醉者醒之,惺然顿释也。醒者醉之,熏然颊赤也。饥者饱之,充然气盛也。饱者饥之,豁然气散也。乃若杀三虫,驱伏尸,灭寸白,逐诸虫伏蛊百骸,致病久不瘥,变生惊奇形证者,道以丽继万物之生阳,反乎向晦幽深之死阴耳。

15.《本草经解》:气温,味苦辛涩,无毒。主消谷,逐水,除痰癖,杀三虫伏尸,疗寸白。槟榔气温,禀天春升之木气,入足厥阴肝经。味苦辛涩无毒,得地南火西金之燥味,入手少阴心经、足阳明燥金胃经、手阳明燥金大肠经。气味降多于升,阴也。足阳明为水谷之海,气温则行。味辛则散,故主消谷逐水,手阳明为传导之官,消化不尽,则水谷留滞,变成痰癖。槟榔温辛,具消谷之才,苦泄有下降之德,所以主之也。三虫伏尸、寸白,皆湿热所化之虫也。辛则散,涩则燥,苦则杀虫,故主以上诸虫也。制方:槟榔同川连、扁豆、莲肉、橘红、红曲、白芍、乌梅、葛根、枳壳,治痢下后重;同雷丸、使君子、白芜荑、芦荟、肉蔻、胡黄连,治小儿疳蛔;同楝根、鹤虱、锡灰、苡仁根、贯仲、乌梅,治一切寸白虫;同茅术、草果、青皮、甘草,治瘴疟。

16.《本草述钩元》:味涩苦而辛,微甘,气温。气薄味浓,阳中微阴,降也,入手足阳明经。白者辛多散气,赤者便气如铁石行极而生长炎方。色白味涩,谓有金气,故其气前往,有右迁然于脾土最为亲切。(不远)槟榔得天之阳气,地之金味盛夏之火气耳。(仲淳)同草果、枳实、橘皮治食疟;加三棱、蓬术、矾红、红曲、山楂、麦芽,消一切坚硬肉食,及米面生冷诸下后重;同雷丸、芜荑、芦荟,治寸白虫;同苍术、草果青、童便半盏,水一盏,煎汤调末二钱服,气脚冲调下,日二,或入姜汁以其壳煎汁或茶饮。苏[论]槟榔入口便涩,次苦,又次辛,最后微微有甘,虽涩不敌苦,而苦又不敌辛,以涩宜专气之必又土气虚者。忌之:下痢非后重不用,疟非山岚瘴气不用。凡病属阴阳两虚,若非肠胃壅滞。宿[辨治]尖长有紫纹者名槟,力小,圆而矮者名榔,力大,取鸡心正稳中实如锦纹者佳。

17.《本草问答》:槟榔,问曰:芒硝、大黄、巴豆、葶苈、杏仁、枳壳、厚朴、牛膝、苡仁、沉香、降香、铁落、赭石、槟榔、陈皮等物,皆主降矣。或降而收,或收而散,或降而攻破,或降而渗利,或入血分,或入气分,又可得而详欤? 答曰:凡升者皆得天之气;凡降者,皆得地之味。故味厚者,其降速;味薄者,其降缓。又合形质论之,则轻重亦有别矣。芒硝本得水气,然得水中阴凝之性,而味咸能软坚,下气分之热,以其得水之阴味而未得水中之阴气,故降而不升。且水究属气分,故芒硝凝水之味纯,得水之阴性而清,降气分之热,与大黄之入血分究不同也。大黄味苦大寒,是得地

火之阴味而色黄,又为火之退气所发见,故能退火,专下血分之结。以味厚且有烈气味,既降而气复助之,故能速下。寒性皆下行,如白芍、射干,味能降利,皆以其味苦,与大黄之降下其义一也。大黄苦性更甚,白芍苦性较轻。故白芍只微降,而大黄则降之力大。槟榔是木之子,其性多沉,故治小腹疝气。然沉降之性自上而下,故槟榔亦能兼利胸膈且味不烈,故降性亦缓。降药虽沉,然未有不由上焦而下者也,故赭石能从上焦以坠镇,槟榔能兼利胸膈。设刺不锐而钩曲,刺不长而细软,则不破利而和散,能息风治筋。如钩藤刺、红毛五加皮、白蒺藜之类是也,盖勾芒为风木之神物,秉之而生钩刺芒角,故皆能和肝木,以息风治筋也。用皮者,以皮治皮之义,故姜皮、茯苓皮、橘皮、桑皮、槟榔皮皆能治皮肿。橘朴、槟榔之去湿,以木疏土也。观郁金之治郁,即知郁者气聚于血中也。癥瘕血痛必用香附、荔核、槟榔、茴香、橘核纯是入血分以散气。

18.《本草新编》:槟榔,味辛、苦,气温,降也,阴中阳也,无毒。入脾、胃、大肠、肺四经。逐水谷,除痰癖,止心痛,杀三虫,治后重如神,坠诸气极下,专破滞气下行。若服之过多,反泻胸中至高之气。善消瘴气,两粤人至今噬之如饴。古人疑其耗损真气,劝人调胃而戒食槟榔,此亦有见之言,然而非通论也。岭南烟瘴之地,其蛇虫毒气,借炎蒸势氛,吞吐于山巅水涘,而山岚水瘴之气,合而侵入,有立时而饱闷晕眩者,非槟榔口噬,又何以迅解乎! 天地之道,有一毒,必生一物以相救。槟榔感天地至正之气,即生于两粤之间,原所以救两粤之人也。况此物降而不升,虽能散气,亦不甚升,但散邪而不散正,此两粤之人所以长服而无伤。至身离粤地,即不宜长服,无邪可散,自必损伤正气矣。或问槟榔乃消瘴之物,似宜止治瘴气,何以治痢必须? 曰:槟榔虽可治痢,亦只宜于初起,而不宜于久痢也。痢无止法,用槟榔,所以下其积秽也,故初起之痢断须用之。痢久则肠中无积秽之存,若仍如初痢之治法,则虚者益虚,而痢者益痢矣,是久痢断不可用槟榔也。然吾以为初痢亦不可纯用槟榔,用当

归、白芍为君,而佐之槟榔,则痢疾易痊,而正气又复不损,实可为治痢之权衡也。或疑槟榔去积滞,即宜独用之,何以反佐之以当归?当归虽补犹滑,以助其攻也。何以更用白芍之酸收,偏能奏效哉?不知槟榔必得补以行其攻也。夫积滞之不行也,由于气血之干枯,倘徒用槟榔以攻其积滞,则气血愈伤,而瘀秽愈阻而不通,故必须当归以生气血,则大肠自润,有可通之机。然而,肝木克脾,木旺则火旺,火旺必烁干气血,当归所生,不足以济其所克,故必须益之芍药以平肝,则肝不克脾,而芍药酸中又能生血,以助当归之润,故同群共济,以成槟榔之功,然则收之,正所以善其攻也。

19.《本草求真》:槟榔(专入肠胃),辛苦而温。书向言其至高之气,彼独能泻,使之下行以至于极,以其味苦主降,性如铁石之重,故尔有坠下之力耳。是以无坚不破、无胀不消、无食不化、无痰不行、无水不下、无气不除、无虫不杀(如阴毛住虱,用此煎水以洗)、无便不开(凡开二便药内,多有用此)。故凡里急后重(同木香用)、岚瘴疠疟(如达原饮治疫用此),并水肿脚气,酒醉不醒,无不因其苦温辛涩之性,以为开泄行气破滞之地耳!至书所云饱能使之饥,醉能使之醒者,以其能下气也;饥能使之饱,醒能使之醉者,以槟榔必用蒟叶裹嚼。蒟叶气味辛温,得此能除中外之气,以散瘴疠之邪也(岭南瘴地,多以槟榔代茶)。然非瘴之地,不可常服,恐其能泄真气耳!鸡心尖长,劈之作锦纹者良(时珍云:岭南地热,四时出汗,人多黄瘁,食之则脏气疏泄,一旦病瘴,不敢发散攻下,岂尽气候所致?槟榔盖亦为患,殆未思耳。又朱晦庵槟榔诗云:忆昔游南日,初尝面发红。药囊知有用,茗碗讵能同。蠲疾收殊效,修真录异功。三彭如不避,糜烂七非中。亦以其治疾杀虫之功,而不满其代茶之俗也)。

20.《炮炙全书》:苦、辛、涩,微温。去空心者,刮去脐皮。见火无功。

21.《本草备要》:泻气、行水、破胀、攻坚。苦温破滞,辛温散邪。泻胸中至高之气,使之下行;性如铁石,能坠诸药至于下极。攻坚去胀,消食行痰,下水除风,杀虫醒酒。治痰癖癥结,瘴疠疟痢,水肿脚气(脚气冲心,尤须用之,童便、姜汁、温酒调服)。治大小便气秘,里急后重(同木香用,木香能利气)。过服则损真气(岭南多瘴,以槟榔代茶,其功有四:醒能使醉,醉能使醒,饥能使饱,饱能使饥。然泄脏气,无瘴之地忌用)。

22.《本经逢原》:槟榔泄胸中至高之气,使之下行。性如铁石之沉重,能坠诸药至于下极。故治冲脉为病,逆气里急,及治诸气壅腹胀后重如神。胸腹虫食积滞作痛,同木香为必用之药。其功专于下气消胀,逐水除痰,杀虫治痢,攻食破积,止疟疗疝,脚气瘴疠。若气虚下陷人及膈上有稠痰结气者得之,其痞满昏塞愈甚。又凡泻后、疟后、虚利切不可用也。闽广瘴毒之乡人常食此,必以蒟叶裹嚼之。所云饱能使之饥,醉能使之醒者,以其能下气也。去饥能使之饱,醒能使之醉者,以蒟叶辛温,能开发中外之气,以散瘴疠之邪也。

23.《得配本草》:甘、辛、温。入手足阳明经气分。泄胃中至高之气,坠诸药至于下极,达膜原而散疫邪。治泻痢,破滞气,攻坚积,止诸痛,消痰癖,杀三虫,除水胀,疗瘴疟。得童便,治脚气上冲(或入姜汁)。得橘皮,治金疮呕恶。配良姜,治心脾作痛。配麦冬,治大便秘及血淋。配枳实、黄连,治伤寒痞满。

24.《医林纂要》:槟榔全无辛味,惟合浮留藤叶及蜃灰嚼之,则有辛味,本草衍味辛,误也。又入口甚涩,涩与酸同,实有补肺敛气之功,人第知其下气破气,而不知其顺气敛气,逐邪乃以安正也。又回味甚甘,则亦能和能补矣。

25.《本草撮要》:功专宣利脏腑壅滞。得枳实治伤寒痞满;得木瓜治脚气冲心;得橘皮治金疮恶心;得木香调气;得黄芩、枳壳宽肠。耳出脓为末吹之;游丹从脐起者以醋调末涂之;阴毛生虱,煎水洗即效。气虚下陷者勿服。

【考释】

槟榔首载于《药录》。《本草图经》对其植物形态有着详尽的描述:"槟榔生南海,今岭外州郡皆有之,大如桃榔,而高五七丈,正直无枝,皮似青桐,节似桂枝,叶生木颠,大如楯头,又似甘蕉叶,其实作房,从叶中出,旁有刺,若棘针,重叠其下,一房数百实,如鸡子状,皆有皮壳……其实春生,至夏乃熟……尖长而有紫文者名槟,圆而矮者名榔。"《本草纲目》又云:"槟榔树初生若笋竿积硬,引茎直上,茎干颇似桃榔、椰子而有节,旁无枝柯,条丛心生。端顶有叶如甘蕉,条派开破,风至则如羽扇扫天之状。三月叶中肿起一房,因自拆裂,出穗凡数百颗,大如桃李,又生刺重累于下,以护其实,五月成熟,剥去其皮,煮其肉而干之,皮皆筋丝,与大腹皮同也。"以上所述之特征,无疑是棕榈科植物槟榔 *Areca catechu* L. ,其原产于马来西亚,1500 年前我国海南已有引种栽培。现在海南全省各地均有种植,主产于琼海、万宁、屯昌、定安、陵水、琼中、保亭、三亚等地。广东、云南、福建、广西、台湾气候暖热地区也有种植。国外印度尼西亚、马来西亚、菲律宾资源丰富。药用种子,春末至秋初采收成熟果实,用水煮后,干燥,除去果皮,取出种子,干燥备用。

燕　窝

《本经逢原》

【异名】

燕窝、燕窝菜（《寿世秘典》），燕蔬（《广东新语》），蔬燕窝、燕蔬菜（《本草纲目拾遗》），素燕窝（《月湖笔薮》），血燕（《本草撮要》）。

【释名】

1.《寿世秘典》：燕窝菜，竟不辨是何物，漳海边已有之。盖海燕所筑，衔之飞渡海中，翮力倦，则掷置海面，浮之若杯，身坐其中，久之，复衔以飞。多为海风吹泊山澳，土人得之以货，为食品最珍。

2.《泉南杂记》：闽之远海近番处，有燕名金丝者。首尾似燕而甚小，毛如金丝。临卵育子时，群飞近汐沙泥有石处，啄蚕螺食。有询土番，云：蚕螺背上肉有两肋如枫蚕丝，坚洁而白，故此燕食之，肉化而肋不化，并津液呕出，结为小窝附石上，久之与小雏鼓翼而飞。彼人依时拾之，故曰燕窝。

3.《本草从新》：崖州海中石岛有玳瑁山，其洞穴皆燕所巢。燕大者如乌，啖鱼辄吐涎沫，以备冬月退毛之食。土人皮衣皮帽，秉炬探之，燕惊扑人，年老力弱，或致坠崖而死，故有多获者，有空手而还者。或谓海滨石上，有海粉积结如苔，燕啄食之，吐出为窝，累累岩壁之间。一名燕蔬，香有龙涎，菜有燕窝，是皆补草木之不足者，故曰蔬。

4.《本草求原》：燕食海粉，吐而成窝。

5.《药方杂录》：云海燕采小鱼营集，故名燕窝。或云海燕啄食螺肉，肉化而筋不化，并精液吐出，结为小窝，衔飞过海，倦则漂水上暂息小顷，又衔以飞。人依时拾之。

【产地分布】

1.《闽部疏》：燕商菜，漳海边已有之。

2.《闽小纪》：出漳南。

3.《泉南杂记》：闽之远海近番处。

4.《广东新语》：崖州海中石岛有玳瑁山，其洞穴皆燕所巢。

5.《医林纂要探源》：出海外孤岛中。

6.《本草纲目拾遗》：出漳泉，沿海处有之。

7.《药方杂录》：出广东阳江县最多。

8.《宦游笔记》：出南海日本诸国。

9.《香祖笔记》：产海岛中，穷崖邃谷。

【性状】

1.《本草撮要》：血燕，色红紫，微咸润下。

2.《闽小纪》：有乌、白、红三色，乌色品最下，红色最难得。

3.《医林纂要探源》：海燕衔之以作巢者，胶粘成片，形如莲瓣。

4.《药性切用》：有红、白、黑三种；燕窝脚，色红紫，名血燕，性重下达，微咸下润。

5.《月湖笔薮》：形白而细长，空心虚软，俨如食铺中微子而细，有七八寸至尺长不等，望之晶莹，握之轻虚，每三十余枝作一束，食之亦淡而少味。

【炮制方法】

1. 净制　《本草害利》：先用清水浸透胖开，

用小钳 去毛，洁净，更换清水养好，仍将原燕浸水，澄清去脚煎服。如用毛燕窝，须入锻石坛内收燥，研细，在风口筛簸，则毛吹净，再用钳拣去毛管，如粉，则煎服。如用毛燕燕根燕屑入煎，须用棉包，或绢包好入煎，则无毛。

2. 炮炙

（1）熬制　《食物辑要》：煮。《养生食鉴》：煮食。

（2）炒制　《得配本草》：配独蒜，用燕莺三合，炒研为丸，清汤送下。

（3）酒制　《得配本草》：临发搅酒，熏鼻。

【性味归经】

1.《食物辑要》：味甘，平。无毒。

2.《本草从新》：甘，淡，平。大养肺阴。

3.《本草纲目易知录》：甘淡而平，入脾、胃经。

4.《本草撮要》：味甘，平，淡，入手太阴经。

5.《得配本草》：辛，平。有毒。

6.《本草再新》：味甘、咸，性平。有微毒。入心、肺、肾三经。

【功用主治】

1.《食物辑要》：和中益胃，清热消痰。

2.《物理小识》：止小便数。

3.《寿世秘典》：主补虚损，治劳痢。

4.《本经逢原》：调补虚劳，治咳吐红痰。

5.《闽小记》：白色（者）能愈痰疾，红色（者）有益小儿痘疹。

6.《本草从新》：大养肺阴，化痰止嗽。补而能清，为调理虚损痨疗之圣药。一切病之由于肺虚不能清肃下行者，用此皆可治之。开胃气，已劳痢，益小儿痘疹。燕窝脚：能润下，治噎膈甚效。

7.《医林纂要探源》：滋阴养阳，调和气血，补虚劳，去蒸热。甘能和脾，养肺缓肝。补心活血，泻肾除热。其胶粘之性，尤能滋涸竭而化痰涎。大补虚劳。

8.《得配本草》：生津养胃，化痰止嗽。调理虚损之品，惟此为最。化痰润肺，滋阴养胃。

9.《本草再新》：大补元气，润肺滋阴，治虚痨软嗽，咯血吐血，引火归源，滑肠开胃。已劳痢，益小儿痘疹。

10.《岭南杂记》：血燕，能治血痢；白者入梨加冰糖蒸食，能治膈痰。

11.《食物宜忌》：壮阳益气，和中开胃，添精补髓，润肺，止久泻，消痰涎。

12.《本草衍句》：甘能和脾，养肺缓肝。咸能补心，泻肾除热。滋涸竭而化痰涎，补虚劳而和气血。

【禁忌】

1.《饮食须知》：黄黑微烂者有毒，勿食。

2.《药笼小品》：肥白为佳，多痰者忌。

3.《新编六书》：每日兼冰糖煮食有效。然气味轻淡，遇火势急迫者无济也。补胃润肺滋肾，兼治虚痨，咳吐红痰。然火势急迫者当用至阴之剂，不可恃此轻淡以扶衰救命也。

4.《本草求真》：然使火势急迫，则又当用至阴重剂以为拯救，不可恃此轻淡以为扶衰救命之本，而致萎靡自失耳。

5.《本草纲目易知录》：便溏及虚寒者，慎用。凡劳伤，胃气虚难运药及不能受峻补者，最宜。

6.《随患居饮食谱》：病邪方炽勿投。

【用法用量】

内服：绢包煎汤，隔汤炖，一钱半至三钱，或入膏剂。

【选方】

1. 治老年痰喘方（《文堂集验方》）

［组成］秋白梨一个（去心），燕窝一钱，冰糖一钱。

［主治］老年痰喘。

［用法用量］秋白梨一个，去心，入燕窝一钱，先用滚水泡，再入冰糖一钱蒸熟。每日早晨服下，勿间断。

2. 治噤口痢方（《救生苦海》）

［组成］白燕窝二钱，人参四分，水七分。

［主治］噤口痢。

［用法用量］隔汤炖熟，徐徐食之。

3. 治翻胃久吐方（《纲目拾遗》）

［组成］人乳、燕窝。

［主治］翻胃久吐。

［用法用量］服人乳，多吃燕窝。

4. 治老年疟疾及久疟，小儿虚疟，胎热方（《内经类编试效方》）

［组成］燕窝三钱，冰糖半钱。

［主治］老年疟疾及久疟，小儿虚疟，胎热。

［用法用量］顿食数次。

【各家论述】

1.《本经逢原》：燕窝，能使金水相生，肾气上滋于肺，而胃气亦得以安，食品中之最驯良者。惜乎本草不收，方书罕用，今人以之调补虚劳、咳吐红痰，每兼冰糖煮食，往往获效。然惟病势初浅者为宜，若阴火方盛，血逆上奔，虽用无济，以其幽柔无刚毅之力耳。

2.《本草从新》：今人用以煮粥，或用鸡汁煮之，虽甚可口，然乱其清补之本性，岂能已痰耶。有与冰糖同煎，则甘壅矣，岂能助肺金清肃下行耶？

3.《本草求真》：燕窝，入肺生气，入肾滋水，入胃补中，俾其补不致燥，润不致滞，而为药中至平至美之味者也，是以虚痨药石难进，用此往往获效，义由于此。

4.《本草纲目拾遗》：燕窝，今人用以煮粥，或用鸡汁煮之，虽甚可口，然乱其清补之本性，岂能已痰耶？有与冰糖同煮，则甘壅矣，岂能助肺金清肃下行耶？

5.《物理小识》：燕窝能止小便数。鸟衔海粉作窝，得风日阳和之气，化咸寒为甘平，能使金水相生，肾气上滋于肺，而胃气亦得以安。食品中之最驯良者，惜乎本草不收，方书罕用。今人以之调补虚劳咳吐红痰，每兼冰糖煮食，往往获效。然惟病势初浅者为宜，若阴火方盛，血逆上奔，虽用无济，以其幽柔无刚毅之力耳。张石顽云：暴得咳嗽吐血未止，以冰糖与燕窝菜同煮连服，取其平补肺胃，而无止截之患也。惟胃中有痰湿者，令人欲呕，以其甜腻恋膈故也。

6.《本草求原》：得风日阳和之气，燕又属火，吞之则暖。化海粉之咸寒为淡平，能使金土相生，养肺胃之阴，下滋肾水化痰。海粉本消痰、止嗽、健胃、消食，补而兼清，使肺气清肃下行，为调理虚损劳瘵之仙品。凡肺胃虚劳，咳吐红痰，或久下血、吐血，以冰糖煮食，往往获效。肺肖气行，则血随气止。但冰糖同煎，则甘琅气滞，宜与陈及米煮粥。然阴柔性缓，惟阴虚不甚者宜之。若阴火太甚，血逆上奔，虽用无济。又白者消痰，益痘疹。同米煮粥，治噤口痢、滑肠。红者已劳痢，更止血，以红为火燕之真液也，然甚难得。

7.《本草纲目易知录》：燕窝，葆补甘淡而平，气薄味厚，可升可降，养脏汁，涤腑躁，入脾、胃经，为清虚痰、保肺气之妙品。肺主朝百脉，胃为水谷海，故治五劳七伤，虚咳喘促，吐衄烦躁，痿痹骨蒸，噎膈反胃，小儿痘疹。凡肺胃弱则清肃之气失于宣布，故又治崩带遗精，痔漏肠红，五淋黄疸，消渴便闭，及补诸虚不足。然此物质薄，须按日常服，自有功效。若饮其汁而不食其滓，或食旬日而止，则冀其奏功难矣。

【考释】

《药方杂录》云："海燕采小鱼营集，故名燕窝。"又云："海燕啄食螺肉，肉化而筋不化，并精液吐出，结为小窝。"《本草从新》谓："崖州海中石岛有玳瑁山，其洞穴皆燕所巢。燕大者如乌，啖鱼辄吐涎沫，以备冬月退毛之食……海滨石上，有海粉积结如苔，燕啄食之，吐出为窝，累累岩壁之间。一名燕蔬，香有龙涎，菜有燕窝，是皆补草木之不足者。"《泉南杂记》载："闽之远海近番处，有燕名金丝者。首尾似燕而甚小，毛如金丝。临卵育子时，群飞近汐沙泥有石处，啄蚕螺食。有询土番，云：蚕螺背上肉有两肋如枫蚕丝，坚洁而白，故此燕食之，肉化而肋不化，并津液呕出，结为小窝附石上，久之与小雏鼓翼而飞。彼人依时拾之，故曰燕窝。"《岭南杂记》云："燕窝有数种，白者名官燕，斯（撕）之丝缕如细银鱼，洁白可爱，黄色者次之，中有红者名血燕。缀于海山石壁之上，土人攀援取之，春取者白，夏取者黄，秋、冬不可取，取之则燕无所栖，冻死，次年无窝矣。"据上述所言，与现今所用燕窝相符，即为雨燕科动物金丝燕 *Collocalia esculenta* L. 的唾液与绒羽等混合凝结所筑成的巢窝。多见于热带沿海地区，在岛屿险峻的岩洞深暗处筑巢聚居，飞翔力很强，不善行走。以各种昆虫为食。分布于东南亚及太平洋各岛屿上。我国华中及西南一带也有分布。药用食用皆于 2、4、8 月间采收。4 月采者色白洁净，称为"白燕"；采收"白燕"后，金丝燕第二次筑巢，带有一些绒羽，颜色较暗，称为"毛燕"；有时亦可见有血迹，称为"血燕"。

檀　香

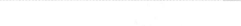

（《名医别录》）

【异名】

旃檀（《罗浮山疏》），白檀（《本草经集注》），檀香木（《本草图经》），真檀、裕香（《本草纲目》）。

【释名】

1.《本草图经》曰：其木如檀，故名檀香。

2.《本草纲目》：时珍曰：檀，善木也，故字从亶。亶，善也。释氏呼焉施檀，以焉汤沐，犹言离垢也。番人讹为真檀。云南人呼紫檀为胜，沉香即赤檀也。其木极香，故名檀香。

【产地分布】

1.《本草图经》：生南海……苏恭云：出嵩崎盘盘国，虽不生于中华，人间遍有之。

2.《明一统志》：檀香出广东、云南，以及邻邦古城、真腊、爪哇、渤泥、暹罗、三佛齐、回回等国。今岭南诸地亦皆有之。

3.《本草蒙筌》：南海昆仑，及江淮河朔。

【性状】

1.《宝庆本草折衷》：黄者名嵯白者名白檀。续说云：檀香有数种……当以黄檀，白檀为正。其有轻而松脆，谓之沙檀。与老而皮薄香满者，皆奇材也。更有紫檀、七八香、点星香、破漏香者，乃凡材耳。

2.《明一统志》：檀香，树叶皆似荔枝，皮青色而光泽。

3.《神农本经会通》：檀香有数种，青、黄、白、紫之异。

4.《太乙仙制本草药性大全》：檀香木如檀，有数种，黄白紫之异。檀木生江淮及河朔山中。其木作斧柯者，亦檀香类，但不香耳。至夏有不生者，忽然叶开，当有大水，农人候之，以测水旱，号为水檀。又有一种，叶亦相类，高五六尺，生高原地，四月开花正紫，亦名檀，根如葛。

5.《本草纲目》：臧器曰：树如檀。颂曰：檀香有数种，黄、白、紫之异，今人盛用之。江淮、河朔所生太即其但不香。树、叶皆似荔枝，皮青色而滑泽。叶廷圭。王佐《格古论》云：性坚。新者色红，旧者色紫，有蟹爪文。新者以水浸之，可染物。真者揩壁上色紫，故有紫檀色，黄檀最香，俱可作带胯、扇骨等物。

6.《本草原始》：树叶皆似荔枝，皮青色而滑泽。《香谱》云：皮实而色黄者为黄檀，皮洁而色白者为白檀，皮腐而色紫者为紫檀。其木并坚重清香，而白檀尤良。

【炮制方法】

1. 切制　《仙授理伤续断秘方》：剉碎用，不见火。《太平惠民和剂局方》：凡使，先别碎，捣罗为末，方入药用。《传信适用方》：剉屑。《活幼心书》：细剉。

2. 炮炙

（1）茶制　《普济方》：剉，茶青浸，炒黄；蜡茶清炒。

（2）磨制　《本草纲目》：磨汁。

【性味归经】

1.《日华子本草》：热，无毒。

2.《珍珠囊补遗药性赋》：甘、苦。阳中微阴。

3.《汤液本草》：气温，味辛。无毒。入手太阴经、足少阴经，通行阳明经药。

4.《本草品汇精要》：气味俱厚，阳也。臭香。

5.《本草汇言》：味辛、苦，气温。无毒。

6.《本草通玄》：入脾、肺。

7.《本草再新》：入肝、脾、肺经。

8.《太乙仙制本草药性大全》：檀香，味辛，气温。阳中微阴，无毒。专入肺肾脏，通行阳明经。

【功用主治】

1.《日华子本草》：治痛，霍乱。

2.《本草经集注》：消热肿。

3.《珍珠囊补遗药性赋》：引胃气上升，进食。

4.《本草纲目》：治噎膈吐食，又面生黑子，每夜以浆水洗拭令赤，磨汁涂之。

5.《本草正》：散风热，辟秽恶邪气，消肿毒，煎服之，可散冷气，止心腹疼痛。

6.《本草备要》：调脾肺，利胸膈，为理气要药。

7.《玉楸药解》：消瘰疬凝结。

8.《本草拾遗》：主心腹（《本草图经》作心绞痛）霍乱，中鹅鬼气，杀虫。

9.《本草再新》：散邪发表，行湿，暖肠胃，止呕吐。

10.《太乙仙制本草药性大全》：痛霍乱可却，中恶鬼气能祛。治肾气诸痛腹痛，消风热肿毒，杀虫。补注：诸痛霍乱，肾气腹痛。

【用法用量】

内服：煎汤，一至二钱；或入丸、散。外用：磨汁涂。

【禁忌】

1.《本草汇言》：辛香芳烈而窜，如阴虚火盛，有动血致嗽者，勿用之。

2.《本经逢原》：禁用火焙，痈疽溃后脓多禁用。

【选方】

1. 治产后妒乳肿痛方（《太平圣惠方》）

[组成]檀香。

[主治]产后妒乳肿痛。

[用法用量]以醋浓磨，涂乳上即瘥。

2. 檀香散（《圣济总录》）

[组成]白檀香（锉）半两，甘菊花（择）三两，芎䓖二两，甘草（生用）一两。

[主治]头面风，头昏目眩，肩背疼痛，头皮肿痒，颈项拘急。

[用法用量]上四味，捣罗为散，每服一钱匙，温薄荷汤调下，茶清或沸汤调亦得。

3. 檀香饮（《圣济总录》）

[组成]白檀香，沉香各一块，重一分，槟榔一枚，上三味。

[主治]恶毒风肿。

[用法用量]各于砂盆中，以水三盏，细磨取尽，滤去渣，银石铫内煮沸，候温，分作三服。

4. 敷乳方（《圣济总录》）

[组成]升麻、木香、檀香各半两。

[主治]产后妒乳，结肿不消热痛。

[用法用量]上三味各取成块者，逐味就沙盆内，用酒少许带湿磨，三味相等，即用鹅羽刷敷乳上，如干以水润之，常令湿润，一日两次敷之。

5. 檀香丸（《圣济总录》）

[组成]檀香三两，菖蒲、犀角（镑）、天竺黄（研）、生干地黄（焙）、苏合香油各一两，桂（去粗皮）、甘草（炙）、白茯苓（去黑皮）各三两半，人参、远志（去心）、麦冬（去心）各一两半。

[主治]心常怔悸，恐惧多忘。

[用法用量]方上一十二味除苏合香油外，为末，以苏合香油同少酒，化入炼蜜，丸如樱桃大，食后含化一丸。

6. 神清散（《卫生宝鉴》）

[组成]檀香、人参、羌活、防风各十两，薄荷、荆芥穗、甘草各二十两，石膏（研）四十两，细辛五两。

[主治]头昏目眩，脑痛耳鸣，鼻塞声重。

[用法用量]上为末，每服二钱，沸汤点服。

7. 和中汤(《覆载万安方》)

[组成]沉香、檀香各一两二分,白豆蔻二两二分,乌药一两三分,山药(炒)、缩砂五两,白茯苓、藿香叶三两一分。

[主治]忧思郁结,气不升降,补元气,生津液,爽神精,美饮食。

[用法用量]上细末。每服四五钱匙,入盐少许,沸汤点服,日夜三四服。一方姜黄一两一分,橘红二两二分。若气顺,则不用加之。如觉呕逆,加丁香一两二分。

8. 聚香饮子(《奇效良方》)

[组成]檀香、木香、乳香、沉香、丁香(并,不见火)、藿香各一钱半,延胡索(炒)、片子姜黄(洗)、川乌(炮,去皮)、桔梗(去芦,炒)、桂心(不见火)、甘草(炙)各半钱。

[主治]七情所伤,遂成七疝,心胁引痛,不可俯仰。

[用法用量]上作一服,用水二盏,生姜五片,枣子一枚,煎一盏,食远服。

9. 治心腹冷痛方(《本草汇言》)

[组成]白檀香三钱(为极细末),干姜五钱。

[主治]心腹冷痛。

[用法用量]泡汤调下。

10. 治阴寒霍乱方(《本草汇言》)

[组成]白檀香、藿香梗、木香、肉桂各一钱五分。

[主治]阴寒霍乱。

[用法用量]为极细末,每用一钱,姜炒五钱,泡汤调下。

11. 治噎膈饮食不入方(《方脉正宗》)

[组成]白檀香一钱五分,茯苓、橘红各二钱。

[主治]噎膈饮食不入。

[用法用量]俱为极细末,人参汤调下。

【各家论述】

1.《本草经集注》云:俗人摩以涂风毒诸肿,亦效。然不及青木香又主金疮止血,亦疗淋用之。

2.《嘉祐本草》:按《日华子》云:紫真檀无毒。

3.《本草发挥》:檀香……东垣云,能调气,而清香引芳香之物上行,至极高之分,最宜橙、桶之属,佐以姜、枣,将以葛根、豆蔻、缩砂、益智通行阳明之经,在胸膈之上,处咽嗌之中。

4.《本草蒙筌》:降真香数,烟直上天;召鹤成群,盘旋于上。主天行时疫狂热,岐宅舍怪异响声。小儿带之,辟恶邪气。

5.《本草原始》:白檀……又面生黑子,每夜以浆水洗,拭令赤,磨汁涂之甚良。

6.《本草汇》:最宜橙、橘之属,佐以姜、枣、葛根、缩砂、豆蔻、益智,通行阳明之经。

7.《楞严经》云:白旃檀涂身,能处一切热恼,故西南诸番,皆用诸香涂身,隋有寿禅师妙医术,作五香饮济人,沉香饮、檀香饮、丁香饮泽兰次、甘松饮,皆以香为主,更加别药。有味而止渴,兼补益人,道书檀香谓之浴香,不可烧供上真。

8.《本草备要》:檀香……昂按,内典欲念亦热恼。盖诸香多助淫火,惟檀香不然,故释氏焚之。道书又以檀为浴香,不可以供上真。

9.《要药分剂》:己丑七月,余曾治一妇人,年二十三,于三月间产子,二日少腹痛,六七日发热,至七月昼夜热更甚,卧床不起,每日强进粥汤一二钟,小腹左痛处并肿硬,延内外医至二十五人,纷论不一,服药至百余剂,病势日剧。七月十二日,始延余治。初诊脉,两手俱伏,适值极痛时也。停半时再诊,左手现如蜘丝,右手仍伏,终不得病之所在,又停半时再诊,左关弦紧极,右关迟细而滑,两寸洪数,两尺细数,已知病在两关矣。然虽三番诊视,尚未可定,因谓其家,且停药一日,俟明日辰刻再诊定局。次早脉与隔晚第三次同。遂批案作方云:左关弦紧极长,弦长主积结,紧主因寒,见于肝脉,肝主血,又痛在少腹左,其地亦属肝部分,明系产下后,寒入产户,归于营气,恶露适与寒值遂凝结,故作痛,久渐肿硬也。服破血消积药已久而无效者,缘恶露虽属血分,毕竟为秽恶之物,非若血为一身营气所主,故愈破而血愈亏,愈亏而病愈增也。肝病增,肝木益强克土,故脾胃受伤,其脉迟细滑,饮食不得进也。两尺细数，产后本象，两寸洪数，宜其发热无休，且口渴咽痛，然其病只在两关，病之名曰恶结。恶结者，恶露秽结也。病人又云：自得病后，头顶忽欲疼痛，几如数铁锤敲打破裂一般，忽即解散，初犹数日一作，今渐近并日四五作，此更难忍。余曰：此正恶结所患之症。盖由秽恶气积，久而甚，上衡头脑，故发痛，秽散即止。惟恶结症遂如此，若他症头痛不尔也。用方必以除恶解结为主，因用牛角䐠、楂肉各三钱，茺蔚子二钱酒炒，归身、阿胶珠各钱半，红花七分，醋蓬术六分，上午服一帖，头痛即止，下午进粥二碗，夜得安睡，热亦减半。讵知是夜，其夫求请乩仙，降坛者系白香山先生，批示医案亦云：恶露凝结。而语意竟与余略同，所开方亦无大异，止多牛角䐠一钱，山楂半生半炒各二钱，余俱同方，后加紫檀末五分。次日病家告余以故，竟以仙医目我，请再作方。

10.《日华子本草》：肾气腹痛，浓煎服；水磨敷外肾并腰肾痛处。

【考释】

《本草图经》曰："其木如檀，故名檀香。"《本草拾遗》亦云："白檀，树如檀，出海南。"《本草图经》又云："檀香有数种，黄、白、紫之异，今人盛用之。真紫檀旧在下品，亦主风毒。苏恭云出昆仑盘盘国，虽不生中华，人间遍有之。"《本草纲目》引《明一统志》云："檀香出广东、云南以及邻邦古城、真腊、爪哇、渤泥、暹罗、三佛齐、回回等国。今岭南诸地亦皆有之。树叶皆似荔枝、皮青色而光泽。"《太乙仙制本草药性大全》曰："檀香木如檀，有数种，黄白紫之异。檀木生江淮及河朔山中。其木作斧柯者，亦檀香类，但不香耳。至夏有不生者，忽然叶开，当有大水，农人候之，以测水旱，号为水檀。又有一种，叶亦相类，高五六尺，生高原地，四月开花正紫，亦名檀，根如葛。"《香谱》云："皮实而色黄者为黄檀，皮洁而色白者为白檀，皮腐而色紫者为紫檀。其木并坚重清香，而白檀尤良。"现今所用檀香多为白檀，均系进口，产地与古代本草记载相符，即为檀香科檀香属植物檀香 *Santalum album* L. 树干的心材，其主产于印度、印度尼西亚及马来西亚，我国台湾、广东、海南、云南有引种。以印度老山檀质量最佳。

藤　黄

(《海药本草》)

【异名】

海藤(《广志》)。

【释名】

1.《证类本草》：藤黄……据今所呼铜黄，谬矣，盖以铜，藤语讹也。按：此与石类采无异也。画家及丹灶家并时用之。

2.《本草纲目》：《海药》：树名海藤……时珍曰：今画家所用藤黄，皆经煎炼成者，舐之麻人。按：周达观《真腊记》云：国有画黄，乃树脂。番人以刀斫树枝滴下，次年收之。似与郭氏说微不同，不知即一物否也。

3.《本草纲目拾遗》：藤黄出外洋及粤中，乃藤脂也，以形似笔管者良，大块者名牛屎藤黄，不佳。入药取色嫩纯明者，用水蒸化，滤去渣盛瓷器内，隔水煮之，水少时再添煮干，以三炷香为度。以帛扎瓷器口埋土中，七日取出，如此七次，晒干用。《粤志》：广中产黄藤熬汁，即藤黄也。性最寒，以青鱼胆和之治眼疾，间有白者，叶如土茯苓，身小而长，外有箨包，以茎浸水洗目，并除肿痛。

【产地分布】

《广志》云：出鄂、岳等州诸山崖。

【性状】

《本草纲目拾遗》：以形似笔管者良，大块者名牛屎藤黄，不佳。

【炮制方法】

1. 煮制　《医宗金鉴》：以秋荷叶露泡之，隔汤煮十余次，去浮沉取中，将山羊血拌入，晒干……如无山羊血以子羊血代之(藤黄二两，山羊血五钱)。

2. 蒸制

(1)《本草纲目拾遗》　水蒸将水蒸烊。

(2)《本草纲目拾遗》　蒸煮取色嫩纯明者，用水蒸化，滤去渣，盛瓷器内，隔水煮之，水少时再添，以三炷香为度，以帛扎瓷器口，埋土中七日，取出，如此七次，晒干用。

【性味归经】

酸、涩、凉。有毒。

《海药本草》：酸、涩，有毒。

【功用主治】

消肿，化毒，止血，杀虫。

1.《海药本草》：主蚛牙蛀齿，点之便落。

2.《本草纲目拾遗》：治痈疽，止血化毒，敛金疮，亦能杀虫。

3.《本经逢原》：治虫牙蛀齿，点之即落，毒能损骨伤肾可知。

【用法用量】

外用：研末调敷、磨汁涂或熬膏涂。内服：入丸剂(一次量一至二厘)。

【禁忌】

体质虚弱者忌服，多量易引起头昏、呕吐、腹痛、泄泻，甚或致死。

【选方】

1. 拔毒丹(《李氏家藏奇验秘方》)

[组成]雄黄、胆矾、硼砂、铜绿各一两，藤黄

五钱,蟾酥三钱,麝三分,广胶一两五钱。

[主治]拔毒(未成者自消)。

[用法用量]先化胶入前末药搅匀,捣烂软硬得宜,捏成锭收藏。用时滴醋磨涂,绵纸盖之,干湿以醋。

2. 金疮折伤方(《李氏家藏奇验秘方》)

[组成]黄蜡、香油各一两,化开入藤黄三钱,冰片、熊胆各三分,珍珠五分,三七一钱,牛黄一分。

[主治]金疮折伤。

[用法用量]研细搅匀贴效。

3. 藤黄饮(《袖珍本草隽》)

[组成]大黄四两,甘草、茯苓、牡蛎(生用)各一两,人参、川芎、栀子、金银花各半两,木香、白芷各六两,当归七两。

[主治]一切疔肿恶疮,痛疽疼痛。

[用法用量]上㕮咀。每服八钱,水二盏,煎至一盏,温服。

4. 藤黄炼(《经验良方》)

[组成]藤黄一分,生姜三分。

[主治]实证水肿。

[用法用量]烧酒炼和。一日服尽。

5. 黎洞丸(《秘传奇方》)

[组成]真西牛黄二钱五分,梅花冰片二钱五分,真阿胶一两(酒洗),明雄黄一两(水飞),生大黄二两,没药二两,麝香二钱五分,天竺黄二两(后洗),广三七二两,血竭二两,藤黄二两(放银罐烧),礞石一两(火硝煅),先将藤黄清水煮十余次,去浮腻,净研末,用山羊血五钱拌晒,或用子羊血不经水者拌晒。

[主治]肺痈、肠痈内溃,治跌仆损伤,筋断骨折,治刑杖重伤者,治马刀瘰疬年远不愈。

[用法用量]上十二味各另研为细末,用藤黄化烊为丸,每丸重五分。如干,少加炼蜜,外用黄蜡提丸封固善藏之。此方得自异传,其功甚捷,一丸必救,百发百中。但药性甚大,一救不可再服,慎之慎之。若内服无灰老酒,外敷用细茶卤磨敷,如干以茶卤润之。敷法:不可敷住疮口,止敷肿处。凡用药后忌一切发物,更须忌生冷茶水

要紧,若再犯则不能救矣。治肺痈、肠痈内溃,用好酒磨服,最重者二丸即愈;治惊恐、劳力吐血成痨者,酒磨服;治血积、癥瘕、血瘀蛊胀者,酒磨服;治跌仆损伤,筋断骨折者,内服外敷;治刑杖重伤者,内服外敷;治马刀瘰疬年远不愈者,酒磨服。

6. 金疮跌打破损犬咬汤火泡并治冻拆方(《秘传奇方》)

[组成]白蜡一两,藤黄五钱,麻油半斤。

[主治]金疮、跌打、破损、犬咬、汤火泡并治冻拆。

[用法用量]同熬滴水成珠,取起冷定,磁罐盛贮,每敷患处少许,数次即愈。或用纸摊膏药,贴之亦可。

7. 无名肿毒铁箍散(《秘传奇方》)

[组成]黄柏二两(研细末),藤黄一钱。

[主治]无名肿毒。

[用法用量]磨猪胆汁或磨鸡蛋清亦可,或磨陈米醋亦可。务必细用工夫轻轻磨下,宜多磨更妙。再磨藤黄汁下,合黄柏同捣如硬泥,做成锭。加麝香、冰片亦可,若不加亦用。逢生毒高肿红大赤色,将一锭磨醋浓,四周涂二次即消,一周时即无也。

8. 黄芽升丹(《秘传奇方》)

[组成]水银一两,藤黄五钱,牙硝、明矾各一两五钱,蛇含石八分。

[主治]能去污生新,治疽要药。

[用法用量]上药研末,以水银擂不见星为度,入锅结胎,再加文武火炼三炷香。每一两加冰片四分,入罐收贮,久陈为宝。

9. 三黄宝蜡丸(《秘藏膏丹丸散方剂》)

[组成]藤黄二两,天竺黄二两,大戟一两,归尾一两,刘寄奴一两,牛黄一两,麝香一两,琥珀一两,水粉、血竭、儿茶、乳香、雄黄、水银各五钱(务炙死合匀,倘遍在一丸,不可用)。

[主治]此药破顽痰,保元气,解诸毒,活经络,接筋骨,消瘀血。专治跌打、扑伤、损伤,闪腰岔气,瘀血凝结,疼痛难忍,受伤日久,经年不愈;并坠车落马之伤,蛇蝎恶虫之毒;或男子努力成

劳;或女子经闭不通;或产妇胎衣不下,恶露上攻,致生怪症,瘀血闷乱,不省人事;或打破伤,牙关紧闭,抽掣搐搦;或风吹冷振,半身不遂,软弱不能动履者。连服数丸,则周身血脉流通,永无恶患矣。

[用法用量]共为细末,用净黄蜡十二两为丸,重一钱。以上诸症,每服一丸,病重者二丸,俱用灰酒化服。服药三日内忌生冷、瓜果、烧酒、发物要紧。又能外敷诸疮恶毒,用清油磨化,鹅翎扫敷,不可见火。此方有无穷之理,不测之功,可谓仙方也。

10. 嵝峒丸(《秘藏膏丹丸散方剂》)

[组成]牛黄、冰片、麝香各二钱五分,雄黄、阿魏各一两,大黄、乳香、没药、儿茶、血竭、天竺黄、三七、藤黄各二两,熬膏用。

[主治]逐瘀生新,续筋接骨,疏风活络,化痰蠲痛,宣通气血,消肿解毒。凡男妇小儿一切疑难危急之症,百发百中,真有起死回生之力,功难尽述。

[用法用量]隔汤煮十次,去浮沫,以山羊血五钱拌晒。如无广西山羊血,即用子羊血亦可。以上十二味另研为末,用藤黄化开为丸。如干少加蜜为丸。内可以服,外可以敷每服一丸,病重者服二丸,小儿每服半丸,或二三分,俱用无灰黄酒化服。外敷用细茶卤磨化。

【各家论述】

1.《本草汇言》:藤黄,味酸涩,有毒。茎名海藤(郭氏云:藤黄,出岳、鄂等州诸山崖。系海藤花蕊散落山石,彼人收之,谓之沙黄。就树采者,轻妙,谓之腊黄。李氏曰:今画家、漆臣所用藤黄,皆经煎炼成者,舐之麻舌。又按《真腊》云:

国有藤黄,成藤之脂。番人以刀砍藤枝,滴下地,数月后收之。似与郭氏说微不同,不知即一物否也)。藤黄:治蚛牙蛀齿,水调点之即落也。

2.《本经逢原》:藤黄性毒,而能攻毒,故治虫牙蛀齿,点之即落。毒能损骨,伤肾可知。

3.《得宜本草》:服藤黄药,忌吃烟。按三黄宝蜡丸、嵝峒丸,俱用藤黄,以其替解毒也。有中藤黄毒者,食海蜇即解。

【考释】

藤黄之名始见于《海药本草》:“出岳、鄂等州诸山崖。树名海藤。花有蕊,散落石上,彼人收之,谓之沙黄。就树采者轻妙,谓之腊黄。今人讹为铜黄,铜、藤音谬也。此与石泪采之无异。画家及丹灶家时用之。”《本草纲目》曰:“今画家所用藤黄,皆经煎炼成者,舐之麻人。按:周达观《真腊记》云:国有画黄,乃树脂。番人以刀斫树枝滴下,次年收之。似与《海药本草》所说微不同,不知即一物否也。”《本草纲目拾遗》载:“藤黄出外洋及粤中,乃藤脂也,以形似笔管者良……”《粤志》载:“广中产黄藤熬汁,即藤黄也。性最寒,以青鱼胆和之治眼疾,间有白者,叶如土茯苓,身小而长,外有箨包,以茎浸水洗目,并除肿痛。”上述《本草纲目》及《本草纲目拾遗》所指藤黄与现今所用藤相符,即为藤黄科植物藤黄 *Garcinia hanburyi* Hook. f.,但《海药本草》所述可能为其他植物。藤黄原产于柬埔寨及马来西亚、印度、泰国、越南亦产。现我国广东、广西有引种栽培。其树脂入药,一般在其开花之前,于离地约 3 m 处将茎干的皮部作螺旋状的割伤,伤口内插一竹筒,盛受流出的树脂,加热蒸干,用刀刮下备用。

麝 香

（《神农本草经》）

【异名】

麝香（《本草经集注》），生香、脐香、心结香、麝父（《本草图经》），遗香（《证类本草》），当门子（《图经本草药性总论》），生香麝子（《神农本经会通》），香麝、麝脐香（《本草医旨》），土獐、香獐（《本草述》）。

【释名】

1.《本草经集注》：麝形似獐，常食柏叶，又啖蛇，五月得香，往往有蛇皮骨，故麝香疗蛇毒。今以蛇蜕皮裹麝香弥香，则是相使也。一说香有三种：第一生香麝子，夏食蛇虫多，至寒则香满，入春急痛，自以爪剔出之，落处远近草木皆焦黄，此极难得。其次脐香，乃捕得杀取者。又其次心结香，麝被大兽捕逐，惊畏失心，狂走巅坠崖谷而毙，人有得之，破心见血流出，作块者是也，此香干燥不可用。又有一种水麝，其香更奇好，脐中皆水，沥一滴于斗水中，令棹衣，其衣至弊而香不歇。

2.《本草纲目》：麝之香气远射，故谓之麝。或云麝父之香来射，故名，亦通。其形似獐，故俗呼香獐。梵书谓麝香曰莫诃婆伽。

3.《冯氏锦囊秘录》：麝乃山兽，好食香木芳草，如柏叶之类，故气聚于脐，而结成是香。

【产地分布】

1.《本草经集注》：今出随郡、义阳、晋熙诸蛮中者亚之。

2.《证类本草》：生中台川谷及益州、雍州山中。

3.《本草图经》：麝香，出中台山谷及益州、雍州山中，今陕西、益、利、河东诸路山中皆有之，而秦州、文州诸蛮中者尤多。

4.《宝庆本草折衷》：生中台川谷，及随郡、义阳、晋熙诸蛮，陕西、河东及益、雍、利、秦、文、蕲、光、商、汝州山中。

【性状】

1.《本草经集注》：其香正在麝阴茎前皮内，别有膜裹之。今出随郡、义阳、晋熙诸蛮中者亚之。出益州者形扁，仍以皮膜裹之。一子真香，分糅（汝收切）作三四子，刮取血膜，杂以余物，大都亦有精粗，破看一片，毛共在裹中者为胜，彼人以为志。

2.《本草图经》：形似獐而小，其香正在阴前皮内，别有膜裹之。春分取之，生者益良。此物极难得真。蛮人采得，以一子香，刮取皮膜，杂内余物，裹以四足膝皮，共作五子。

3.《绍兴本草》：皮毛圆备，取之色紫黄明，嚼而聚于手指摊于肌肉上随指而起者。

4.《宝庆本草折衷》：麝香之皮，端正如毯，白毫蒙外。

5.《本草述》：凡用须辨真伪，但取香脐中之当门子，捻之如血线，揭之如桃花瓣，燥甚者始真。纵膜囊完固，尤多伪造。凡真香一子分作三四子，刮取血膜，杂以余物，裹以四足膝皮而货之，货者又复伪之，彼人言但破看一片，毛共在裹中者,为胜。

6.《本经逢原》:麝香辛温芳烈。

7.《罗氏会约医镜》:其香芬烈,为通关利窍之上品。

8.《本草正义》:欲辨真假,置些须于火上,有油滚出而成焦黑炭者是。无油滚出而化白灰者,木类也,非。

9.《新编六书》:香烈,用当门子尤妙。

10.《医方丛话》:麝脐宜置诸怀中,以气温之,久而视之,手指按之,柔软者真也,坚实者伪也。

11.《增订伪药条辨》:麝香内结有圆粒,或长扁形,外纹光滑质坚,碎之香气逾常,即名当门子。其功力较散香胜数倍。亦有人工造作者,亦可试之,将当门子泡滚水内,真者依然坚结,伪者即化开矣。

【炮制方法】

1. 净制　《本草述》:刮取血膜,杂以余物。

2. 切制　《证类本草》:不用苦细,研筛用。《本草品汇精要》:不用苦细,研筛用。《本草纲目》:微研用,不必苦细。《本草蒙筌》:磁钵细擂。

【炮制作用】

1.《本草述》:用者以生香为最,即自剔出之遗香也。

2.《本草述钩元》:凡使勿近火日,微研,不必苦细,如欲细,入醇酒少许,则不损香气。

【性味归经】

1.《证类本草》:味辛,温。无毒。

2.《绍兴本草》:味苦、辛,温。无毒。

3.《本草纂要》:味辛、甘,气温。阳也,无毒。

4.《药性解》:味辛,性温。无毒。入十二经。

5.《本草汇言》:味辛,气温性散。无毒。入足太阴、手少阴经。

6.《得宜本草》:味辛,温。入足太阴经。

7.《得配本草》:苦、辛,温。入足太阴经。

8.《本草再新》:味辛,性温。有微毒。入心、肝二经。

【功用主治】

1.《神农本草经》:主辟恶气,温疟,痫痓,去三虫。

2.《名医别录》:疗中恶,心腹暴痛,胀急痞满,风毒,妇人难产,堕胎,去面䵟,目中浮翳。

3.《本草经集注》:疗蛇毒。

4.《药性论》:除心痛,小儿惊痫、客忤,镇心安神。以当门子一粒,细研,熟水灌下,止小便利。能蚀一切痈疮脓。

5.《日华子本草》:杀脏腑虫,制蛇、蚕咬,沙虱、溪、瘴毒,吐风痰。纳子宫暖水脏,止冷带疾。

6.《仁斋直指方》:能化阳通腠理,能引药透达。

7.《汤液本草》:疗鼻窒不闻香臭。

8.《本草纲目》:通诸窍,开经络,透肌骨,解酒毒,消瓜果食积。治中风,中气,中恶,痰厥,积聚癥瘕。

9.《本草正》:除一切恶疮痔漏肿痛,脓水腐肉,面酐斑疹。凡气滞为病者,俱宜用之。若鼠咬、虫咬成疮,以麝香封之。

10.《本草备要》:治耳聋,目翳,阴冷。

【用法用量】

内服:中风不省,麝香二钱,研末,入清油二两,和匀,灌之。食诸果成积伤脾,作胀气急,用麝香一钱,生桂末一两,饭和丸绿豆大。大人十五丸,小儿七丸,白汤下。催生易产,麝香一钱,水研服。

外用:吹喉、搐鼻、点眼、调涂或入膏药中敷贴。治偏正头痛,用麝香五分,皂角末一钱,薄纸裹,置患处,以布包炒盐于上熨之,冷则易,如此数处。

【禁忌】

1.《药性论》:禁食大蒜。

2.《宝庆本草折衷》:禁食大蒜,不见火。

3.《用药十八辨》:通窍辟邪莫过于麝,惊痰服之宜也。若痘之名为花,闻香则变,切忌之物。花开最怕麝香侵,麝一侵时痘变形。

4.《本草品汇精要》:妊娠不可服。忌大蒜。

5.《金匮要略》：小儿痘疹切忌闻此。孕妇亦忌之。麝香反蒜。

6.《本草纲目》：忌大蒜。久带其香透关，令人成异疾。

7.《冯氏锦囊秘录》：主治痘疹合参：闻之则能靥痘，服之则能发痘。凡痘遍身不起，隐伏而作痒者，并黑陷者，可用少许，以透心窍，使毒易出。切勿多用，恐催紧发泡，爬塌而死。苟非陷伏黑陷，忌之。

8.《本经逢原》：不可犯火。妊妇禁用，力能堕胎。

【选方】

1. 白金散（《小儿卫生总微论方》）

[组成]白僵蚕（汤洗，焙黄为末）半两，天竺黄一分（细研），真牛黄一钱（别研），麝香（研）、龙脑（研）各半钱。

[主治]小儿诸痫，渐发不省者。

[用法用量]上拌研匀细，每服半钱，生姜自然汁调灌，无时。

2. 麝香丸一（《太平圣惠方》）

[组成]麝香半两（细研），阿魏半两（面裹煨，面熟为度），干蝎三分（微炒），桃仁五十枚（麸炒微黄）。

[主治]肾脏积冷，气攻心腹疼痛，频发不止。

[用法用量]上药捣罗为末，炼蜜和丸，如绿豆大，每服不计时候，以热酒下二十丸。

3. 麝香丸二（《太平圣惠方》）

[组成]麝香一分，人中白一分。

[主治]小儿疳，常渴，饮冷水不休。

[用法用量]上药研令细，以蒸饼和丸，如麻子大。一二岁儿，每服，煎皂荚汤下二丸，空心、午后各一服。更量儿大小，以意加减。

4. 麝香丸三（《太平圣惠方》）

[组成]麝香大豆许，巴豆一粒，细辛末半两（钱）。

[主治]牙痛。

[用法用量]上药同研令细，以枣瓤和丸，如粟米大。以新绵裹一丸，于痛处咬之，有涎即吐却，有蛀孔即纳一丸。

5. 麝香丸四（《古今医统大全》）

[组成]麝香五分，阿魏一分（面包煨，面熟去面），五灵脂、桃仁、三棱各三分，芫花（醋炒）、槟榔、莪术、桂心、没药、木香、当归各半两。

[主治]妇人疝瘕，冷气兼痃气，心腹痛不可忍。

[用法用量]上为细末，入麝香和匀，用粳米软饭为丸，如梧桐子大。每服十丸，无时，淡醋汤下。

6. 麝香汤（《圣济总录》）

[组成]麝香（别研，每汤成旋下），木香一两（锉），桃仁（麸炒）三十五枚，吴茱萸（水浸一宿，炒干）一两，槟榔（煨）三枚。

[主治]厥心痛。

[用法用量]上五味，除麝香、桃仁外，粗捣筛，入桃仁，再同和研匀。每服三钱匕，水半盏，童子小便半盏，同煎至六分，去滓，入麝香末半钱匕，搅匀温服，日二服。

7. 吹药方（《医钞类编》）

[组成]牙皂、北细辛、南星、冰片、麝香等分。

[主治]跌打气闭。

[用法用量]为末，吹鼻。

8. 麝香膏（《千金方》）

[组成]麝香、雄黄、矾石、间茹（一作"真朱"）各一两。

[主治]痈疽发背及诸恶疮，去恶肉。

[用法用量]上四味治下筛，以猪膏调如泥涂之，恶肉尽，止，却敷生肉膏。

9. 风湿瘫痪诸方（熏药法，《验方新编》）

[组成]真降香、真千年健、生草乌、闹羊花各一钱，生川乌三钱，真麝香三分（要当门子），陈艾六钱，钻地风五分，百草霜三钱（即锅底烟子）。

[主治]左瘫右痪，半身不遂，手足腰肢疼痛，并酒风脚痛等症。

[用法用量]共研细末，摊纸上卷成筒，用面糊紧，外用乌金纸包好扎紧，以火点燃熏患处。熏时用棉袄隔住，渐熏渐痛，痛则风湿易出，越痛越好，务必忍住。熏半时后暂歇，用手在患处四围揉捻。如有一处揉捻不甚痛者，即于此处再

熏,风湿即从此而出,熏完此药一料而愈。有人风瘫年余,照此治愈。愈后戒食鱼腥生冷等物一月。体虚者其功稍缓。

10. 吹消散(《串雅内编》)

[组成]乳香、麝香、蟾酥、辰砂、儿茶、没药各等分。

[主治]肿毒。

[用法用量]研细末,用壹分于膏上贴之。

11. 丁香散方(《圣济总录》)

[组成]丁香一粒(大者,研),棘针倒钩者,四十九枚(烧灰存性,为末),麝香一皂子大(研)。

[主治]偏头痛。

[用法用量]上三味再同研匀,以纸拈搵药,随痛左右搐之。

12. 治痰火症及口臭、口干、生疮方(《串雅外编》)

[组成]芽茶二两,麝香一分,硼砂五分,儿茶末一两,诃子肉二钱五分。

[主治]痰火症及口臭、口干、生疮。

[用法用量]上共研末,甘草汤为丸、为片任意。

13. 治腋痈,腰疽方(《秘传奇方》)

[组成]白花芙蓉叶(晒干)、大黄、五倍子各一两,藤黄、生矾各三钱,麝香、冰片各三分。

[主治]腋痈,腰疽。

[用法用量]用糯米饭乘热入盐块、葱管少许,杵极烂如膏,贴患处即消。多骨疽,麝香、冰片为末,米醋调如厚糊,涂其四围,留中一头如豆大,以醋用鹅翎扫之,若不扫则无效,一日夜即内消。

【各家论述】

1.《济生方》:中风不省者,以麝香清油灌之,先通其关,则后免语蹇瘫痪之证,而他药亦有效也。

2.《医学入门》:麝香,通关透窍,上达肌肤,内入骨髓,与龙脑相同,而香窜又过之。伤寒阴毒,内伤积聚,及妇人子宫冷带疾,亦用以为使,俾关节通而冷气散,阳气自回也。

3.《本草纲目》:严氏言风病必先用麝香,而丹溪谓风病、血病必不可用,皆非通论。盖麝香走窜,能通诸窍之不利,开经络之壅遏,若诸风、诸气、诸血、诸痛、惊痫、癥瘕诸病,经络壅闭,孔窍不利者,安得不用为引导以开之通之耶?非不可用也,但不可过耳。《济生方》治食瓜果成积作胀者用之,治饮酒成消渴者用之,云果得麝则坏,酒得麝则败,此得用麝之理者也。

4.《神农本草经疏》:麝香,其香芳烈,为通关利窍之上药,凡邪气着人,淹伏不起,则关窍闭塞,辛香走窜,自内达外,则毫毛骨节俱开,邪从此而出,故主辟恶气、温疟、中恶、心腹暴痛、胀急痞满、风毒诸证也。其主痫痉者,借其气以达于病所也。苦辛能杀虫,故主去三虫。辛温主散,故能去面䵟及目中浮翳。性能开窍,故主难产堕胎也。今人又用以治中风、中气、中恶、痰厥、猝仆,兼入膏药敷药,皆取其通窍开经络,透肌竹之功耳。

5.《本草述》:麝香之用,其要在能通诸窍一语。盖凡病于为壅、为结、为闭者,当责其本以疗之。然不开其壅、散其结、通其闭,则何处着手?如风中脏昏冒,投以至宝丹、活命金丹,其用之为使者,实用之为开关夺路,其功更在龙脑、牛黄之先也。即此推之,则知所谓治诸证,用之开经络、透肌骨者,俱当本诸此意。即虚而病于壅结闭者,亦必借之为先导,但贵中节而投,适可而止耳。

6.《本草洞诠》:麝香治内病,凡风在骨髓者宜用之,使风邪得出。若在肌肉用之,反引风入骨也。严用和谓中风不语者,以麝香清油灌之,以通其关,则可免语言塞涩,手足瘫痪之患。朱丹溪谓五脏之风,不可用麝香,以泻卫气,口鼻出血,乃阳盛阴虚,有升无降,当补阴抑阳,不可用脑麝轻扬飞窜之剂。妇人以血为主,凡血海虚而寒热盗汗者,宜补养之,不可用麝香之散,琥珀之燥也。

7.《本草汇》:按:麝香一品,为通关利窍之药。凡邪气着人,淹伏不起,则关窍闭塞,用此辛香走窜,则毫毛骨节俱开,邪从而出。东垣云:风病在骨髓者,用之相宜。若在肌肉,反引风入骨,如油入面矣。丹溪云：五脏之风，不可用脑麝以泻卫气。妇人血海虚，亦忌麝香之散，琥珀之燥。二公之言，诚得其旨。然诸风、诸气、诸血、诸痛，惊痫癥瘕之病，经络孔窍壅滞者，安得不用为引导，以开通之耶？非不可用也，但不可过耳。证属虚者，忌之。劳怯人与孕妇，不可佩带。瓜果成积作胀，饮酒成消渴者，用之为得。盖果得麝则坏，酒得麝则败也。

8.《本草新编》：或问：麝香能消水果之伤，然乎？曰：麝香何能消水果，但能杀果木之虫耳。食果过多，胸中未有不生虫者也。生虫则必思果，思果则必多食果矣，初食之而快，久食之而闷。前人用麝香，而食果之病痊，遂疑麝香之能消果也，谁知是杀虫之效哉。或问：近人治风症，多用麝香以透彻内外，而吾子不谈，岂治风非欤？曰：风病不同，有入于骨者，有入于皮肉者，有入于脏腑者，未可一概用麝香而走窜之也，盖风入于骨髓者，不得已而用麝香，使攻邪之药直入于骨髓，祛风而外出，此治真正中风也。其余风邪不过在脏腑之外、肌肉之间，使亦用麝香引风入骨，反致变生大病而不可救药矣。至于世人不知禁忌，妄用麝香，以治小儿急、慢之惊，往往九死一生，可不慎欤。或疑麝香既不可以治风病，而前人用之，岂皆非欤？曰：前人用麝香以治风症者，不过借其香窜之气，以引入经络，开其所闭之关也。近人不知前人立方本意，毋论关闭、关开，而一概皆用，以致引风入骨，使风之不出，无风而成风症，为可憎耳。

9.《冯氏锦囊秘录》：麝乃山兽，好食香木芳草，如柏叶之类，故气聚于脐，而结成是香。满则脐内急痛，自以爪剔出矣。或云啖蛇多而结成者，非也。辛香走窜，自内达外，则毫毛骨节俱开，邪从此而出，故主辟恶气，枯鬼盘毒，温疟中恶，心腹暴痛，惊痫堕胎，一切痈疽膏药，掺药，皆取其通窍、开经络、透肌骨之功、兼苦能杀虫，辛能散医耳。麝香，辟恶气，杀精鬼，温疟、蛊毒，却惊痫，通关开窍，镇心安神，吐风痰，消痞胀，能堕胎，消三虫，中恶，心腹暴痛，目中浮翳。然以走窜为功，阴消阳耗。观麝香所落之地，草色萎黄，

且果得麝则坏，酒得麝则败，皆因走窜盗泄真气也。

10.《本经逢原》：严氏言风病必先用麝香，丹溪谓风病必不可用，皆非通论。盖麝香走窍入筋，能通筋窍之不利，开经络之壅遏。若诸风，诸气，诸血，诸痛，惊痫，癥瘕诸病经络壅闭，孔窍不利者，安得不用为引导，以开之通之。唯中风表证未除而误用之，引邪入犯，如油入面莫之能出，致成痼疾，为之切戒。而救苦丹治壅肿结块，方用硫黄、辰砂入麝烊化，隔纸压成薄片，以少许灸患处，无不立应。

11.《夕庵读本草快编》：严用和云：中风不省人事，以麝香清油灌之。丹溪云：五脏诸风，决不可用。二者核之，皆非通论也。倘风邪客于骨髓之间，经络壅遏，当用此以开之、导之，是为的剂。若气损血衰，风邪乘虚而入，误于用之，速其毙矣！学者能不玄机乎？

12.《本草求真》：麝香辛温芳烈，开关利窍，无处不到，如邪气着人淹闭不起，则关窍闭塞，登时眼翻手握，僵仆昏地，故必用此辛香自内达外，则毫毛骨节俱开，而邪始从外出，是以邪鬼精魅，三虫诸毒，皆能治也。诸风、诸气闭之关窍，而不用此驱除，则病安祛，但不可过为用耳。麝香气味香窜，用以开关利窍，必其脉症俱实，方可用耳。如严用和所谓中风宜用，是为实中风邪者设法。若非中类中，宁堪用乎？东垣云：风在骨髓者宜用。若风在肌肉用之，为引风入骨，如油入面，故用自属不合耳。非云严氏是而李氏非也，总在临症能分虚实，及识病之浅深耳。至于妇人难产堕胎，尤善。小儿惊痫客忤，镇心安神，鼻塞不闻香臭，服此即开。目疾内医，点此即除。痔漏恶疮，面黯斑疹，既鼠咬虫伤成疮，用麝封固即愈。痘疮闻之则靥，服之即发。药之辛香，虽同冰片，然冰片入口，贴肉即冷，稍顷热性即发，不似麝香香气慄烈，入耳与肉而不冷耳。欲辨真假，须于火炭上有油滚出而成焦黑者，此即肉类属真。若假则化白灰而为木类也。杲曰：麝香入脾治肉，牛黄入肝治筋，冰片入肾治骨。研用，凡使麝香，用当门子尤妙。忌蒜不可近鼻，防虫入

脑。麝见人捕而剔其香为生香，最佳。剔处草木皆黄，但市人或插荔枝核以伪之。

13.《本经续疏》：麝藏香处，草遂不生，若故有草则黄瘁，持过花下，花为萎谢，倘近瓜果，瓜果立枯。是其散败生气，捷于俄顷，则麝有香宜即倒毙，乃不碍其奔驰狡迅。夫固当究物之动植以为说也。植物者，形多于气；动物者，形气相伴。香本麝食香草毒物而结，若因香因毒，能致倒毙，亦何待已结成者，且结不在清虚之所，只附筋骸之外，肌肉之间，又在下体，是故有香之麝，虽形骸柴瘠而峻健自如，可知能散附形酝酿之气，不能散呼吸氤氲之气矣。附形酝酿之气，物所自赘者也；呼吸氤氲之气，吐纳天地者也。夫苟能散与天地吐纳之气，将草木瓜果遇之，当连根尽劚，不生者永不生，不花者永不花，不实者永不实，奚但毙麝耶！故《本经》《别录》载其所主，皆属客气依附有形，相媾而成之病，绝无上体清空气分之疴，就温疟之风藏骨髓虫蛊之毒，入肠胃痫？之热，依血脉胎元之形，具子宫及绳之附面，翳之附睛，数端可识。若凶恶鬼邪径犯清虚，为神明翳累者，可决定其不得用矣。更玩"中恶、心腹暴痛、胀急、痞满"一节，又宜识凡病非来之暴，一时无所措手，非候之急，百药无可效灵者，亦不轻用。虽则曰驱除附形之邪，不碍无形之所，然附形有邪，尚嫌峻利，倘误认无形为有形，无邪为有邪，岂不立夭人命耶！用以治内病者审之。

14.《本草求原》：邪气中人，亦能闭塞关窍，气味辛温，香气射人，能走关窍自内达外，使皮毛经络骨节之壅结俱开，而邪从此出。故逐心窍凝痰而治惊痫、水调服。温疟、邪闭膜原。邪疟、同墨研，书去邪辟魔四字于额上，魔寐不醒、心气闭。诸风、诸气、诸血、诸痛、癥瘕、鼻窒、耳聋、目医、阴冷、纳子宫。带下、冷所致。逐败血、催生、同盐豉以旧青布包烧红，以秤锤淬酒下。坏果败酒，故消酒果积、治蛇咬，涂足、蛇不敢到。牙虫、绵包咬之，以其食虫蛇也。触一切愈疮膜水，入十香丸服，毛窍皆香。痔肿，口内肉球。有根[如]线吐出乃能食，痛彻心，水研含吞。麝入脾

治肉，牛黄入肝治筋，冰片入肾治骨。凡中风、中痰不醒，以油调灌，先开其关。虽虚证宜补忌通，但虚而病于壅结，亦须少佐开通为引导。唯中风在表，未入于里，用之，则筋骨皆开，反引邪内入，致成痼疾。开通之后，亦勿复用。

15.《对山医话》：四时草木，应候而生，采取亦必及时。非其时则气味异，而功用亦差。即血肉之品，亦不宜生取，以失其性。常闻今之市麝脐者，生而割之，其香未蕴，脐秽尚腥，入药多至损人。按麝食芳草，至冬香蕴于脐，入春脐痒，自以爪剔出，采芳妇女，拾以相赠，馨香染袖，经年不退，名曰生香，颇不易得。今山中猎户，常取麝粪曝干，得麝生割脐香，以粪实之，或取飞蛊去首足翅，入脐封固，久之香亦不散，名曰当门子，是以一麝而获五脐之利也。蛊且有毒，不良可知，以之和香料犹可，若入药饵，不反有所损乎？

16.《本草择要纲目》：盖麝香走窜，能通诸窍之不利，开经络之壅遏。凡诸风诸气诸痛，惊痫癥瘕，可用之为引导。若五脏之风，不可用之以泻卫气。口鼻出血，乃阴盛阳虚，有升无降，不可用之，令阳不得补，阴不得抑。妇人以血为主，凡血海虚而寒热盗汗者，宜补养之，不可用之，以过散其液。

【考释】

麝香入药始载于《神农本草经》，列为上品。《名医别录》载："麝生中台川谷及益州、雍州山中。春分取之，生者益良。"《本草经集注》云："麝形似獐，常食柏叶，又啖蛇……其香正在麝阴茎前皮内，别有膜裹之。"又云："今出随郡、义阳、晋熙诸蛮中者亚之。出益州者形扁，仍以皮膜裹之……若于诸羌夷中得者多真好。"《本草图经》谓："今陕西、益、利、河东诸路山中皆有之，而秦州、文州诸蛮中尤多……蕲、光山中或时亦有，然其香绝小，一子才若弹丸。"《本草纲目》曰："麝居山，獐居泽，以此为别。麝出西北者香结实；出东南者谓之土麝，亦可用，而力次之。"据上述本草所言，结合现今几种麝的分布，可推定古代麝香之原动物为林麝和马麝，而不包括分布于东北的

原麝。目前,《中国药典》所载麝香为鹿科动物林麝 Moschus berezovskii Flerov、马麝 Moschus sifanicus Przewalski 或原麝 Moschus moschiferus L. 成熟雄体香囊中的干燥分泌物。现多人工饲养,直接从其香囊中取出麝香仁,阴干或用干燥器密闭干燥备用。

由于各种麝类动物已经成为濒危物种,我国将它们均从国家 II 级保护动物升格为 I 级保护动物。

《补遗雷公炮制便览》有关南药炮制内页

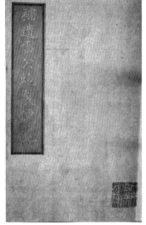

《补遗雷公炮制便览》

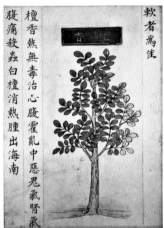

檀香

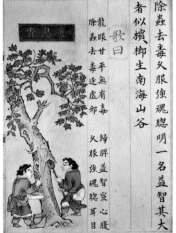

安息香

巴戟天

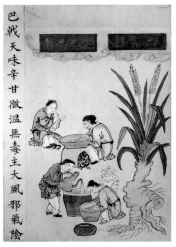

巴戟天味辛甘微溫無毒主大風邪氣陰
瘘不起強筋骨安五臟補中增志益氣療
頭面遊風小腹及陰中相引痛下氣補五
勞益精利男子生巴蜀下邳山谷二月八
月採根陰乾

雷公云 凡使須揀去心稍軟○濾出用枸
杷子馬藍子之使懸生用却用枸杞子湯浸一
宿待焦黃漉出用菊花同熬令焦黃去菊花用布拭
令乾用

歌曰
巴戟天甘性溫
大風陰瘘必須
小腸陰痛相牽引
能補虛勞斬斷根

巴戟天

槟榔

擯榔味辛溫無毒主消穀逐水除痰癖殺
三蟲療寸白生南海

雷公云 凡使存坐擡正堅實不虛碎心破
圓身者形矮䱐者是知力大身形尖紫者與擯文頭
虛者身形不入藥用凡修事須別形尖與擯文
頭破心破者是知力大

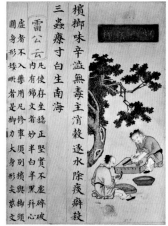

歌曰
擯榔辛溫善調中
下氣消痰辟穀殺
諸風腳氣辟穀殺蟲無蹤

篛者是擯力小欲
切切經火恐無力
劫若熱使不如底用
切者是擯力小欲細用

槟榔

沉香

沉香微溫療風水毒腫去惡氣形如馬蹄
者名馬蹄香形如雞骨者名雞骨香形如馬蹄

雷公云 凡使須要不枯者如嘗角硬重
沉於水下為上枯者次也半沉者次也
夫入凡散中用須候紫和用之

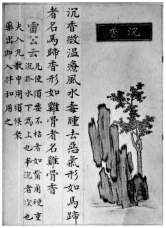

歌曰
沉香溫性善溫中
去痹壯陽驅惡氣
轉筋吐瀉總收功

沉香

大腹

南海當州山谷似㯶桐白皮

歌曰
大腹辛溫無有毒
氣因冷熱攻心腹
痰膈醋心安喘良

大腹微溫無毒主冷熱氣攻心腹大腸壅
毒痰膈醋心並以薑鹽同煎入踈氣藥良
所出與擯榔相似䕡葉根幹小異生南海
諸國一云鴆鳥多栖此樹上宜先酒洗仍
以大豆汁洗方可用其皮也

海桐苦皮平醫用除豐疥癬風目紅水仍洗疥痛有神功

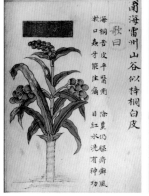

大腹

丁香

丁香味辛溫無毒主溫脾胃止霍亂攤脹
風毒諸腫齒疳䘌能發諸香
毒腫生交廣南蕃二月八月採根療風熱

雷公云 凡使有雌雄雄顆小雌顆大似
棗核方中多使雌力大盖若雄顆
中用雄顆力大須去丁盖

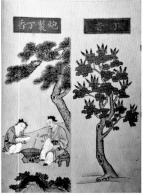

歌曰
丁香性熱除寒嘔
溫胃興陽暖膝腰
方療風毒腫皆消

丁香

木部

桂

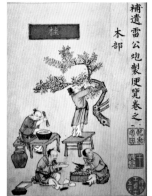

技條輕薄者為桂枝
之用
歌曰
又歌曰
一桂枝嫩性熱辛甘浮上微鮮風寒汗自收
犯風其州土只有桂原無桂心用桂
草菱丹陽木皮遂成桂心尼使即單揚
厚桂味温發辛熱止煩心疼頭痛鼻齆實齆寧欬欬饗能堅骨節利腰難肢節痿寒痛積滿綢

桂

藿香

亂心痛
藿香味辛微温療風水毒腫去惡氣療霍
雞舌香辛性帶温療風水毒為尊心疼霍源夏腥惡氣芝除不見根幽
詹糖香微温療風水毒腫去惡氣伏尸其真淳者難得多以其皮及蠹蟲隙雜之惟其
歌曰
賞糖辛煖散風寒藿亂心疼吐逆安開胃伴邪驅惡氣消風水毒腫裏醫

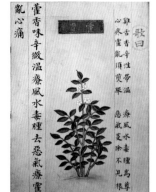

藿香

鸡舌香

雞舌香微温主風水毒腫去惡氣療霍亂
心痛又云其香並似栗花如梅花葉似橐
核此雄樹也不入香用之其雌樹花不實
揉花釀之以成香出崑崙其味辛無毒

鸡舌香

降香

降真香味温平無毒出黔南伴和諸香
燒煙直上天召鶴得盤旋於上又云小兒
帶能辟邪惡之氣也

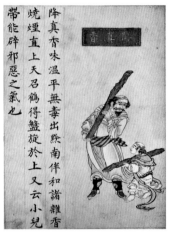

降香

牡桂

牡桂味辛温無毒主上氣欬逆結氣喉痺
吐吸心痛脇風脇痛温筋通脈止煩出汗
利關節補中益氣生南海山谷中皴起厚
者一名肉桂
歌曰
牡桂辛温治中寒更通喉痺吸呼難
腸風疼欬心頭痛出汗温筋利骨闕

牡桂

麒麟竭

雷公云凡使勿用海母血真似麒麟竭味甘鹹其氣是也欲使先研作粉重篩過隔使安於九散或膏中任使用勿與衆藥同擣化作飛塵也

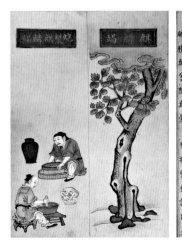

麒麟竭味甘鹹平有小毒主五臟邪氣帶
下止痛破積血金瘡生肉與紫鉚二物大
同小異
歌曰
麒麟竭味甘鹹正痛生肌帶下㾛
破積血分陳血㽋勿將紫鉚誤同看

麒麟竭

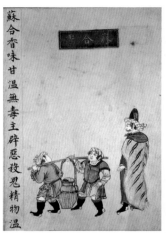

楓香脂味辛苦平無毒主癮癬風癢浮腫
鹵痛一名白膠香其樹皮味辛平有小毒
主水腫下氣煮汁用之所在太山皆有五

杜仲辛溫壯骨筋
腳中疼痛尿餘瀝
腎虛風冷背腰疼
強志除陰瘡濕靈

风香脂

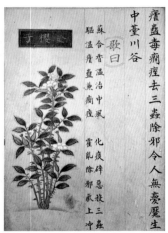

乳香味辛微溫療水腫風毒去惡氣癮癬
痒毒
歌曰
乳香辛煖消風毒
水腫癰瘡癬齊宜
霍亂中風除痛速
催生止瀉宿痻服

乳香

蘇合香味甘溫無毒主辟惡殺鬼精物溫

癥蠱毒癰疰去三蟲除邪令人無憂魔生
中臺川谷
歌曰
蘇合香溫治中風
化痰碎惡殺三蟲
驅溫癥蠱無癰疰
霍亂除邪氣上冲

苏合香

莖氣如摩可以止藕即零陵香也三月採
根陰乾脫節者良可用之
歌曰
零陵香味甘平性
辟惡怡陳心腰痛
下氣尤能令體香
用之得酒始爲良

縮沙蜜味辛溫無毒主虛勞冷瀉宿食不
消赤白洩痢腹中虛痛下氣生南地苗似
廉薑形如白豆蔻其皮緊厚而破黃赤色
八月採
歌曰
縮砂辛味溫開胃
下氣安胎仍止痢
宿食虛勞吐瀉臻
腹中虛痛妙方宜

缩砂蜜